HUMAN ANATOMY & PHYSIOLOGY

새용어 · 구용어 동시수록

사람해부생리학

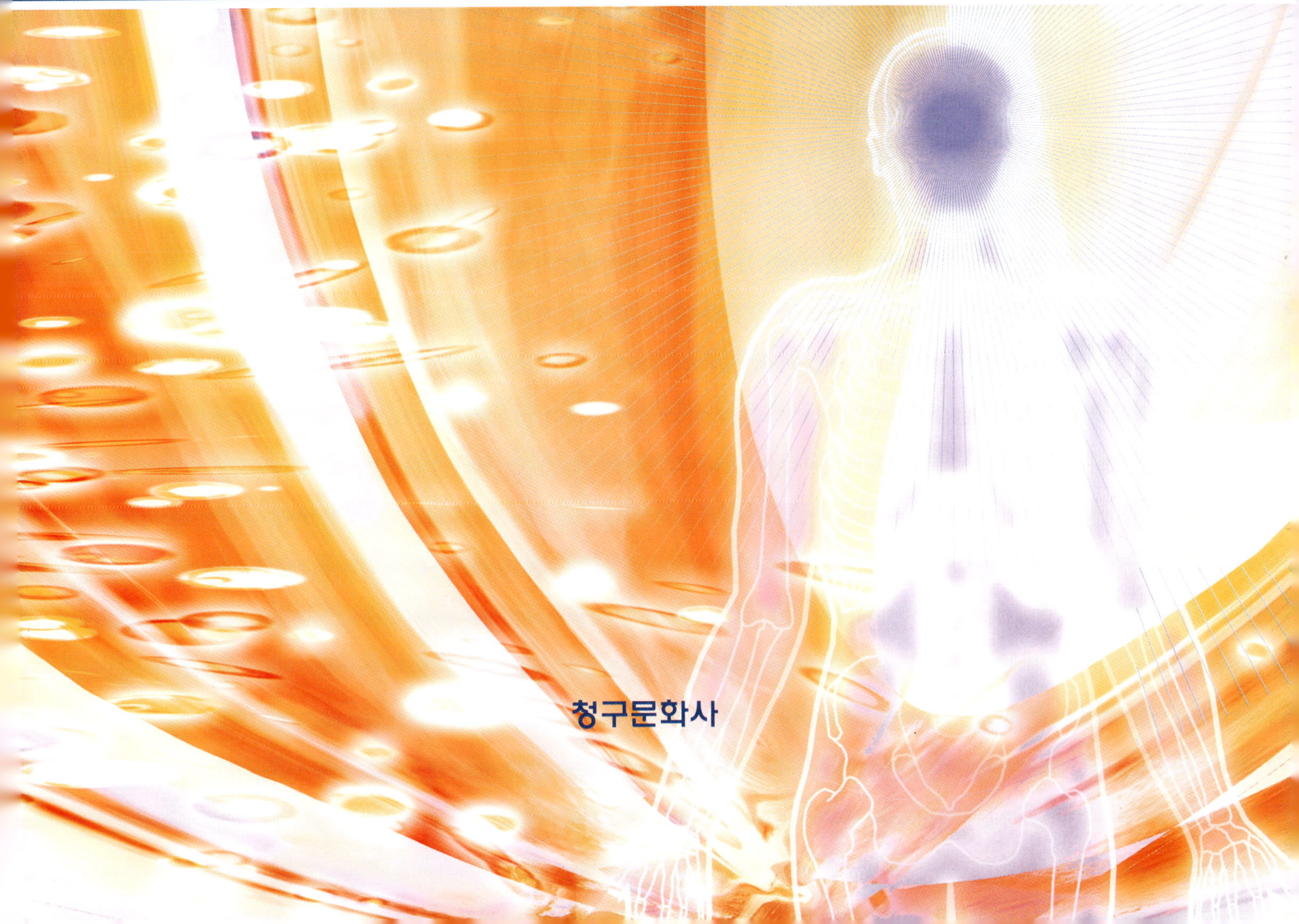

청구문화사

머 리 말

태초 이래로 유구한 세월 동안 답보 상태에 있었던 과학기술의 발전이 불과 지난 100여 년이라는 짧은 기간 동안에 실로 폭발적이라고 할만큼 눈부신 발전을 해 왔음은 매우 경이롭다고 할 수 있겠다.

인류가 오늘날과 같은 과학문명사회를 이룩할 수 있었던 원동력에는 여러 가지가 있겠으나 가장 커다란 비중을 차지하는 것은 역시 인류의 건강을 지켜 온 의학의 발달이라고 해도 과언이 아닐 것이다. 지난 100여 년 동안 과학의 발달에 따라 의학분야 또한 눈부신 발전을 거듭하여 왔으며 이러한 발전을 이룩하게 한 가장 커다란 근원은 각종 기기의 발달로 가능하게 된 기초의학의 발전이라고 해야 할 것이다.

인체의 구조를 밝히는 해부학과 인체의 기능을 규명하는 생리학은 기초의학의 가장 근본이 되는 학문으로서 서로 밀접한 관련성을 갖고 있다. 그러므로 인체해부생리학은 생명과학 분야를 공부하는 학생들에게 가장 우선적으로 요구되는 필수과목이다.

그러나 제한된 시간 내에 인체해부생리학을 공부해야만 하는 대부분 학과들의 실정을 감안하여 방대한 내용 중에서 다른 전공과목을 연구하는데 가교의 역할을 할 수 있도록 인체의 기본적인 해부학적인 구조와 그에 따른 기능과 기전을 간결하게 정리하였으며 이해를 돕기 위해 가능한 많은 원색그림과 도표를 연결지어 놓았다.

또한 피부미용 및 디자인 계열 학생들을 위해 제8장에 표면해부학을 새로 기술하였으며, 골격 및 관절계통을 제5장 골격계와 제6장 관절계통으로 각각 나누었고 신경계통을 제9장 신경계통의 일반적기능과 제10장 중추신경계통과 말초신경계통으로 구분하였으며, 심장과 순환계통을 제11장 심장과 순환계통과 제12장 림프계통으로 구분하여 기술하였다.

특히 신용어와 구용어를 함께 병기함으로써 일부 국가시험에서의 신용어 중심 출제경향과 병원행정계통을 비롯한 관련 단체에서 실행중인 의학용어의 한글화에 보조를 맞추었다.

최선을 다하고자 실험을 기울였으나 막상 정리를 끝내고 보니 아쉬운 곳들이 많음을 통감하게 된다. 이러한 점들은 앞으로 여러 선배제현들의 시도편달을 받아 가까운 시일 내로 수정·보완할 것을 다짐하며 많은 분들의 따뜻한 사랑과 성원을 바라는 바이다.

이 책이 출간될 수 있도록 격려와 지도를 하여주신 주위 여러분들과, 원고를 끝맺을 수 있도록 밤낮없이 필자들의 건강을 보살펴 준 아내에게 깊이 감사드리며, 어느새 학문 연구의 동반자로 성장하여 해부학 부문의 원고를 정리하여 준 여식 경아에게도 감사한다.

끝으로 여러 가지 어려운 여건 속에서도 기꺼이 출판을 맡아 애써 주신 청구문화사 이상태 사장님과 편집부 여러분의 노고에 진심으로 감사를 드린다.

2021년 3월

저자 대표 識

CONTENTS

6 관절계통..137

7 근육계통..159

8 표면해부..205

9 신경계통의 일반적 기능..223

13 혈 액..323

14 내분비계통..343

15 소화계통..363

18 비뇨계통..427

19 생식계통..437

20 특수감각계통..459

제 1 장 서론 Introduction

1. 인체해부학과 생리학 human anatomy and physiology

해부학과 생리학은 자연과학 중 생물학 biology의 한 분과로서 생물의 정상적인 구조와 모양 그리고 그 기능을 연구대상으로 하는 의학의 기초학문이다.

1) 해부학 anatomy

해부학 anatomy은 생명체의 구조(형태)를 연구하는 학문으로서 라틴어로 anatome라고 하는데 ana는 analysis(분해하다), tome는 cutting(자르다) 혹은 dissection(절단하다)의 뜻을 내포하고 있다.

인체해부학 human anatomy은 인체를 구성하는 각 부위의 기관이나 조직의 위치, 구조, 형태, 그리고 그들 상호간의 위치 등을 정확히 익히고 몸 전체의 구성과 각 부분들의 관련성을 배우는 학문이다.

(1) 인체해부학은 목적에 따라

① 계통해부학 systemic anatomy

인체의 구조와 기능상 관련성이 있는 계통을 따라 순서적으로 학습한다.

② 병리해부학 pathological anatomy

병인 또는 사인을 해명하기 위해 학습한다.

③ 법의해부학 forensic anatomy

사인을 법적으로 판정하기 위해 학습한다.

(2) 연구방법에 따라

① 육안해부학 gross anatomy

여러 기구를 사용하여 인체를 구성하는 장기의 위치, 형태, 구조를 육안적으로 학습한다.

② 현미해부학 microscopic anatomy

현미경을 사용하여 장기의 조직이나 기관 및 세포수준의 미세구조를 연구하는 학문으로서 네 가지 기본조직을 대상으로 하는 일반조직학 general histology과 각기관의 구조를 밝히는 기관조직학 organ histology으로 구분하며 세포를 대상으로 그 구조를 연구하는 세포학 cytology이 있다.

③ 발생학(태생학) embryology

수정란에서부터 시작하여 개체의 발생과 성장과정을 연구하는 학문으로서, 수정란에서 각조직이 발생되기까지의 조직발생 histogenesis과 이어서 모든 기관의 형태와 구조가 형성되는 기관발생 organogenesis이 있다.

2) 생리학 physiology

생리학 physiology은 라틴어의 physiologia에서 유래되었다. physio는 nature(자연), logia는 science(학문)이란 뜻으로 생리학은 자연의 성질이나 그 기능을 연구하는 학문이다. 따라서 인체생리학 human physiology은 인체를 구성하고 있는 여러 세포와 조직이 갖고 있는 특유한 기능을 연구대상으로 생체에서 일어나고 있는 여러 과정 process과 활동 activity 및 기능현상 function phenomenon의 관찰을 통하여 인체의 부분 혹은 전체적 기능을 나타내게 하는 기전 mechanism에 대하여 연구하는 학문이다.

생리학은 매우 광범위한 연구대상의 학문으로서 다음과 같이 분류할 수 있다.

① 식물생리학 plant physiology - 식물 대상

② 동물생리학 animal physiology - 동물 대상

③ 세균생리학 bacterial physiology - 세균 대상

④ 바이러스생리학 viral physiology - 바이러스 대상

⑤ 운동생리학 physiology of exercise - 운동과 환경변화에 대한 생리적대응과 대상

⑥ 임상생리학 clinical physiology - 병태시 일어나는 생리적 기능 대상

⑦ 인체생리학 human physiology - 사람을 대상. 그러므로 생리학을 연구할 때에는 세포로부터 기관계에 이르기까지 어떻게 연계되어 있으며, 어떻게 서로 조화를 이루면서, 어떻게 각각의 기능을 수행해 가는가에 대해 관심을 가지고 연구해야 할 것이다.

따라서 인체를 완전히 이해하고 연구하기 위해서는 인체해부학과 인체생리학은 불가분의 관계가 있음을 알 수 있다. 즉 생리학을 연구함에 있어서 필연적으로 해부학을 알아야 하며, 해부학을 연구함에 있어서도 생리학을 별도로 분리하여 생각할 수 없는 것이다.

2. 인체의 구성

모든 생물체는 세포 cell라는 기본단위로 이루어져 있다. 마찬가지로 인체도 세포라는 다양하고 특수화된 구성체로 이루어져 있다. 세포의 다양성과 특수화라는 관점에서볼 때 단세포 동물의 경우 세포 그 자체가 하나의 독립된 생물체일 수도 있다. 그러나 사람과 같은 고등한 다세포 생물의 생체 세포는 고도로 분화 differentiation되어 있다. 이들은 분화의 방향이 같고 구조와 기능이 비슷한 세포가 모여 상호연관성을 맺으면서 세포간질과 함께 조직 tissue을 형성하게 된다.

한편 몇 종류의 조직들이 모여 일정한 형태를 갖추고 일정한 기능과 활동을 수행하기 위한 기관 organs을 형성하며, 다시 이들 기관 몇개가 모여 기능면에서 같은 일을 돕는 기관계통 organ systems를 형성한다.

이들 기관계통은 다시 정연한 배치를 통하여 전체적인 조화와 통일을 이루는 개체 individual를 형성하게 된다(그림 1-1).

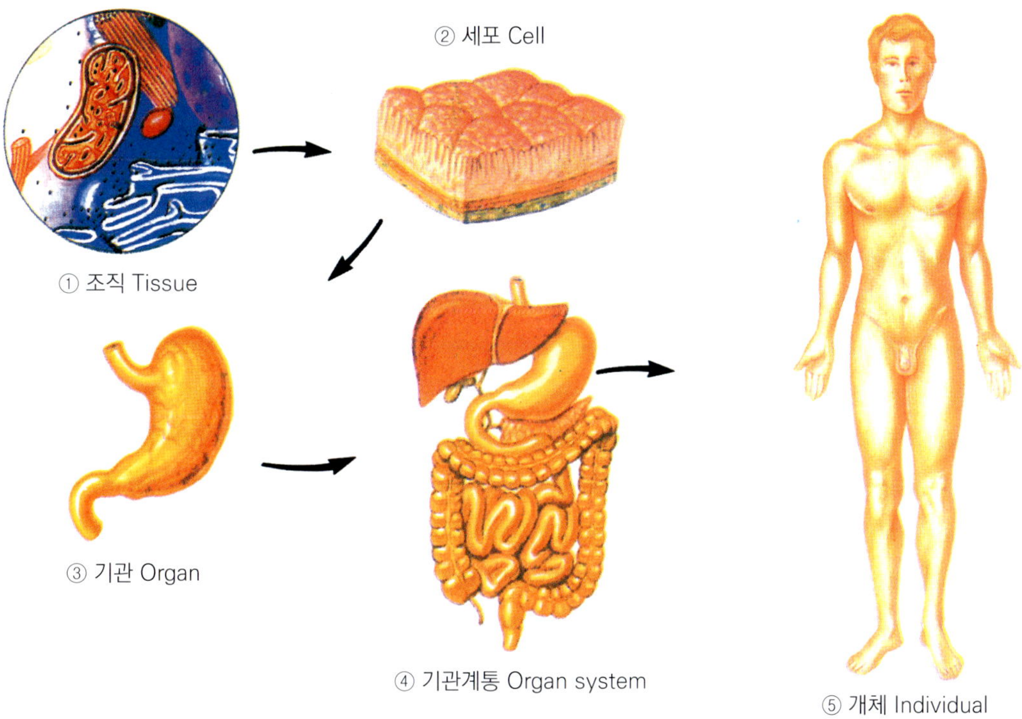

그림 1-1
인체의 구성

인체를 구성하는 기관계를 기능상으로 대별하면 다음과 같이 나눌 수가 있다.

① **뼈대계통 skeletal system**

뼈, 연골, 관절 등이 여기에 속하며 인체를 지지 supporting하고 내부기관을 보호하며 팔다리 및 몸통의 피동적 운동에 관여한다.

② **근육계통 muscular system**

뼈대근, 내장근, 심장근, 근막, 힘줄, 널힘줄 등이 여기에 속한다. 주된 기능은 수축에 의한 능동적 운동과 이동, 정지상태의 뼈와 자세를 지지, 유지한다.

③ **소화계통 digestive system**

입안, 식도, 위, 작은창자, 큰창자 등의 소화관과 간, 이자, 쓸개주머니 등의 부속기관 그리고 소화샘이 여기에 속하며 음식물의 소화, 흡수, 배설에 관여한다.

④ **호흡계통 respiratory system**

코안, 인두, 후두, 기관, 기관지, 허파 등이 여기에 속하며 산소와 이산화탄소 등의 가스교환과 배출에 관여한다.

⑤ **순환계통 circulatory system**

심장, 동맥, 정맥, 모세혈관, 림프관, 림프절 그외 지라, 가슴샘, 편도가 여기에 속하며 산소, 이산화탄소, 효소, 호르몬, 영양분, 노폐물의 운반과 항체를 생산하여 면역에 관여하기도 한다.

⑥ **신경계통 nervous system**

뇌, 척수 등의 중추신경계통과 뇌신경, 척수신경의 말초신경계통, 그리고 교감신경과 부교감신경으로 구성된 자율신경계통이 이에 속한다. 인체의 생리기능을 조절하고 생체내외에서 일어나는 감각에 대하여 반응하여 내외환경의 적응조절에 관여한다.

⑦ **비뇨계통 urinary system**

콩팥, 요관, 방광, 요도 등이 이에 속하며 노폐물의 여과, 재흡수, 재분비 그리고 소변의 체외배설에 관여한다.

⑧ **내분비계통 endocrine system**

뇌하수체, 송과체, 갑상샘, 부갑상샘, 부신, 이자, 난소, 고환 등이 이에 속하며 호르몬을 생산하고 분비하면서 몸의 생리조절과 통일성을 유지하는데 관여한다.

⑨ **생식계통 reproduction system**

난소, 자궁, 자궁관, 질, 음부, 고환, 부고환, 정관, 정낭, 전립샘, 음경 등이 이에 속하며 난자와 정자를 생산, 배출하고 여성의 경우에는 수정란의 착상과 성장 그리고 분만에 관여한다.

3. 인체의 구분

사람의 몸은 머리(두부) head, 목(경부) neck, 몸통(체간) trunk, 팔(상지) upper extermity, 다리(하지) lower extermity로 크게 구분된다.

머리에 있는 뼈는 뇌를 보호하는 뇌머리뼈(뇌두개골) cramial bone와 얼굴을 형성하는 얼굴뼈(안면골) facial bones, 몸통은 가슴 breast, 등 back, 배 abdomen, 골반 pelvis이며 팔은 위팔(상완)arm, 아래팔(전완) forearm, 손 hand 및 손가락 finger 등이며 다리(하지)는 넙적다리(대퇴) thigh, 종아리(하퇴) leg, 발 foot 및 발가락 toe으로 구분된다.

인체의 경계선은 체표에서 다음과 같이 구분한다(그림 1-2, 3).

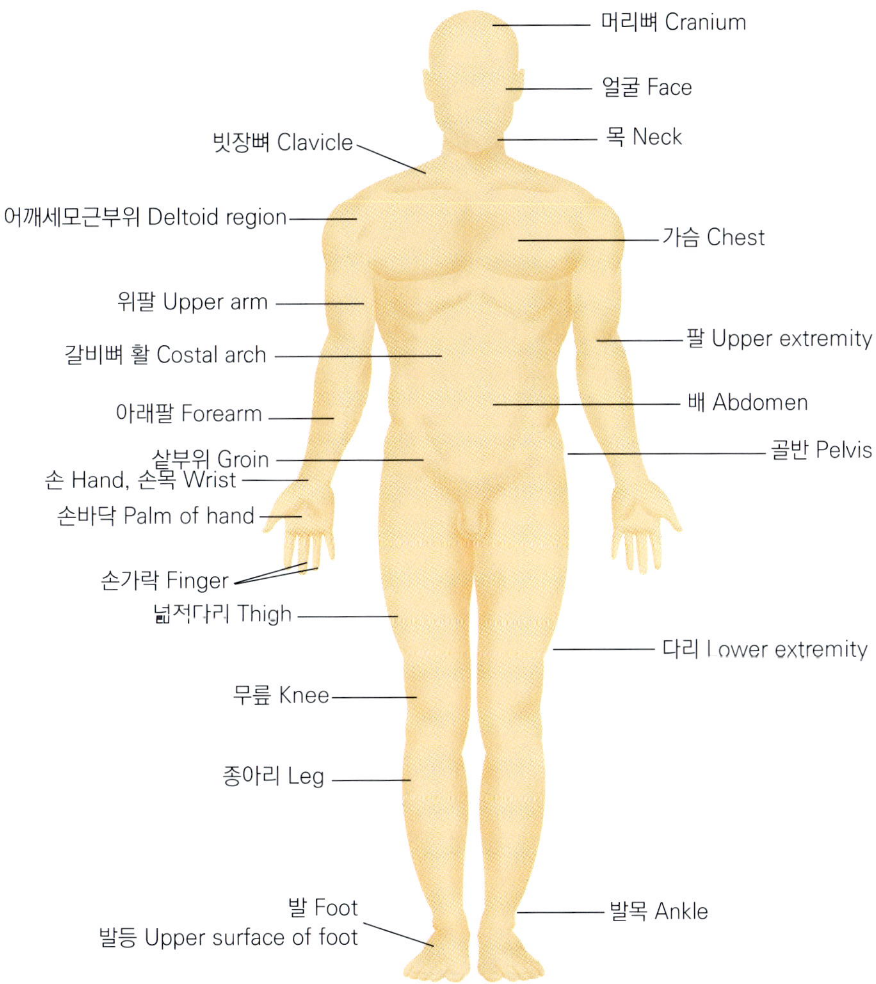

그림 1-2
인체의 체표 구분(앞면)

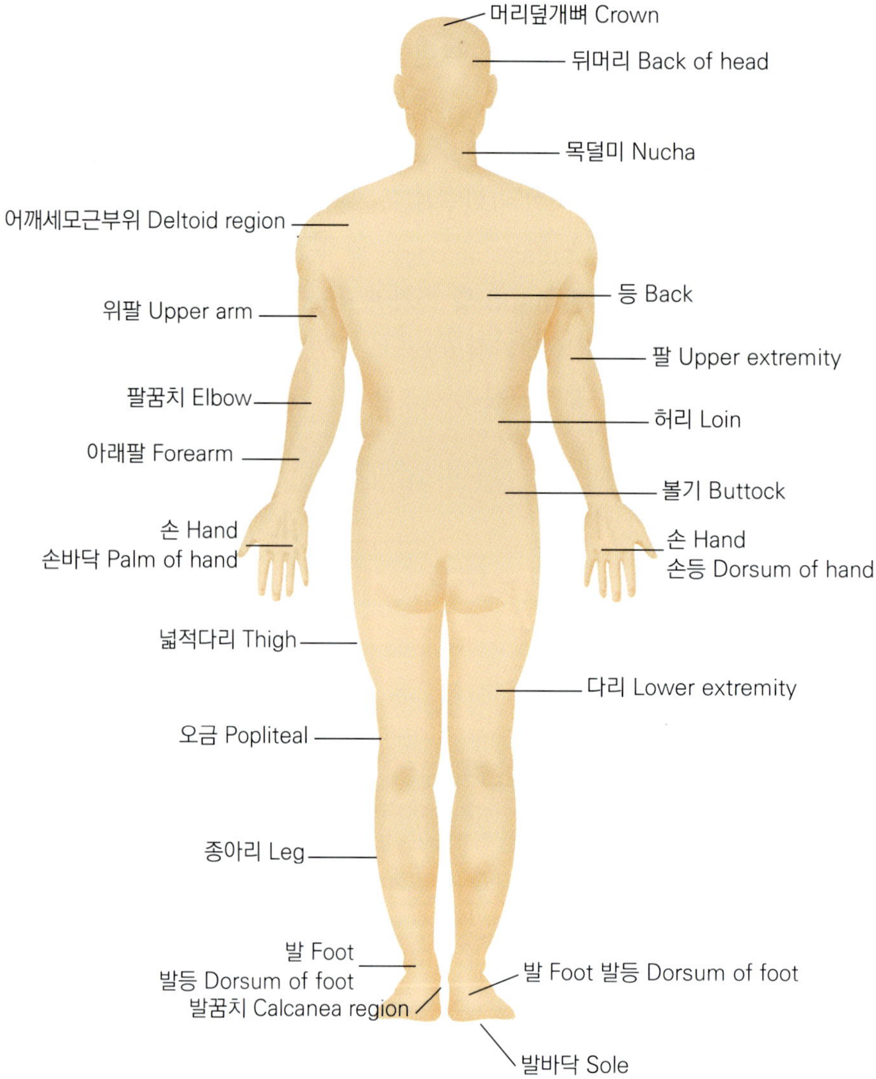

그림 1-3

인체의 체표 구분(뒤면)

① 머리(두부)와 얼굴(안면)

코뿌리~눈썹~바깥귀길구멍을 연결하는 선

② 얼굴(안면)과 목부위(경부)

아래턱뼈의 아래모서리~꼭지돌기~바깥뒤통수 융기를 연결하는 선

③ 목부위(경부)와 가슴부위(흉부)

복장뼈위모서리~빗장뼈~어깨돌기~일곱째목뼈의 가시돌기를 연결하는 선

④ 가슴부위(흉부)와 배부위(복부)

복장뼈아래끝~갈비뼈활~열두번째등뼈의 가시돌기를 연결하는 선

⑤ 골반

좌우 엉덩뼈능선의 최고점을 연결하는 선의 아래쪽 배부위

⑥ 등부위(배부)

가슴부위, 배부위, 골반부위의 전역을 말한다. 골반부위 뒷면의 위쪽은 허리(요부)loin, 아래쪽을 볼기(둔부) buttock라 한다.

⑦ 팔(상지)

어깨세모근의 기시부에서 손가락까지

⑧ 다리(하지)

샅인대에서 발가락까지

4. 해부학적 용어 anatomical terms

(1) 해부학적 자세 anatomical position

해부학적 자세란 사람이 곧게 바로 선 상태에서 얼굴과 눈은 앞을 향하고, 양팔을 내린 상태에서 손바닥이 앞을 향하며, 양 다리는 약간 벌린 상태에서 발끝이 앞을 향하도록 서 있는 자세이다(그림 1-4).

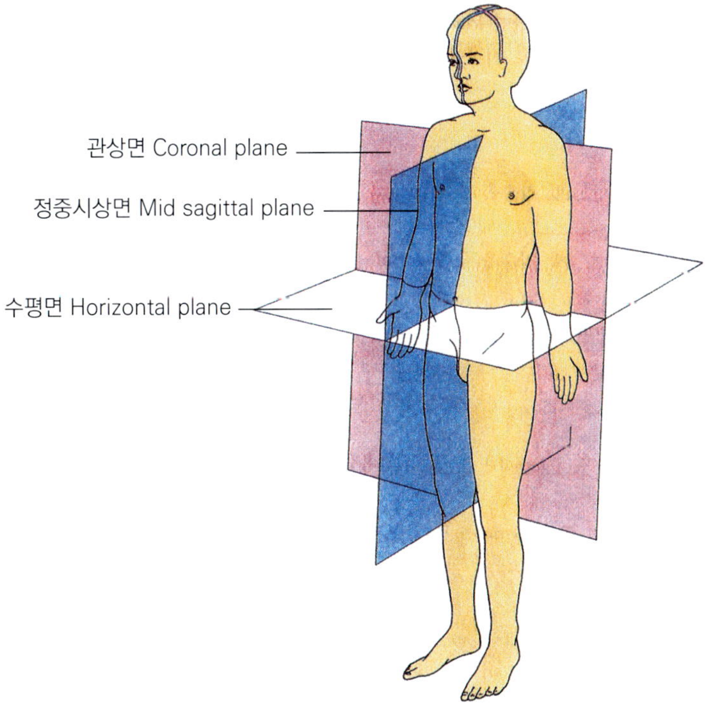

그림 1-4
각종 절단면

(2) 절단면에 관한 용어

① 정중시상면 mid sagittal plane(정중면 median plane) :

사람의 몸을 중앙에서 좌우대칭으로 가르는 절단면을 말한다. 단 머리뼈의 시상봉합 sagittal suture을 지난다.

② 시상면 sagittal plane :

정중시상면과 평행을 이루는 모든 절단면을 말한다.

③ 관상면 coronal plane(이마 frontal plane) :

신체 혹은 장기를 앞뒤로 나누는 면이며 관상봉합 coronal suture을 지난다.

④ 수평면 horizontal plane(가로 transverse plane) :

신체를 위, 아래로 나누는 면으로 시상면, 관상면과 수직을 이룬다.

(3) 방향에 관한 용어

① 앞(전) anterior :

해부학적 기립자세에서 몸의 앞면. 4발 짐승은 배쪽 ventral을 말한다.

② 뒷(후) posterior :

기립자세에서 몸의 뒷면. 4발 짐승은 등쪽 dorsal을 말한다.

③ 윗(상) superior :

기립자세에서 머리쪽 cranial을 말한다.

④ 아래(하) inferior :

기립자세에서 발바닥쪽을 말한다.

⑤ 안쪽(내측) medial :

몸의 정중면에 가까운 쪽. internal은 몸의 내면 혹은 장기의 안쪽을 말한다.

⑥ 가쪽(외측) lateral :

몸의 정중면에서 멀어진 쪽. external은 몸의 표면 혹은 장기의 바깥쪽을 말한다.

⑦ 몸쪽(근위) proximal :

체간 쪽에 가까운 쪽을 말한다.

⑧ 먼쪽(원위) distal :

체간 쪽에서 멀어진 쪽을 말한다.

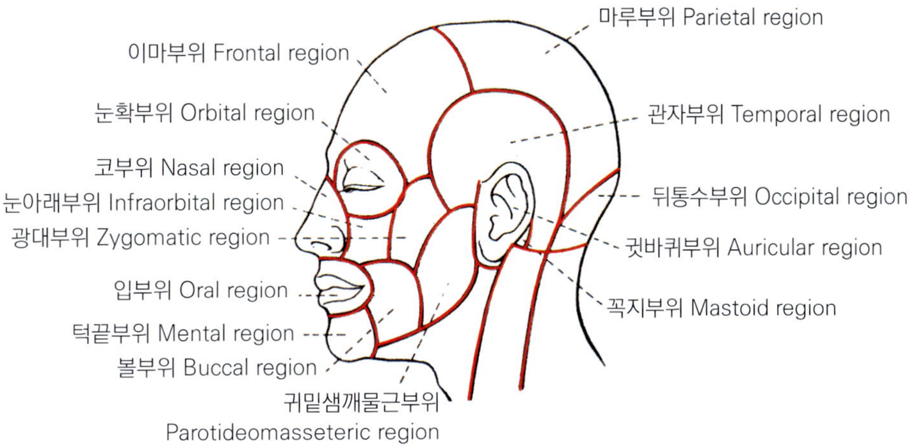

그림 1-5

머리 얼굴

5. 인체의 부위

1) 머리부위(두부)와 얼굴부위(안면부) regions of the head and face(그림 1-5)

① 이마부위(전두부) frontal region

이마뼈, 앞머리(이마) 부위

② 마루부위(두정부) parietal region

마루뼈, 머리뼈 부위

③ 관자부위(측두부) temporal region

관자뼈와 관자근으로 덮인부위

④ 귓바퀴부위(이개부) auricular region

귓바퀴, 바깥귓구멍, 바깥귀길

⑤ 꼭지부위(유돌부) mastoid region

꼭지돌기, 귓바퀴(바깥귓구멍 부위)의 뒤아래방향

⑥ 뒤통수부위(후두부) occipital region

뒤통수 뼈, 바깥뒤통수뼈융기, 그 아래 부위는 목덜미(항부) nuchal region라고 한다.

⑦ 눈 확부위(안와부) obital region

눈확 orbit의 부위로 안구가 들어있다.

⑧ **코부위(비부) nasal region**

코가 차지하는 부위

⑨ **입부위(구부) oral region**

입이 차지하는 부위

⑩ **위·아래입술부위(상·하순부) upper or lower lips region**

윗입술, 아랫입술, 입둘레근이 차지하는 부위

⑪ **턱끝부위(턱부) mental region**

입의 아래부위로 턱에 해당하는 부위

⑫ **볼부위(협부) buccal region**

뺨 cheek, 입안의 좌·우가쪽벽을 이루는 부위로 뺨지방체 buccal fat pad가 있다.

⑬ **광대부위(관골부) zygomatic region**

광대뼈, 뺨의 윗부분에 융기한 부위

⑭ **귀밑샘깨물근부위(이하선교근부) parotidmasseteric region**

귀밑샘, 깨물근, 불부위 위쪽에서부터 귓바퀴 앞쪽에 걸친 부위

2) 목부위(경부) regions of the neck(그림 1-6)

(1) 목앞부위(전경부) anterior cervical region : 좌우 목빗근 사이

① **턱밑삼각(악하삼각) submandibular triangle**

턱뼈바닥 아래 좌우 삼각형으로 패인 곳으로 턱밑샘이 들어 있다.

② **목(경)동맥삼각 carotid triangle**

턱밑삼각 아래의 목뿔뼈 높이이며 기관 trachea 양쪽에 있는 긴 삼각형으로 패인 곳이다. 중앙부는 온목동맥이 속·바깥목동맥으로 분기하는 위치에 해당하며 강한 박동이 촉진된다.

③ **목뿔부위(설골부) hyoid region**

목뿔뼈는 연하운동시 아래위로 움직인다.

④ **후두부위 laryngeal region**

방패연골, 후두융기부위

⑤ **갑상샘부위 thyroid region**

갑상샘이 있는 부위

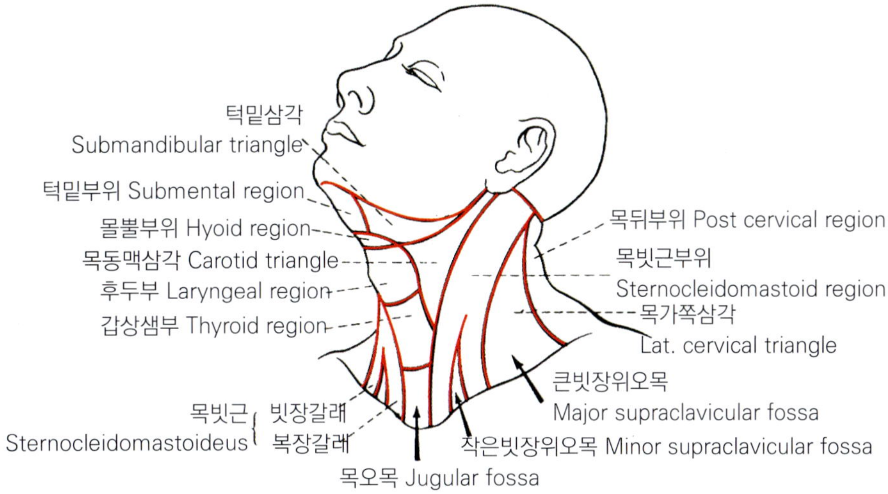

그림 1-6

목 부위

⑥ **목오목(경와) jugular fossa**

복장뼈위모서리의 패인 곳.

(2) 목가쪽부위(측경부) lateral cervical region : 목빗근주변부위

① **목빗근부위(흉쇄유돌근부) sternocleidomastoid region**

꼭지돌기에서 앞아래로 내려가서 복장뼈 위끝과 빗장뼈 안쪽부에 걸쳐 있는 융기부위이다. 복장갈래와 빗장갈래 사이에 있는 작은 홈을 작은빗장위오목(소쇄골상와) lesser supraclavicular fossa이라고 한다.

② **목가쪽삼각(외측경삼각) lateral cervical triangle**

목빗근의 뒤모서리와 등세모근의 앞모서리 사이에 있는 넓은 삼각형 부위이다. 아래면은 빗장뼈 바로 위에 깊은 오목을 만들며 이 오목을 큰빗장오목(대쇄골상와) greater supraclavicular fossa이라고 한다. 큰·작은빗장위오목은 빗장아래동. 정맥의 통과위치에 해당된다.

(3) 목뒤부위(후경부) posterior cervical region : 꼭지돌기와 봉우리를 연결하는 선의 뒤쪽부위이며 피부밑에는 등모세근이 있다.

① **목덜미부위(항부) nuchal region**

뒤통수부위 아래의 중앙부 전역에 해당한다. 목덜미인대(항인대) nuchal ligament는 이 부위의 정중부를 하행한다.

3) 가슴부위(흉부) pectoral regions(그림 1-7)

① 빗장부위(쇄골부) clavicular region

빗장뼈부위

② 빗장아래부위(쇄골하부) infraclavicular region

빗장뼈 바로 아래 오목한 부위

③ 복장부위(흉골부) sternal region

복장뼈가 위치한 중앙부

④ 젖부위(유방부) mammany region

유방이 있는 부위

⑤ 어깨세모가슴근삼각(삼각흉근삼각) deltopectoral triangle

빗장아래에 있는 오목 부위이다. 큰가슴근과 어깨세모근 사이에 있으며 팔의 중요한 피부정맥인 노쪽피부정맥은 여기서부터 깊은부위로 향한후겨드랑정맥에 유입한다.

⑥ 겨드랑부위(액와부) axillary region

앞쪽은 큰가슴근, 뒷쪽은 넓은등근의 가장자리로 둘러싸인 함몰부위이다. 겨드랑을 만들며 다수 림프절이 들어 있다.

⑦ 가슴가쪽부위(측흉부) lateral thoracic region

겨드랑부위 아래부분이며 이곳에 앞톱니근이 있다.

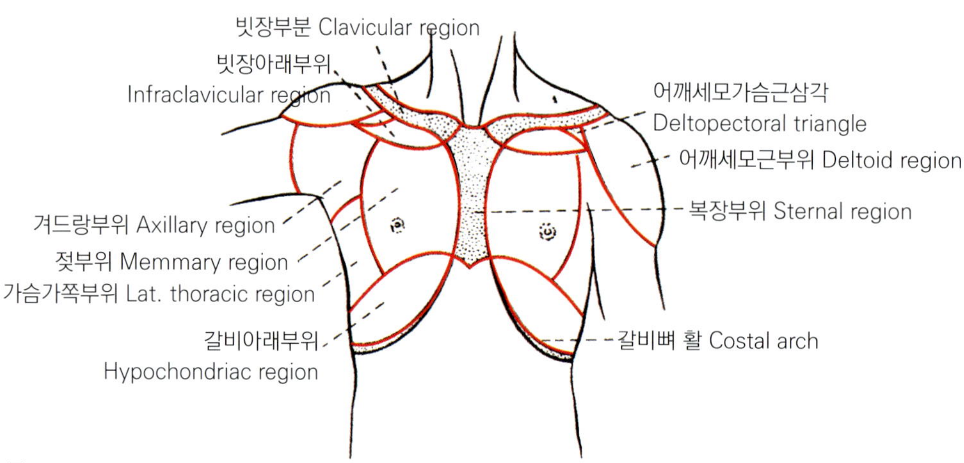

그림 1-7
가슴 부위

4) 배부위(복부) abdominal region(그림 1-8)

그림 1-8에서와 같이 위·중간·아래배부위 3부로 구분하고 다시 배곧은근의 가쪽 모서리에 따르는 좌우 두줄의 세로선에 의해 3부분으로 구분되므로 전체적으로 9부분으로 나누어진다.

(1) 위배부위(상복부) superior abdominal region

① 위 위부위(상위부) epigastric region

명치부에 해당되며 칼돌기와 좌·우 갈비뼈활 사이의 부분이다.

② 갈비아래부위(하늑부) hypochondriac region

좌·우 유방 아래에서 갈비뼈 활 사이의 부분으로 실제로는 배안의 윗영역에 해당된다.

(2) 중간배부위(중복부) middle abdominal region

① 배꼽부위(제부) umbilical region

배꼽 주변 부위

② 샅굴부위(서혜부:좌·우) lateral abdominal region

배꼽 양쪽 부위

(3) 아래배부위(하복부) inferior abdominal region

① 두덩부위(치골부) pubic region

배꼽의 아래부위에서 두덩결합까지의 부위

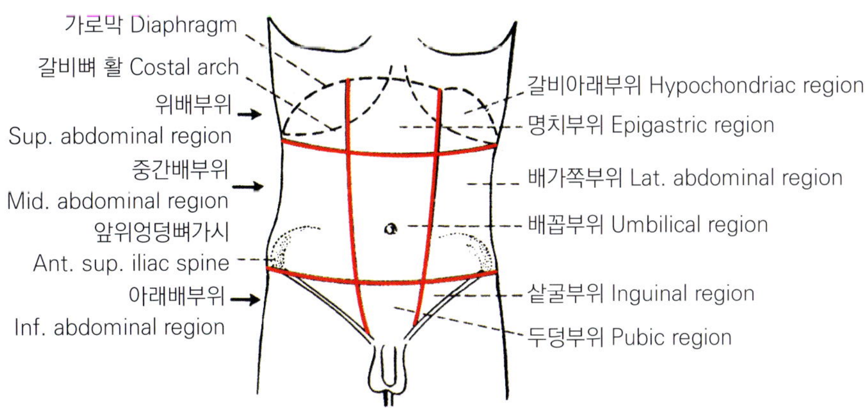

그림 1-8

배 부위(9분할)

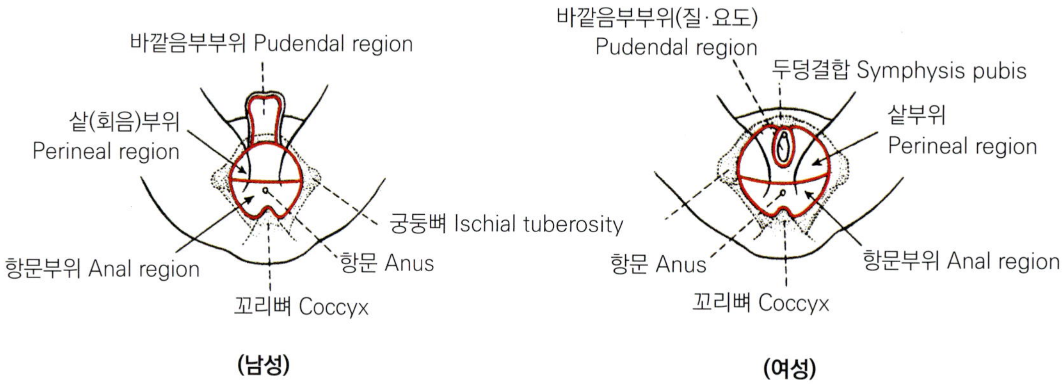

그림 1-9

회음 부위

② **샅굴부위(서혜부:좌·우) inguinal region**

두덩부위의 양쪽이며 삼각부를 이루고 아래쪽의 샅굴인대에 의해 윗쪽은 배부위, 아랫쪽은 넙다리 부위로 경계 지워진다.

5) 샅부위(회음부) perineal region(그림 1-9)

샅 perineum이란 넓은 의미로는 골반의 출구부 전체를 말하며 전반부를 비뇨생식부위(요생식부) urogenital region, 후반부를 항문부위(항문부) anal region라고 한다.

① **바깥음부부위(외음부) pudendal region**

샅의 앞쪽부위로 남성은 음경과 음낭이 있고 여성은 질과 요도가 있다.

② **샅부위(회음부:좁은뜻) perineal region**

바깥음부부위와 항문부 사이이며 샅가로근이 있다.

③ **항문부위(항문부) anal region**

항문, 항문올림근, 바깥항문조임근이 있다.

6) 등부위(배부) regions of the back(그림 1-10)

① **척주부위(척주부) vertebral region**

척주를 따라 내려가며 뒤목부위(목덜미)부터 허리부위(요부)까지 이른다. 아래끝의 양쪽 볼기사이를 엉치부위(천골부) sacral region라고 한다.

② **어깨뼈부위(견갑부) scapular region**

어깨뼈에 해당하는 부위

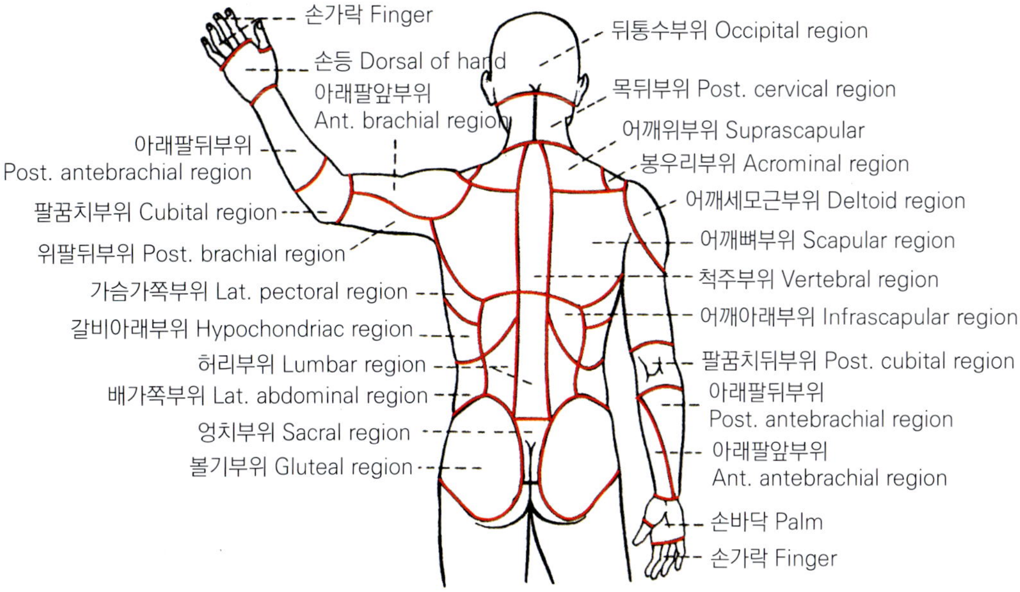

그림 1-10
등면과 팔의 부위

③ 어깨아래부위(견갑하부) infrascapular region

어깨뼈 아래 부위

④ 허리부위(요부) lumbar region

맨아래 갈비뼈와 엉덩뼈능선으로 에워싸인 부분이며 볼기의 위쪽에 해당된다.

7) 팔부위(상지부) regions of the upper limb(그림 1-10)

① 어깨세모근부위(삼각근부) deltoid region

어깨의 둥그스름한 융기부로 세모근이 있다.

② 봉우리부위(견봉부) acromial region

어깨의 끝부분으로 봉우리가 위치한다.

③ 위팔부위(상완부) brachial region

위팔뼈를 중심으로 어깨관절과 팔꿉관절 사이의 부위 앞면, 뒷면, 안쪽, 가쪽으로 구분한다.

④ 팔꿈치부위(주부) cubital region

팔꿉관절 부위로 팔꿉앞부위의 오목을 팔오금(주와) cubital fossa, 팔꿈치머리(주두) olecranon라고 한다.

⑤ 아래팔부위(전완부) antebrachial region

자뼈와 노뼈를 중심으로 팔꿈치에서 손목관절까지의 부위를 말한다. 앞면의 아래팔앞부위, 뒷면의 아래팔뒤부위 및 안(자)쪽면, 가(노)쪽면으로 나눈다.

⑥ 손부위(수부) hand

손목 wrist, 손허리 metacarpus 및 손가락 fingers으로 나눈다.

⑦ 손바닥(손바닥) palm

손목부위와 손허리부위의 앞면을 합한 부위를 말한다.

⑧ 손등(수배) dorsum of the hand

손목부위와 손허리부위의 등면

⑨ 손가락(수지) fingers

엄지손가락(무지) thumb finger, 검지손가락(인지) index finger, 가운데손가락(중지) middle finger, 반지손가락(환지) ring finger, 새끼손가락(소지) little finger로 구분한다.

8) 다리부위(하지부) regions of the lower limb(그림 1-11)

① 볼기부위(둔부) gluteal region

엉치부위 양쪽에 있는 볼기근육무리의 부위

② 넙적다리부위(대퇴부) femoral region

넙다리뼈를 중심으로 엉덩관절부터 무릎관절까지의 부위. 앞면의 넓적다리앞부위와 뒷면의 넓적다리뒤부위 및 안쪽면(정강쪽), 가쪽면(종아리쪽)으로 구분한다.

③ 무릎부위(슬부) region of the knee

무릎관절부위를 말한다. 앞면의 볼록한 곳이 무릎뼈(슬개골) patella이며 뒷면의 오목은 다리오금(슬와) popliteal fossa이다.

④ 종아리부위(하퇴부) crural region

앞면의 종아리앞부위, 뒷면의 종아리뒤부위 및 안쪽(정강쪽)면, 가쪽(종아리쪽)면으로 나뉜다. 종아리부위의 아래끝과 발목 사이에 양쪽으로, 융기한 정강뼈아래끝 융기부를 안쪽복사(내과) medial malleolus, 종아리뼈 아래끝융기부를 가쪽복사(외과) lateral malleolus라고 한다. 그리고 종아리부위 뒷면 근육의 융기를 장딴지(비복부) calf라고 한다.

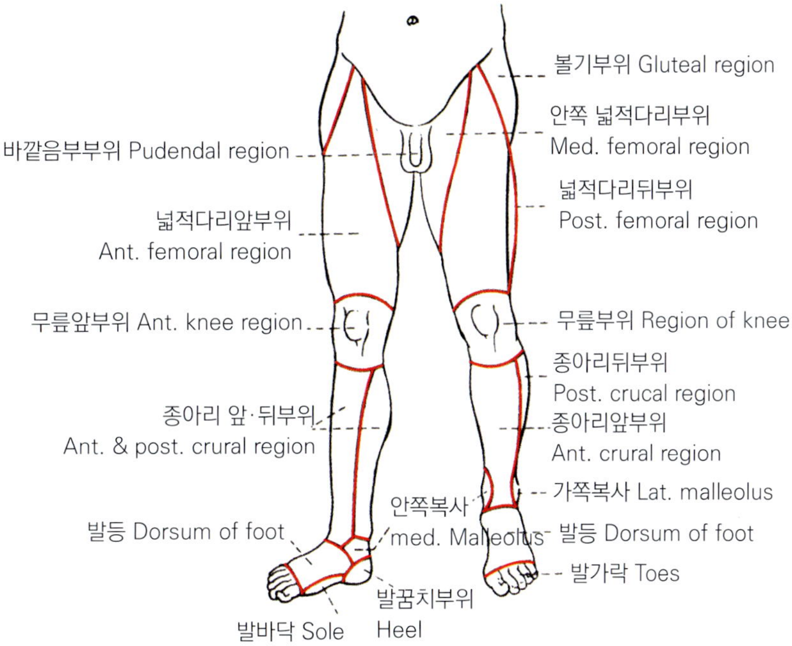

그림 1-11

다리 부위

⑤ **발부위(족부) foot**

발은 발목부위(족근부) ankle, 발허리부위(중족부) metatarsus, 발가락(족지) toes로 구분한다.

⑥ **발등(족배) dorsum of the foot와 발바닥(족척) sole**

발목부위의 관절부터 발가락까지의 위·아래면을 말한다.

⑦ **발꿈지부위(종부) calcaneal region**

발꿈치뼈에 해당하는 발의 뒤쪽부위를 말하며 발의 뒤끝을 발꿈치(종) heel라고 한다.

⑧ **발가락(족지) toes**

발등쪽과 빌바닥쪽으로 나뉘며 각 발가락의 양쪽 모서리를 정강쪽, 종아리쪽이라고 한다. 발가락은 엄지발가락 great toe과 둘째, 셋째, 넷째 발가락, 그리고 새끼발가락 little toe로 구분한다.

6. 체강 body cavity

우리 몸속에는 각종 장기를 그 특성에 맞게 보호하고 있는 공간이 있는데 이 공간을 체강이라 한다(그림 1-12).

〈체강과 주요 보호 장기〉

- 등쪽공간(배측체강) dorsal cavity
  - 머리뼈공간(두개강) cranial cavity - 뇌
  - 척주공간(척주강) vertebral cavity - 척수
- 배쪽공간(복측체강) ventral cavity
  - 가슴안(흉강) thoracic cavity
    - 가슴막공간(흉막강) pleural cavity - 허파
    - 심장막공간(심막강) pericardial cavity - 심장
  - 배안(복강) abdominal cavity - 소화기
  - 골반안(골반강) pelvic cavity - 내부생식기·비뇨기

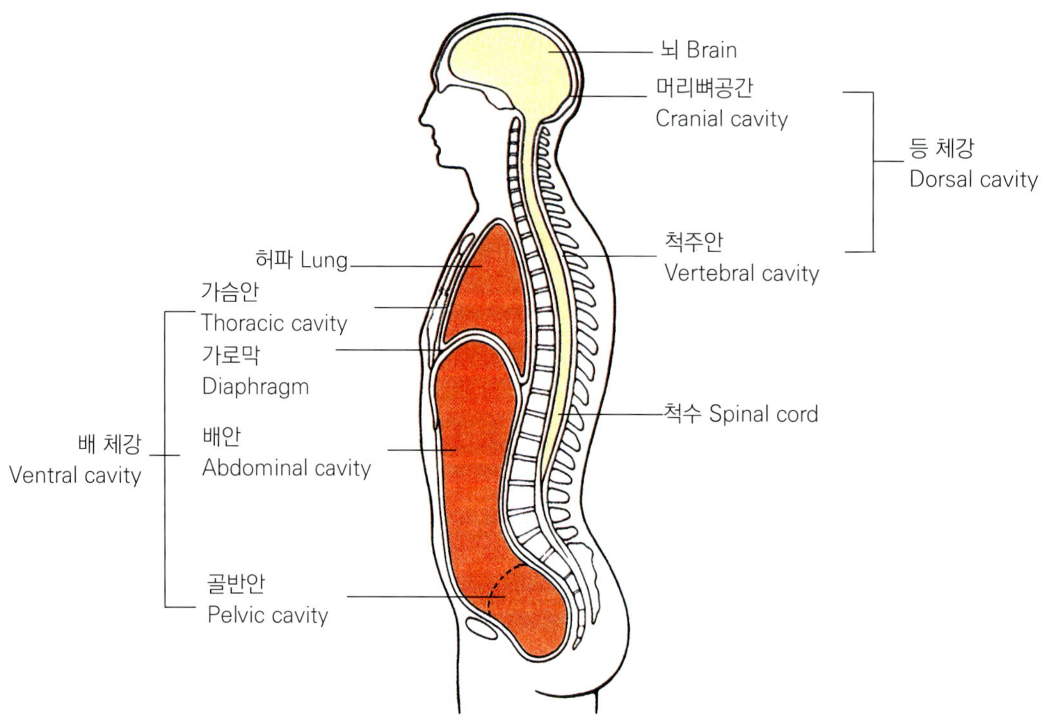

그림 1-12

체강과 등쪽 주요장기

한편 뇌와 척수를 경계짓는 곳은 큰구멍 foramen magnum이며 가슴안과 배안은 가로막 diaphragm에 의해 구분된다. 배안과 골반안 사이에는 뚜렷한 가로막이 없다.

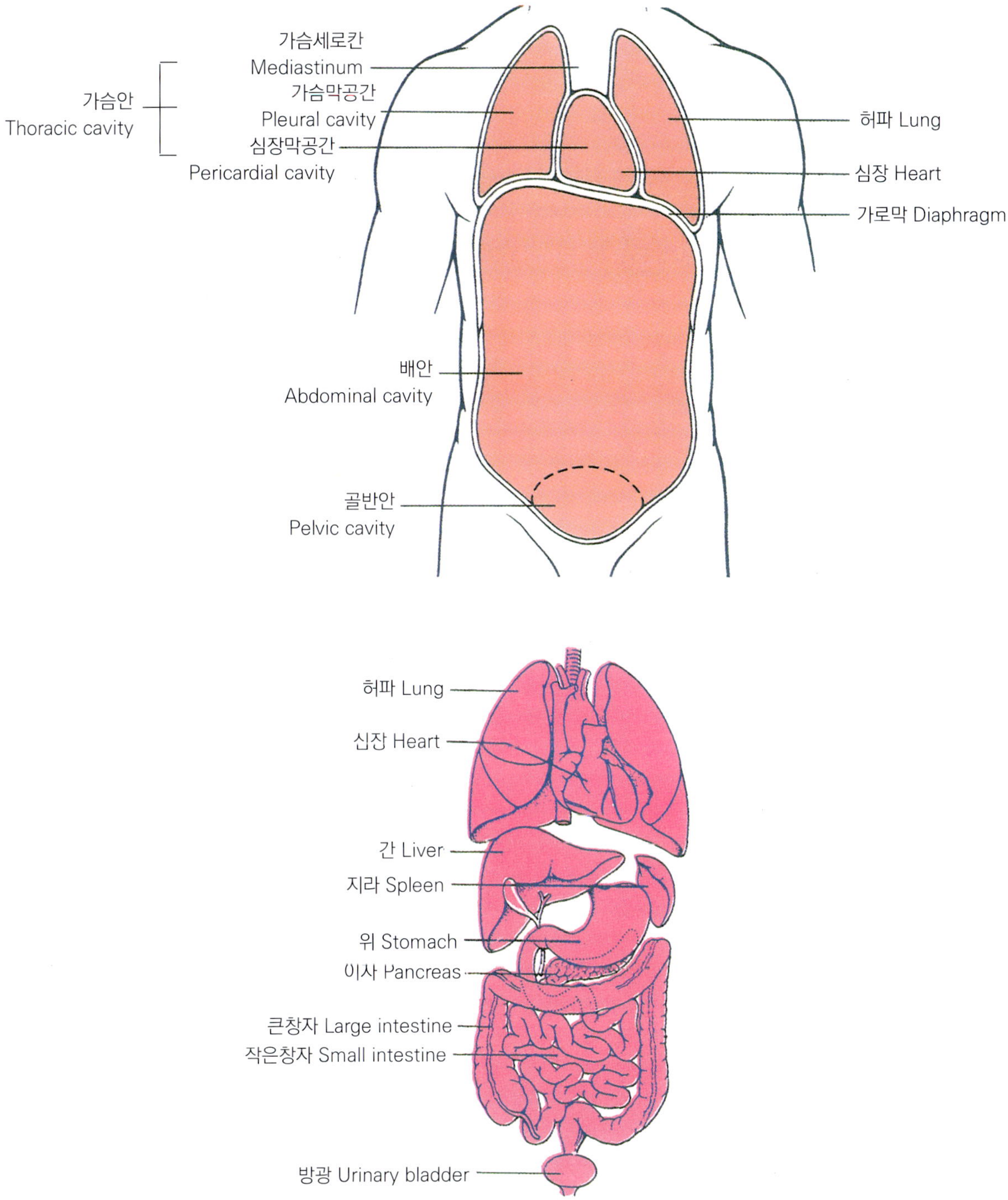

그림 1-13

체강과 배쪽 주요장기

7. 체내의 항상성 유지와 항상성 homeostasis

인체는 환경의 변화에 개방된 채로 외부로부터 신체에 가해지는 각종 자극 stimulus에 대하여 적절하게 반응 response을 나타낸다. 인체는 체내·외가 복잡하게 이루어진 여러 기관의 결합체이지만 체내·외의 변화에 대하여 상호 협력아래 적절히 반응함으로써 신체의 전체적인 기능을 일정하게 유지해 나가는 조절기구를 갖추고 있다. 이와 같은 기구를 총칭하여 co-ordination mechanism이라고 한다.

이 조절기구는 자율신경계통에 의한 신경성조절 neural co-ordination과 내분비계에 의한 체액성조절 humoral co-ordination로 구분된다. 신경성조절은 자율신경계통에 의하여 무의식 중에 이루어지는 조절로서 심장, 혈압, 호흡, 소화기계통 등의 기능을 말하며, 시간적으로 매우 짧은 시간에 활발하게 조절된다. 한편 체액성조절은 내분비기관에서 생성되는 특수한 화학물질인 호르몬 hormone에 의하여 혈액이나 림프액을 통하여 이루어지는 조절로서 대사, 발육, 성장 등의 기능을 말하며, 작용이 지속적이고 장기적으로 이루어진다.

인체는 이와같은 기구에 의해 체내의 내부환경 internal environment을 외부환경 external environment의 변동으로부터 보호하고 내부환경에 변화가 생길 경우 즉시 정상적인 상태로 되돌리려는 작용을 한다. 이것을 Claude Bernard의 내부환경 유지설이라고 한다. Claude Bernard는 19세기 프랑스 생리학자로서 어떤 경우에도 내부환경은 항상 일정하게 유지된다고 하였다.

정상적인 생명현상을 유지하기 위해서는 내부환경, 즉 세포외액의 양, 전해질의 농도, 체온, 혈당, 삼투압, pH와 같은 물리화학적 상태가 일정하게 유지되어야 한다. 이와 같은 현상은 생체내에서 스스로 이루어지고 있는데 이러한 기능을 항상성 homeostasis이라고 한다. 생리학에서는 이 항상성을 매우 중요시하는데 체내이상이나 질병은 항상성균형 homeostasis balance이 깨질 때 일어나는 현상이다.

항상성은 신체의 내외를 불문하고 환경의 변화나 자극에 대한 반응을 적절하게 처리하여 어떤 경우라도 신체의 내부기능을 일정하게 유지하는 능력을 말한다. 항상성이란 용어는 영어로 standing still이란 뜻으로 미국의 Walter B. Canon(1871~1949)이 처음 사용하였다.

제 2 장 세포 The Cell

1. 세포 cell

세포 cell라는 용어가 원래 작은 구간 small chamber을 의미하듯 세포는 매우 작기 때문에 현미경이 발명된 이후에 비로소 그 존재를 알게 되어 연구 대상이 될 수 있었다. 세포는 살아있는 생물체의 구성, 기능, 유전상의 기본이 되는 단위로서 생명현상, 즉 대사 metabolism, 성장 growth, 분열 devision, 분비 secretion, 운동 movement 등을 일으킬 수 있는 원형질 protoplasm로 되어 있다.

원형질에는 핵 nucleus과 세포질 cytoplasm이 있는데 핵을 갖고 있지 않는 세포를 원핵세포 prokaryote, 핵을 갖고 있는 세포를 진핵세포 eukaryote라 한다. 세균과 같이 매우 원시적인 생물은 대개 원핵세포이며 보다 고등한 단세포 생물과 모든 다세포 생물은 진핵세포를 갖고 있다. 또 단세포생물의 경우 세포 자체가 하나의 독립된 생물체일 수도 있으나 고등동물과 같은 다세포생물의 세포는 고도로 분화되어 있다.

이들 세포들은 상호연관성을 맺으면서 세포를 기초로 하여 조직 tissue, 기관 organ, 기관계통 organ system를 이루어 개체 individual를 형성한다. 이러한 가운데 생체의 모든 기능은 자체의 질서와 조화, 통일을 기하면서 항상성을 유지해 간다. 농·식물의 모든 세포들은 세포의 종류와 관계없이 외외층으로부터 세포막 cell membrane, 세포질 cytoplasm 그리고 핵 nucleus으로 구성된다(그림 2-1).

2. 세포막 cell membrane

1) 세포막의 구조

세포의 외부를 둘러싸는 두께 75Å의 아주 얇은 막을 형질막 plasma membrane, 또는 세포막이라고 한다. 세포막(형질막)은 세포가 생명을 유지하는 동안 영양물질과 산소 및 노폐물 등을 선택적으로 투과시키는 선택적 반투막(selective semipermeable membrane)특성을 지니고 있다.

세포막의 두께는 매우 얇아 전자현미경 아래에서 고배율로 확대해야만 관찰이 가능하다. 동물의 세포막은 종류와 관계없이 막의 두께가 7.5~10mm로 거의 같으며 세층으로 구분된다.

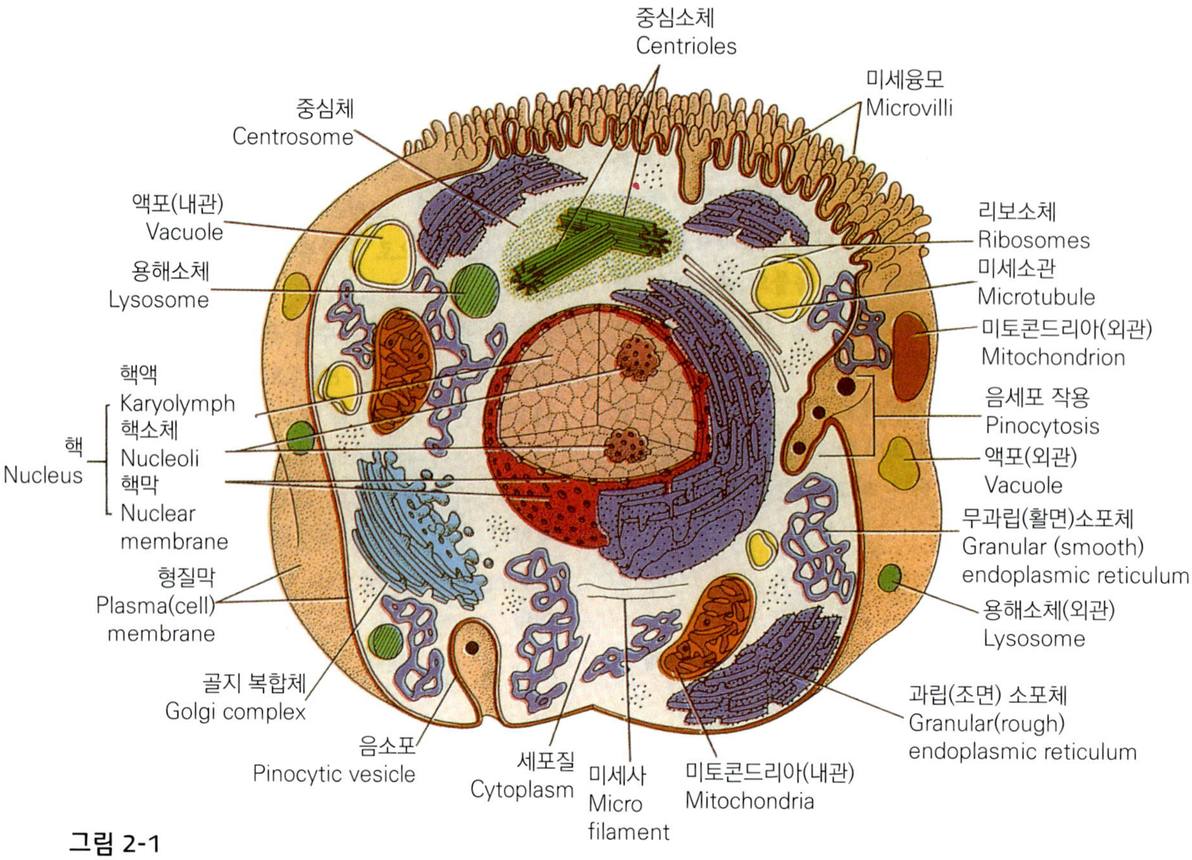

그림 2-1

세포의 구조

바깥층은 단백질과 탄수화물(점액 다당류)이 결합된 물질로 두께는 약 2mm이며, 중간층은 지질 분자로 두께는 약 3.5mm이고, 속층은 단백질로 두께는 약 2mm이다. 특히 지질층은 주로 인지질로 형성되어 있으며 세포막의 구조적 안정에 크게 기여한다.

2) 세포막의 화학성분 조성과 기능

(1) 단백질 protein

세포막에 함유되어 있는 단백질은 약 60~70%로 바깥층과 속층에 있으며 대부분 당단백 glycoprotein으로 구성되어 있다. 단백질 중 내재성(통합)단백질 intrinsic or integral protein이라고 하는 단백질의 일부는 인지질의 이중층에 막대모양의 분자로 파묻혀 있다.

세포막을 관통하는 수용성물질(이온, 포도당, 요소 등)의 중요한 통로가 되며 그외 운반체, 수용기 그리고 효소의 작용을 나타내기도 한다. 또한 선택성 관으로 작용하기도 한다. 선택성 관은 근육과 신경세포에서 Na^+, K^+의 통과를 선택적으로 조절한다.

또 다른 표재성(주변)단백질 extrinsic or peripheral protein은 대부분 막안층에 연결되어 세포면에서 일어나는 화학반응의 효소로 작용하기도 한다(그림 2-2).

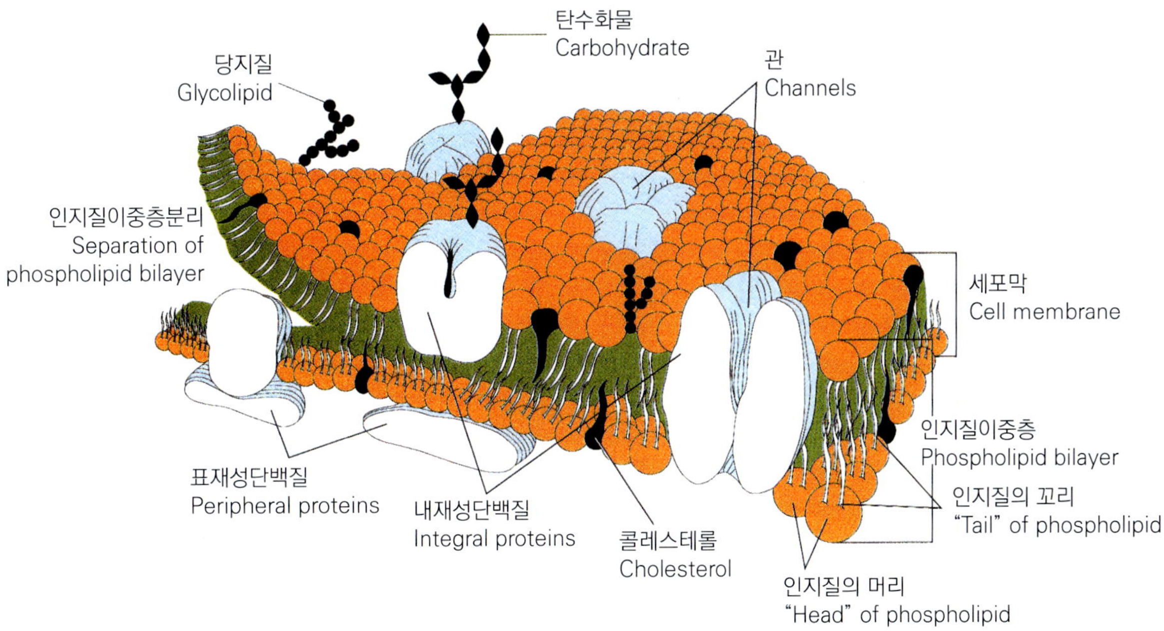

그림 2-2

세포막의 구조

그외 기능은 호르몬과 같은 조절분자의 수송체 역할을 하며 식균작용과 같은 특수한 형태의 흡수를 돕기도 한다. 에이즈(AIDS) 바이러스가 림프세포(T4)에 침입할 수 있는 것도 림프세포막에 있는 특정 단백질 때문인 것으로 알려져 있다(그림 2-2).

(2) 지질 lipid

세포막에 함유되어 있는 지질은 약 20~40%로 세포막의 중간층에 있으며 주성분은 인지질, 당지질, cholesterol이다.

① 인지질 phospholipid

지질량의 약 70%로 생리적 온도에서 반액체 상태로 존재한다. 인지질은 물질의 선택성수송에 관여하며 지질에 녹을 수 있는 O_2, CO_2는 쉽게 통과할 수 있으나 아미노산, 단백질, 핵산분자, 이온과 같은 수용성 분자는 수송을 제한한다.

② 당지질 glycolipid

당지질은 세포막에 존재하지만 세포내 구조물 막에는 없다. 적혈구 세포막에 있는 당지질은 적혈구 응집반응을 일으키는 주된 물질이 되며 일반적으로 면역반응에서 항원 antigen의 역할도 한다.

③ 콜레스테롤 cholesterol

전체 지질량의 약 25%로 수용성 물질이 세포막을 지나 이동할 때 속도를 결정하는 유동성을 조절하여 수용성 물질의 세포막 통과를 제한한다.

지질의 세포막 배열상태는 그림 2-2와 같이 친수성인 인지질(인지질분자의 머리 "Head of phospholipid molecules")은 세포막의 바깥부분과 속부분을 향하여 배열되어 있고 소수성(인지질분자의 꼬리 "Tails of phospholipid molecules")인 지방산 분자는 막대모양으로 중앙부를 향하여 서로 마주보는 위치로 배열되어 있다.

지질분자는 연속적인 이중층을 이루며 생체막의 가장 기본이 되는 구조물로서 대다수의 수용성 물질의 투과를 제한하는 울타리 역할을 하고 있다.

(3) 탄수화물 carbohydrate

세포막의 약 1~5%를 차지하며 당단백질 glucoprotein과 당지질 glucolipid의 형태로 세포막의 바깥층에 있다. 탄수화물은 음전하를 띠고 있어 막내의 조절분자의 상호작용에 영향을 준다. 한 예로 적혈구 세포들이 결합하는 것을 방지하며, 만약 적혈구 표면에서 탄수화물을 제거할 경우 빠른 속도로 파괴되기도 한다. 그외 세포막의 결합능력과 체내에 들어오는 물질의 존재를 인식하는 역할을 하기도 한다.

3) 세포막의 일반기능

① 물질을 운반하는 수송계 역할을 한다. 세포막은 세포의 활동에 필요한 정보를 간직한 채 막을 통과하는 물리적 이동과 능동적 이동을 조절한다.

② 세포막에는 많은 에너지 운반계 energy transfer system가 있어 생명체와 외부환경 사이에 경계를 이룬다.

③ 외부환경변화에 대응하여 내부환경을 일정하게 유지하는 항상성을 갖는다.

④ 세포막에는 여러 가지 효소가 있어 각종 화학반응을 촉진한다. 즉 ATP 분해효소인 adenosin triphosphatase가 있어 세포막에서 Na+와 K+의 능동운반에 관여하며, 미토콘드리아 mitochondria 내면에는 시토크롬 효소 cytochrome enzyme가 있어 세포내의 산화과정에 관여한다.

⑤ 세포와 세포사이 인지능력이 있어 동종세포와 이종세포를 구분하여 동종세포사이에는 결합이 이루어질 수 있으나 이종세포 사이에는 거부현상이 일어난다. 이러한 현상은 장기 이식때 이식거부반응의 원인이 된다. 인지능력은 세포막 바깥층에 있는 단백질에서 기인하며 이 단백질은 세포내에 있는 유전인자에 의해 합성된다.

⑥ 세포와 세포사이의 결합상태를 유지한다.

⑦ 세포막에는 특정물질을 결합하는 수용기 receptor가 있다. 예를들면 신경섬유 말단에서 방출되는 신경전달물질인 acetylcholin, norepinephrine, serotonin, GABA(gamma aminobutyric acid) 등과 결합하는 수용기이다.

3. 세포질 cytoplasm

세포질은 세포막과 핵 사이에 있는 세포의 기질, 즉 원형질 protoplasm을 말하며 생명현상의 기본특성이 이곳에 있다. 세포질내에는 생체의 여러기능을 발휘하는 구조물이 있는데 이를 세포소기관 organella이라 한다. 그 중 몇 종을 골라 구조와 기능을 설명하고자 한다.

1) 미토콘드리아 mitochondria

산소호흡을 하고 있는 모든 진핵세포의 세포질에서 2중막으로 싸여진 주머니 모양의 미토콘드리아를 전자현미경으로 관찰할 수 있다. 바깥막은 매끈하고 속막은 미토콘드리아층 mitochondrial crista을 형성한다. 신체의 모든 세포는 세포질에 수많은 미토콘드리아를 갖고 있다. 그 수효는 산소의 공급상태에 따라 차이가 있으며, 많은 에너지를 요구하는 뼈대근세포, 간세포, 심장근세포, 콩팥의 세뇨관 세포 등에 많이 있다.

미토콘드리아의 주요기능은 섭취된 음식물 중의 영양물질을 산화시켜 에너지를 생성하는 것으로서, 바깥막에서는 영양물질 중 탄수화물을 피루브산 pyruvic acid까지 분해하며 속막에서는 피루브산, 아미노산 및 지방산을 분해하여 ATP를 생산한다.

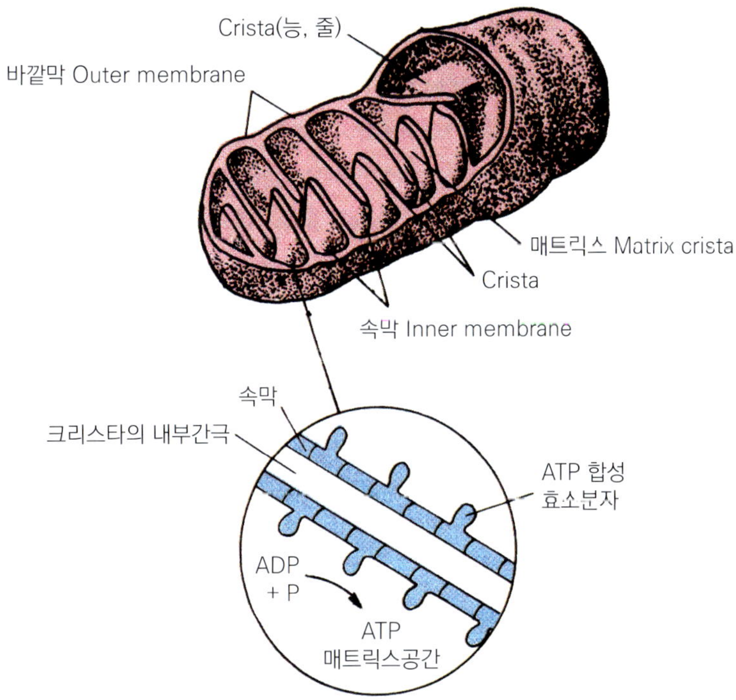

그림 2-3
미토콘드리아 mitochondria의 구조

세포질내에서의 에너지 생산과정은 포도당이 분해되어 피루브산이 되고 지방산이나 아미노산이 분해되어 아세토초산 acetoacetic acid이 된다. 이들 피루브산과 아세토초산이 아세틸 조효소 acetyl coenzyme A로 되어 미토콘드리아에 들어가 산화(탈수소)되면서 O_2를 소비하고 CO_2와 물을 발생한다.

이러한 산화적 인산화에 의하여 ATP가 합성되며, 최종분해 과정인 산소원자와 수소원자의 결합과 여기과정 excited에서 생기는 전자 electron의 이송에 의하여 에너지가 유리되게 되는 것이다. 이 에너지의 약 50%는 미토콘드리아 속면에서 ADP로부터 ATP가 합성되는데 사용되고 나머지 50%는 열로 전환된다.

이런 관점에서 미토콘드리아를 생명현상의 원동력이라고 하며 에너지의 생산공장, 일명 세포의 발전소라고도 한다. 생산되는 에너지의 형태는 ATP이며 세포에서 일어나는 모든 흡열반응에 이용되고 화학적으로 안정하기 때문에 에너지의 일시 저장소가 된다.

2) 소포체와 리보소옴 endoplasmic reticulum and ribosome

소포체는 세포질 속에 그물모양으로 퍼져 있는 정교한 막성계이다. 세포의 분화 정도에 따라 수는 각기 다르다. 즉 분화가 낮은 세포에는 적으며 분화가 앞서고 세포 특유의 기능이 발달된 세포에는 그 수가 많다. 특히 간장, 이자, 근육세포 등에는 그 수가 많다. 이것들은 세포의 외부와 내부 사이 교통로이며 핵주변에 많이 있으나 핵과의 직접적인 교통은 없는 것 같다.

소포체는 표면에 리보소옴 ribosome이 붙어 있는 조면(과립)소포체 rough endoplasmic reticulum와 리보소옴이 없는 활면(무과립)소포체 smooth endoplasmic reticulum가 있다.

(1) 조면소포체 rough endoplasmic reticulum

액포와 세관 tubule들로 불규칙하게 연결되어 있으며 각 방향으로 형질막과 핵막에 연결되어 있다. 특히 간세포, 이자바깥분비세포 pancreatic exocrine cell, 지라의 형질세포 plasna cell(항체생산), 섬유아세포 fibroblast(교원합성)에 발달되어 있다.

이들은 세포내의 물질에 대한 순환기와 같은 수송과 단백질합성 등을 담당하며 합성된 단백질은 세망내로 들어가서 골지장치로 이동된다.

(2) 활면소포체 smooth endoplasmic reticulum

비교적 짧은 관상구조가 그물모양으로 얽혀져 있으며, 세포내 물질대사에 중요한 역할을 한다. 간세포에서 지질, cholesterol 대사, 해독작용, 당원질의 glycogen 합성·분해·저장에 관여한다. 위벽에서 염산 HCl의 분비, 남성의 고환이나 부신겉피질에서는 steroid 호르몬을 합성하는 것으로 알려져 있다.

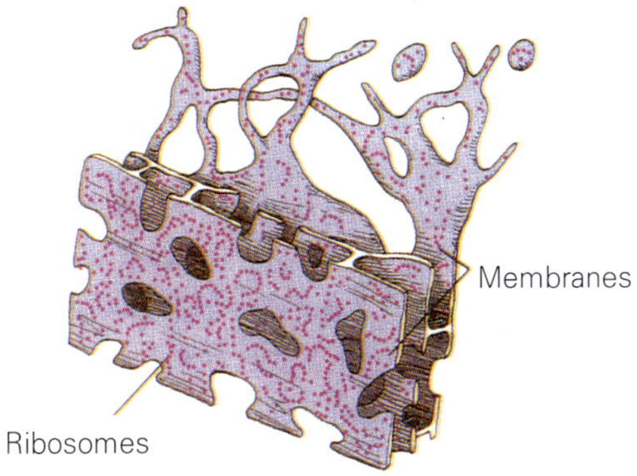

(a) 조면소포체

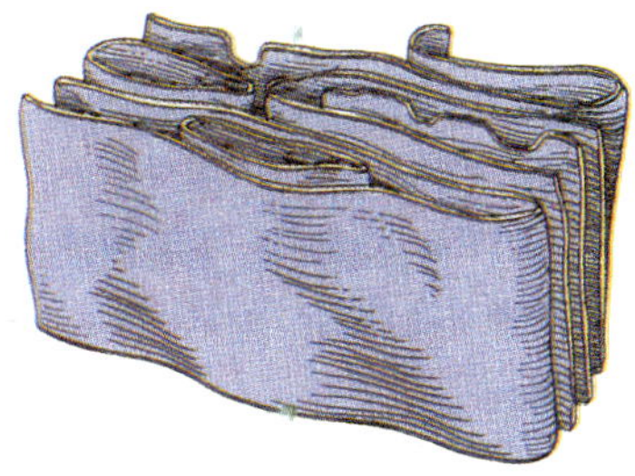

(b) 활면소포체

그림 2-4

소포체

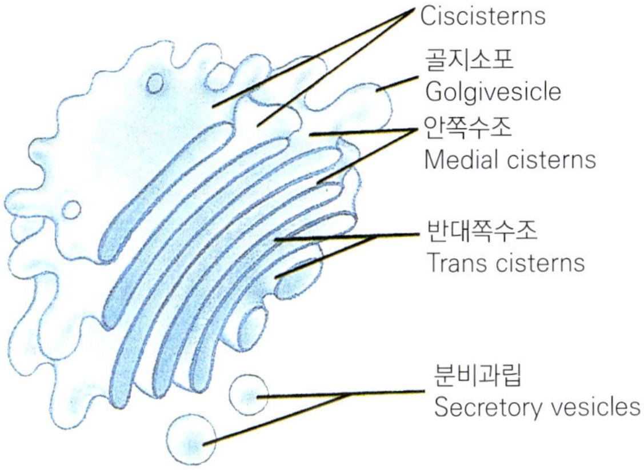

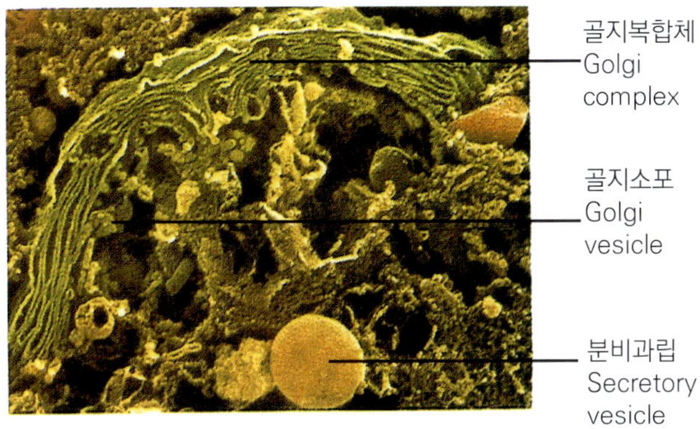

그림 2-5

골지체

3) 골지체 golgi apparatus

골지체는 작고 납작한 액포들이 서로 포개진 형태이며 일반적으로 핵 주변에 위치하고 있다. 포유류의 적혈구를 제외한 거의 모든 동물세포에 존재하며 분비기능과 밀접한 관계가 있는 분비성 세포이다(그림 2-5).

주요 기능은 다음과 같다.

① 단백질을 분비하는 세포에서는 조면소포체로부터 운반되어 온 단백질에 골지체에서 만들어진 다당류가 첨가되어 당단백질이 만들어진다. 이것은 농축포가 되어 세포의 외부로 방출된다.

② 골지체에서는 지방과 단백질과의 복합체, 즉 유미과립을 만들어 필요에 따라 혈액 속으로 방출시킨다.

③ 리보소옴을 형성한다.

④ 뼈나 연골의 조골작용에 사용되는 결합조직 세포의 생산을 촉진하기도 한다.

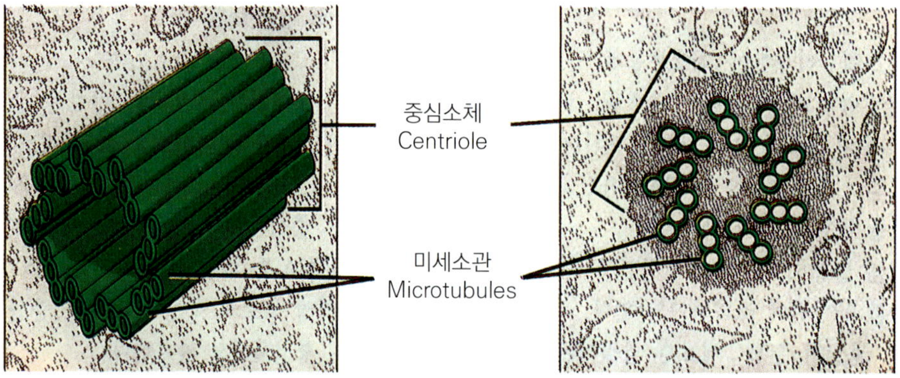

그림 2-6

중심체

4) 중심체 centrosome

중심체는 살아 있는 세포로서 세포분열의 중심적 역할을 수행하는 세포 소기관이다. 직경 0.5㎛의 원통형 소체로 분열시 뚜렷하게 나타나며 2개의 중심소체로 된 쌍심체 diplosome 상태이다.

세포가 분열을 시작하면 맨 먼저 중심소체가 2개로 분열하여 핵을 중심으로 서로 반대방향으로 이동한다. 중심체 주위에는 별모양체가 발달하고 두 중심체 사이에 방추체가 형성되어 염색체가 분열할 때 그 반씩을 양극으로 끌어당기는 역할, 즉 분극을 조절한다.

중심소체는 원통 구상체로서 각각 세섬유가 3개씩 한조가 되어 총 9개의 삼중선이 원통을 이루고 있다(그림 2-6).

5) 리소조옴 lysosome

리소조옴은 1950년 Alex Novikoff와 Christina de Duve에 의해 밝혀진 세포내 소기관으로 저단백의 엷은 막으로 둘러싸인 직경 0.5㎛의 액포이다. 그 속에 5.5~8.0nm의 작은 조면(그림 2-7)과 여러가지 강력한 가수분해 효소를 품고 있다.

예를 들면 핵단백을 분해하는 효소인 polynucleotidase, 리보핵산을 분해하는 ribonucleotidase, 지방을 분해하는 lipase, 인산을 분해하는 acid phosphatase 등 많은 종류의 효소가 있다. 포유동물의 혈액세포 중 호중성백혈구 neutrophil나 단핵구 monocyte는 리소조옴을 많이 가지고 있다.

리소조옴의 주요 기능은 다음과 같다.

① 이물질소화

이물질이 리소조옴과 융합하여 이물변액포를 이루고 그 안에서 단백질, 다당류, 핵산 등이 세포내 소화를 거쳐 가수분해된다.

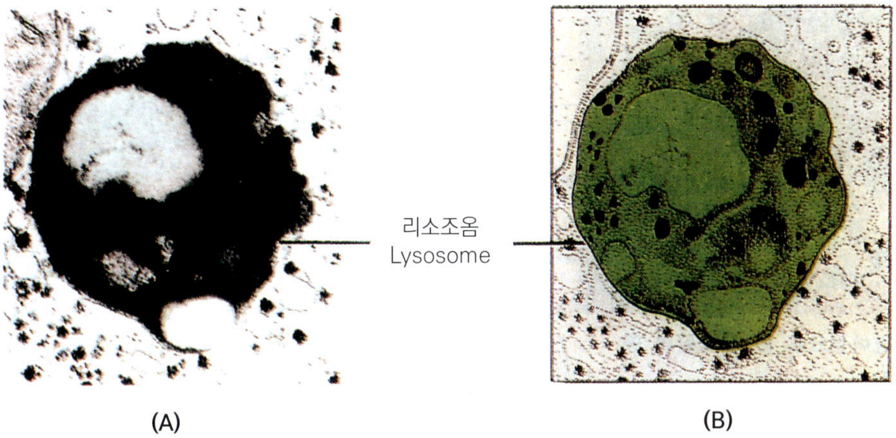

그림 2-7
리소조옴

② 자가소화, 세포내소화

에너지를 필요로 할 때 세포내 과립을 분해시켜 에너지를 생성시키는 작용에 관여한다.

③ 생리활성 물질의 제어

과잉 생산된 분비과립이 리소조옴과 융합하여 소화되기도 한다.

④ 세포외 물질의 분해

세포간 물질역할 외에도 염증 등의 면역반응에도 관여한다.

⑤ 세포소화

발생과정 중 생성된 불필요한 세포에 대해 자신의 효소를 방출하여 세포자체를 소화한다. 처리된 분자는 미토콘드리아가 쉽게 산화시킬 수 있게 하여 세포가 갖는 방어기전 및 청소부로서의 역할을 돕고 있다.

리소조옴의 피막은 저산소증 hypoxia, pH 저하, 강산, 비타민 A 과잉시에는 파괴되어 세포자체가 자가융해 autolysis되기도 한다.

4. 핵 nucleus

핵은 세포내에서 일어나는 화학반응과 세포증식 조절의 중심부가 되고 유전자의 본체라고 할 수 있는 DNA를 다량 포함하고 있으며 세포질 속에서 단백질 효소의 특성을 조절할 뿐만 아니라, 세포질의 활성화에도 관여한다.

핵의 주성분은 염색질 chromatin이며 주로 핵산분자 nucleic acid로 구성되어 있고 부분적으로 단백질 분자가 결합되어 있다. 이러한 특수한 핵산분자를 DNA(Deoxyribo Nucleic Acid)라고 한다. DNA는 25~40nm의 3층 구조로 되어 있으며 핵구멍 nuclear pore이 있는 핵막 nuclear

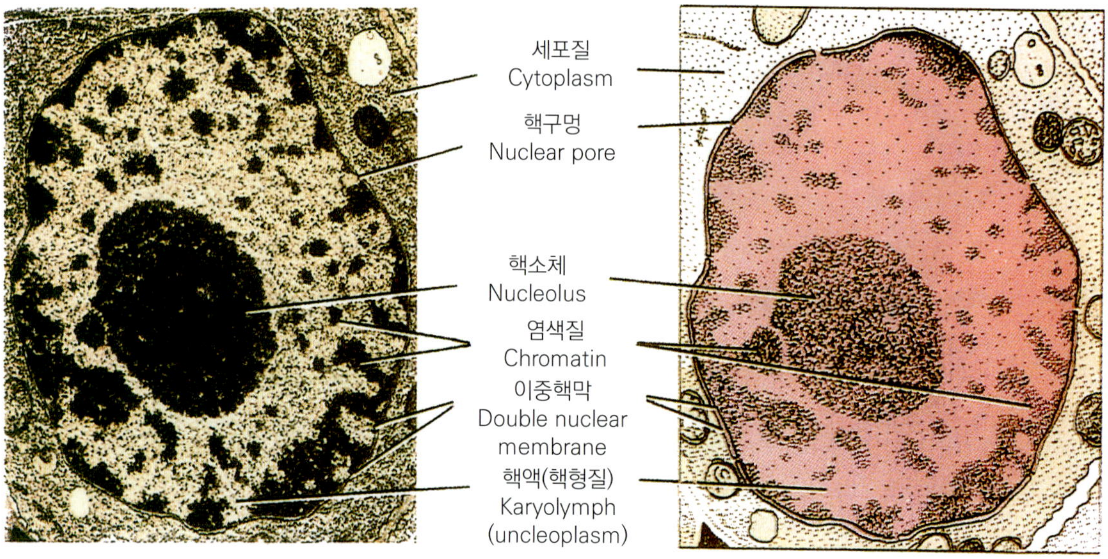

A. 전자현미경으로 본 세포질과 핵

B. 핵의 현미경적 소견

그림 2-8

핵의 구조

membrane을 비롯하여 그 내부에 핵형질 necleoplasm, 핵소체 nucleolus, 염색질 chromatin, 핵액 karyolymph 등으로 구성된다(그림 2-8).

핵의 대표적인 기능은 다음과 같다.

① 세포의 조절센타

세포의 조절센타(control center of the cell)로서 세포내 대사를 조절하고 세포가 분열할 때 주도적 역할을 하며 단백질 합성에 의한 성장과 분열에 관여한다.

② 유전인자의 정보센타

유전인자의 정보센타(gene activity center of the cell)로서 DNA를 갖고 있어 유전적 특징을 결정한다.

1) 핵막 nuclear membrane

핵막은 세포질과의 경계를 이루는 2중막으로 바깥핵막과 속핵막 사이를 핵막소주 nuclear cisterna라 하며 형질막과 거의 같으나 다른 점은 많은 구멍(핵공 nuclear pore)이 뚫려 있다는 점과 세포분열 과정에서 일시적으로 소실된다는 점이다. 핵구멍을 통하여 세포질과 핵 사이에 물질교환이 이루어지는데 물질이동은 선택적으로 일어나며 핵의 활성정도에 따라 구멍의 숫자는 차이가 있다. 단백질로 형성된 바깥핵막과 속핵막 사이에는 지질로 형성된 핵막소주 nuclear cisterna가 있으며, 형질막처럼 선택적 반투과성을 나타낸다.

핵막은 저분자, 단백질, RNA 등을 통과시키며 경우에 따라서는 고분자도 통과시킨다.

2) 핵소체 nucleolus

동물 세포의 핵속에는 엷게 염색되는 둥근 모양의 핵소체 nucleolus를 1개 혹은 2개 갖고 있다. 세포내의 다른 구조물들과는 달리 특별한 막이 없으며 세포의 분열과정에서 소실되었다가 딸세포에서 다시 나타난다.

핵소체는 리보소옴 형성에 필수적인 ribosomal RNA와 단백질 그리고 적은 양의 DNA로 구성되어 있다. 단백질 합성이 왕성하게 이루어지고 있는 상태의 세포는 보다 큰 핵소체를 가지고 있다. 예를 들면 이자세포는 다량의 효소(단백질)를 생산하는 세포로서 대형의 핵소체를 갖고 있다. 염색질이 RNA를 생산하면 핵소체에 일단 저장되었다가 뒤에 다시 핵소체에서 세포질 속으로 나가서 단백질 합성기능을 조절하는 것으로 생각되고 있다.

3) 염색질 chromatin

염색질이 분열하게 되면 염색체로 변화하게 되는데 염색질에는 유전자가 들어 있으므로 유전적 특질을 결정한다. 주성분은 DNA와 단백질로 되어 있다.

염색체는 광학현미경 아래에서는 그물모양의 구조로 관찰되지만 전자현미경 아래에서는 과립 성분이 가느다란 실모양으로 연결된 섬유(염색질 섬유) 형태로 관찰된다. 최근 휴지기 때의 이 염색질 섬유의 굵기는 23~25nm 범위 내에 있으며 중간기때의 염색질 섬유는 평균 직경이 30nm을 넘는다는 사실이 밝혀졌다. 또한 RNA 합성이 왕성하게 이루어지는 정모세포나 난모세포의 염색체 미세섬유들은 10nm 정도로 아주 가늘지만 염색체의 기능이 없는 상태에서의 미세섬유들은 대부분 굵다(그림 2-9).

염색체의 수는 동물세포의 활동에 필요한 수많은 효소들의 화학적 구조를 결정하는 동시에 활동상황에 알맞게 그때 그때 마다 일정한 순서로 효소의 생산을 지시하고 있다.

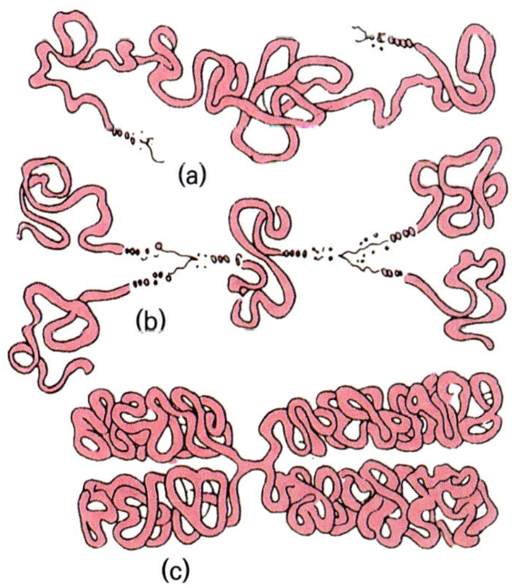

(a)와 (b)는 휴지기 염색체
(c)는 중기 염색체

그림 2-9
염색질의 접혀진 섬유모양을 나타낸 모식도

4) 핵산 nucleic acid

세포내에 함유되어 있는 핵산은 DNA deoxyribonucleic acid와 RNA ribonucleic acid로 구분 된다. 핵 속에 있는 핵산은 주로 DNA이며 세포질 속에 있는 것은 RNA이다. 핵산의 기본단위가 되는 핵산염 nucleotide의 구성은 4개의 질소기 nitrogenous base와 1개의 당 pentose 그리고 1개의 인산 phosphoric acid이 결합된 복합물이다.

질소기는 purine base와 pyrimidine base 등의 2개의 염기 base로 구성되는데 purine base는 adenine(A)과 guanine(G)으로, pyrimidine base는 thymine(T)과 cytosine(C)으로 구성되어 있다.

한편 RNA의 기본구조는 DNA와 같으나 당 pentose 중 DNA의 deoxyribose 대신 ribose로, 그리고 염기 base 중 pyrimidine base의 thymine 대신 uracil로 바뀐 것이 다를 뿐이다.

RNA는 3가지 형태의 종류가 있는데 세포질내 유전자를 갖고 단백질 합성에 관여하며 정보를 전달하는 messenger RNA(m-RNA)와 m-RNA을 운반하는 transfer RNA(t-RNA) 그리고 펩타이드 peptide 연결에 필요한 효소를 주어 아미노산 합성에 관여하는 ribosomal RNA(r-RNA)가 있다. 핵산은 주로 단백질 합성이나 유전에 관여하고 있다.

5) 세포분열 cell division

세포가 일정 크기에 달하면 분열하여 그 수가 늘어나는데 이를 세포분열이라 한다. 분열과정은 먼저 핵이 분열하고 이어서 세포질이 갈라지는 유사분열 mitosis이 원칙이지만 핵과 세포질이 구별없이 한 덩어리로 갈라지는 무사분열 amitosis도 있다.

생식세포가 형성될 때는 감수분열 meiosis이 일어난다.

(1) 유사분열 mitosis

체세포는 유사분열과 무사분열을 하게 되는데 인체의 체세포는 유사분열을 한다. 그 결과 딸세포의 핵은 어미세포의 핵과 똑같은 염색체를 가지게 되고 유전적인 특성을 그대로 넘겨 받게 된다.

분열의 과정은 편의상 5기로 나누어 간단히 설명한다.

① 간기 interphase

핵분열이 끝나고 다시 핵분열이 시작될 때까지의 중간시기를 말하며 형태적으로 별 뚜렷한 변동이 없기 때문에 일명 휴지기라고도 한다.

종래에는 간기의 핵은 쉬고 있는 것으로만 생각되었으나 오히려 분열시기에 못지않게 중요한 대사작용을 하는 것으로 알려져 이 시기의 핵을 대사핵 metabolic nucleus이라고도 한다.

② 전기 prophase

핵막 안의 물질이 형태적 변화를 일으키며 핵내에서는 염색질 chromatin의 변동이 일어난다.

염색질은 먼저 길게 늘어 나면서 가늘어져 긴 끈모양의 형태가 된 다음 더욱 굵고 짧은 염색체 chromosome로 변하게 된다.

염색질의 변동과 함께 핵막과 핵소체가 없어지며 핵소체의 구성분은 염색체 형성에 관여한다. 중심소체를 가진 세포에서는 중심립이 분열하여 2개가 되고 이들은 핵막을 끼고 서로 반대방향으로 이동하여 양극을 형성한다.

③ 중간기 metaphase

중간기에는 U자 또는 V자 모양의 염색체가 이동하여 세포의 중앙부위인 적도판 equatorial plate에 배열하는 시기이다. 이들이 한곳에 모인 모습을 성상체 aster 또는 단성기 monoaster라 한다. 이 때 양극과 염색체 그리고 염색체 사이를 연결하는 방추사 spindle fiber가 생긴다(그림 2-10). 이 시기에 염색체가 가장 명확하게 나타나며 시간적으로 가장 짧고 염색체는 종렬하여 동원체 부분만 연결되어 있다.

④ 후기 anaphase

적도판을 형성한 염색체가 동원체 부분마저 떨어져서 염색체가 완전히 둘로 분리되는 시기이다. 각각 동원체에 붙어 있는 방추사에 끌리어 양극으로 이동하면서 무리를 이루는데 이 모습을 쌍성기 diaster라 하며 세포질의 분열이 시작된다.

⑤ 종기 telophase

양극으로 이동된 염색체나 방추체가 없어지면서 대신 염색질, 핵, 핵소체가 나타나는 시기이다. 세포질의 분열이 완료되면서 독립된 2개의 딸세포가 된다.

(2) 무사분열 amitosis

하등동물에서 흔히 볼 수 있는 분열로서 염색사나 방추사가 형성되지 않고 핵이 길어지면서 세포질 중간이 졸리 매이지는 것 같은 모양으로 오목하게 서로 맞닿으면서 2개의 세포로 나누어지는 단순분열 방법이다.

무사분열은 정상적인 인체의 세포분열이 아니고 세균, 암세포 등 병적인 세포나 노쇠한 조직세포, 또는 연골세포가 분열할 때 흔히 볼 수 있다.

(3) 감수분열 meiosis

생식세포 형성과정에서 일어나는 유사분열의 한 특수형으로, 생식세포가 성적으로 성숙한 생식소(난자와 정자)에서 연속적인 2번의 분열을 통하여 4개의 딸세포로 된다. 어미세포에 비하여 염색체의 수가 반으로 줄어드는 것이 보통의 체세포 분열과 다르다. 즉, 남성에서는 제1정모세포 primary spermatocyte에서 제2정모세포 secondary spermatocyte로, 여성에서는 제1난모세포 primary oocyte에서 제2난모세포 secondary oocyte로 분열될 때 염색체의 접합에 의하여 이형분열 heterotypical division인 제1성숙분열이 일어난다. 이때 배수체 diploid number(2n)였던

염색체수가 반수체 haploid(n)로 반감된다. 이와 같은 과정을 거쳐서 생겨난 제2정모세포(제2난모세포)는 짧은 기간의 중간기 interkinesis에 동형분열 uomotypical division인 제 2성숙분열이 일어난다.

따라서 정자는 22개의 상염색체 autochromosome와 한개의 X 또는 Y의 성염색체 sex chromosome 중 하나, 즉 22+X나 22+Y를 갖게 되며 난자의 경우 22+X 염색체만을 갖게 된다. 23쌍(46개)의 염색체 수는 인체의 어느 세포에서나 마찬가지로 성세포인 난자와 정자에서는 각각 23개씩만 갖게 된다.

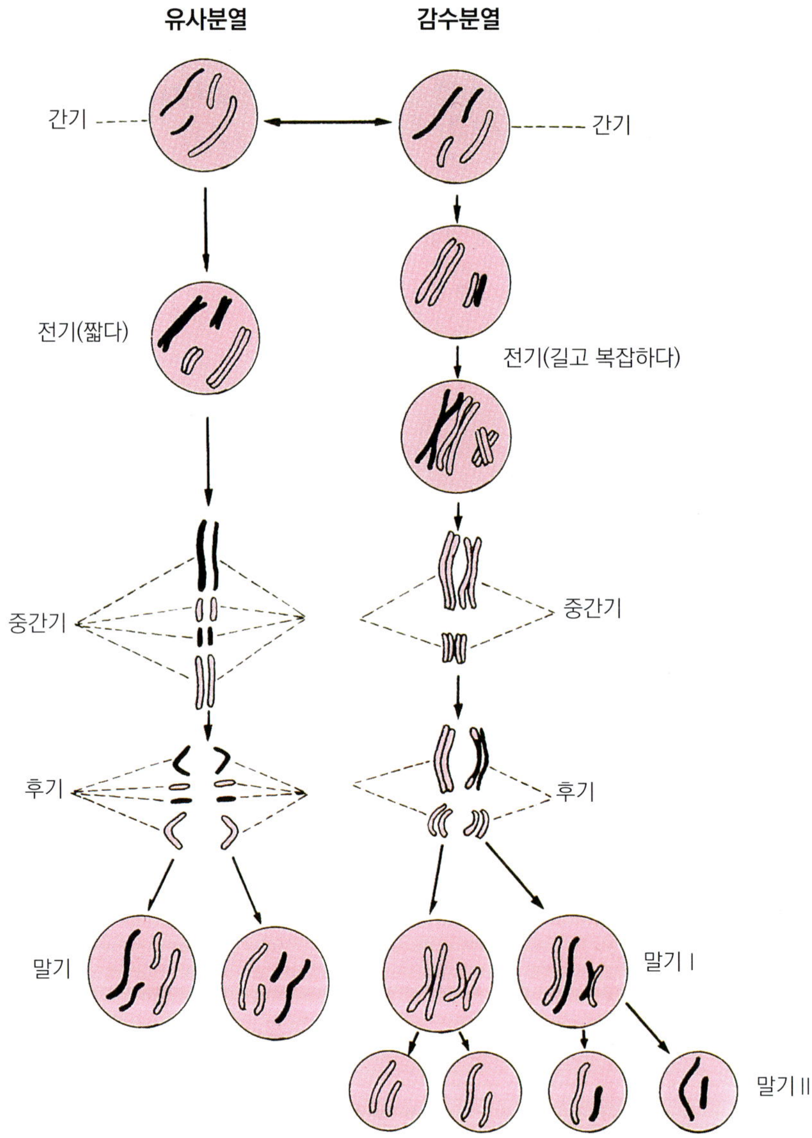

그림 2-10

유사분열과 감수분열의 비교 모형도
(양친에 속하는 염색체를 흰색과 검은색으로 구별하여 나타낸다.)

6) 세포막을 통한 물질의 이동 movement of substance through cell membrane

세포막을 통한 물질의 이동 방법에는 물리적 이동 physical transport(수동적 과정 passive process)과 생리적 이동 physiological transport(능동적 과정 active process)이 있다. 물리적 이동에는 에너지의 공급없이 일어나는 단순 분자운동에 의한 확산 diffusion, 삼투 osmosis, 여과 filtration 등이 있으며 생리적 이동에는 에너지와 효소의 공급 아래 이루어지는 능동적 운반 active transport과 용적운반 bulk transport 등이 있다.

이와 같은 이동 방법들에 의해 물, 영양물질, 가스, 노폐물, 전해질 등이 운반된다.

(1) 확산 diffusion

액체 내에 있는 모든 분자는 용매의 분자이거나 용질의 분자이거나 관계없이 두 용액 사이의 농도경사에 따라, 농도가 높은 용액 분자에서 농도가 낮은 용액 분자쪽으로 이동하면서 농도가 같아지려고 하는 운동현상이 일어나는데 이를 확산 diffusion이라 한다.

예를 들면 설탕이나 소금을 용기내 물속에 넣을 경우 녹는 것이나, 허파꽈리내에서의 가스교환 등을 들 수 있다. 허파에서 산소가 혈액 속으로 들어가는 것은 허파꽈리속의 산소 농도가 혈액쪽보다 높기 때문에 확산에 의하여 허파꽈리내에서 혈액쪽으로 산소가 이동하는 것이다. 그 기전은 허파꽈리의 산소분압 PO_2은 100~110mmHg인 반면 허파꽈리주위의 모세혈관내 혈액(정맥혈)의 산소분압은 40mmHg이므로 허파꽈리에서 모세혈관으로 산소가 이동하게 된다.

한편 허파꽈리내 이산화탄소의 분압은 38~40mmHg이고 모세혈관내 이산화탄소의 분압은 46mmHg이다. 이때 상호간의 분압차에 의하여 각각 산소와 이산화탄소가 교환되는 것이다(그림 2-11).

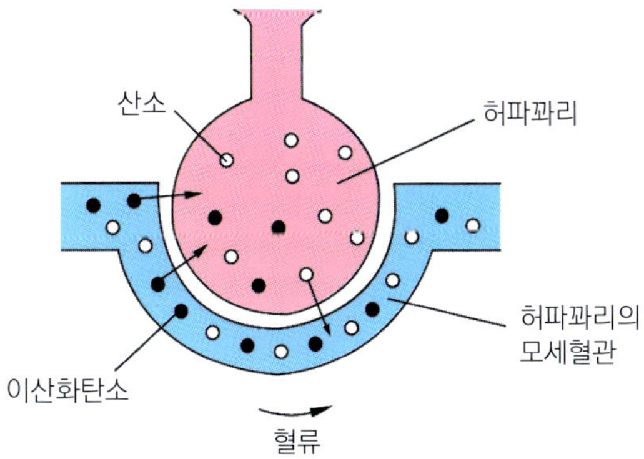

그림 2-11

허파꽈리에서 가스교환

(2) 삼투 osmosis

근본적으로 생체내에서 물질의 이동은 확산에 의해 일어나지만 세포막이라는 특수한 막이 있어 물질의 확산에 제한이 가해진다. 즉 세포막은 반투과성막 semipermealbe membrane이기 때문에 용액의 어떤 물질은 쉽게 통과시키지만 어떤 물질은 통과시키지 않는 선택성을 갖는다. 이렇게 상호 다른 용액 사이에 반투과성막을 경계로 두 용액 사이에 투과를 이루어 농도가 같아지려는 현상을 삼투 osmosis라고 한다.

그림 2-12에서와 같이 A를 정상적인 적혈구라고 하였을 때 그림 B. C. D에서의 변화과정을 통해 삼투현상을 알아보자.

① **A의 경우 :** 정상적인 적혈구이며 세포내의 NaCl은 0.85% 이다.

② **B의 경우 :** 정상적 혈구세포를 세포내와 동일한 용질농도(0.85% NaCl)의 용액에 넣으면 농도가 같으므로 세포막 내외로 물의 출입이 없다. 이와 같은 용액을 등장액 isotonic solution이라고 한다. 예로는 생리적 식염수 physiological saline solution or normal saline, 5%의 포도당, Ringer solution 등이 있다.

③ **C의 경우 :** 정상적 혈구세포를 세포내 보다 낮은 용질농도(0.65% NaCl)의 용액에 넣으면 물은 세포내로 이동하여 팽창하게 되고 심하면 세포가 파괴된다. 이와 같은 용액을 저장액 hypotonic solution이라고 하며 세포는 용혈 hemolysis 혹은 삼투적 용혈 osmotic hemolysis을 일으킨다.

④ **D의 경우 :** 정상적 혈구세포를 세포내보다 높은 용질농도(2% NaCl)의 용액에 넣으면 세포내의 물은 세포외로 이동하여 세포가 쭈그러든다. 이와 같은 용액을 고장액 hypertonic solution이라고 하며 동물세포에서는 수축현상이 나타나고 식물세포에서는 원형질 분리 현상이 나타나게 된다.

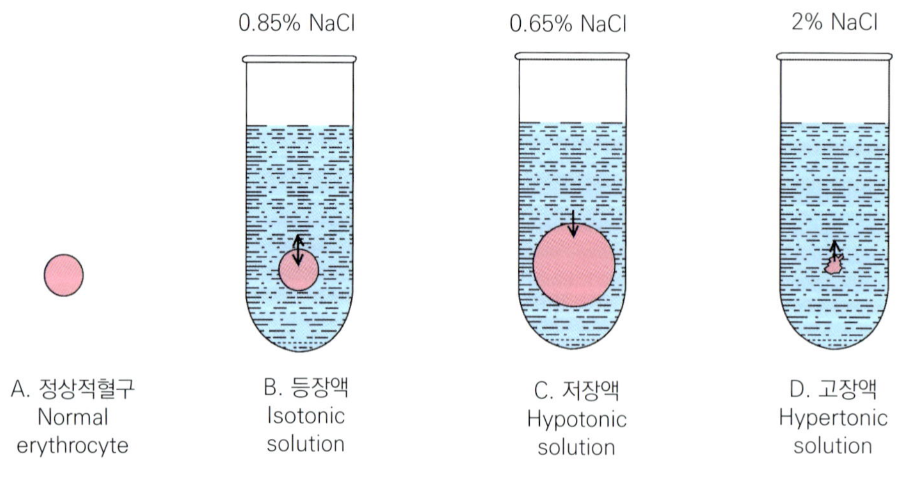

그림 2-12

적혈구 삼투현상

(3) 여과 filtration

여과 filfration란 막을 중심으로 속·바깥막에 압력차가 있을 때 막을 통해 액체가 이동하는 순 물리적 현상을 말한다. 예로서 탁하고 더러워진 물을 여과지로 거르면 여과지를 통과할 수 없는 큰 입자는 남고 물이나 작은 분자상의 물질은 빠져 나가는 현상을 말한다. 체내에서 혈압에 의한 모세혈관내 물질의 교환이나 콩팥 kidney에서 오줌 거르기가 한 예가 될 수 있다(그림 2-13).

콩팥의 말피기소체 Malpighi's bodies(corpuscles)에서는 토리와 보우만주머니 사이에 혈액이 들어올 경우 물이나 작은 분자는 세뇨관 쪽으로 여과하지만 단백질과 같은 큰 분자는 여과하지 못한다. 이때 여과의 외력으로 작용하는 것이 혈압이며 오줌거르기는 토리의 정수압차에 의하여 일어난다.

한편 말피기소체에 질환이 생기면 여과막을 통해 단백질과 같은 큰 분자도 빠져나가게 되는데 이와 같이 단백질이 소변에 섞여 배설되는 경우를 단백뇨 albuminuria라고 한다.

(4) 능동적운반 active transport

체내 물질의 이동에는 물리적 이동 만으로는 세포가 필요로 하는 물질을 충분하게 얻기가 어려워서 에너지나 효소를 이용하여 농도가 낮은 곳에서 높은 곳으로 농도경사를 역행하여 이동하기도 하는데, 이것을 능동적운반 active transport 혹은 에너지-효소계 energy-enzyme system라 한다.

능동적 운반의 대표적인 예로는 Na^+ - K^+ pump가 있다. 화학성분중 Na^+는 세포내액이 10mEq/L이고 세포외액이 143mEq/L로 세포외액이 세포내액보다 14배 정도의 농도경사의 차이가 있어 Na^+이 확산되어 세포내로 들어갈 것 같지만 세포속·바깥의 분포상태는 항상성을 유지하므로 일정한 값을 유지하고 있다.

또한 K^+의 경우도 Na^+과 이동되는 방향만이 반대일 뿐 같은 원리이다. 즉 K^+의 경우 세포내액이 141mEq/L이고 세포외액이 4mEq/L로 세포내액이 세포외액보다 35배 정도의 농도차이가 있지만 이들의 이동에도 항상성이 유지되고 있다.

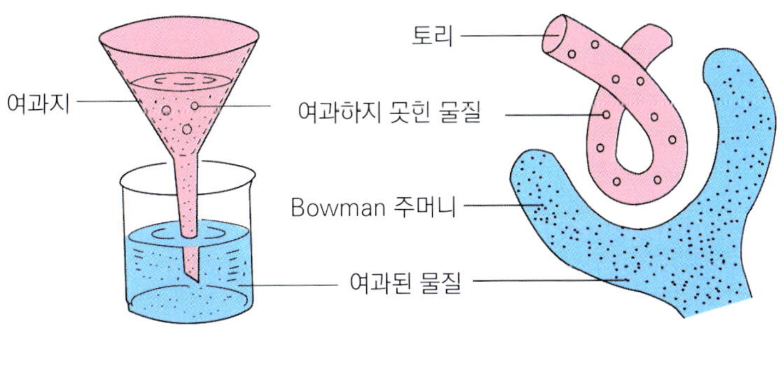

그림 2-13
여과

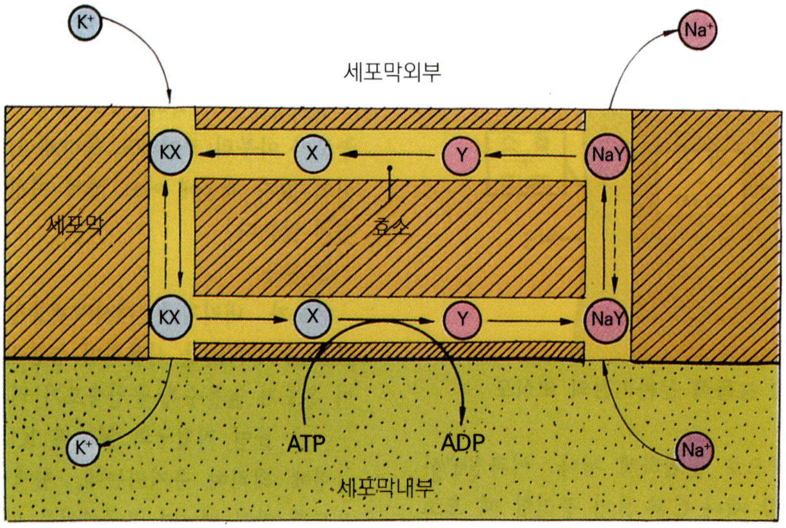

그림 2-14
능동적 운반

이와 같이 K^+의 농도는 세포내액이 세포외액보다 높은 반면 Na^+의 농도는 세포외액이 세포내액보다 높다. 그럼에도 불구하고 Na^+ - K^+ pump는 ATP가 ADP와 Pi로 분해될 때 유리되는 에너지를 이용하여 농도경사를 거슬러 Na^+을 세포 밖으로 운반하고 K^+은 세포 안으로 각각 운반하고 있다. 일반적으로 능동적운반은 단순한 확산에 의한 이동보다 속도가 대단히 빠른데 이는 막내에 존재하는 운반체 carrier에 의해 운반되기 때문이다.

체내에서 물질의 이동은 어떤 단일방식에 의해 진행되는 경우는 드물고 여러 과정이 병행하여 진행되는 경우가 많다. 그러므로 능동적 운반에서 특징을 명확히 이해하면 어떤 물질이 이동과정이 능동적인가 피동적인가를 쉽게 이해할 수 있게 된다.

능동적 운반은 다음과 같은 특징을 갖고 있다.

① 포화현상

단순한 확산의 경우 농도경사가 2배이면 이동속도도 2배가 된다. 그러나 포화 saturation의 경우에는 반드시 농도경사에 정비례하는 것은 아니다. 즉 운반체의 양은 언제나 일정하기 때문에 운반되어야 할 용질의 농도가 커져서 한정된 운반체의 결합이 끝나면, 그 이상 용질의 농도를 높이더라도 이동속도는 커지지 않는다. 이것을 그 물질의 최고이동속도 maximum transport라 한다.

인체내에서 포화현상의 예를 들면 허파에서 산소의 농도가 아무리 크더라도 운반체(Hb)의 양이 한정되어 있기 때문에 어느 한계 이상은 산소와 결합하지 않는다.

② 온도

온도를 내리거나 대사억제물질(2, 4-dinitrophenol : DNP)을 사용하면 능동적 운반이 억제되며 온도가 높아질수록 운반속도도 빨라지게 된다.

예를 들면 적혈구의 Na^+과 K^+ 농도는 능동적 운반에 의하여 유지되는데, 혈액을 저장할 경우 온도를 내려 에너지 공급과정을 멎게 하면 능동적 운반이 정지되어 단순한 확산으로 적혈구내에 Na^+이 축적되고 K^+을 잃게 될 수가 있다.

③ 유사물질 사이에 경쟁적으로 결합

구조상 혹은 작용상 유사한 물질 사이에서는 운반체와의 결합이 경쟁적으로 나타나기 때문에 어느 하나의 단독 운반속도 보다도 더 느려져 능동적 운반을 억제하게 된다. 이를 상경적 억제 competive inhibition라고 한다.

예를 들면 동일한 운반체에 A라는 물질과 B가 결합할 수 있을 때 A와 B는 서로 경쟁적으로 결합을 하게 된다. 즉 A만 들어있는 세포외액에 B를 첨가하게 되면 A의 이동속도가 떨어진다. 그 원인은 A가 결합하고 있던 운반체의 일부에 B가 결합함으로서 A의 운반량이 줄어들기 때문이다. 반대로 B가 먼저 있고 A를 나중에 첨가하였을 때에도 B의 이동속도가 떨어진다.

④ 운반체의 탈바꿈

운반체는 세포막에서 능동적 운반을 위하여 경우에 따라 탈바꿈을 한다. 즉 세포막내에 있는 X라는 운반체는 K^+과 친화성이 있고 Y라는 운반체는 Na^+와 친화성이 있을 때 세포밖에 있는 K^+이 세포막을 통하여 세포내로 운반되려면 K^+과 X가 결합하여 XK^+이 된 다음 막속으로 확산하여 세포안쪽 경계면으로 이동한다. 경계면에 도착하면 X와 K^+이 해리되어 K^+는 세포안으로 들어가고 X는 에너지나 효소(X가 Y로 변화될 때 에너지를 사용했다면 Y를 X로 변화할 때는 효소를 사용함) 중 어느 하나를 받는다.

이때 X는 에너지를 받아 Y로 탈바꿈 한 후 세포내에 있는 Na^+과 결합하여 YNa^+로 된 다음 세포막을 지나 세포외액 경계면에 도착하면 곧바로 Y와 Na^+이 해리되어 Na^+은 세포막 밖으로 내보내고 Y는 다시 에너지나 효소중 하나를 이용하여 X로 탈바꿈한다. 이와 같은 주기적 변화를 반복하면서 능동적운반에 관여한다(그림 2-16).

(5) 용적운반 bluk transport

세포막을 통한 물질의 운반에서 입자가 작은 것은 수동적운반이나 능동적운반에 의하여 운반이 가능하나 박테리아나 병원균과 같이 운반하려는 물질의 분자량이 너무 크면 위의 방법으로 운반이 불가능한 물질들을 용적운반 bulk transport에 의하여 운반이 가능하다.

용적운반에는 세포내로 고분자 물질을 흡수하는 세포내 이입 endocytosis과 효소나 호르몬과 같은 물질을 세포내에서 외부로 토해내는 세포외 유출 exocytosis이 있다.

① 세포내 이입 endocytosis

거의 모든 진핵세포에서 볼 수 있으며 특히 백혈구 큰포식세포, 모세혈관내피세포, 갑상샘세포 등에서 현저히 나타난다. 병원균의 식작용, 면역반응, 거대분자의 이동, 호르몬분비, 세포내 영양 공급, 노쇠한 세포나 손상된 세포의 제거 등에 이용된다.

세포내 이입 endocytosis은 음세포작용 pinocytosis과 식세포작용 phagocytosis으로 나뉘어진다.

a. 음세포작용(음작용) pinocytosis (그림 2-15)

음세포작용은 세포가 자기 주위에 있는 액체의 작은 덩어리를 흡입하는 과정이며 그 과정은 다음과 같다.

· 세포막의 작은 부분이 움푹 들어간다.
· 세포막 주위에 있던 액체 혹은 단백질 덩어리나 다량의 염류가 세포막에 흡착된다.
· 약 0.1㎛정도의 소포체를 형성한다.
· 얼마 후 소포체 세포막의 일부가 파괴되면서 액체가 세포질에 흡수된다 .

b. 식세포작용 phagocytosis(식작용) (그림 2-16)

식작용은 세포내로 섭취되는 물질이 액체가 아닌 고체이다. 식작용에는 백혈구를 포함한 몇 종류의 세포를 식세포라 한다. 식세포작용도 음세포작용과 흡수과정이 비슷하다.

· 식세포가 처음 고체입자(대상물)를 만난다.
· 대상물이 식세포막에 부착된다.
· 세포막이 자극을 받아 외부로 돌출된다.
· 대상물을 감싸고 내부로 끌어당긴다.
· 입자가 들어있는 소포체를 형성한다.
· 용해소체가 소포체와 결합한다.
· 용해소체 효소가 소포체 내용물을 분해한다.
· 분해산물이 세포질 내로 확산된다.
· 대사과정에서 필요한 물질이 재료로 이용된다.

② 세포외 유출 exocytosis(그림 2-17)

음세포작용과 정반대인 작용으로 토세포작용 emiocytosis이 있다. 과정은 다음과 같다.

· 세포내 액포 생성
· 세포질에서 생성된 분비성 물질이 액포에 저장되면서 점점 커져 세포막쪽으로 이동하여 세포막과 융합한다.
· 융합된 막이 터지면서 내용물이 세포 밖으로 배출된다.

그 예로서 호르몬의 분비, 타액선으로부터 소화효소 분비, 신경말단으로부터 신경전달물질 분비 등을 들 수 있다.

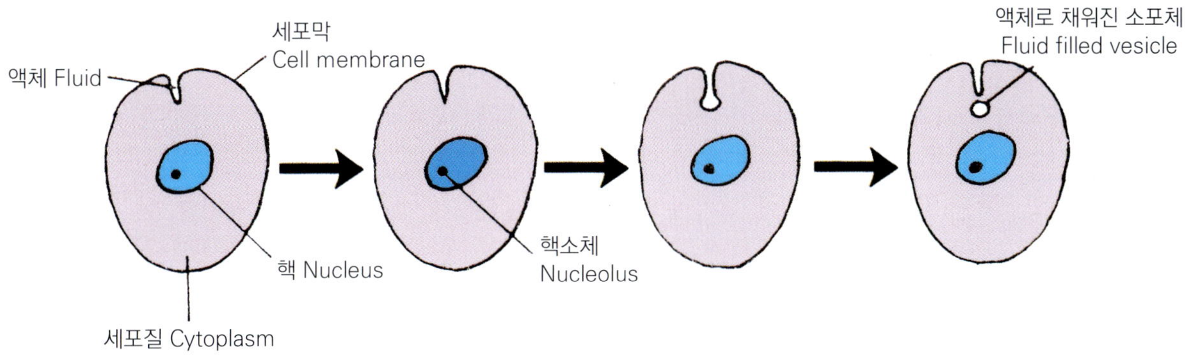

그림 2-15

음세포 작용 과정

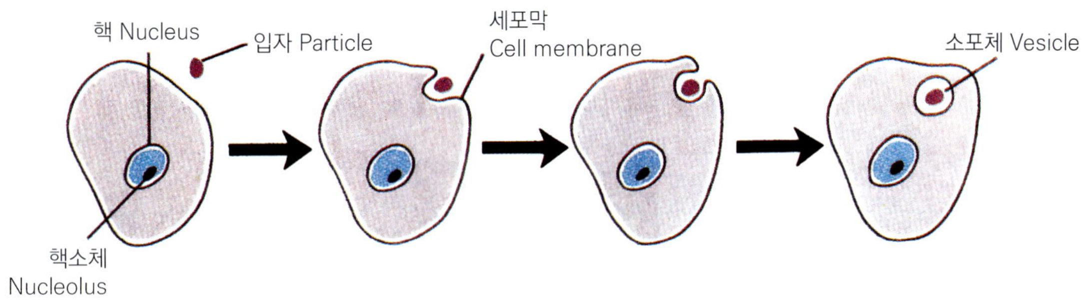

그림 2-16

식세포 작용 과정

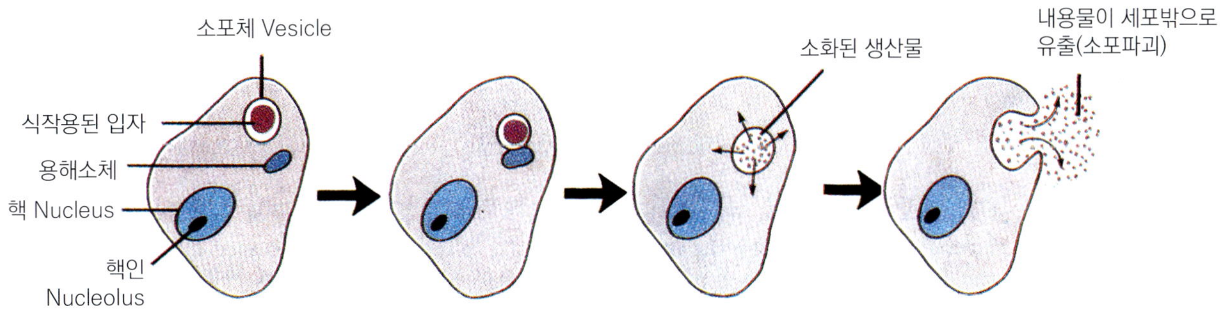

그림 2-17

토세포 작용 과정

제 3 장 조직 Tissue

조직 tissue은 개체내에서 분화의 방향이 같고 구조와 기능이 비슷한 세포집단과 세포사이물질 intercellular substance의 집합체이며 세포사이액에 묻혀 있다. 조직은 인체의 표면과 체내 모든 속공간의 내면을 둘러싸고 있는 상피조직 epithelial tissue, 조직과 기관의 틈을 채우고 이들을 서로 결합시키고 지지하는 결합조직 connective tissue, 신체나 기관운동의 활동에 관여하는 근육조직 muscular tissue, 신체의 내·외부로부터 자극을 받아 반응을 나타내는 신경조직 nervous tissue으로 구분하며 이들을 인체의 4가지 기본조직이라 한다.

1. 상피조직 epithelial tissue

상피조직은 신체의 바깥표면(표피)과 체강(가슴안, 배안), 혈관의 속표면, 그리고 각 기관의 바깥표면과 내강면을 모두 덮는 막성조직으로 상피세포 epithelial cell가 연접, 배열된 조직이다. 상피조직의 역할은 장기, 체강, 기관의 속·바깥 표면을 싸서 보호하는 동시에 존재부위에 따라 보호역할, 흡수역할, 분비역할 그리고 감각역할을 한다.

1) 상피조직의 기능상 분류

(1) 보호상피(피개상피) protective(covering) epithelium

체표 및 기관표면을 덮어서 세균이나 외부의 기계적 압력으로부터 보호하는 작용을 한다.

(2) 분비상피(샘상피) secretory(glandular) epithelium

각종 분비샘 gland에 있으며 이들로부터 분비물을 분비하는 작용을 한다.

(3) 호흡상피 respiratory epithelium

허파(허파꽈리)의 상피이며 산소와 이산화탄소를 교환하는 호흡작용을 한다.

(4) 흡수상피 absorptive or resorptive epithelium

소화관의 상피이며 영양소의 흡수작용을 한다.

(5) 감각상피 sensory epithelium

감각기의 상피이며 외부로부터의 자극을 감지한다.

(6) 배상피(종상피) germinal epithelium

생식샘(고환, 난소)의 상피이며 생식세포를 생산한다.

이외에도 막과 막사이의 마찰을 줄이는 윤활역할을 하는 상피도 있다.

2) 상피세포의 형태와 배열에 따른 분류

(1) 편평상피 squamous epithelium

세포의 모양이 납작하고 둘레가 불규칙하며 2㎛ 정도의 두께로 이루어진 편평세포 집단으로 단층과 중간층으로 구분된다.

① 단층편평상피 simple squamous epithelium

한층의 편평세포가 연결된 것으로 가슴막, 심장막 및 배막을 이루는 중피 mesothelium와 혈관, 림프관의 내면을 싸는 내피 endothelium, 허파의 허파꽈리상피 등이 있다.

② 중층편평상피 stratified squamous epithelium

얕은층은 단층편평상피로 덮여 있으며 깊은층은 다각형의 세포가 겹친 중층편평상피로 되어 있다. 얕은층의 자유면쪽 세포의 각화 keratinization 여부에 따라 각화형(피부형 : 피부, 잇몸, 단단한입천장)과 비각화형(점액형 : 입안, 인두, 식도, 질) 등으로 구분한다.

(2) 입방상피 cuboidal epithelium

세포의 모양이 다각형인 세포의 집단으로 높이와 폭이 같다.

① 단층입방상피 simple cuboidal epithelium

몇몇 내분비샘 gland의 도관 duct, 갑상샘, 난소의 종상피 germinal epithelium, 고환망, 집합관 등이 있다.

② 중층입방상피 stratified cuboidal epithelium

땀샘의 도관과 발생 중의 난포 등이 여기에 속한다.

(3) 원주상피 columnal epithelium

세포의 모양이 높이가 폭보다 높은 원주형 모양의 세포집단으로 다음과 같이 구분한다.

① 단층원주상피 simple columnal epithelium

원주상피가 단층으로 배열되어 있으며 주로 소화관(위·장의 점막상피)에서 볼 수 있다.

② 거짓중층원주상피 pseudostratified columnar epithelium

원주상피세포 중에는 그 표면에 운동성을 가진 섬모를 갖고 있기 때문에 섬모상피 ciliated epithelium라고도 한다. 주로 기관, 기관지, 자궁관, 자궁, 코안점막 등에서 볼 수 있다. 이들은 섬모에 의하여 난자를 수송하든지 기도내의 작은 이물질을 제거하기도 한다.

(4) 이행상피 transitional epithelium

중층편평상피처럼 여러층으로 배열되어 있으며 콩팥깔때기, 요관, 방광, 요도의 내표면을 형성하고 있다. 뇨 urine의 충만도에 따라서 세포의 모양이나 층의 두께가 변화한다(그림 3-1).

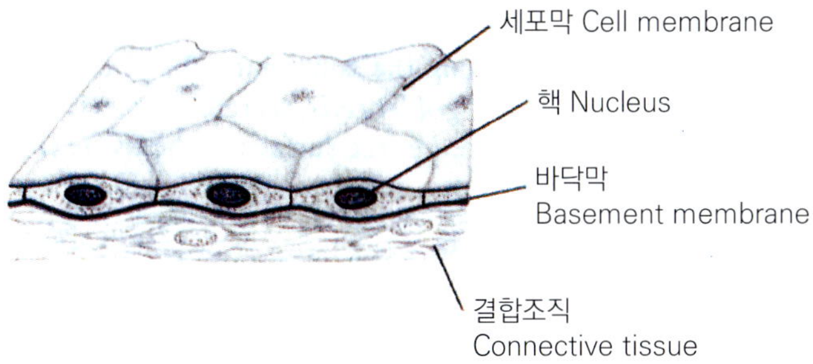

a. 단층편평상피

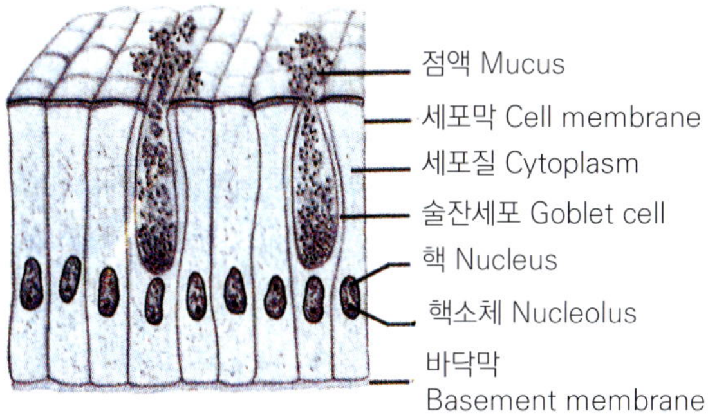

b. 단층원주상피

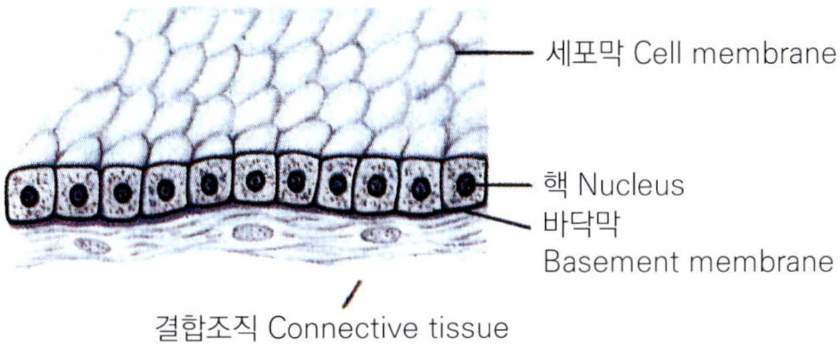

c. 단층입방상피

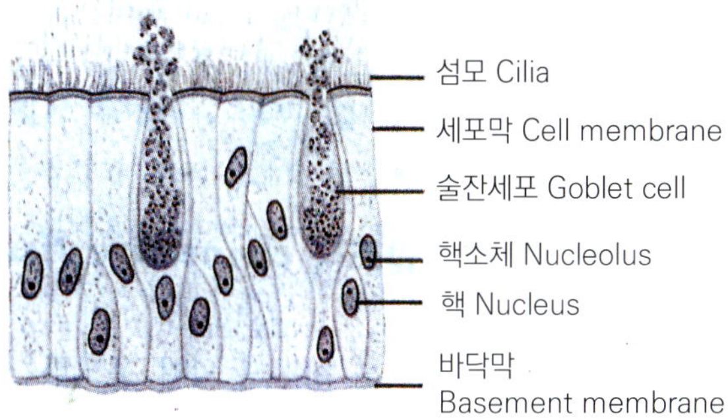

d. 거짓원주 섬모상피

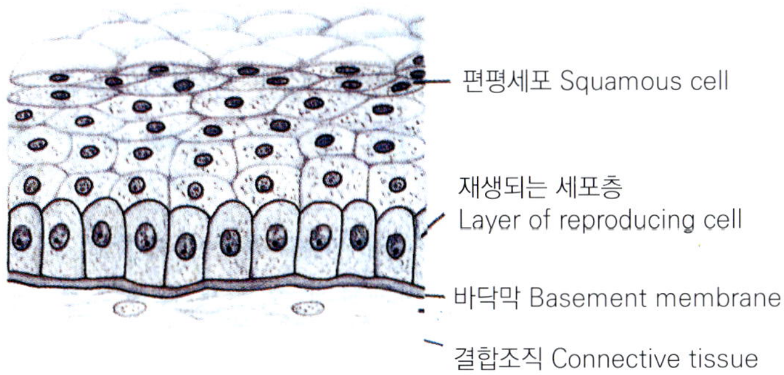

e. 중층편평상피

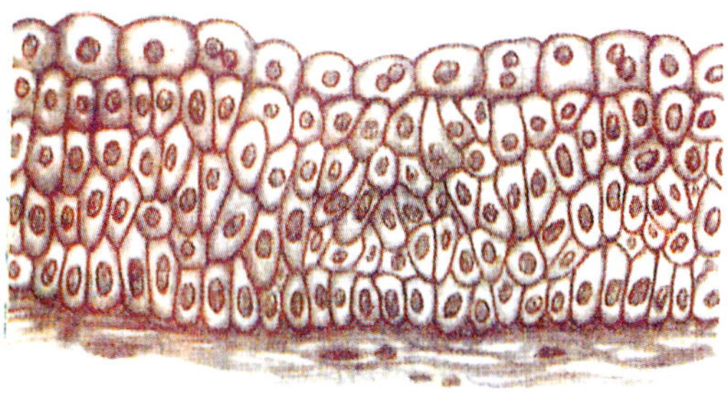

f. 이행상피

그림 3-1

각종상피조직

2. 결합조직 connective tissue

결합조직은 전신에 널리 분포하는 조직으로서 각종 조직과 기관의 간격을 결합하거나 채우는 역할을 한다. 크게는 우리 몸의 형체를 유지하고 작게는 각 장기의 윤곽을 유지할 수 있도록 지주적 역할을 담당하는 조직이다.

결합조직은 구조와 기능의 특수성을 고려하여 ① 고유결합조직 connective tissue proper, ② 지지조직 supporting tissue, ③ 액상조직 fluid tissue(혈액과 림프)으로 구분한다.

1) 고유결합조직 connective tissue proper

고유결합조직에는 치밀결합조직과 소성결합조직이 있다.

(1) 치밀결합조직 dense connective tissue(그림 3-2)

아교섬유가 매우 치밀하게 배열되어 있으며, 힘줄, 인대와 같이 아교섬유의 배열이 규칙적으로 배열되어 있는 것도 있고 진피, 기관의 점막, 뼈막 등과 같이 아교섬유의 배열이 불규칙하게 되어 있는 것도 있다.

(2) 소성결합조직 loose connective tissue(그림 3-3)

아교섬유의 배열이 매우 엉성하게 되어 있는 것이 특징이며 피부, 점막, 장막 등에서 볼 수 있다. 이 조직은 분산된 아교섬유, 단백질, 조직액으로 구성되어 있으며 많은 혈관, 림프관, 그리고 신경섬유 등이 분포 공간을 채우고 있다.

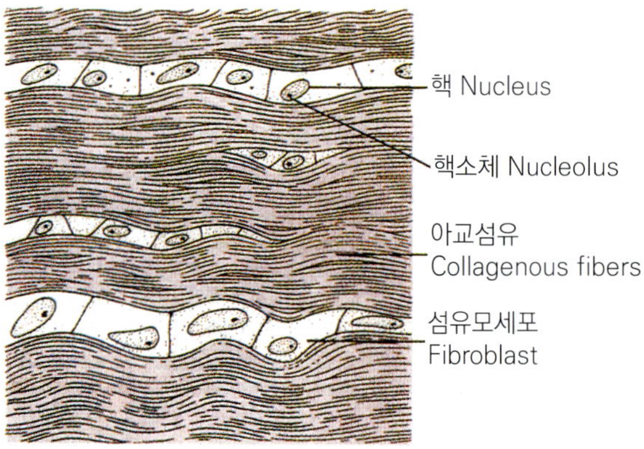

그림 3-2
치밀결합조직

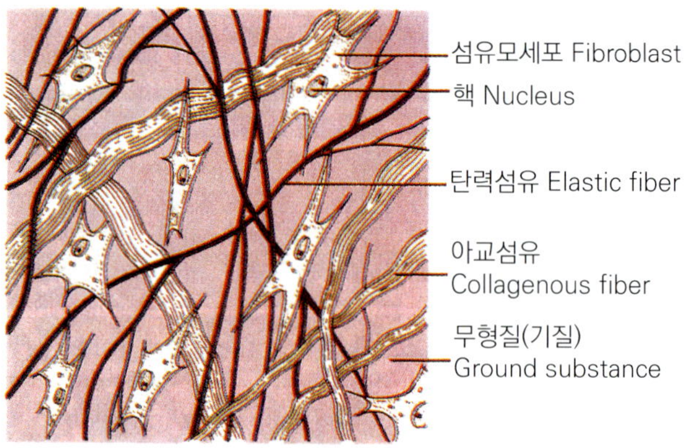

그림 3-3
소성결합조직

2) 지지조직 supporting tissue

인체의 기본형태를 만들고 그 형태를 지지하는 뼈조직과 연골조직이 있다.

(1) 뼈 bone(그림 3-4)

뼈조직은 연골조직이 있던 곳에 뼈세포가 들어가서 만들어지는데 이것을 뼈발생(골화) ossification이라고 한다. 어린이의 뼈대는 비교적 연골조직이 많지만 연령이 높아지면서 점차로 뼈세포로 바뀌게 되기 때문에 노인의 뼈대는 대부분 뼈세포와 칼슘, 인산이 침착된다. 따라서 어린이의 뼈는 유연하나 노인의 뼈는 단단하여 골절되기 쉽다.

뼈조직은 뼈세포 osteocytes와 뼈기질 matrix of bone로 구성된다. 뼈세포는 기질 속의 뼈방 bone lacunae내에 들어 있으며 뼈방과 연결된 뼈모세관 bone canaliculi속에 다수의 돌기를 뻗고 있다. 기질은 여러방향의 층판상으로 달리고 있는 미세한 아교섬유 다발에 석회질이 침착된 것으로 매우 단단하다.

층판구조의 두께는 약 3~10㎛이며 이 층판은 마치 베니어판과 같이 겹쳐져 있다. 배열상태는 뼈의 속·바깥면과 평행으로 달리는 속·바깥기초층판 internal external basic lamellae과 뼈속에서 세로로 달리는 혈관의 통로, 즉 중심관(하버스관) Haversian canal을 동심적으로 둘러싼 하버스층판 Haversian lamellae과 개재층판 interstitial lamellae으로 이루어진다.

뼈속 혈관의 통로로서는 뼈막쪽으로부터 들어가서 하버스관에 연결되어 가로로 달리는 관통관(폴크만관) Volkmann's canal도 있다. 중심관은 모세혈관, 세동맥, 세정맥의 혈관, 림프관이 결합조직에 싸인 상태로 달리고 있으며 관통관은 하버스관과 가로로 직교하며 교통하는 동시에 뼈막으로부터 혈관을 도입하고 뼈방과도 연결되어 있다.

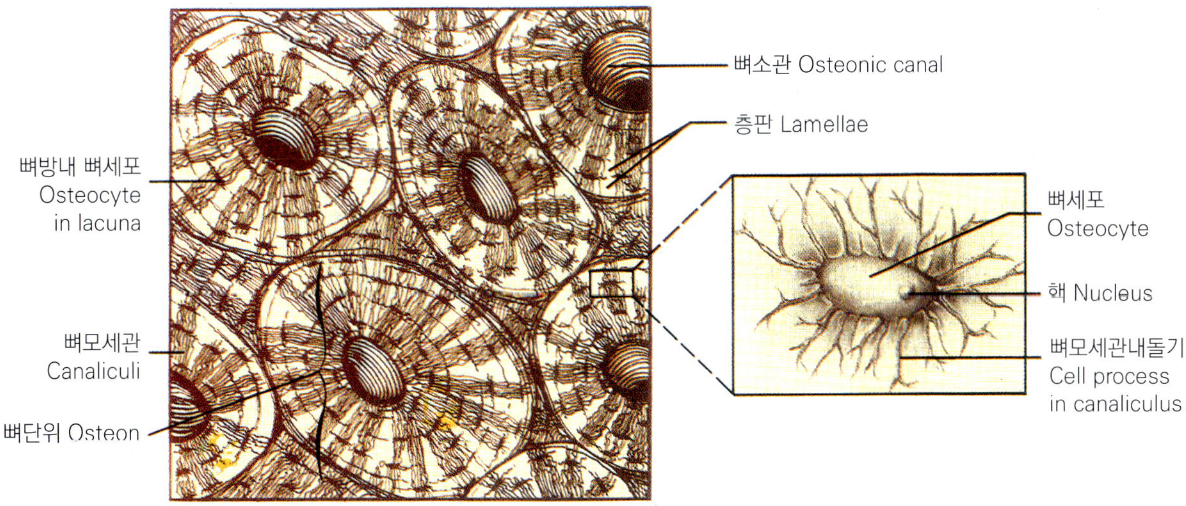

그림 3-4
골조직

(2) 연골 cartilage

연골은 연골세포 cartilage cells와 연골기질 matrix of cartilage로 구성되며 세포는 기질 중의 연골 공간속에 있다. 연골은 결합조직보다는 단단하고 탄력이 있으나 뼈조직만큼 단단하지는 않다. 연골은 몸의 지지와 근육의 부착점이 될 수 있으나 연골 속에는 혈관이나 신경이 없다.

연골은 그 성상에 따라 다음과 같이 3종류로 구분한다(그림 3-5).

① 유리연골 hyaline cartilage

가장 일반적이며 신체에 널리 분포하는 연골로 주로 미세한 아교섬유로 되어 있다. 투명하고 매끈하며 주로 관절연골, 갈비뼈연골, 기관, 기관지 연골, 방패연골, 반지연골, 코의 외형이나 코중격에서 볼 수 있다.

② 탄력연골 elastic cartilage

기질내에 탄력섬유가 많고 거칠며 불투명하다. 귓바퀴연골, 후두덮개연골과 같이 유연성이나 운동성이 필요하면서 일정한 형태를 유지해야 하는 곳에서 볼 수 있다.

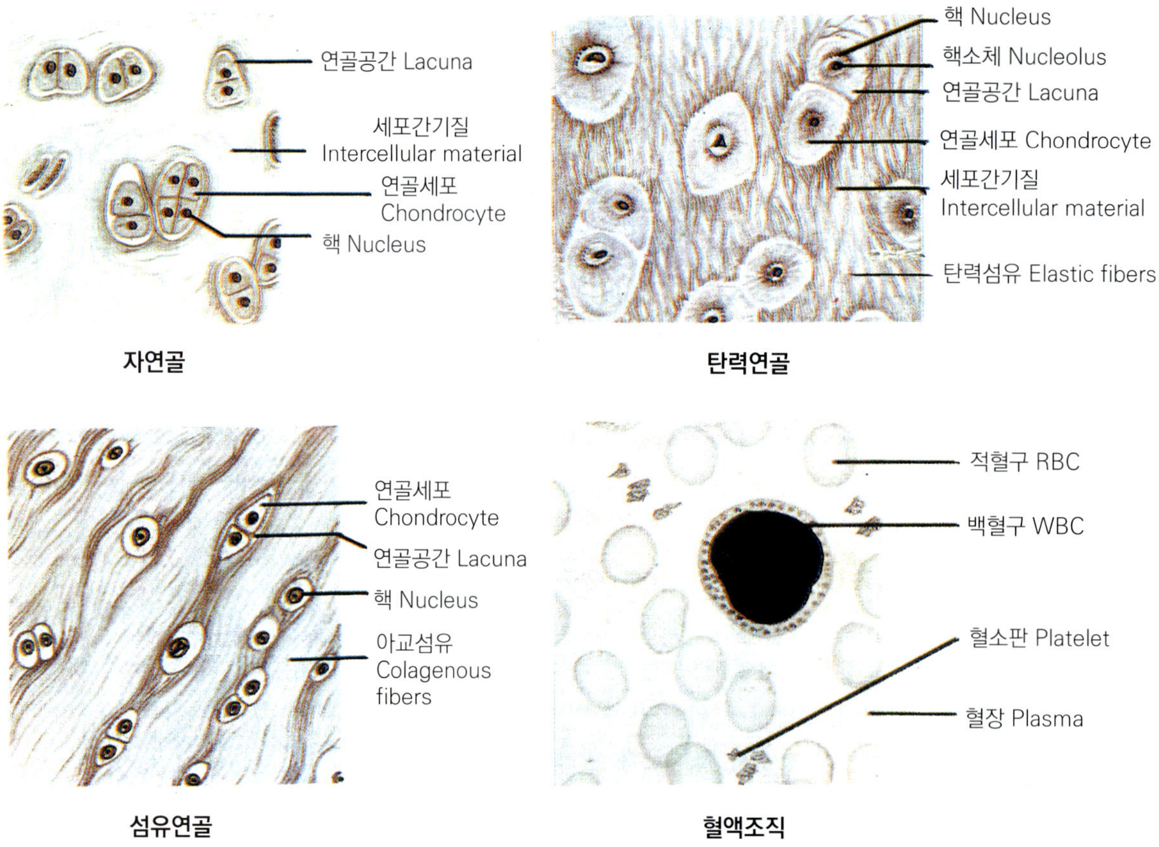

그림 3-5

연골조직과 혈액

③ 섬유연골 fibrous cartilage

3종류의 연골 중에서 기질내에 가장 많은 결합조직 섬유를 가지고 있는 반면 연골세포는 극히 적어 강력한 압박에도 견딜 수 있는 질긴 연골이다. 척추사이원반 intervertebral disc과 두덩사이 원반 interpubic disc에서 볼 수 있다.

3) 액상조직 fluid tissue

액상조직은 특수한 결합조직으로서 세포성분과 기질로 구성되어 있으며 대표적으로 혈액 blood과 림프 lymph가 여기에 속한다. 혈액의 세포성분은 적혈구, 백혈구, 혈소판이며 림프의 세포성분은 림프구이다. 한편 기질은 모두 액상이며 혈액에서는 혈장 blood plasma, 림프에서는 림프장 lymph plasma이라고 한다. 혈액은 심장을 중심으로 전신에 분포하는 동맥과 정맥 그리고 모세혈관을 통해 순환하며 림프는 조직 틈새에서 림프관으로 유입되어 순환하다가 다시 정맥계통으로 유입된다. 또 다른 액상조직인 조직액 tissue fluid은 모세혈관으로부터 조직내로 이동하며 일부는 다시 모세림프관에 흡수된다.

(1) 혈액 blood

체중의 1/12~1/13을 차지하는 혈액은 약 55%를 차지하는 액상성분과 45%를 차지하는 세포성분으로 구성되어 있다. 혈액의 붉은색은 적혈구의 헤모글로빈(혈색소) hemoglobin에서 유래되며 산소를 많이 함유한 동맥혈액은 선홍색이며, 이산화탄소를 많이 함유한 정맥혈액은 암적색을 나타낸다.

① 적혈구 erythrocytes(red blood cell RBC)

산소와의 결합능력이 뛰어나 산소를 매우 능률적으로 운반하며 형태는 원반형으로 무핵세포이다. 평균직경은 7.5㎛, 두께 1~2㎛이고 수명은 약 120일이며 적골수로부터 끊임없이 만들어진다. 혈액 1㎣내에 남자는 500만개, 여자는 450만개의 적혈구가 들어 있다.

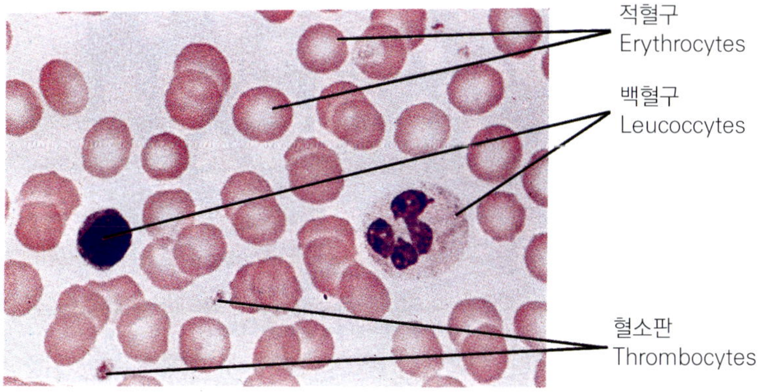

그림 3-6
혈구세포의 기본형태

② 백혈구 leucocytes(white blood cell WBC)

핵과 세포질 소기관을 갖고 있는 전형적인 세포이며, 아메바성 운동을 통하여 식균작용과 면역방어기능에 관여한다. 크기는 7~15㎛ 정도이며, 혈액 1㎣내에 5,000~10,000개가 들어 있으나 어린이가 조금 더 많고 병변에 따라 증가 혹은 감소할 수도 있다. 백혈구의 종류는 과립백혈구(호중성백혈구, 호산성백혈구, 호염기성백혈구)와 무과립백혈구(단핵구, 림프구)로 나누어진다.

③ 혈소판 blood platelets(thrombocytes)

직경이 2~4㎛ 정도인 작은 원반형의 무핵세포로 혈액 1㎣ 속에 20~30만개가 들어 있다. 혈소판은 골수에 있는 거대핵세포 megakaryocyte에서 유래하며, 혈액응고작용에 관여한다. 순환혈액 중의 혈소판 수가 줄어드는 것을 혈소판 감소증 thrombocytopenia이라고 한다.

(2) 림프 lymph

조직에서 스며나온 림프액은 전신에 망상으로 분포된 모세림프관에서 흡수되며 이것이 모여서 림프관 lymphatic vessels으로 들어가서 림프절 lymph node을 거쳐 최종적으로 좌우 정맥각에 유입된다. 림프관을 흐르는 액상조직을 림프라고 하며 액체성분을 림프장 lymph plasma, 세포성분을 림프구 lymphocyte라고 한다. 림프도 응고되기는 하나 응고속도가 혈액보다 느리고 부드럽다.

3. 근육조직 muscle tissue

근육은 신체나 기관의 운동을 감당하는 조직으로서 근육세포 muscle cell(근육섬유 muscle fiber)로 이루어지며 세포 사이는 소성결합조직으로 채워져 있다. 근육세포의 세포질 중에는 근육원섬유 myofibrils가 있으며 구조와 기능에 따라 ① 뼈대근(골격근) skeletal muscle, ② 심장근 cardiac muscle, ③ 민무늬근(평활근) smooth muscle 등 세 종류로 구분한다. 뼈대근과 심장근은 가로무늬 striated가 있으며 민무늬근은 가로무늬가 없다.

1) 뼈대근육(골격근) skeletal muscle (그림 3-7)

보통 근육 muscle이라고 불리우며 조직학적으로 근육원섬유에는 명대 light band와 암대 dark band가 있다. 명대에는 단굴절성 물질인 액틴 actin이 있고, 암대에는 중굴절성 물질인 미오신 myosin이 교대로 나열되어 있어 가로로 무늬가 나타난다.

한편 뇌척수신경의 운동신경 지배를 받아 수의적활동이 가능하며 수축은 빠르나 지속적인 운동이 어렵고 쉽게 피로를 느낀다. 핵은 다핵이고 전신의 관절운동에 관여하며 표정이나 호흡에도 관여한다. 뼈대근은 일반적으로 위아래 힘줄 tendon에 의하여 뼈대에 고정되어 있어서 수축시 운동이 유발되나 혀의 근육과 식도 위부위의 근육은 예외이다. 항문의 조임근과 가로막도 뼈대근에 속한다.

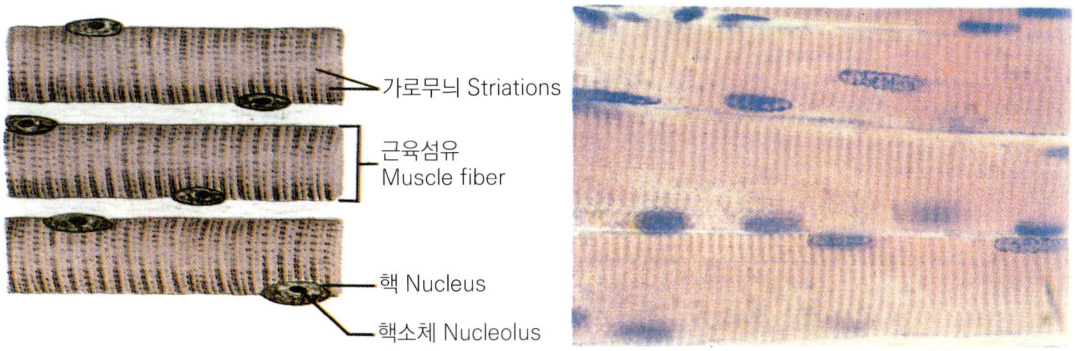

그림 3-7
뼈대근

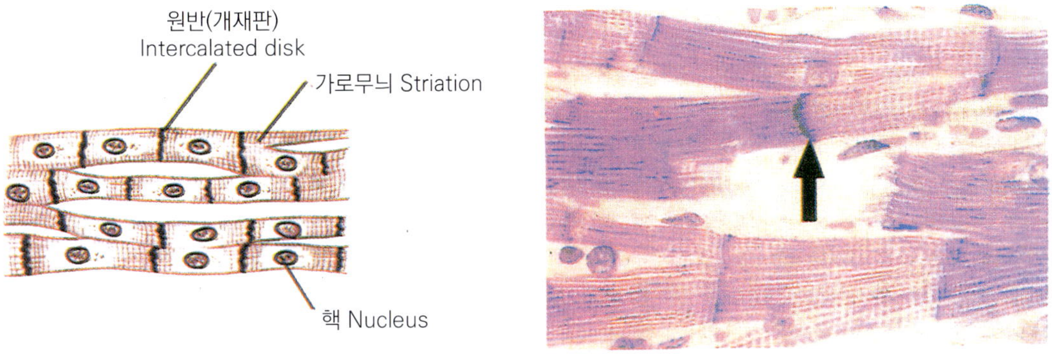

그림 3-8
심장근

2) 심장근육 cardiac muscle (그림 3-8)

심장벽을 형성하는 근육으로 심장에서만 볼 수 있다. 아교섬유에 명대와 암대가 있어 가로로 무늬를 형성하며 뼈대근육보다는 짧고 가늘다. 자율신경의 지배하에서 지속적이며 리듬있게 수축하는 불수의 근육이다. 핵은 중앙에 1개 있는 단핵세포이며 원주상이지만 갈라지거나 옆가지를 내어 진체적으로는 망상을 이룬다. 심장근육의 특징은 다음과 같다.

① 심장근육에는 특수섬유가 있어 신경지배를 완전히 배제한 후에라도 생리적 식염수에 넣으면 얼마 동안은 규칙적으로 박동이 일어나는 자동능 automatism이 있다.

② 자동능을 발휘할 수 있는 자극전도계 impulse conducting system를 형성하고 있다.

③ 심장근육세포와 심장근육세포의 접합부위에는 개재판 intercalated discs이 있어 어둡게 염색된다.

④ 뼈대근육과는 달리 심장근육은 수축과 동시에 이완을 한다.

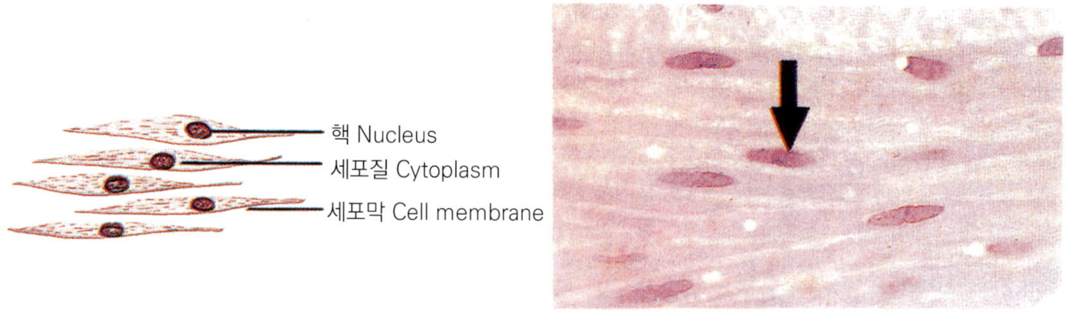

그림 3-9
민무늬근

3) 민무늬근육(평활근) smooth muscle (rmfla 3-9)

일명 내장근육 visceral muscle이라고 하며 주로 관강장기, 즉 소화관, 요관, 자궁관 등의 관벽이나 혈관벽을 비롯하여 주머니 모양의 방광, 자궁 등을 형성하는 근육을 말한다. 털세움근, 동공확대근, 조임근, 섬모근 등도 여기에 속한다. 조직학적으로 근육세포의 구조는 방추형이며 근형질에는 근육원섬유가 빽빽하게 차 있고 뼈대근육과 달리 근육원섬유에는 가로무늬가 없다.

핵은 세포 중앙에 1개 있으며 수축은 느리나 지속성이 있다. 생리학적으로는 자율신경 지배하에서 불수의근육에 속하며 의지와 관계없이 자동적 autonomous이다.

4. 신경조직 nervous tissue

신경조직은 신체의 내·외에 가해지는 자극을 받아 몸의 일정한 곳으로 전달하는 고도로 발달된 조직이며 신경세포와 버팀세포로 구분된다.

1) 신경세포 nerve cell(그림 3-10)

신경조직의 형태적, 기능적 최소 단위를 뉴론(신경원) neuron이라 하며 세포체 cell body와 돌기 process로 구성되어 있다. 세포체란 돌기와 구별할 때에만 사용되는 명칭이며 보통 은 신경세포 nerve cell라고 부른다. 돌기에는 가지돌기 dendrite와 축삭돌기 axon가 있다.

신경세포는 다음과 같이 분류된다.

(1) 구조에 따른 분류

① 세포체 cell body

핵 nucleus의 주부가 되며 뉴론의 활동과 대사의 중심역할을 한다.

② 가지돌기(수상돌기) dendrite

세포체의 세포질이 고도로 분화된 것으로 다른 뉴론의 수용기 세포로부터 자극을 받아 세포체에 전달한다.

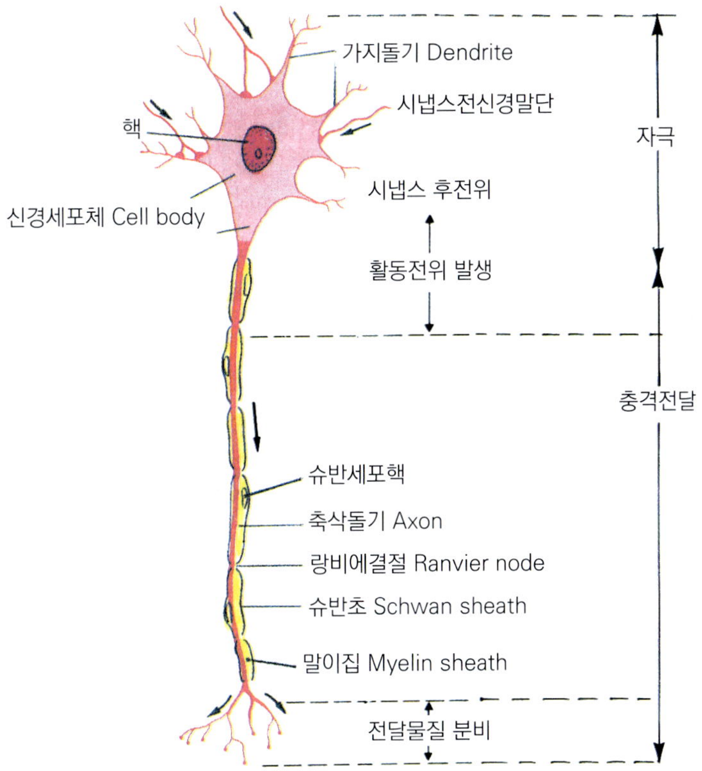

그림 3-10
뉴론의 구조

③ 축삭돌기 axon

신경세포질로부터 길게 뻗어나온 것으로 세포체의 흥분을 말초부나 다른 뉴론에 전도시키는 작용을 한다.

2) 버팀세포(지지세포) supporting cell

말초신경에서 신경세포의 핵주위부를 덮는 세포를 위성세포 satellite cell라고 하며, 신경섬유의 둘레를 싸는 세포를 슈반세포 Schwann cell라고 한다. 종말부위를 제외하고는 이들 세포로 빈틈없이 싸여있어서 주위의 결합조직에 직접 노출되는 것을 막아준다.

신경섬유는 다수의 뉴론섬유 neurofibrils가 모인 것이며 그 주위를 말이집(수초) myelin sheath이 싸고 있다. 이 말이집의 유무에 따라 말이집신경섬유와 민말이집신경섬유로 구별된다. 중추신경 속의 버팀세포를 신경아교세포(신경교세포) neuroglial cell라 하며 이 세포는 신경충격을 전도하지는 않고 신경세포를 상호간에 결합시키고 지지하며 세포외 환경을 변화시켜 신경세포의 전기적 활동과 영양공급, 이물질의 식작용 등을 수행한다.

신경아교세포는 신경세포보다 5배 정도가 많으며 종류는 별아교세포 astrocyte, 희소돌기아교세포 oligodendrocyte, 미세아교세포 microglia가 있다.

제 4 장 총피

Common integument

총피 common integument는 신체의 외부를 덮고 있는 피부 skin와 피부로부터 유도된 각질기(털, 손톱, 발톱)와 피부샘(기름샘, 땀샘, 젖샘) 등의 부속기관을 총칭하는 말이다.

피부는 외부의 환경변화에 민감하게 반응하여 변화함으로써 인체의 항상성 homeostasis을 유지하는 매우 중요한 역할을 담당하고 있다.

총피의 기능을 살펴보면 다음과 같다.

① 체표를 덮어서 압력, 충격, 마찰로부터의 신체 보호기능
② 세균이나 미생물의 침입을 방지하는 방어기능
③ 멜라닌 색소와 투명층은 피부에 해가 되는 광선과 열의 침투로부터의 신체 보호기능
④ 외부로부터 수분 등의 침투를 막기 위해 지방막을 형성하여 피부를 보호하는 보호기능
⑤ 외부로부터의 여러 가지 감각을 감지하는 일반감각기능
⑥ 외부변화에 따른 땀이나 혈류의 변화에 의한 체온조절기능
⑦ 지방 및 비타민 D로의 저장과 필요시 영양분의 전환기능
⑧ 수분, 산소, 약물 영양분의 흡수기능
⑨ 수분, 및 기타 분비물질의 배설기능
⑩ 체액의 보존과 층 stratum의 유지와 재생의 기능 등이 있다.

1. 피부의 구조

피부 skin는 신체의 외부를 둘러싸고 있는 조직으로 비교적 유연하고 질긴 구조를 하고 있으며, 표피 epidermis, 진피 dermis, 피부밑조직 subcutaneous tissue순으로 되어 있다.

성인의 피부 표면적은 약 1.6～1.8㎡나 되며, 중량은 체중의 15～17%로 인체 기관 중에서 가장 크다. 두께는 연령, 성별, 부위별로 다르지만 표피의 평균두께는 약 1.2mm 정도이며 진피를 합쳐 약 2.2mm 정도이다. 가장 두꺼운 곳은 손바닥과 발바닥으로 약 6mm 정도이며, 가장 얇은 곳은 고막, 눈꺼풀, 음경, 음낭 등으로 약 0.5mm 정도이다.

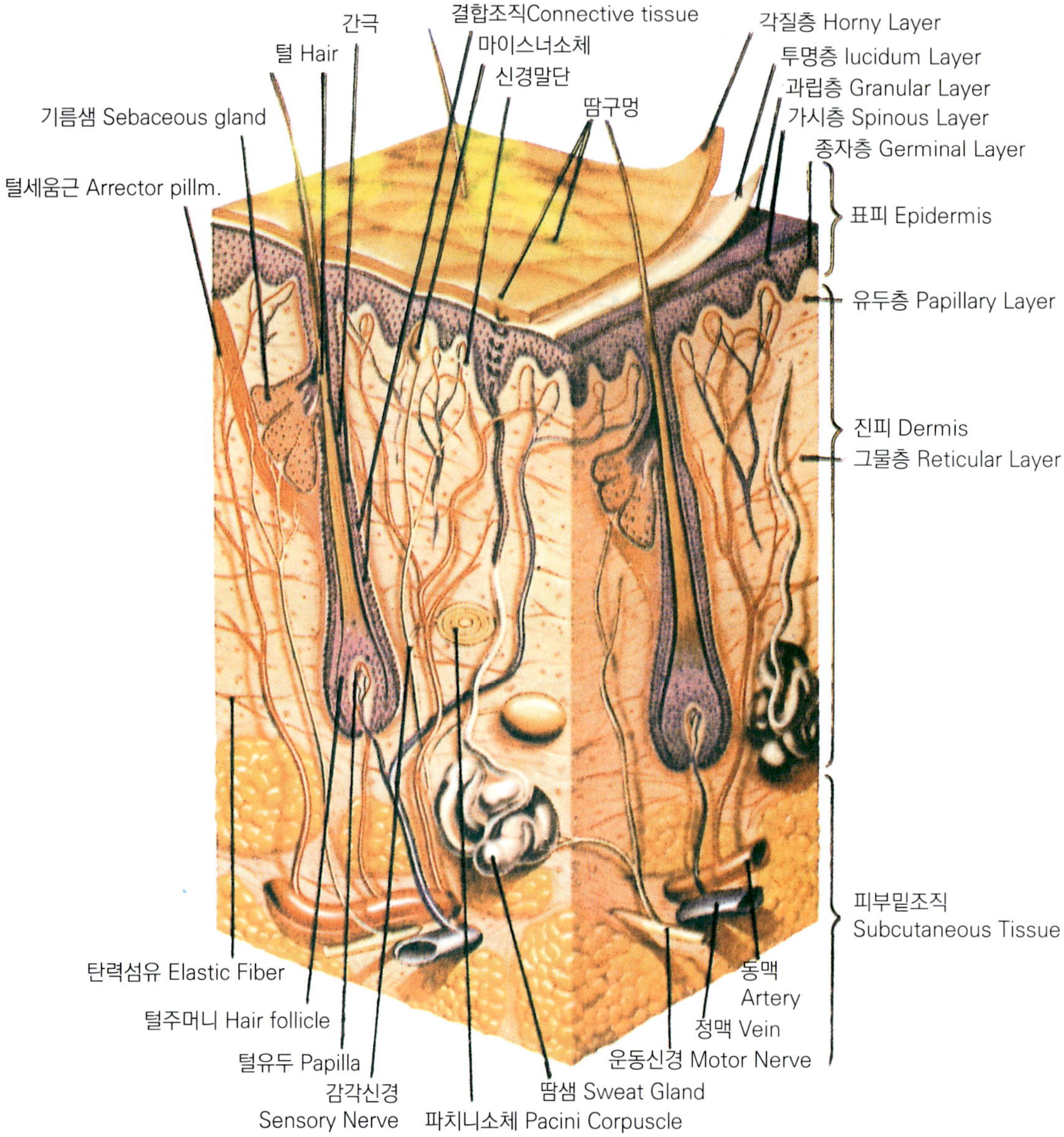
간극
털 Hair
결합조직Connective tissue
마이스너소체
신경말단
땀구멍
각질층 Horny Layer
투명층 lucidum Layer
과립층 Granular Layer
가시층 Spinous Layer
종자층 Germinal Layer
기름샘 Sebaceous gland
털세움근 Arrector pillm.
표피 Epidermis
유두층 Papillary Layer
진피 Dermis
그물층 Reticular Layer
피부밑조직
Subcutaneous Tissue
탄력섬유 Elastic Fiber
털주머니 Hair follicle
털유두 Papilla
감각신경
Sensory Nerve
파치니소체 Pacini Corpuscle
땀샘 Sweat Gland
운동신경 Motor Nerve
정맥 Vein
동맥
Artery

그림 4-1

피부의 구조(A)

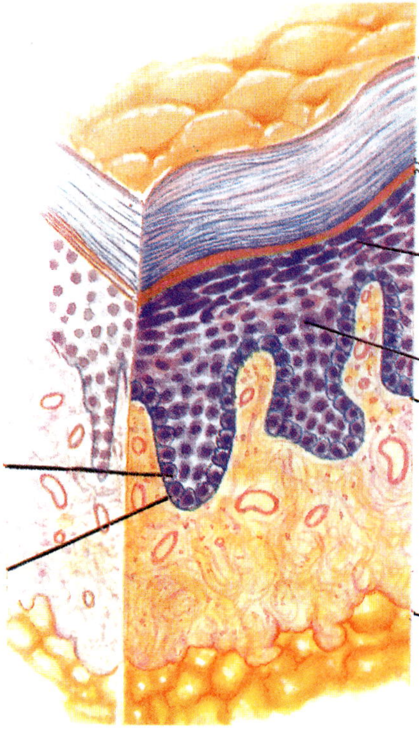

그림 4-2

표피의 층상구조

1) 표피 epidermis

표피는 피부의 체외층에 잇으며 무핵층과 유핵층으로 구분된다. 무핵층은 피부의 바깥쪽으로부터 각질층 horny Layer, 투명층 clear Layer, 그리고 과립층 granular Layer으로 되어 있으며, 유핵층은 가시층 spinous layer과 바닥층 basal layer으로 되어 있다.

무핵층은 혈관이나 신경이 없는 죽어 있는 중층편평상피로 각화현상을 나타내며, 유핵층은 살아있는 세포들로 진피혈관으로부터 영양공급을 받아 성장과 재생이 가능하다. 특히 유핵층을 발피기층 malpighian layer이라고도 하는데, 이곳에서 새로 형성된 세포들이 성장하면서 오래된 세포들은 피부의 표면으로 밀려나가면서 영양공급이 부족하여 죽게 되어 각질층을 형성하게 된다.

표피는 세분화된 5층의 상피로 되어 있다.

(1) 각질층 horny layer

가장 바깥층으로 25겹 이상의 죽은 평편세포가 겹쳐진 채로 각질화되어 있으며 각화세포 안에는 각질 keratin이라는 단백질로 채워져 있다. 각질형성세포 keratinocyte의 노쇠한 세포막은 인접세포와 접착반 desmosome을 만들어 두껍게 된다. 죽은 세포는 시일이 경과하면서 표면 가까운 쪽으로부터 세포 사이에 틈이 생겨 피부 표면에서 비늘모양의 얇은 조각이 되어 벗겨져 떨어져 나가며, 그 두께는 약 0.02~0.03mm이다.

각질층은 특히 수분의 투과성이 낮아 탈수를 지연시키며 유해물질의 침투를 방지하는 역할도 한다. 각질층의 정상 수분함유량은 20% 정도이나 나이가 들어감에 따라 점차 낮아지며, 15% 이하가 되면 가려움증 등의 임상 증상들이 나타나고 10% 이하가 되면 통증과 함께 피부가 갈라진다.

(2) 투명층 lucidum layer

주로 손바닥과 발바닥의 맑고 투명한 층으로 핵이나 세포질의 소기관들이 소실되고 세포의 윤곽만이 남아있다. 세포질 속에는 엘레이딘 eleidin이란 반유동 물질이 들어 있어 손과 발의 유연성과 탄력성을 부여한다. 또 각질의 주요 전구물질인 당김원섬유 tonofibril를 많이 볼 수 있으며 배열 상태가 불규칙적이다.

(3) 과립층 granula layer

3~5층의 두꺼운 세포층으로 되어 있는 과립층은 각질화 과정이 시작되는 곳이다. 이곳에는 각질효소를 지니고 있어 각질화가 시작되며 퇴화의 증상으로 세포속에 습기가 없어지고 건조해진다.

세포들은 다이아몬드형이고 세포질 속에는 각질성 초자양 과립 keratohyalin granules을 함유하고 있어 외부로부터의 수분 침투는 물론 내부로부터의 수분증발을 막아주어 피부의 건조를 방지해 준다.

(4) 가시층(유극층) spinous layer

표피의 대부분을 차지하는 가시층은 가시모양의 돌기가 난 6~10층의 다각형 세포들이 많은 이웃 세포들과 굳게 연결되어 있으며 과립층에 근접할수록 점점 납작해진다.

가시층 세포는 핵을 가지고 있어 피부손상시 세포분열로 손상을 복구할 수 있으며, 랑거한스 세포 Langerhans cell가 있어 피부의 면역기능을 담당한다. 또 세포 사이에는 림프액이 들어 있어서 세포 사이의 물질교환이 가능하므로 피부의 혈액순환과 영양공급, 피부호흡, 노폐물배출 등 피부건강과 밀접한 매우 중요한 기능을 수행한다.

(5) 바닥층(기저층) basal layer

표피층에서 가장 깊은 층으로 진피와 경계를 이룬 물결모양의 단층상피세포이다. 물결모양은 지문 형성의 원인이 될 수 있고 진피와의 접촉면을 최대화하여 산소나 영양분의 흡수, 그리고 이산화탄소나 노폐물 배출에도 도움을 주고 있다.

바닥층의 각질형성세포 keratinocyte들은 왕성한 유사분열을 통해 매일 수백만개씩 각질층에서 떨어져 나가는 세포를 계속 보충해 준다. 이러한 세포분열은 수면 중에 가장 활발하게 일어나며, 분열된 세포의 수명은 약 1개월이다. 각질형성세포의 분열은 노화되어감에 따라 느려져 결과적으로 피부의 노화를 초래하며, 면역계의 이상 등으로 정상보다 빨라지면 피부가 과도하게 각화되는 과각화증을 유발하기도 한다.

이와 같이 건강한 피부에 있어서 각질층의 손실이 있어도 정상을 유지하는 것은 표피세포의 생산이 적절하게 조절되기 때문에 피부가 좀처럼 닳아 없어지지 않기 때문이다. 그러나 표피세포의 재생산율은 규칙적인 압박이나 마찰을 가하게 되면 증가하여 이상 증상을 보이는 경향이 있다. 그 예로 발에 적합하지 않는 신발을 신어 피부를 과도하게 압박을 하는 경우 발가락에 티눈 corn이 생긴다든지, 손바닥이나 발뒷꿈치의 피부에 압박을 가하는 경우 피부가골 callus이 생기는 경우가 있다.

바닥층에는 신경세포와 연결되어 촉각을 감지하는 촉각세포, 즉 메켈 세포 Merkel's cell가 있어 표피의 감각기능이 가능하며, 주로 손바닥이나 발바닥, 입술 등에 많다.

또 바닥층에는 색소형성세포 melanocyte가 있어 적황색, 또는 흑갈색의 멜라닌색소 과립을 생성하며, 이들 색소는 진피속의 색소와 더불어 피부색을 결정짓는 요소가 된다(그림 4-3). 색소형성세포의 수는 인종이나 피부색과 관계없이 일정하며, 피부색은 멜라닌색소의 양에 따라 달라진다.

바닥층 상피세포의 바닥면은 바닥막 basement membrane에 접촉되어 있다.

2) 진피 dermis(그림 4-4)

표피 아래층에 있는 치밀결합조직층이며 그 두께는 0.5~4mm이다. 그러나 안구에 있어서는 0.5mm이나 발뒷꿈치에는 3.0mm로 두꺼운 편이다. 그리고 여성은 남성보다 얇다.

진피는 두층으로 구분할 수 있으나 그 경계는 명확하지는 않다. 진피의 표피층을 진피유두층(유두층) papillary layer이라고 하며 연하고 얇다. 여기에는 젖꼭지모양의 융기가 돌출되어 있으며 모세혈관이 풍부한 혈관유두 vascular apilla와 지각신경종말이 풍부한 신경유두 nervous papilla가 있다.

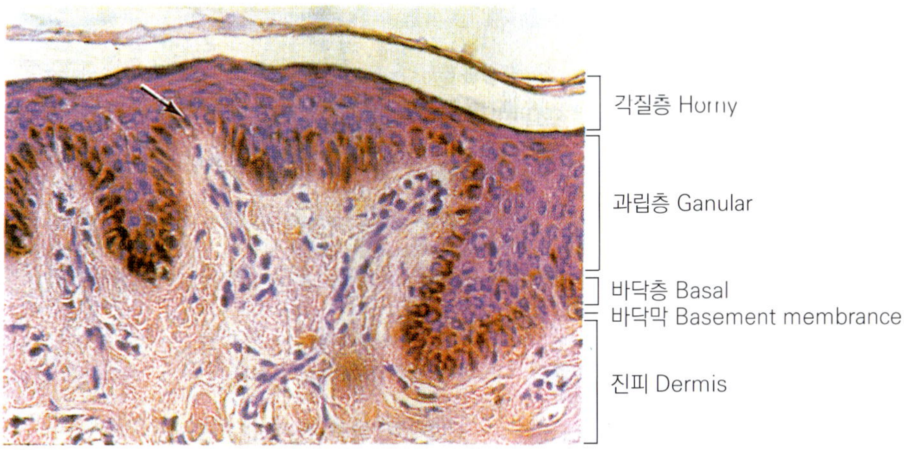

그림 4-3

바닥층에서(화살표) 멜라닌 색소가 만들어진다.

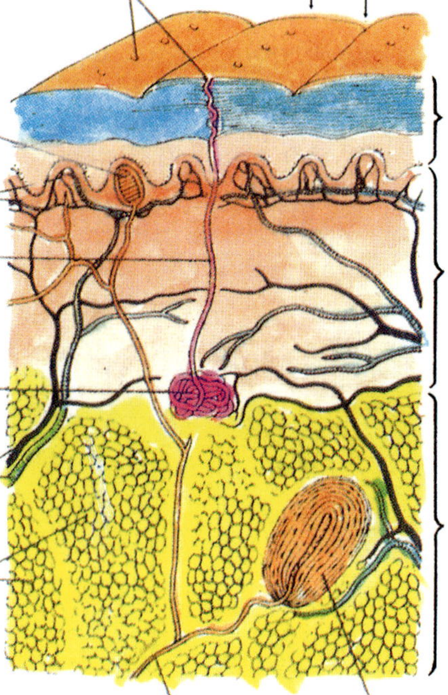

그림 4-4
피부의 구조(B)

깊은층을 그물층 reticular layer이라 하는데 굳고 두꺼운 층이다. 진피는 표피보다 20~30배 정도 두꺼우며 피부조직외에 부속기관인 혈관, 신경관, 림프관, 땀샘, 기름샘,털세움근, 털을 포함하고 있다.

(1) 유두층 papillary layer

유두층은 치밀결합조직층이며 거의 수직적인 형태로 이루어져 있고 젖꼭지모양의 돌기가 표층에 나열되어 있다.

특히 손바닥, 발바닥 및 손가락에서 두드러지며 손바닥무늬(장문) palmar print, 발바닥무늬(족척문) sole print 및 손가락무늬(지문) finger print로 나타난다. 이것은 개인차이가 있어 법의학상의 개체 감별에 응용된다. 유두층에는 감각기관인 각종 감각수용기를 함유하고 있다.

(2) 그물층(망상층) reticular layer

그물층은 그물 모양의 섬유성 결합조직인 아교섬유 collagenous fiber와 탄력섬유 elastic fiber가 매우 조밀하게 구성되어 있으며 피부가 과다하게 늘어나거나 파열되는 것을 막아준다. 특히 아교섬유와 탄력섬유가 붕괴하면 피부 노화현상의 원인이 되기도 한다. 이곳에는 혈관, 림프관, 신경, 땀샘, 털주머니, 기름샘 등이 복잡하게 분포되어 있다.

대부분의 섬유는 피부표면과 평행하므로 부위에 따라 각기 다른 주름을 형성하게 된다. 이를 랑거선 Langer's line이라고 하며 외과적으로 큰 뜻을 갖는다. 즉 어떤 부위에서 더 큰 개구가 필요할 경우 랑거선과 직접 교차하여 절개 incision를 하며 미용상 또는 기타 목적으로 좁은 개구를 필요로 할 경우 랑거선에 평행으로 절개함으로써 섬유속들이 많이 절단되지 않고 또 피부에 남게 되는 흉터를 될수록 작게 할 수 있다.

3) 피부밑조직(피하조직) subcutaneous tissue

피부밑조직은 소성결합조직과 다량의 지방세포를 가지고 있다. 피부밑조직내 아교섬유와 탄력섬유는 진피와 연결되어 섬유다발을 형성한다. 섬유의 방향은 일정하지는 않으나 대체로 피부표면에 평행하게 배열되어 있다.

이 섬유다발은 굽힘성과 이동성이 풍부한 부위의 피부에는 적고 손바닥이나 발바닥 같은 단단한 곳에서는 굵고 그 수가 많다. 피부밑조직에는 지방조직이 잘 발달되어 있으며 지방근막의 지방 두께는 성별, 연령, 개인의 영양상태 및 신체부위에 따라 다르다. 즉 여성은 남성보다 청년기는 노년기보다 피부밑지방이 많고 유방, 엉덩이, 허리 아래배부위에는 많으나 눈꺼풀, 음경, 음낭, 피부에는 적다.

피부밑조직에 있는 지방조직은 열절연체의 역할을 하여 체열을 유지하는데 도움을 줄 뿐만 아니라 외부로부터의 열유입을 막아 주기도 한다. 피부밑조직의 윗부분에는 땀샘몸통과 털유두가 있으며 표피와 진피의 활동에 영양을 공급하고 지지하는 역할도 한다.

4) 피부의 신경종말장치(그림 4-5)

감각기로서의 피부에는 여러 감각신경종말이 있는데 이들은 진피와 피부밑조직내에 있다. 피부속 신경으로 들신경섬유(감각신경) afferent fibers는 통각, 압각, 촉각, 온각과 냉각 등의 일반감각을 맡고, 날신경섬유 efferent fibers(운동과 분비) 및 자율신경섬유 autonomic fibers는 민무늬근과 혈관 그리고 털세움근과 샘 gland의 상피세포에 분포한다. 일반감각을 느끼는 신경종말장치는 다음과 같은 여러 가지가 있다.

(1) 자유신경종말 free nerve ending

말이집 myelin sheath과 신경집 Schwan's sheath이 없는 가지돌기 dendrite로 되어 있고 상피세포 사이와 결합조직에 분포되어 있으며 통각 pain sensation을 수용한다. 통각점은 1㎠ 안에

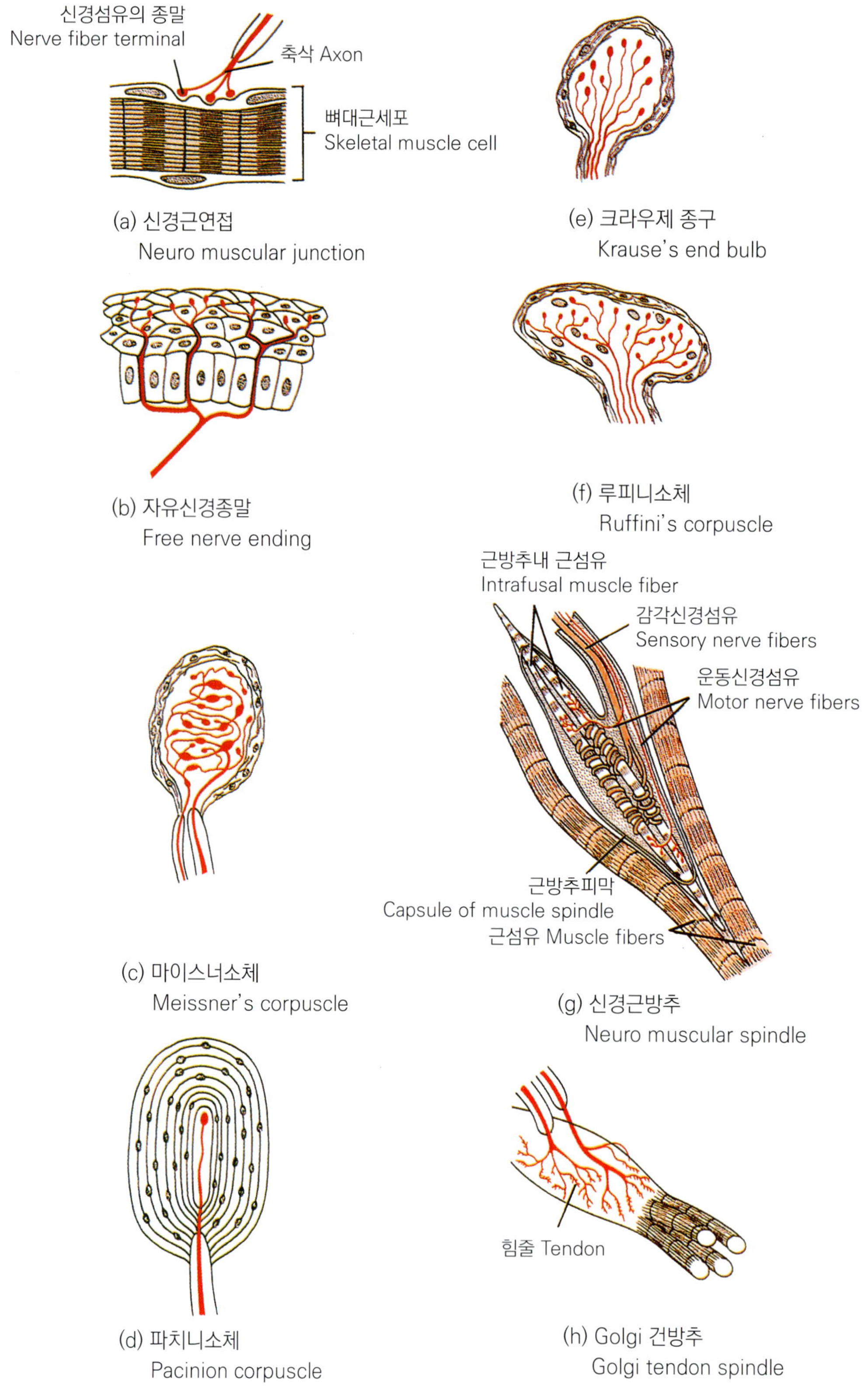

그림 4-5

신경종말의 종류

100～200개 정도나 되며 특히 통각이 예민한 곳은 각막, 고막, 치수, 손가락끝, 얼굴 등이다.

피부통각에는 바늘에 찔렸을 때처럼 아픔이 빠르고 강하나 비교적 지속시간이 짧고 통각이 일어난 장소를 명확하게 알 수 있는 경우와 화상을 입었을 때처럼 느리면서 화끈거리는 통각이 지속적으로 계속되며 통각을 느끼는 장소가 불분명하며 심장의 박동수 증가와 호흡운동을 자주하게 되는 참기 힘든 심부통이 있다.

가려움(소양감) itching은 피부의 염증, 외상, 화학적 자극에 의하여 일어나며 통각의 수용기가 오랜시간 약하게 자극되어 일어나는 것으로 생각된다. 간지러움 tickling은 겨드랑, 발바닥 등을 가볍게 마찰했을 때 일어나는 감각이며 약한 촉각과 통각이 가해졌을 때 느끼는 것이다.

(2) 파치니소체 Pacinian corpuscle

여러 층의 평편한 세포가 동심원 상태로 배열되어 있으며 이 층판은 가해진 압력의 강도에 대응해서 각각 상대적인 위치로 변화한다.

파치니소체는 압각을 수용하는 수용기로 압점에 비교적 큰 기계적 자극을 가해야만 일어나며 피부밑조직, 근육, 관절 등에 분포되어 있어 근육이나 힘줄의 운동을 느낀다. 압점은 부위에 따라 다르나 손가락 바닥면에는 1㎠ 안에 100개 정도가 있는데 등면에는 9개 밖에 없다.

(3) 마이스너소체 Meissner's corpuscle

마이스너소체는 가벼운 촉각 light touch의 수용기로 진피유두내에 있으며 특히 몸통이나 팔다리근육의 깊은 곳 보다는 얼굴과 팔다리말단에 조밀하게 배열되어 있다. 입술과 손가락 끝이 가장 예민하고 발등, 가슴부위가 그 다음이 된다. 촉각은 피부에 가해지는 압력이 균등치 않을 때 피부의 변형이 일어나서 느끼게 되며 촉점은 1㎠ 안에 25개 정도이다.

(4) 크라우제종구와 루피니소체 Krause's end-bulb and Ruffini's corpuscle

생체에 널리 퍼져 있으며 생체에서 느낄 때 따뜻한 감각 warm sense과 차가운 감각 cold sense을 통틀어 온도감각 temperature sense이라고 한다. 피부에는 온점 warm point과 냉점 cold point이 분포되어 있으며 온점은 1㎠ 안에 0～3개, 냉점은 6～23개로 냉각수용기가 온각수용기보다 많아 차가움을 더 잘 느끼게 된다.

냉각수용기는 크라우제종구에 있으며 온각수용기는 루피니소체에 있다. 이들 수용기는 얼굴과 손에 가장 많이 분포되어 있으며 음경귀두나 각막에는 냉점 뿐이며 온점은 없다.

냉각수용기는 12～40℃ 사이에서 반응하여 흥분발사가 지속되는데 특히 15～20℃에서 최고의 흥분발사 빈도가 나타나고 12℃ 이하나 40℃ 이상에서는 신경흥분발사가 없어진다. 가끔 45℃ 이상의 고온자극이 도리어 냉감을 일으킬 수가 있는데 이것을 모순냉각 paradoxical cold sensation이라고 한다.

한편 온각수용기는 20～45℃ 사이에서 흥분발사가 계속되는데 37.5～40℃ 때 최고에 달한다. 덥다는 느낌은 냉점과 온점이 동시에 자극되어 생기는 것으로 생각되고 있다.

2. 피부색 skin color

정상적인 피부색은 피부에 있는 여러 색소와 혈관의 상호작용에 의하여 나타난다. 한국을 비롯한 동양계의 고유한 피부색은 황색이며, 조직에 있는 혈관망으로부터의 붉은색과 몇종의 색소가 피부색의 요인이 된다.

색소에는 멜라닌 melanin, 카로틴 carotene, 그리고 혈색소 hemoglobin가 있다. 멜라닌은 신경능이라고 하는 배아의 외배에서 유래된 멜라닌 세포 melanocyte에서 형성되는 흑갈색 색소이다.

멜라닌세포는 진피와 표피의 경계부위에서 멜라닌을 생산하는 과립을 어린세포로 보내어 강한 태양의 자외선으로부터 표피와 진피의 심층을 보호하기 위한 보호막 역할을 한다. 사람이 강한 햇볕에 피부를 노출시키면 피부가 검어지는데 적도부근에 살고 있는 경우 극지방에 살고 있는 경우보다 더 검다는 것이 이를 증명해 준다. 피부에 있는 멜라닌 세포수는 모든 종족에 있어서 같지만 멜라닌의 형태와 멜라닌의 양 그리고 과립 크기의 정도에 따라 피부색이 황갈색, 갈색, 적색, 흑색, 백색으로 나타나게 된다.

카로틴은 표피세포에 정상적으로 함유된 황색색소이며 피부에 황색을 나타낸다. 이 카로틴 색소는 녹황색 채소나 당근, 그리고 귤 등에 많이 있으며 이들 과일이나 채소류를 많이 섭취하게 되면 더 노랗게 된다.

혈색소는 적혈구 안에 있으며 산소와 결합하는 물질이다. 혈색소가 산소와 결합하면 산화혈색소가 되어 혈액이 선홍색을 나타낸다. 산화혈색소가 진피의 혈관을 흐르게 되면 피부가 분홍색을 나타낸다.

피부색은 같은 민족 사이에서도 개인적으로나 남녀에 따라 차이가 있으며 나이를 먹을수록 색조가 짙어진다. 같은 사람에 있어서도 광선에 노출된 형태에 따라 다르다. 특히 외음부나 항문주위, 젖꼭지나 젖꽃판 mammary areola 등에는 멜라닌 melanin의 다량 침착이 뚜렷하다.

피부색을 조절하는 것은 유전자와 호르몬이다. 유전자는 털주머니와 표피에서 멜라닌세포의 수와 모양을 조절하며 호르몬은 뇌하수체 기능항진에 따른 피부색 변화에 관여한다. 특히 여성 호르몬인 estrogen, progesteron 그리고 뇌하수체 중간엽에서 분비되는 멜라닌자극호르몬 MSH은 임신기간 동안 신체 여러 곳에서 착색을 증가시킨다.

또한 병적으로 나타나는 백반증 또는 산소결핍증은 색소가 전혀 없으며 부신겉질 호르몬의 결핍에 의한 Addison병은 오히려 색소가 과다하게 나타난다. 진피내에도 멜라닌색소를 가진 색소보유세포가 존재한다. 이 세포는 청색을 나타내는데 몽고반점(mongolian spot)은 좋은 예가 된다. 몽고반점은 영아의 엉치부위 피부의 진피내에 melanin 색소를 가진 세포가 많이 모여 있는 현상이다. 또 주근깨(작란반 freckles), 점(색소성모반 lentigo) 및 검버섯(노인성 색소반 senile pigmentation) 등도 그런 종류이다.

Melanin 세포의 감소·소실은 색소탈실 depigmentation이며 선천성의 것을 백피증 albinism이라 한다. 인공적으로 진피속에 색소를 침착시키는 것이 이른바 문신 tattooing이다.

3. 피부의 부속기관

피부에는 털(모발) hair, 손톱(발톱) nail, 피부샘 cutaneous gland 등의 부속기관들이 피부의 여러층에 분포하고 있다(그림 4-1 참조).

1) 털 hair

털은 전신에 발생하며 그 밀도는 일정치 않으나 손바닥과 발바닥, 손가락과 발가락의 바닥면, 손가락과 발가락 끝마디의 등면, 입술, 귀두, 소음순, 대음순의 속면, 젖꼭지 등을 제외한 피부에 분포하는 탄력성 있는 각질계다. 길이는 몇 mm로부터 시작되며 두께는 0.005~0.6mm나 된다.

종류는 긴털, 짧은털, 솜털이 있다. 긴털과 솜털은 한냉과 일광으로부터 신체보호와 체온조절에 관여하며 장식이나 미용의 효과를 갖고, 짧은털은 먼지나 땀으로부터 신체를 보호하고 있다.

(1) 털의 구조(그림 4-6)

털은 피부속에 있는 털뿌리(모근) root of hair와 피부표면에 나와 있는 털줄기(모간) hair shaft로 이루어진다. 털뿌리의 아래쪽은 털망울(모구) hair bulb로 되어 있으며 그 안쪽에 털의 영양, 발적을 지배하는 혈관이 풍부한 털유두 hair papilla가 있다. 털의 성장은 털망울의 세포가 분열·증식하여 이루어진다. 털은 털주머니 안에 유리되어 있으나 털망울 부분에는 털주머니벽에 꽉 붙어 있다. 털을 잡아당겨도 잘 빠지지 않는 것은 털망울과 털유두가 단단히 결속되어 있기 때문이다.

한편 털은 무리하게 뽑으면 털망울 주위에 회백색의 물질이 딸려 나오는데 이것은 털주머니벽의 일부가 묻혀 나오는 것이다. 털뿌리는 표피와 그 아래에 있는 진피의 결합조직이 일부 함몰되어 생기는 털주머니(모낭) hair follicle에 싸여 있다. 모털주머니에는 기름샘(피지선) sebaceous gland과 털세움근(입모근) arrector pili이 부착된다. 털세움근은 민무늬근 smooth muscle으로서 교감신경이 지배하며 털수머니 부위와 신피의 유두층 사이에 설쳐 있으므로 수축하넌 털이 똑바로 서게 되며 이때 기름샘을 압박하여 지방이 방출하게 된다.

털의 표면은 비늘층이라는 털껍질(모소피) hair cuticle로 싸여 있고 내부는 털겉질 cortex of hair과 털속질 medulla of hair로 구분된다. 털껍질은 한층의 상피세포이며 털뿌리 아랫쪽에는 입방세포지만 위로 갈수록 편평무핵세포가 되고, 맨위쪽 부위에서는 투명한 각화상피가 된다. 털겉질의 세포속에는 다량의 melanin이 들어 있다. 백발(흰머리)은 melanin의 감량과 겉질내부에 공기가 들어가기 때문에 생긴다. 우리나라 사람의 털이 검은 것은 melanin이 많기 때문이며 백인종은 털의 melanin이 적다.

(2) 털의 성장과 수명 hair cycle

털은 털망울의 털유두에 접해 있는 부위에서 새롭게 만들어지며 털유두의 혈관으로부터 영양공급을 받는다. 이렇게 하여 만들어진 세포에서 오래된 것은 차차 위쪽으로 밀려 올라가게 된다.

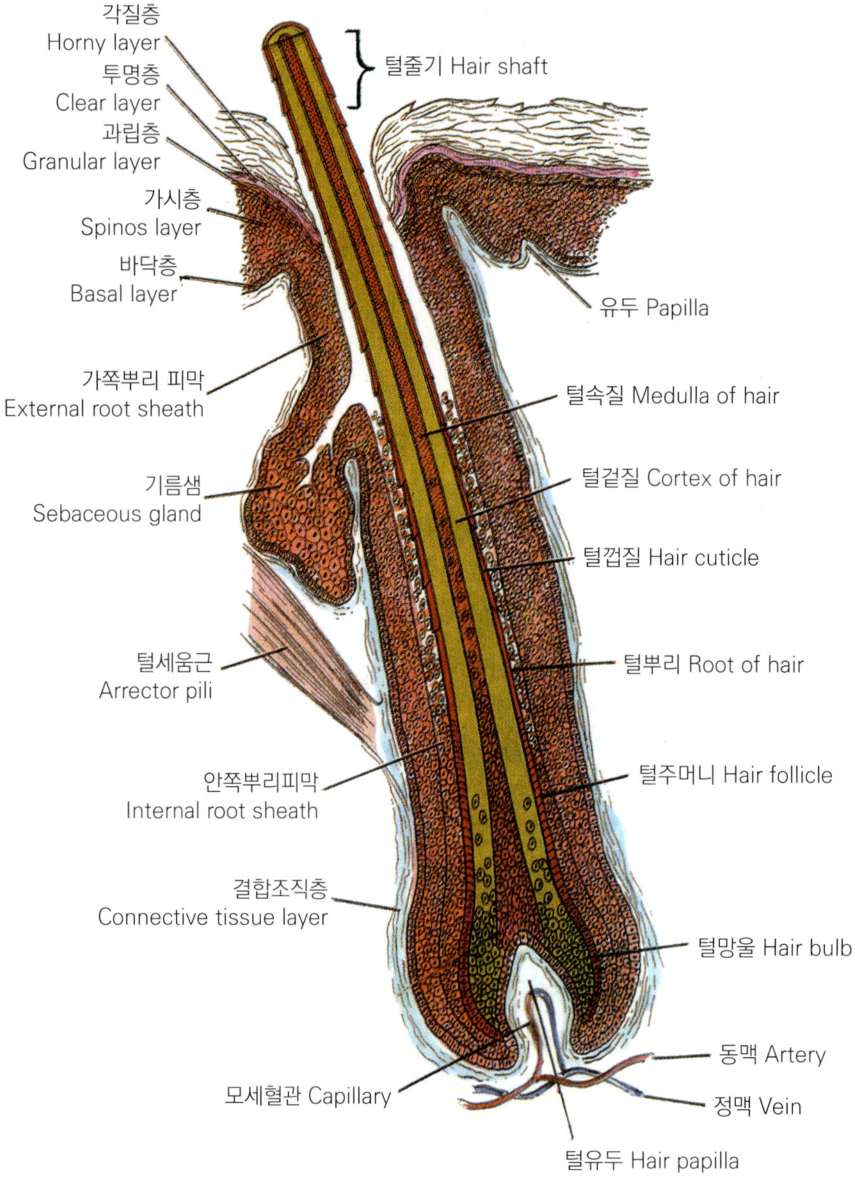

그림 4-6

털의 종단면, 표피층, 기름샘, 털세움근 등의 구조

이런 현상을 털의 성장이라고 한다. 털의 자람은 머리털이 하루에 0.2~0.5mm, 수염은 0.4mm 정도이고 하루 중에는 밤보다는 낮에, 일년 중에는 봄과 여름에 자람이 빠르다. 연령별로는 16~24세의 여성이 가장 빠르고 65세 이상이 되면 자람의 속도가 늦어진다. 털은 일정 기간이 지나면 자연히 빠지고 어느 정도의 기간이 되면 새로운 털이 돋아난다. 이것을 털의 수명 혹은 hair cycle이라고 한다.

hair cycle 중에는 자람이 계속되는 성장기와 자람이 멈추는 휴지기가 있는데 성장기가 긴 털일수록 길게 자란다. 즉 긴털 long hair(머리털, 수염, 겨드랑털, 두덩털)은 hair cycle이 길고 짧은털 short hair(눈썹, 코털, 귀털)는 hair cycle이 짧은 편이다. 머리털의 성장기는 2~5년이고 휴지기는 몇개월이며 눈썹이나 속눈썹과 같은 짧은털은 3~5개월 정도면 수명을 다하게 된다. 연령이나 그 밖의 원인으로 털줄기에 영양이 불충분하면 털이 새로 나지 않게 되어 대머리가 된다.

털에는 각각의 수명이 있고 일정한 hair cycle이 있어서 자연히 털이 빠져나간다. 자연적으로 빠져나가는 털의 수는 20~30대에는 하루에 약 90여개 정도가 되지만 동시에 같은 수의 털이 매일 나고 있으므로 털의 빠짐이 눈에 뛰지 않는다. 그러나 나이가 많아지면 털의 빠짐이 늘어나 50~60대에서는 150여개 정도가 되나 반대로 털의 자람은 늦어져 털빠짐의 상태가 눈에 뛰게 된다. 이런 것을 노인성탈모라고 한다. 여성의 경우 하루에 빠지는 머리털 수의 2/3 이상이 15cm 이상의 길이일 때는 자연탈모이나 1/3 이상이 15cm 이하의 길이일 때는 병적인 탈모라고 생각할 수 있다.

2) 손(발)톱 nail

손톱과 발톱은 손(발)가락의 등쪽에 있는 표피가 각화된 것이며 표면은 편평하지 않고 앞뒤, 좌우가 약간 만곡을 이루고 있다.

(1) 손(발)톱의 구조(그림 4-7)

손톱은 외부에 노출되어 있는 손톱몸통(조체) nail body과 피부속에 묻혀있는 손톱뿌리(조근) nail root로 이루어진다. 손톱몸통과 손톱뿌리가 정지하는 피부면 전체를 기질 matrix이라 한다. 손톱뿌리 부위의 표피 기실층은 손톱의 성장이나 재생을 관장한다. 손톱몸통과 손톱뿌리를 받쳐주고 있는 부분을 손톱바닥(조상) nail bed이라고 한다. 손톱몸통은 각질세포로서 아랫부분은 연약하나 윗부분으로 갈수록 강한 강도를 가진다. 손톱뿌리는 손톱의 근원이 되는데 그 끝단을 손톱바탕질(조모) nail matrix이라고 부르며 여기서 새로운 손톱이 만들어진다.

아름다운 손톱을 만들기 위해서는 손톱바탕질이 건강하게 제기능을 다해야 하며 손톱바탕질이 손상을 입게 되면 보기 흉한 손톱 모양이 생긴다. 손톱의 근원인 유백색의 부분을 반달 lunula이라고 한다. 반달은 손톱의 미완성 부분으로 피부에 덮여 있으며 그 피부의 선단을 위소피(조상막) eponychium이라고 하는데 이곳에서는 미생물 등 병균의 침입으로부터 손톱을 보호하는 역할을 한다.

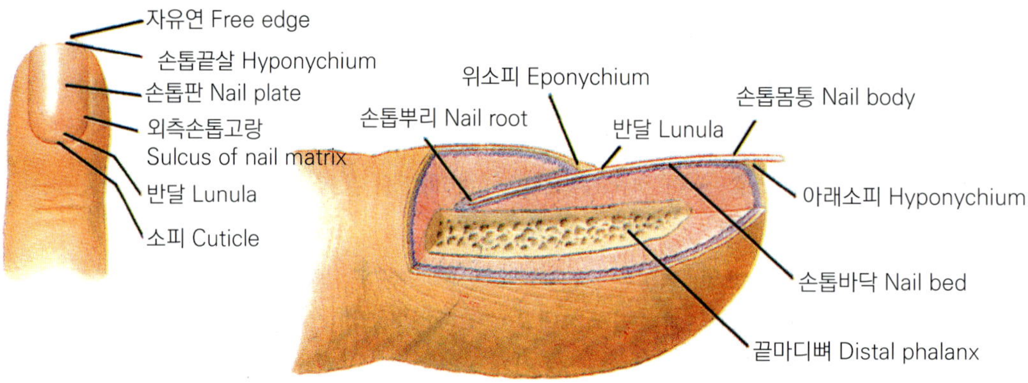

그림 4-7
손(발)톱의 구조

(2) 손톱의 자람과 기능

손톱은 손톱바탕질 nail matrix에서 새롭게 만들어지며 계속 새롭게 만들어진 손톱에 의해 오래된 것은 차차 밀려 손가락 끝을 향해 늘어나면서 자라게 된다. 자랄 때 손톱바닥 nail bed 위에 놓여서 자라며 손끝에 와서는 손톱이 피부로부터 이탈하게 된다. 손톱이 자라는 속도는 하루에 평균 0.1mm이다. 손톱의 자람은 개인에 따라 차이는 있으나 좌우 손의 손톱 자람의 차이는 거의 없다. 단지 자람의 속도가 약간 빠른 것은 가운데 손가락이며 새끼 손가락 손톱이 약간 느린 편이다.

손톱과 발톱의 기능은 물건을 잡을 때 받침대 역할을 하면서 손끝과 발끝을 보호한다. 한편 상대편에 대한 인지 감각에도 도움을 주며 엄지발가락 같은 것은 체형에도 영향을 미치게 된다. 여성의 경우 손톱과 발톱은 미용의 장식 도구로도 사용되고 있다.

3) 피부샘(피부선) cutaneous gland(그림 4-1 참조)

표피, 진피 혹은 피부밑조직내에 함몰되어 생기는 샘 gland이며 종류에는 땀샘 sweat gland, 기름샘 sebaceous gland 및 젖샘 mammary gland이 있다.

(1) 땀샘(한선) sweat glands

가늘고 긴 코일 모양의 관상선이며 관 duct은 피부 표면(땀구멍 sweat pore)에서 진피의 깊은층 또는 피부밑조직내로 뻗어서 말단에 있는 땀샘몸통부분에 연결되어 있다. 땀샘은 전신에 약 200~500만개 분포되어 있는 것으로 추정되고 있다.

특히 손바닥, 발바닥 및 이마(전두부) 피부에 밀집되어 있다. 분비샘은 진피의 깊은층이나 피부밑조직내에 있으며 관 duct은 진피내를 수직으로 달리다가 표피내에서 나선상을 이룬 다음 표피를 뚫고 피부 표면의 땀구멍을 통해 개구한다. 땀샘에는 다음과 같은 두 종류가 있다.

① 작은땀샘(소한선) ecrine glands

작은땀샘은 태어날 때부터 입술, 고막, 젖꼭지, 소음순, 대음순의 내면과 손(발)톱 등 전신 피부에 널리 분포되어 있다. 피부면을 적시면서 흐르는 땀은 작은땀샘에서 나온다. 피부면적 $1cm^2$ 안에 분포된 수는 대체로 손(발바닥)에 400개, 이마부위에 200개, 가슴부위와 아래팔부위에 180개, 다리에 90개 정도이다. 작은땀샘의 기능은 체온조절이나 피부의 피지막과 산성막형성에 관여하며 땀은 피부유연성 보존에도 극히 필요하다.

작은땀샘에서 분비되는 땀은 99%가 물이며 나머지는 NaCl, K^+, Ca^+, 요소, 요산, 암모니아, 당, 젖산, 아미노산, 철 iron 등으로 이루어져 있다.

비중은 1.005이며 pH는 4.5~7.0이다. 순수한 땀은 냄새가 없으며 땀냄새는 땀과 다른 물질이 혼합하여 세균의 작용이나 기타 요인으로 변질되어 냄새가 나는 것이다.

② 큰땀샘(대한선) apocrine glands

큰땀샘은 사춘기가 되면서 몸의 일정 부분에서 형성되며 작은땀샘에 비하여 큰 편이다. 그러나 분비되는 땀은 극히 적은 양이며 하얗게 엉켜 있다. 이곳에서 분비되는 땀은 작은땀샘에서 분비되는 땀에 비하여 많은 단백질을 함유하고 있으며 특유의 냄새를 가지고 있다. 인체에서 이들 분비물의 기능에 대해서는 잘 알려져 있지 않지만 동물들은 이 분비물로 이성을 유혹하는 역할을 한다. 사람의 경우 큰땀샘은 겨드랑이, 젖꼭지, 젖꽃판, 배꼽, 바깥음부, 항문주위, 바깥귀길 등에 분포되어 있다.

큰땀샘은 작은땀샘과 같이 직접 피부 표면에 열려 있지 않고 분비물은 기름샘의 출구에 저장되어 있다가 기름샘을 둘러싸고 있는 근육에 의해 압력이 있을 때 배출된다. 큰땀샘에서 분비되는 땀의 양은 인종간에 차이가 있어 흑인이 가장 많고 그 다음이 백인, 동양인의 순서이다. 한편 남녀의 차이는 거의 없지만 여성의 월경주기에 따라 분비량에 변동이 있으며 월경전과 월경중에 많으며 임신중에는 감소한다. 분비물의 분비는 정신적 스트레스와 에피네프린 epinephrine과 같은 물질에 의해 자극되기도 한다.

(2) 기름샘(피지선) sebaceous glands

기름샘은 진피층에 있으며 털주머니에 기름 sebum을 분비하는 샘 gland으로 털주머니와 연결되어 있다. 기름샘은 기름을 분비하여 피부의 기름막을 형성하여 피부를 보호하고 외부의 이물질의 침투를 억제하고 털과 피부표면을 매끄럽게 하며 건조한 상태를 막아주는 기능을 한다.

기름샘의 종류는 얼굴의 T-영역, 목, 가슴 등에 있는 큰기름샘(대피지선), 손바닥과 발바닥을 제외한 전신에 분포하는 작은기름샘(소피지선), 털과 접하지 않는 곳, 즉 입술, 성기, 젖꼭지, 손바닥 등에 있는 독립 기름선이 있다. 기름에는 인지질, 에스테르화된 콜레스테롤 esterified cholesterol, 납 wax 성분도 포함되어 있다. 기름샘은 사춘기의 남성들에게 집중 분비되다가 40세 이후 분비가 감소되며 60세 이후에는 현저히 감소된다.

기름생산에는 호르몬 hormone이 관여되는데 남성의 경우 테스토스테론 testosterone과 여성의 경우 에스트로겐 estrogen이다. 여성이 남성보다 피부에 노화가 빨리 일어나는 것은 40세 이후 폐경과 함께 에스트로겐이 분비되지 않기 때문이다. 한편 남성의 피부가 여성의 피부보다 노화가 늦어지는 것은 남성 호르몬인 테스토스테론의 영향 때문이다. 남성의 경우도 테스토스테론의 분비가 되지 않으면 건성피부가 된다.

(3) 젖샘 mammary gland

젖샘은 피부밑조직내에 있는 변형된 땀샘으로서 남녀 모두 가지는 피부샘의 일종이다. 여성의 경우 육아기관으로서 작용한다.

① 젖샘의 구조

젖샘조직은 유방내에 있으며 지방조직 속에 들어있는 15~20여개의 불규칙한 젖샘엽(유선엽) lactiferous lobes으로 이루어진다. 각 젖샘엽으로부터 유즙을 수송하기 위한 도관 duct으로서 1개씩의 젖샘관(유관) lactiferous duct이 나와서 젖꼭지 papilla에 모인다. 젖샘관은 젖꼭지에 개구하기 직전에 약간 넓어져서 젖샘관 팽대부위(팽대부) lactiferous sinus를 만들어 유즙이 고이도록 되어 있다(그림 4-8).

젖꼭지 mammary papilla or nipple는 유방의 중앙에 돌출한 부분이며 그 주위에는 젖꽃판(유륜) mammary areola에 의해 둘러 싸여 있다. 젖꼭지와 젖꽃판의 피부에는 색소가 침착되어 있으며 이 색소는 임신시 더 증가한다. 특히 여성유방에는 피부밑조직 속에 겨드랑으로 통하는 림프관과 림프절이 많아서 유방암이 발생했을때 그 전이 통로가 되므로 임상에서 중요시한다.

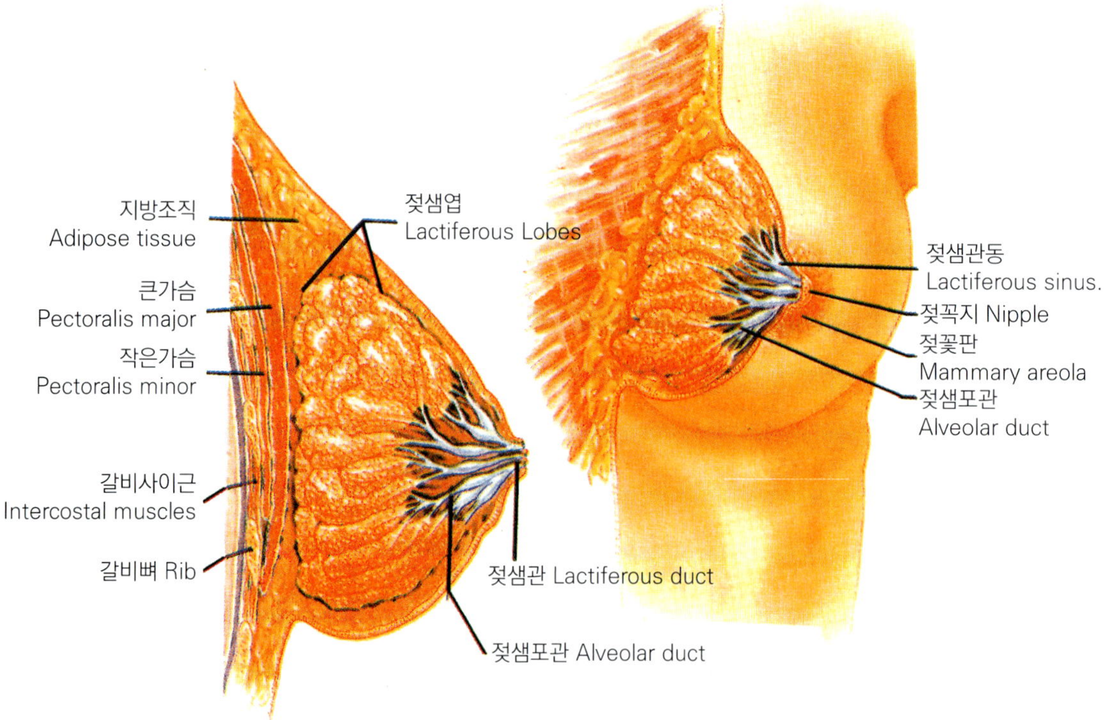

그림 4-8

유선의 구조

② 유방의 발육과 유즙분비

사춘기 이전의 남녀 아이들의 젖샘은 비슷하나 여자 아이가 사춘기에 이르면 난소 호르몬이 여성의 젖샘을 자극하여 젖샘과 젖샘관이 커지고 젖꽃판을 제외한 유방이 지방조직에 의해 둘러싸여진다. 임신중에는 태반 placenta에서 분비되는 에스트로겐과 프로게스테론에 의해 젖샘의 발육을 더욱 자극하게 된다. 임신 5주경이면 뇌하수체앞엽에서 분비되는 프로락틴 prolactin의 분비로 젖분비를 촉진하지만 에스트로겐에 의해 억제된다.

그러나 분만에 의해 태반이 분출된 이후에는 프로락틴의 작용이 활발하여 젖샘이 많은 양의 젖을 분비하도록 자극한다. 이때 프로락틴의 영향은 출산 후 2~3일까지는 일어나지 않기 때문에 젖샘은 그동안 초유 colostrum를 날마다 2~3ml 가량 분비한다. 초유에는 영양소 뿐만 아니라 출생 직후에 걸리기 쉬운 감염성 질환을 예방해 주는 면역글로불린지(IgG)라는 항체가 포함되어 있어서 생후 몇개월은 수동적으로 면역효과를 가지게 되므로 필히 먹이도록 해야 한다.

프로락틴의 영향으로 젖이 곧바로 나오지 않으나 젖샘을 싸고 있는 근상피세포의 수축으로 젖이 나오게 된다. 이 세포들의 수축으로 젖이 분비되는 것은 반사작용에 의한다. 반사작용은 어린애가 젖꼭지를 빨거나 유방이나 젖꽃판에 기계적 자극을 하게 되면 구심적으로 시상하부에 전달되어 자궁수축제인 옥시토신 oxytocin이 분비되어 도관주위의 탄력섬유를 수축시켜 젖을 배출시킨다.

그러나 어린애가 젖을 빨지 않거나 젖의 분비가 감소하게 되면 프로락틴의 분비가 중지된다. 프로락틴이 계속 분비되는 동안은 난포자극호르몬이나 황체형성호르몬의 분비가 억제되고 난소에서는 배란이 억제된다. 그러므로 어린애가 젖을 먹고 있는 동안에는 거의 임신이 불가능하나 분만후 어린애가 전혀 젖을 빨지 않으면 일개월 후에는 배란이 일어나고 6주 후에는 월경이 시작된다.

4) 피부의 할선 line of cleavage(Langer's line)

원주형의 창을 피부에 찔렸을때 상처는 원형이 아니고 긴다란 도랑처럼 된다. 이것은 피부가 부위적으로 특유의 방향선 즉 할선 cleavage lines을 가지고 있기 때문이다. 이들 할선에 평행하게 절개한 피부조직의 조직상을 보면 진피의 결합조직섬유다발은 깨끗하게 설단되어 있다. 이 방법은 외과의사의 피부절개 skin incision 때 응용되며 수술 후의 반흔이 가느다란 선으로 남게 된다.

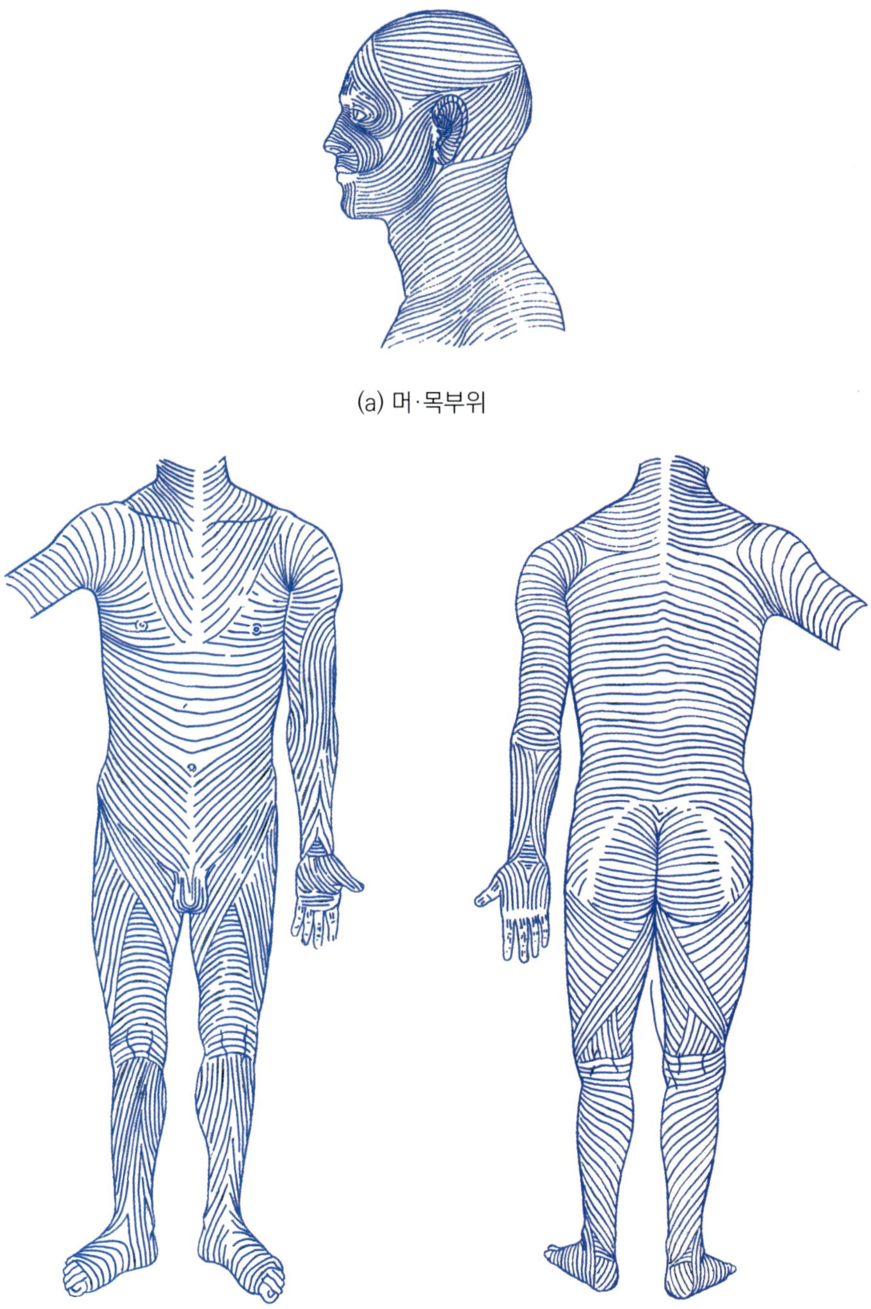

(a) 머·목부위

(b) 앞면

(c) 뒷면

그림 4-9

피부의 할선

제 5 장 뼈대계통 Skeletal system

사람은 걷고 뛰고 글을 쓰고 말을 하며 음식을 먹는데 이와 같은 움직임은 운동기관 locomotive organ에 의하여 이루어지며 이곳에서는 동적인 상태에서 뿐만 아니라 오랜시간 동안 서있을 경우에도 주도적 역할을 한다. 이와 같은 움직임에 관여하는 기관은 뼈대계통, 관절계통 및 근육계통(뼈대근)으로 구분된다.

뼈대계통(골격계) skeletal system이란 뼈와 연골, 관절, 인대로 구성된 인체의 뼈대로서 사람 특유의 형태를 지탱하고 내부장기를 보호하며, 뼈대근의 작용에 의해 각종 운동을 하며, 각종 미네랄과 지방을 저장할 뿐만 아니라 골수에서는 조혈작용까지 한다. 어른의 뼈는 206개의 뼈로 구성되어 있다.

1. 뼈의 구조와 분류 structure and classification of bone

1) 뼈의 기본구조

관절을 제외한 모든 뼈는 뼈막(골외막) periosteum으로 덮여 있으며 뼈막(골외막) periosteum과 뼈속박(꼴내박) endosteum으로 나누어진다.

(1) 뼈막(골외막) periosteum

뼈의 겉을 덮는 막으로서 관절면을 제외한 뼈의 바깥면을 덮으며 결합조직으로 구성되어 있다. 뼈막의 바깥층은 매우 촘촘하며 혈관이 잘 발달되어 있고 속층은 느슨하며 뼈의 형성에 관여하는 세포들이 있다.

뼈막은 아교질섬유에 의해 뼈조직에 단단히 붙어 있는 얇은 막이지만 뼈를 보호하고 신경과 혈관이 통과하고 있어 뼈의 영양, 성장, 골절시 재생에 관여하는 등의 매우 중요한 역할을 하고 있다.

(2) 뼈속막(골내막) endosteum

얇은 뼈속막은 내부에 골수공간 및 뼈단위 중심관과 해면골 공간의 속면을 덮고 있다. 뼈속막은 뼈의 발생과 조혈에 대한 잠재능력을 갖고 있는 세망조직이 압축된 것이다.

2) 뼈의 현미경적 구조

(1) 치밀뼈 compact bone

뼈의 표층은 단단한 치밀질로 된 뼈로서 긴뼈에서는 신경과 혈관이 세로 방향으로 통과하는 중심관 central(Haversian) canal과 막으로부터 신경과 혈관을 가로 방향으로 도입하는 관통관 perforating(Volkmann's) canal이 교통하고 있다. 뼈에 분포한 혈관은 뼈막에 분포한 후 뼈 표면과 수직인 관통관을 통해 치밀뼈에 영양을 공급하고 있다.

(2) 해면뼈 spongy bone

엉성한 해면질로 된 깊은층부위의 뼈로서 뼈조직이 지주상으로 배열되어 있어 외력에 잘 견딜 수 있도록 되어 있다(그림 5-1). 뼈잔기둥 사이와 골수공간(골수강) bone marrow cavity은 골수 bone marrow로 채워져 있으며 조혈작용에 관여한다. 조혈작용이 왕성한 골수는 적색이므로 적색골수(적골수) red bone marrow라 한다. 어린이는 대부분의 뼈가 적색골수이다(특히 척추뼈, 복장뼈, 갈비뼈, 긴뼈 등). 연령이 증가함에 따라 골수는 조혈능력이 떨어지고 지방조직이 증가한다. 이러한 상태를 황색골수(황골수) yellow bone marrow라고 하며 노인성 빈혈의 원인이 되기도 한다.

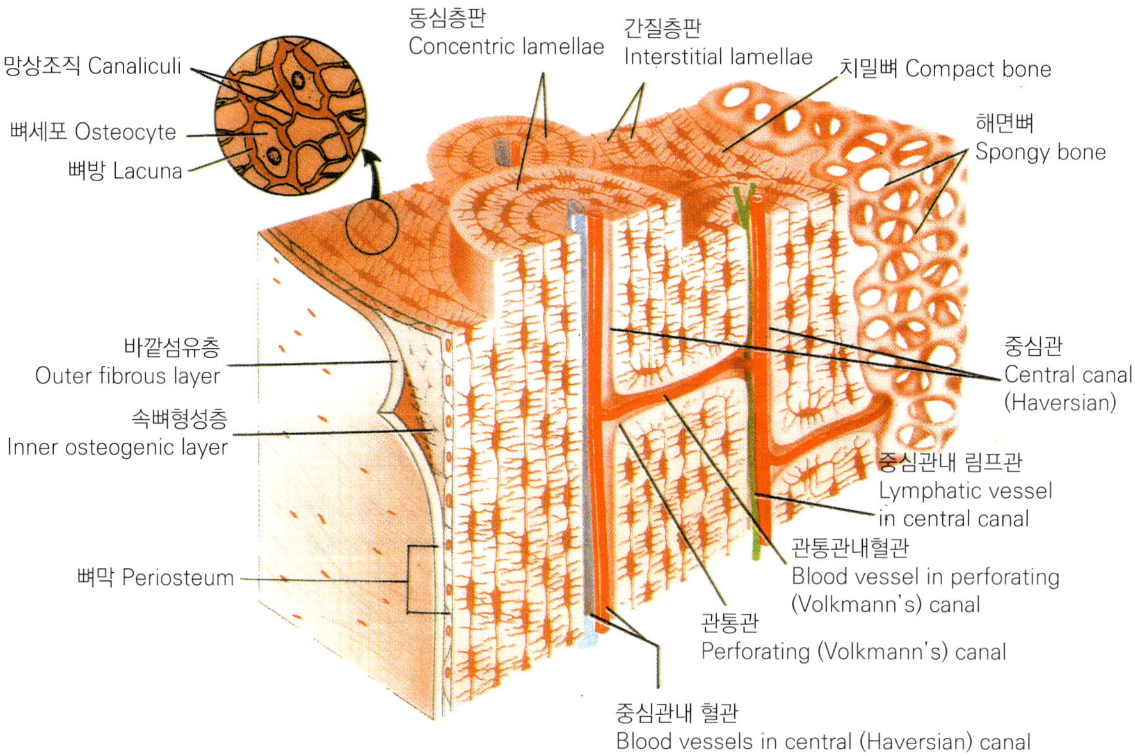

그림 5-1

뼈의 기본구조

임상에서는 골수에 대한 혈액검사를 하기 위해 복장뼈에서 복장뼈천자 sternal puncture를 하게 된다. 일반적으로 팔다리의 긴뼈는 조기에 황색골수화 하지만 복장뼈, 척추뼈 등은 노인이 되어도 적색골수로 활동하고 있다.

3) 뼈의 육안적 구조 (해부학적 표현법 anatomical descriptive term)

(1) 돌출된 구조 projection : 주로 근육, 인대의 기시, 정지부가 된다.

- **융기** eminence, protuberance : 약간 둥그스름한 돌출부분
  예) 바깥뒤통수뼈융기, 융기사이융기
- **돌기** process : 길이를 가진 돌출부
  예) 붓돌기, 가시돌기, 꼭지돌기
- **결절** tubercle : 부풀어 오른 부분
  예) 큰결절, 작은결절, 갈비뼈결절
- **거친면**(조면) tuberosity : 꺼칠꺼칠한 면을 가진 부분
  예) 어깨세모근거친면, 볼기거친면, 정강거친면
- **관절융기**(과) condyle : 관절면을 가진 골단부의 융기부
  예) 가쪽관절융기, 안쪽관절융기
- **위관절융기**(상과) epicondyle : 융기의 위쪽의 돌출부로 관절주머니의 가쪽에 있다.
  예) 가쪽위관절융기, 안쪽위관절융기
- **능선**(능) crest : 능선을 이루는 부분
  예) 정중엉치뼈능선, 큰결절능선, 엉덩뼈능선

(2) 함몰이나 구멍, 홈을 이루는 것 : 주로 혈관, 신경의 통로가 된다.

- **오금**(와) fossa : 함몰이며, 얕은 것, 깊은 것, 큰 것, 작은 것 등 다양하다.
  예) 팔꿈치오금, 다리오금, 중간머리 뼈오목, 뇌하수체오목
- **패임**(절흔) notch : 패여 들어간 곳
  예) 큰·작은궁둥뼈패임, 눈확위패임
- **고랑**(구) groove : 좁고 길게 도랑이 파져 있는 것
  예) 위상시상정맥동굴고랑, 가로정맥동굴고랑, 노신경고랑
- **틈새**(열) fissure : 2개 이상의 뼈가 만드는 틈새
  예) 위·아래눈확틈새
- **구멍**(공) foramen : 구멍
  예) 목정맥구멍, 큰구멍, 작은궁둥구멍, 척추사이구멍
- **관** canal : 관상이며, 긴 것, 짧은 것 등 다양하다.
  예) 척추관, 목동맥관, 시각신경관

4) 모양에 따른 뼈의 분류

우리 몸을 이루는 뼈의 모양은 다양하지만 다음과 같이 분류하고 있다.

(1) 긴뼈(장골) long bones

관모양의 뼈이며 폭보다 길이가 길다. 뼈끝과 뼈몸통으로 구분되며 뼈속에 골수가 충만하다. 팔다리의 뼈가 이에 속한다.

(2) 짧은뼈(단골) short bones

대개 입방모양을 하고 있으며 뼈끝과 뼈몸통의 구별이 없다. 손목뼈와 발목뼈가 이에 속한다.

(3) 납작뼈(편평골) flat bone

편평하고 양면이 치밀하며 얇다. 많은 근육의 부착이 필요하며 뇌머리뼈와 어깨뼈, 갈비뼈, 복장뼈 등이 이에 속한다.

(4) 불규칙뼈(불규칙골) irregular bones

모양이 불규칙하며 어느 모양에도 속하지 않는 뼈로서 척주뼈, 머리뼈에 있는 나비뼈, 벌집뼈 등이 이에 속한다.

(5) 공기뼈(함기골) pneumatic bones

뼈몸통내에 공기가 차있어 뼈의 크기에 비해 가볍다. 머리뼈중 위턱뼈, 이마뼈, 벌집뼈, 나비뼈, 관자뼈가 이에 속하며 코안과 교통하고 있어 코곁동굴(부비동) paranasal sinus이라고 한다. 임상에서 염증의 파급로가 될 수 있으므로 매우 중요하다.

(6) 종자뼈(종자골) sesamoid bones

종자뼈는 근육의 부착힘줄 속에 생기는 작은뼈로서 뼈와 힘줄의 마찰을 막기 위한 것이다. 인체에서는 개인차이가 있으나 손바닥부위나 발바닥부위의 뼈대에 부속되어 있다. 무릎뼈는 인체에서 가장 큰 종자뼈이다.

2. 뼈의 발생과 성장 development and growth of bone

뼈는 태생기에 중배엽에서 발생되어 성장하며 대체로 25세 정도에서 성장이 끝난다. 뼈의 발생양식은 2가지가 있다.

(1) 막뼈발생(막내골화) intramembranous ossification

머리뼈의 납작뼈, 얼굴뼈, 등의 몸통부위에서 볼 수 있는 발생방법으로서 장차 뼈가 형성될 부위

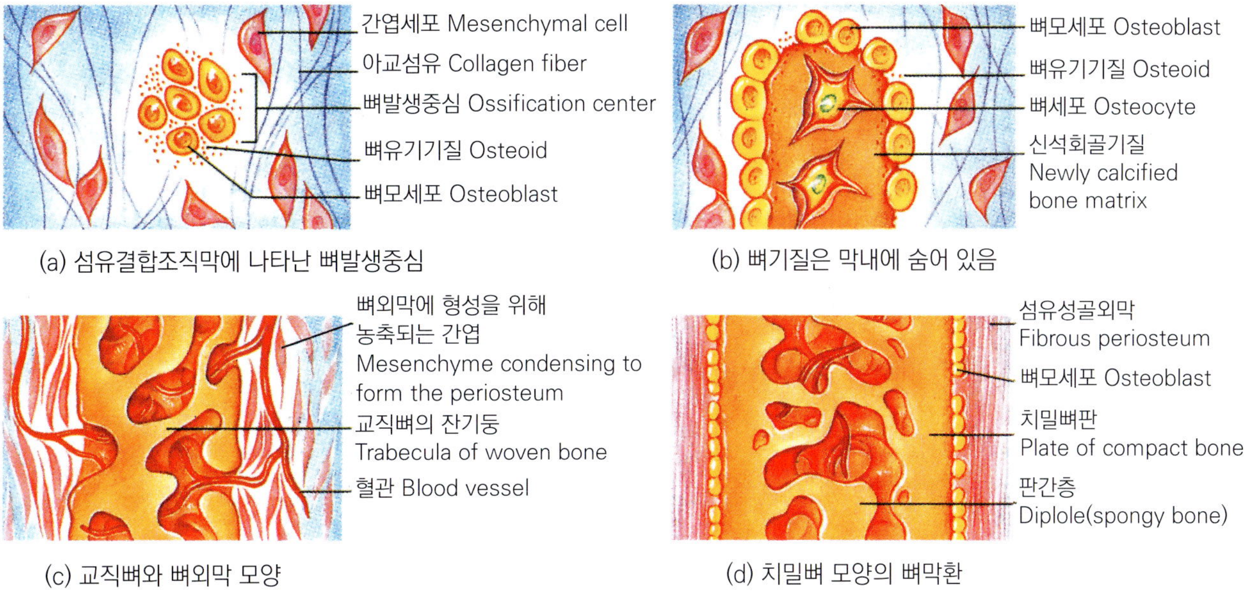

그림 5-2

머리뼈의 막뼈발생 단계

의 섬유간엽막 fibrous mesenchymal membrane에서부터 시작된다. 뼈가 생겨날 부위의 간엽조직에 먼저 혈관이 발달하고 간엽세포가 뼈모세포로 나아가 뼈세포로 분화함으로써 만들어지기 시작하며 이어서 뼈발생중심으로 뼈조직이 형성된다. 발생이 진행됨에 따라 뼈모세포는 기질에 의해 완전히 둘러 싸이고 이러한 방식에 의해 뼈모세포는 뼈방속에 격리된다. 동시에 뼈모세포의 세포돌기를 둘러싸는 기질에 의해 세관이 생겨난다. 발생중인 뼈의 외부에 남아있는 원시결합조직의 세포들이 뼈막을 만든다. 뼈막안쪽의 뼈모세포는 새로 만들어진 해면질의 표면 위로 치밀질을 만들어낸다.

(2) 연골뼈발생(연골내골화) endochondral ossification

긴뼈 및 짧은뼈에서 볼 수 있는 발생방법으로서 대부분의 인체의 뼈는 연골성 뼈이다. 연골뼈발생은 유리연골의 상태로 시작되며 뼈가 성장 발달하는 동안에 연골은 점점 관절면을 제외한 곳에서 뼈로 대치된다. 긴뼈의 뼈형성은 뼈몸통의 뼈발생중심을 둘러싸고 있는 결합조직막 부위에서 시작된다. 연골에 부착되어 있는 결합조직 세포는 뼈모세포 osteoblast로 분화하고 뼈모세포는 막뼈를 형성하는데 이 막뼈를 뼈막환(골막환) periosteal collar이라 한다.

뼈막환이 형성되고 있는 동안에 뼈사이중심에 1차뼈발생중심 primary ossification center이 발달되고 발생중인 뼈의 뼈끝은 연골로 계속 남아 성장한다. 나중에 2차뼈발생중심 second ossification center은 뼈끝에 나타나 거기서부터 모든 방향으로 해면질이 형성되며, 해면질이 뼈몸통과 뼈끝에 침착됨에 따라 뼈끝원반(골단원반) epiphyseal disk이라는 띠모양의 연골이 1, 2차뼈발생중심 사이에 남게 된다.

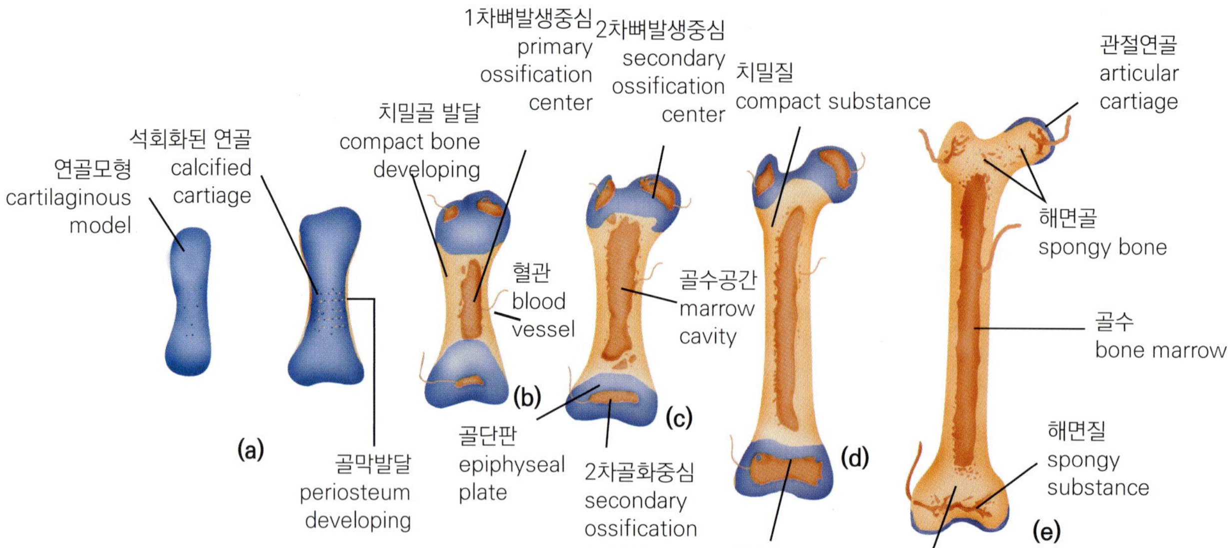

(a) 유리연골 형태를 둘러싸는 골막환의 형성
(b) 연골형태 안에 있는 유리연골의 속공간 형성
(c) 뼈막아와 해면뼈 형성에 의한 속공간의 침입
(d) 뼈발생이 계속되는 동안 골수공간의 형성 : 제5단계의 준비로 뼈끝에 2차뼈발생중심이 나타난다.
(e) 뼈끝의 뼈발생 : 완성되면 뼈끝판과 관절연골에만 유리연골이 남는다(뼈끝판은 성장기까지 길이의 성장을 주도한다).

그림 5-3

긴뼈의 연골뼈발생 단계

뼈끝원반의 연골세포가 활동하는 동안에는 긴뼈가 성장하나 일단 뼈끝과 뼈몸통사이의 뼈발생중심이 합해져 뼈끝원반이 뼈발생이되면 뼈의 성장이 끝나고 뼈끝원반은 뼈끝선 epiphyseal line이 된다.

(3) 뼈조직의 항상성 homeostasis of bone tissue

뼈는 막뼈발생과 연골뼈발생이 이루어진 뒤에도 계속해서 뼈파괴세포 osteoclast와 뼈모세포 osteoblast에 의해서 재형성되고 있다.

뼈파괴세포는 특정부위로부터 뼈조직을 재흡수하도록 자극을 받고 뼈모세포 osteoblast는 뼈를 대치하도록 활성화한다. 흡수와 대치는 서로 반대되는 과정이지만 적절하게 조정되어진다. 이와 같은 과정이 계속되면서 성인의 경우 뼈대속에 존재하는 칼슘이 매년 3~5% 정도씩 교환되지만, 뼈조직의 총량은 거의 일정하게 정상적으로 유지되어간다.

(4) 뼈의 발생·성장 및 재생에 미치는 요인 factors of affecting bone development, growth and repair

뼈의 발생, 성장 및 재생은 영양, 일조량, 호르몬분비, 운동 등 여러 가지 요인의 영향을 받게 된다.

① 비타민 A와 C : 비타민 A와 C는 정상적인 뼈 발생과 성장에 필수적 요인이다 .비타민 A는 뼈 발생 중에 일어나는 뼈조직 흡수에 필요하며 결핍시 뼈 발생의 지연을 가져온다.
비타민 C는 아교질 collagen의 합성에 필요하며 결핍시 뼈모세포는 뼈조직세포사이 물질에 아교질을 적게 만들어내므로 뼈는 비정상적으로 가늘고 약하게 된다.

② 비타민 D : 비타민 D는 소장에서 칼슘을 흡수하는데 필수적이며 비타민 D가 결핍하게 되면 칼슘흡수가 되지 않아 뼈기질내 무기염 부분에서 칼슘부족으로 이린아이의 경우 칼슘침착이 안되는 구루병 rickets이 되고 성인에서는 뼈연화증 osteomalacia이 된다.

③ 각종호르몬 : 뇌하수체 앞엽에서 분비되는 성장호르몬은 뼈끝원반에 있는 연골세포의 재생을 촉진시킨다.
이 호르몬이 결핍되면 팔다리에 있는 긴뼈들이 정상발육이 되지 않아 난쟁이가 되며, 반대로 뼈끝원반이 닫히기 전에 과다 분비되면 뇌하수체성 거인이 되기도 한다.

④ 갑상샘호르몬 thyroid hormone : 갑상샘에서 분비되는 이 호르몬은 긴뼈의 뼈끝판에 있는 연골을 뼈조직으로 대치시킨다. 이 호르몬이 결핍하게 되면 뼈의 성장이 둔화되는데 이는 뇌하수체에서 충분한 성장호르몬을 분비시키지 못하기 때문이다. 한편 과잉분비시 뼈끝원반을 조기에 뼈발생시켜 뼈의 성장을 정지시키기도 한다.

⑤ 성호르몬 sex hormone : 성호르몬도 뼈의 성장 발육에 관여한다. 고환, 난소, 부신겉질에서 분비되는 에스트로겐과 안드로겐은 뼈조직의 형성을 촉진한다. 성호르몬은 사춘기때부터 많이 분비되며 따라서 긴뼈가 자라게 된다. 여성이 남성보다 일찍 최대신장에 이르는 것은 뼈끝원반에 대한 에스트로겐의 효과가 안드로겐의 효과보다 강하기 때문이다.

3. 뼈의 생리적 기능

성인의 경우 206개나 되는 뼈는 연골과 인대와 더불어 신체의 강한 버팀역할을 하면서 운동을 가능케 하고 있다. 뼈는 외관상 죽어있는 것 같지만 살아서 왕성한 활동을 하는 조직이다.

(1) 버팀작용 supporting

뼈는 머리, 얼굴, 가슴, 팔다리와 같은 구조와 견고한 지지장치로 외관을 결정해주고, 체중을 받쳐주기도 하고 주변의 조직을 지지하면서 신체기능을 유지해준다.

(2) 지렛대작용 lever actions

팔다리 및 몸통뼈에 부착된 근육이 수축하면 지렛대라는 간단한 기계적 장치로 작용하게 된다.
예 : 놀이터의 시소, 가위와 지혈용 감자, 팔꿉관절의 굽힘과 폄

(3) 내부장기 보호작용 protection

뼈는 체강의 기초를 만들고 내부장기를 보호한다. 체강내의 장기로서 머리뼈공간속에 뇌 brain, 척주공간속에 척수 spinal cord, 가슴안속에 허파 lung와 심장 heart, 골반안속에 골반내장인 방광 Urinary bladder, 자궁 등을 보호한다.

(4) 조혈작용 hemopoiesis

혈액은 발생초기에는 배자에 있는 난황낭 yolk sac에서 만들어지나 발생 4~5개월까지는 간과 지라에서, 그리고 5개월 이후에는 각종 뼈의 골수 bone marrow에서 만들어진다.

골수는 적색골수 red marrow와 황색골수 yellow marrow가 있으며 적혈구, 백혈구, 혈소판은 적색골수에서 만들어진다. 영아뼈의 대부분은 골수공간으로 적색골수가 차지하지만 나이가 들어감에 따라 적색골수가 황색골수로 대치되며 황색골수는 혈액을 만들지 못하기 때문에 빈혈의 원인이 되기도 한다.

(5) 무기질의 저장 storage of mineral salts

뼈는 무기질 가운데 특히 몸에 필요한 칼슘 Ca^{+}과 인 P를 저장했다가 적절하게 공급해 주며 그 외 마그네슘, 나트륨, 칼륨, 탄산이온도 소량 포함되어 있다.

4. 뼈대(골격)의 구성

전신의 뼈대는 보통 성인의 경우 206개의 뼈로 구성되었으며 편의상 몸통뼈대(체간골격) axial skeleton과 팔다리뼈대(체지골격) appendicular skeleton 두부분으로 나눈다(그림 5-4).

〈몸통뼈대 axial skeleton〉

머리, 목, 몸통의 장기를 지지하고 보호하는 뼈와 연골부분으로 이루어져 있다.

- 몸통뼈대 axial skeleton
  - 머리뼈 skull
    - 뇌머리뼈 cranial bone ······ 8개
    - 얼굴뼈 facial bone ······ 14개
  - 귓속뼈 auditory ossicles ······ 3×2개
  - 목뿔뼈 hyoid bone ······ 1개
  - 척주뼈 vertebral column ······ 26개
  - 갈비뼈 ribs ······ 12×2개
  - 복장뼈 sternum ······ 1개

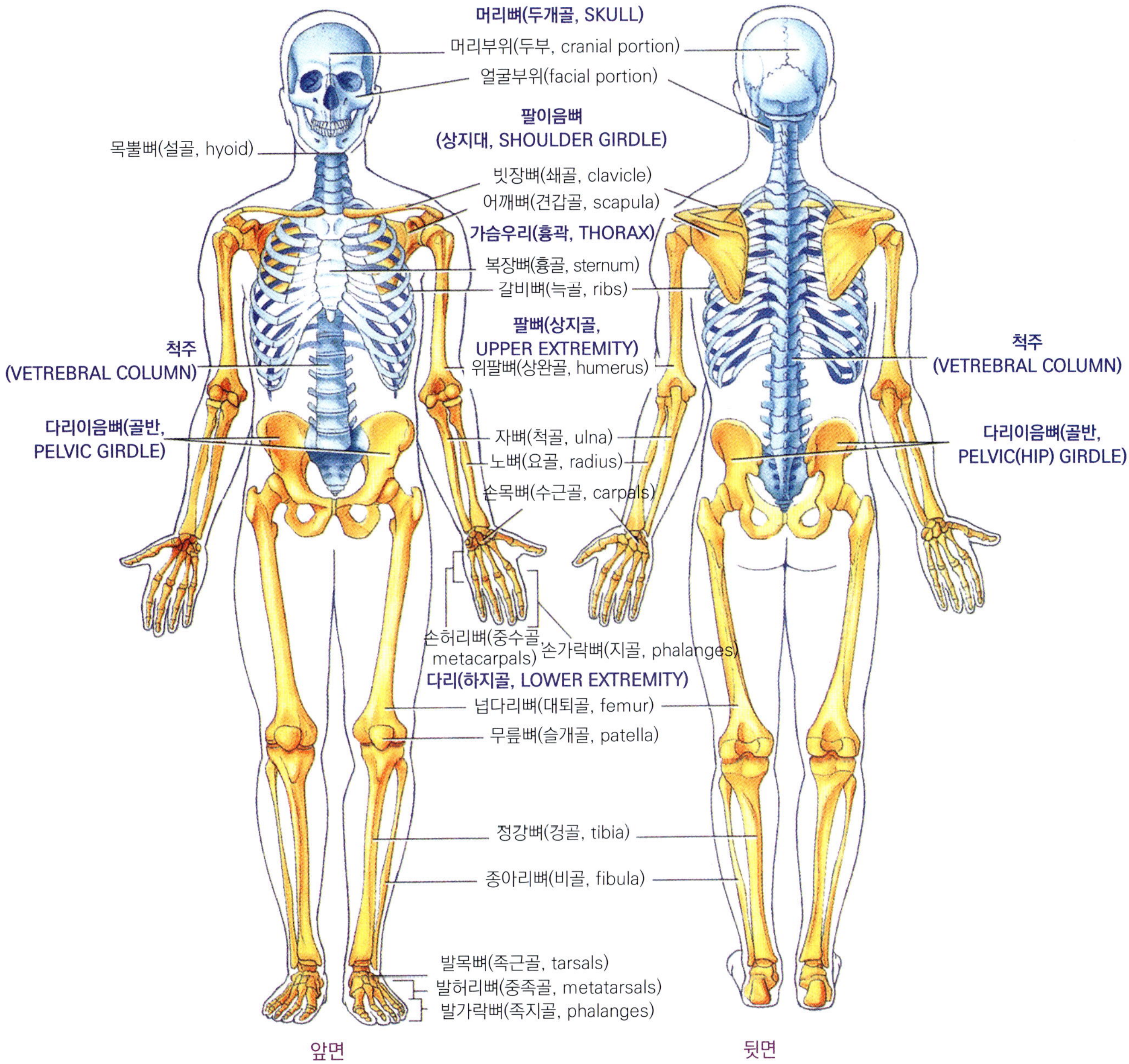

그림 5-4

인체의 뼈대계통

〈팔다리뼈대 appendicular skeleton〉

팔다리를 몸통뼈대에 부착시키는 뼈와 팔다리의 뼈들로 이루어져 있다.

- 팔다리뼈대 appendicular skeleton
  - 팔뼈 bone of upper limb
    - 팔이음뼈 shoulder girdle ······ 2×2개
    - 자유팔뼈 skeleton of free upper limb ······ 30×2개
  - 다리뼈 bone of lower limb
    - 다리이음뼈 pelvic girdle ······ 1×2개
    - 자유다리뼈 skeleton of free lower limb ······ 30×2개

※ 소아의 경우 엉치뼈 sacrum가 3~5개의 엉치뼈 sacral vertebrae로 구성되고 볼기뼈 hip bone는 엉덩뼈, 궁둥뼈, 두덩뼈 등 3개로 분리되며 꼬리뼈 coccyx도 3~5개의 작은 꼬리뼈 coccygeal vertebrae로 되어 있어 그 총수가 성인의 경우보다 많다.

1) 머리뼈(두개골) skull

머리뼈(skull)는 목불뼈를 포함하여 15종 23개의 뼈가 봉합 suture이라고 하는 불규칙한 선을 따라 꽉 맞물려 있다. 그 중 6종 8개로 이루어진 뇌머리뼈(뇌두개골) cranial bone는 윗쪽에 머리뼈공간 cranial cavity을 형성하여 뇌 brain를 보호하며 그 표면에 여러 근육이 붙어 머리의 운동과 씹기에 관여한다. 일부는 공기를 포함하는 동굴 sinus이 있어 머리뼈의 무게를 감소시키며 발성 시 공명실로 작용하여 목소리의 크기를 증폭시킨다.

아래쪽에 눈확, 코안, 입안 등의 기초가 되는 14개의 얼굴뼈(안면두개골) facial bone, 그리고 소리의 파장을 속귀 internal ear로 전달하는 6개의 귓속뼈 auditory ossicles와 1개의 독립된 목뿔뼈 hyoid bone로 대별한다.

(1) 뇌머리뼈(뇌두개골) cranial bone

① 마루뼈(두정골) parietal bones

마루뼈는 이마뼈의 바로 뒤에서 양쪽면으로 위치해 있으며 좌·우 한 쌍이 합쳐져서 뇌머리의 지붕과 벽을 형성하는 납작사변형의 뼈이다. 좌·우 마루뼈 사이에 시상봉합이 있고 좌·우 각 마루뼈의 중앙 부근에는 뼈발생점을 나타내는 마루뼈융기(두정결절) parietal eminence가 융기되어 있다. 안쪽면에는 위시상정맥동굴고랑(상시상동구) groove for superior sagittal sinus이 있어 위시상정맥동굴(상시상정맥동) superior suture을 수용하며, 앞면은 관상봉합 coronal suture을 경계로 이마뼈와 결합하고 뒷면은 뒤통수뼈와 관절한다. 시상봉합의 뒤쪽 약 1/3 부위에는 한쌍의 마루뼈구멍(두정공) parietal foramen이 있는데, 이 곳은 머리뼈공간 내·외의 정맥의 통로(마루뼈 이끌정맥=두정도출정맥 parietal emissery vein)로서 중요하다(그림 5-7 참조).

표 5-1 머리뼈의 종류

뇌머리뼈 cranial bone(6종 8개)	
마루뼈(두정골) parietal bone	2개
관자뼈(측두골) temporal bone	2개
이마뼈(전두골) frontal bone	1개
뒤통수뼈(후두골) occipital bone	1개
나비뼈(접형골) sphenoid bone	1개
벌집뼈(사 골) ethmoid bone	1개
얼굴머리뼈 facial bone(9종 15개)	
코뼈(비 골) nasal bone	2개
눈물뼈(누 골) lacrimal bone	2개
위턱뼈(상악골) maxilla	2개
광대뼈(관 골) zygomatic bone	2개
입천장뼈(구개골) palatine bone	2개
아래코선반(하비갑개) inferior nasal concha	2개
어래턱뼈(하악골) mandible	1개
보습뼈(서 골) vomer	1개
목뿔뼈(설 골) hyoid bone	1개

② 관자뼈(측두골) temporal bones

관자뼈는 머리뼈의 양쪽면에서 비늘봉합(인상봉합) squamous suture을 따라 마루뼈와 관절을 이룬다. 바깥면에는 바깥귓구멍(외이공) external acoustic foramen이 열려 있고 바깥귀길(외이도)의 아래에는 꼭지돌기(유양돌기) mastoid process와 붓돌기(경상돌기) styloid process가 있다. 꼭지돌기는 목에 있는 근육의 부착부위가 되며 붓돌기는 혀와 인두에 관련된 근육의 부착부위가 된다(그림 5-11).

속면에는 속귓구멍(내이공) internal acoustic foramen이 열려 있다. 그 속에는 평형감각기와 청각기의 중요 부분을 수용하고 있으며 그 곳의 터널이 속귀길(내이도) internal acoustic meatus이다. 바깥귀길은 얼굴신경 facial n., 속귀신경 vestibulocochlear n., 속귀혈관의 통로이다.

피라밋 아래면의 거의 중앙부에 목동맥관(경동맥관) carotid canal이 뚫려 있으며 뇌의 영양관인 속목동맥(내경동맥) int. carotid의 통로가 되며 뒤통수뼈와 피라밋 사이에 목정맥구멍(경정맥공) jugular foramen이 있어 목정맥 jugular v.이 지나간다(그림 5-9). 바깥귓구멍의 위앞쪽으로부터 길다란 광대뼈돌기(관골돌기) zygomatic process가 앞쪽으로 뻗어 있으며 광대뼈와 결합하여 뺨의 융기부를 이룬다.

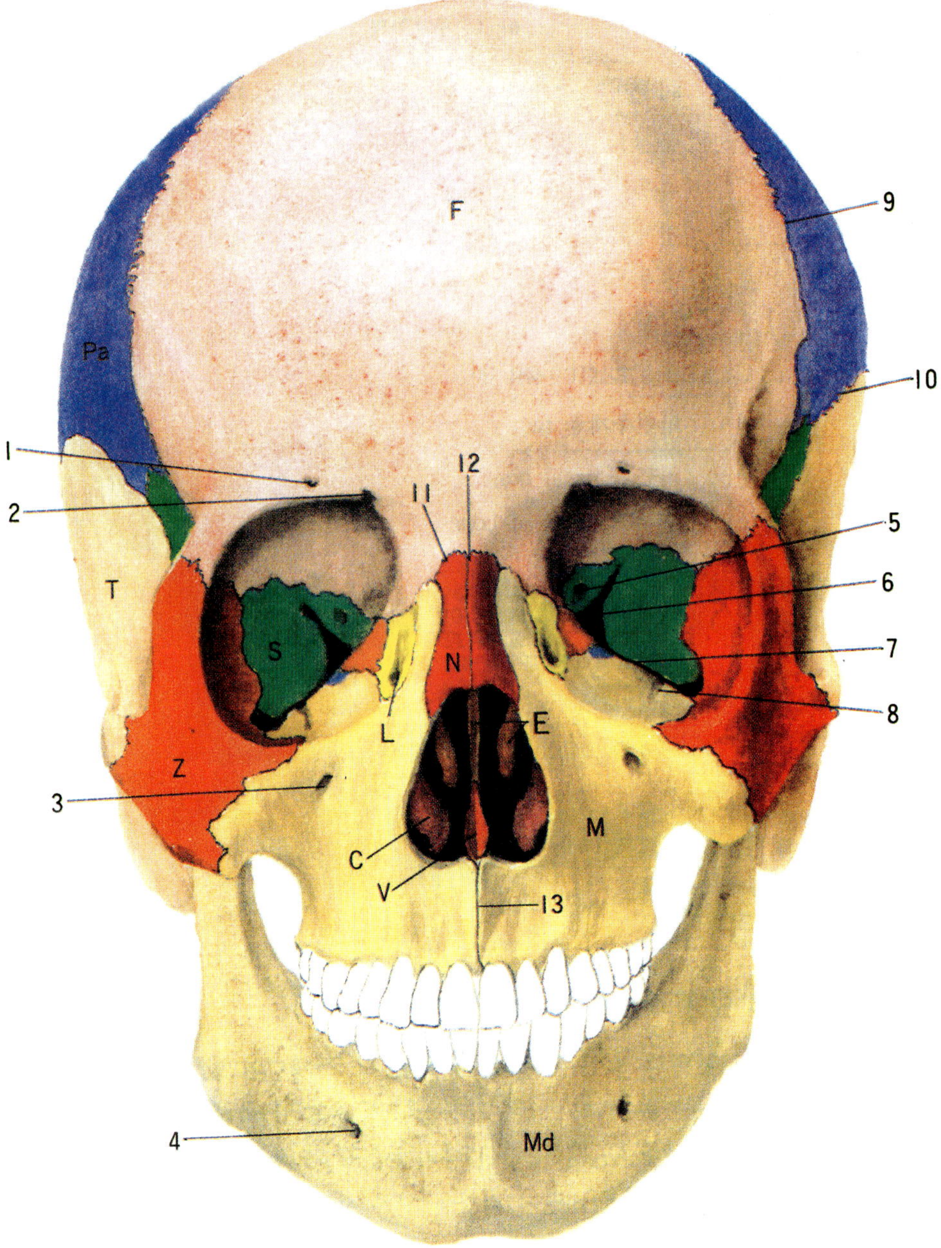

C. 아래코선반 Inf. nasal concha
E. 벌집뼈 Ethmoid bone
F. 이마뼈 Frontal bone
L. 눈물뼈 Lacrimal bone
M. 위턱뼈 Maxilla
Md. 아래턱뼈 Mandible
N. 코뼈 Nasal bone
Pa. 마루뼈 Parietal bone
S. 나비뼈 Sphenoid bone
T. 관자뼈 Temporal bone
V. 보습뼈 Vomer
Z. 광대뼈 Zygomatic bone
1. 눈확위구멍 Supraorbital foramen
2. 이마뼈패임 Frontal notch
3. 눈확아래구멍 Infraorbital foramen
4. 턱끝구멍 Mental Foramen
5. 시각신경관 Optic canal
6. 위눈확틈새 Sup. orbital fissure
7. 아래눈확틈새 Inf. orbital fissure
8. 눈확아래고랑 Infraorbital groove
9. 관상봉합 Coronal stuture
10. 비늘봉합 Squamous suture
11. 이마코뼈봉합 Frontonasal suture
12. 코뼈사이봉합 Internasal suture
13. 위턱사이봉합 Intermaxillary`suture

그림 5-5

머리뼈의 앞면

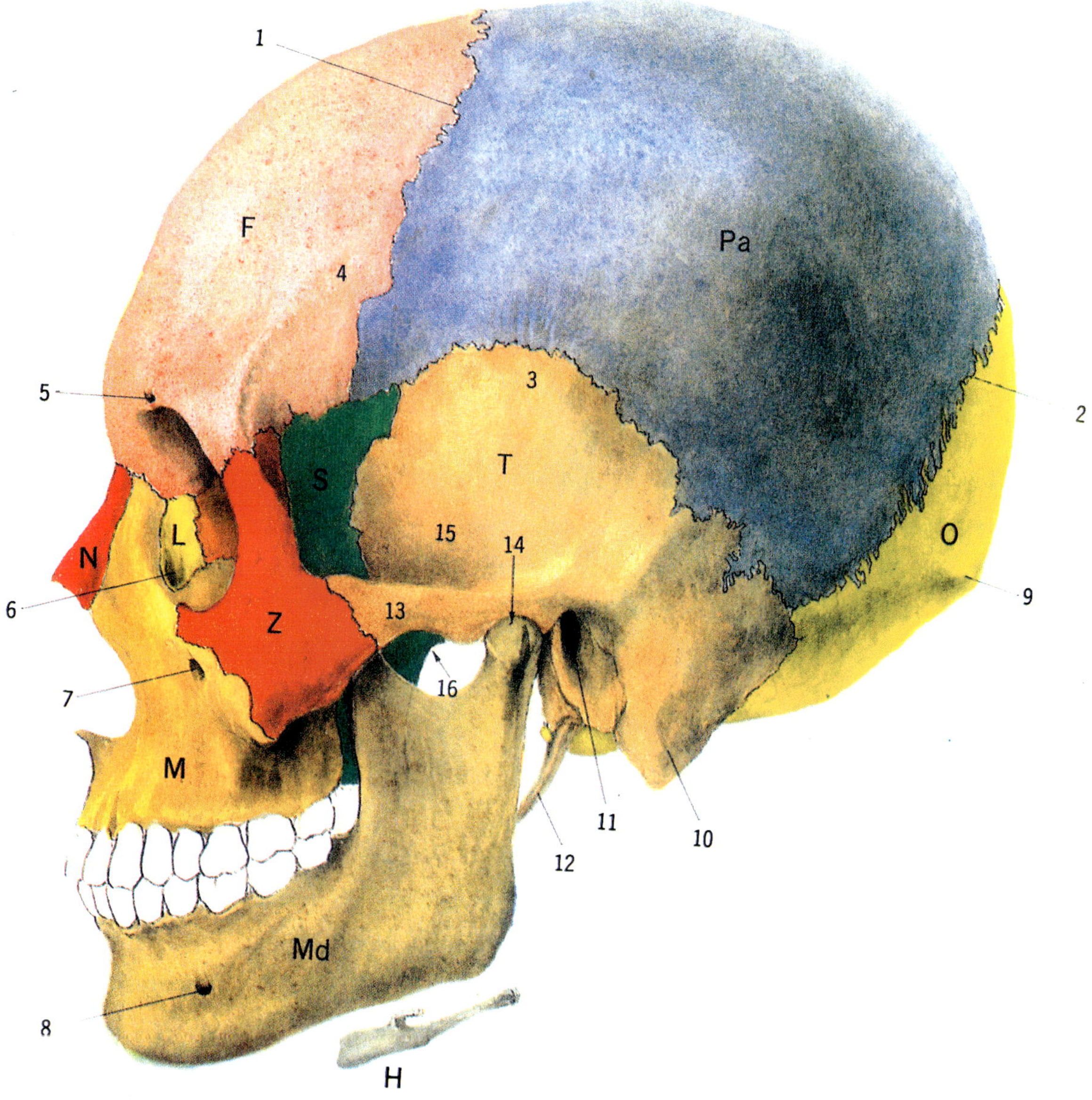

F. 이마뼈 Frontal bone
H. 목뿔뼈 Hyoid bone
L. 눈물뼈 Lacrimal bone
M. 위턱뼈 Maxilla
Md. 아래턱뼈 Mandible
N. 코뼈 Nasal bone
O. 뒤통수뼈 Occipital bone
Pa. 마루뼈(좌측) Parietal bone
S. 나비뼈 Sphenoid bone
T. 관자뼈 Temporal bone
Z. 광대뼈 Zygomatic bone

1. 관상봉합 Coronal suture
2. 람다봉합 Lambdoid suture
3. 인상봉합 Squamous suture
4. 위관자선 Sup. temporal line
5. 눈확위구멍 Supraorbital foramen
6. 눈물주머니오목 Lacrimal fossa
7. 눈확아래구멍 Infraorbital foramen
8. 턱끝구멍 Mental foramen
9. 바깥뒤통수뼈융기 Ext. occipital protuberance
10. 꼭지돌기 Mastoid process
11. 바깥귀길 External acoustic meatus
12. 붓돌기 Styloid process
13. 광대활 Zygomatic arch
14. 턱관절 Temporomandibular joint
15. 관자오목 Temporal fossa
16. 관자아래오목 Infratemporal fossa

그림 5-6

머리뼈의 측면

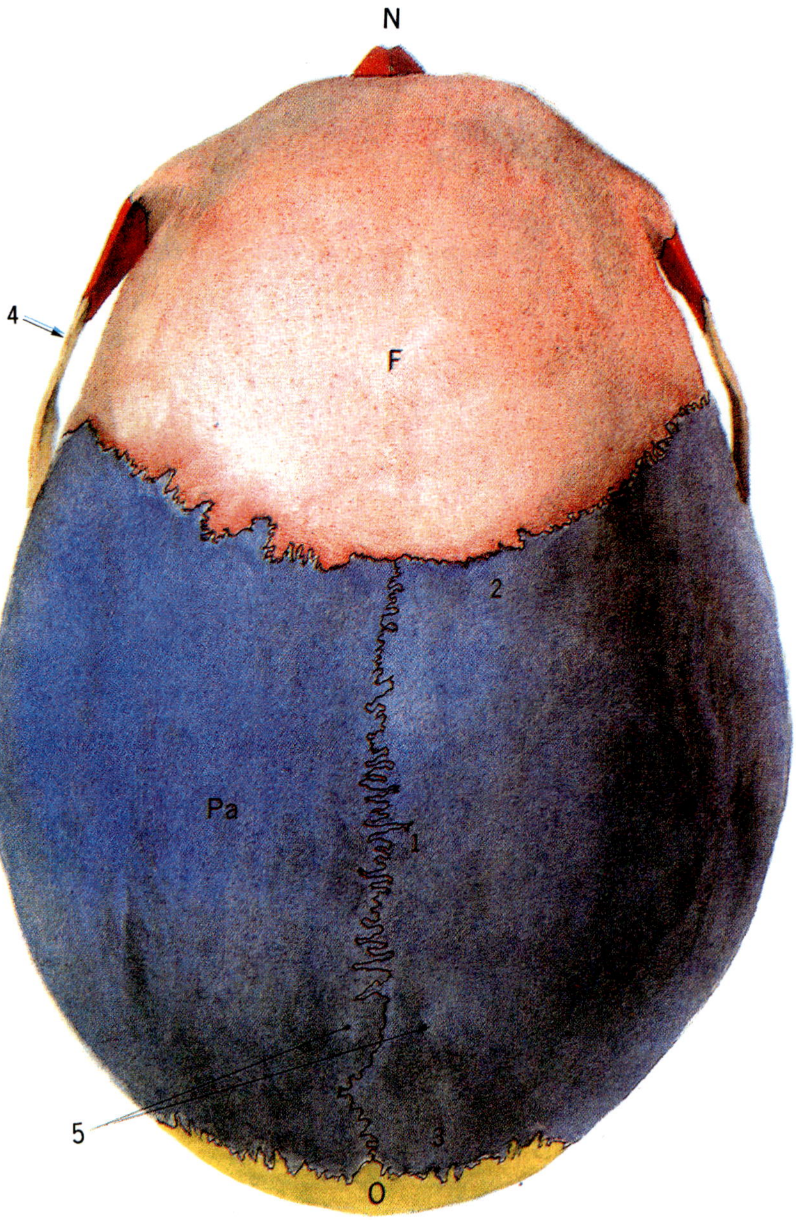

F. 이마뼈 Frontal bone
N. 코뼈 Nasal bone
O. 뒤통수뼈 Occipital bone
Pa. 마루뼈 Parietal bone

1. 시상봉합 Sagittal suture
2. 관상봉합 Coronal suture
3. 람다봉합 Lambdoid suture
4. 광대활 Zygomatic arch
5. 마루뼈구멍 Parietal foramen

그림 5-7
머리뼈의 상면

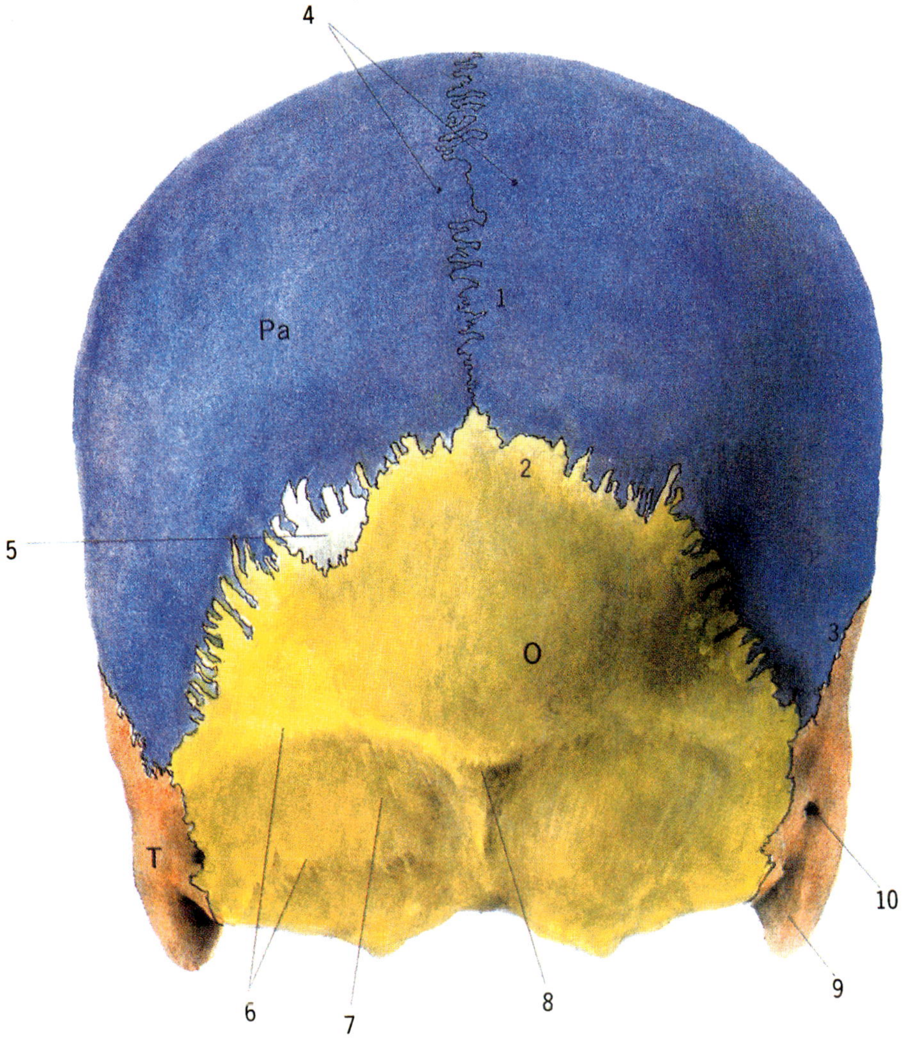

O. 뒤통수뼈 Occipital bone
Pa. 마루뼈 Parietal bone
T. 관자뼈 Temporal bone

1. 시상봉합 Sagittal suture
2. 람다봉합 Lambdoid suture
3. 비늘봉합 Squamous suture
4. 마루뼈구멍 Parietal foramen
5. 봉합뼈 Sutural bone
6. 위·아래목덜미선 Sup. & inf. nuchal lines
7. 목덜미평면 Nuchal plane
8. 바깥뒤통뼈융기 Ext. occipital protuberance
9. 꼭지돌기 Mastoid process
10. 꼭지구멍 Mastoid foramen

그림 5-8

머리뼈의 후면

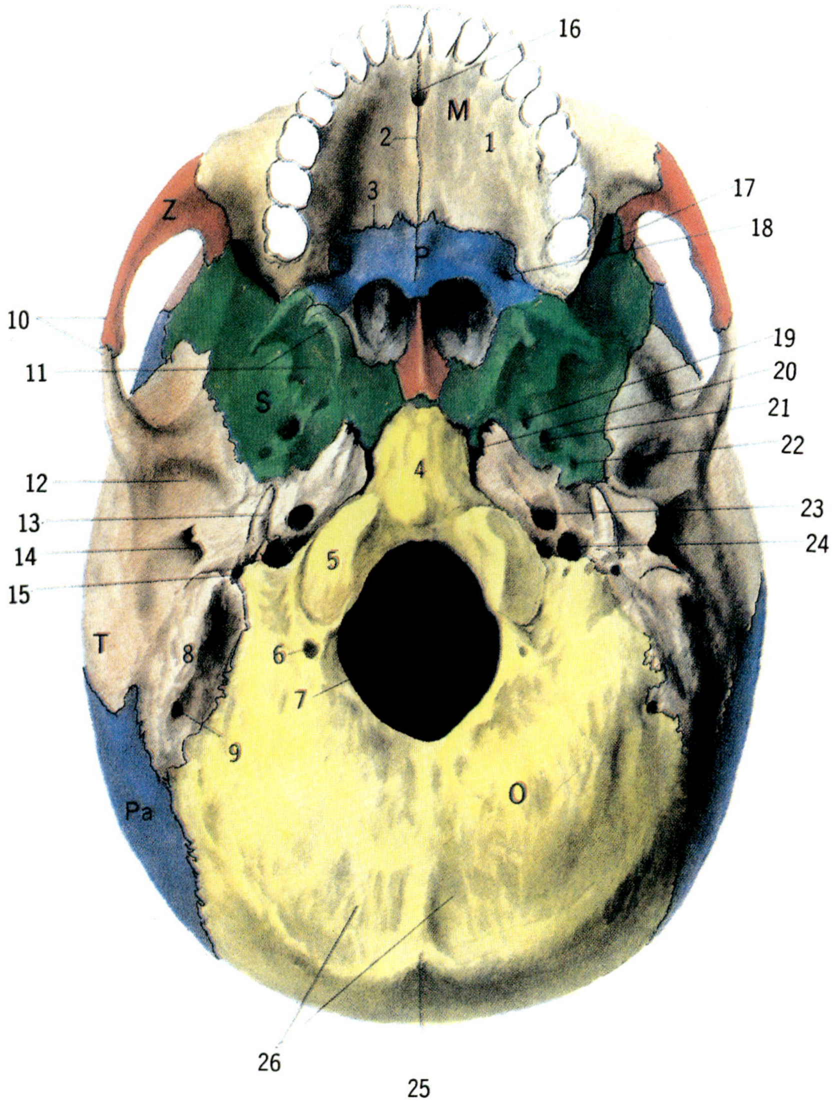

M. 위턱뼈 Maxilla
O. 뒤통수뼈 Occipital bone
P. 입천장뼈 Palatine bone
Pa. 마루뼈 Parietal bone
S. 나비뼈 Sphenoid bone
T. 관자뼈 Temporal bone
Z. 광대뼈 Zygomatic bone

1. 입천장돌기(위턱뼈) Palatine process(maxilla)
2. 정중입천장봉합 Med. palatine suture
3. 가로입천장봉합 Transverse palatine suture
4. 인두결절(바달돌기의) Pharyngeal tubercle (Basilar process)
5. 뒤통수관절융기 Occipital condyle
6. 관절융기관 Condylar canal
7. 큰구멍 Foramen magnum
8. 꼭지돌기 Mastoid process
9. 꼭지구멍 Mastoid foramen
10. 광대활 Zygomatic arch
11. 날개돌기(내·외측판) Pterygoid process (Med & lat. lamina)
12. 턱관절오목 Mandibular fossa
13. 붓돌기 Styloid process
14. 바깥귀구멍 Ext. acoustic meatus
15. 붓꼭지구멍 Stylomastoid foramen
16. 앞니오목(절치관) Incisive fossa
17. 아래눈확틈새 Inf. orbital fissure
18. 큰입천장구멍 Geater palatine foramen
19. 날개관 Pterygoid canal
20. 파열구멍 Forament lacerum
21. 타원구멍 Foramen ovale
22. 뇌막동맥구멍 Foramen spinosum
23. 목동맥관 Carotid canal
24. 목정맥구멍 Jugular foramen
25. 바깥뒤통수뼈융기 Ext. occipital protuberance
26. 목덜미평면 Nuchal plane(line)
27. 보습뼈 Vomer

그림 5-9

머리뼈의 아래면

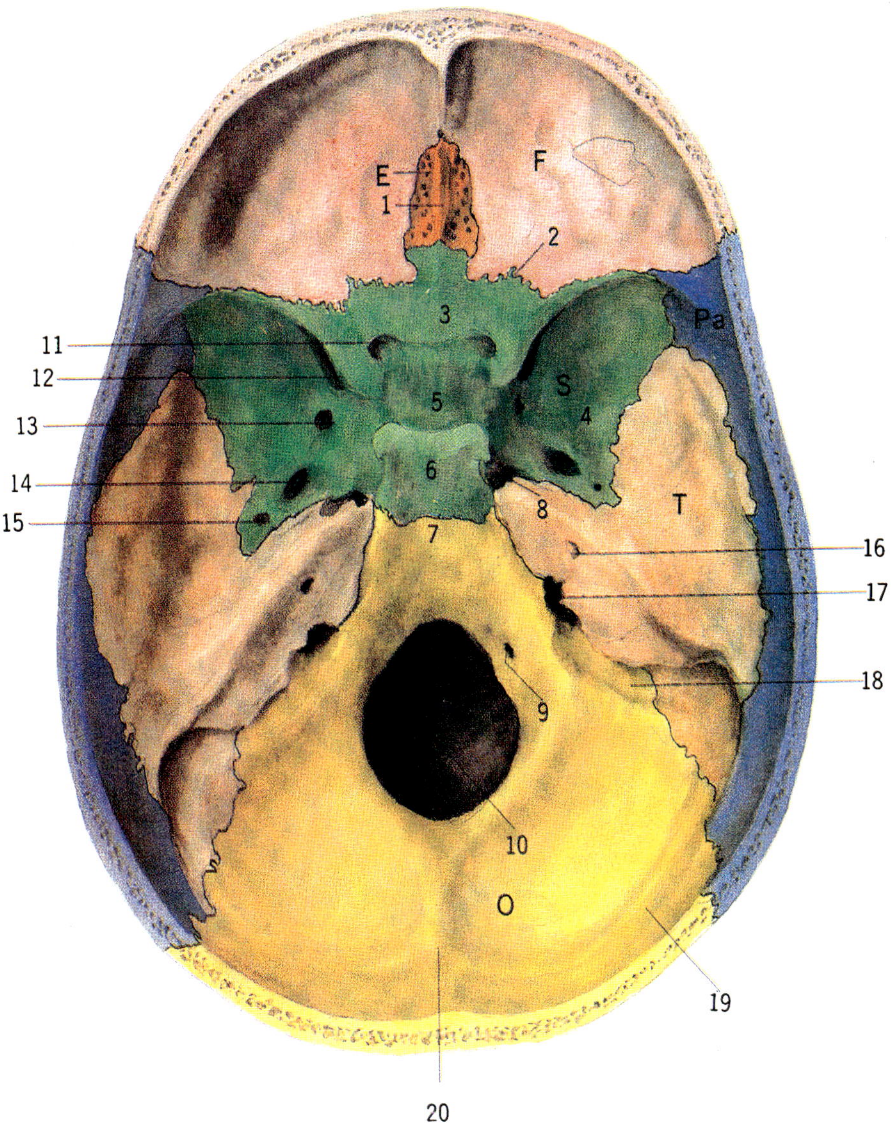

E. 벌집뼈(사판) Ethmoid bone
F. 이마뼈 Frontal bone
O. 뒤통수뼈 Occipital bone
Pa. 마루뼈 Parietal bone
S. 나비뼈 Sphenoid bone
T. 관자뼈 Temporal bone

1. 볏돌기 Crista galli
2. 나비뼈이마봉합 Spheno frontal suture
3. 나비뼈작은날개 Lesser wing
4. 나비뼈큰날개 Great wing
5. 뇌하수체오목 Hypophysial fossa
6. 안장 Dorsum sellae
7. 비스듬틀 Clivus
8. 파열구멍 Foramen lacerum
9. 혀밑신경관 Hypoglossal canal
10. 큰구멍 Foramen magnum
11. 시신경관 Optic canal
12. 위눈확틈새 Sup. orbital fissure
13. 원형구멍 Foramen rotundum
14. 타원구멍 Foramen ovale
15. 뇌막동맥구멍 Foramen spinosum
16. 속귓구멍 Internal acoustic meatus
17. 목정맥구멍 Jugular foramen
18. S상정맥동고랑 Groove for sigmoid sinus
19. 가로정맥동굴고랑 Groove for transverse sinus
20. 속뒤통수뼈융기 Internal occipital protuberance

그림 5-10

머리뼈 공간의 바닥

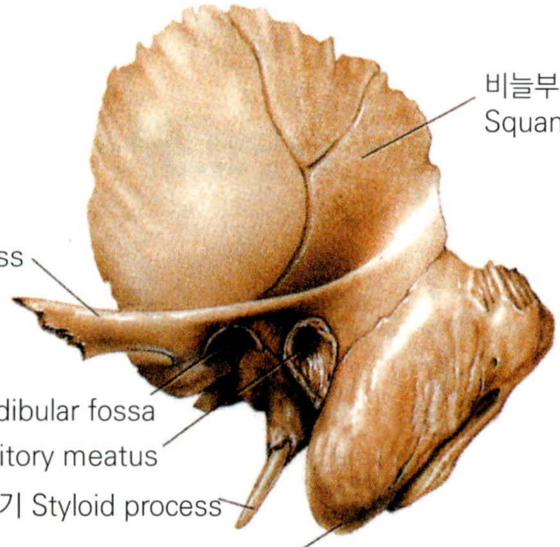

그림 5-11
관자뼈

③ 이마뼈(전두골) frontal bone

머리뼈의 앞면을 형성하는 납작뼈로 이마 눈확의 위벽과 코안의 천정을 포함한다. 눈확위모서리에는 이마뼈로 향하는 혈관 및 신경의 통로가 되는 눈확위구멍(안와상공) supraorbital foramen이 있으며, 이마뼈의 미간 glebella 부위에는 코안과 교통하고 있는 한쌍의 이마뼈동굴(전두동) frontal sinus이 있다(그림 5-12).

이마뼈는 태생기에 한 쌍이 만들어져 이마봉합(전두봉합) frontal suture으로 연결되어 있지만 출생후 1~2년이 지나면 봉합선이 소실되고 대개 5~6세에는 완전융합되어 한개의 뼈로 된다. 양쪽 이마뼈의 뼈발생점은 이마뼈융기(전두결절) frontal tuberosity로서 돌출되어 있다.

④ 뒤통수뼈(후두골) occipital bone

뒤통수뼈는 람다봉합 lambdoidal suture을 따라 마루뼈와 관절하며 머리뼈의 뒷면과 머리뼈의 바닥을 이루는 뼈이다. 바깥 중앙부위에는 바깥뒤통수뼈융기(외후두융기) external occipital protuberance가 돌출해 있으며, 그 융기의 끝점을 뒤통수점 inion이라고 한다. 속면에는 속뒤통수뼈융기(내후두융기) internal occipital protuberance와 이것을 중심으로 십자융기 cruciate eminence가 있다.

뒤통수뼈의 머리바닥에는 큰구멍(대공) foramen magnum이 있어 이곳이 뇌와 척수의 교통부위(경계)가 된다. 큰구멍 양쪽 아래쪽에 뒤통수뼈관절융기(후두과) occipital condyle가 있으며 첫째목뼈와 관절하는 관절머리가 된다. 뒤통수관절융기바닥부위(후두과 기저부)에는 혀밑신경이 지나가는 혀밑신경관(설하신경관) hypoglossal canal이 있다.

뒤통수뼈의 앞면에는 나비뼈, 바깥쪽에는 관자뼈, 위로는 마루뼈와 관절하고 있다(그림 5-13).

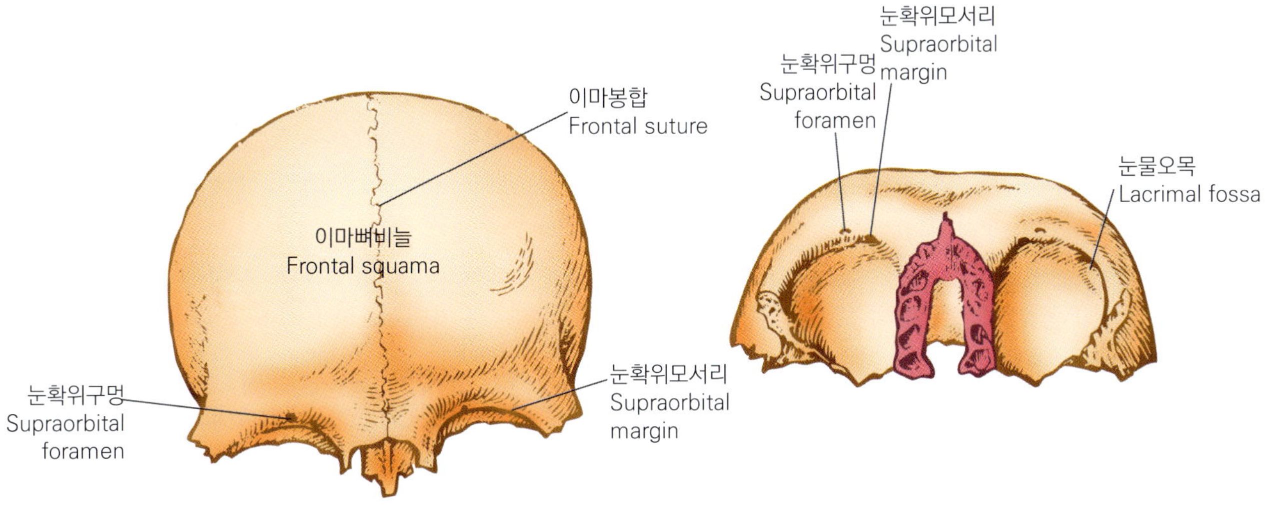

그림 5-12

이마뼈

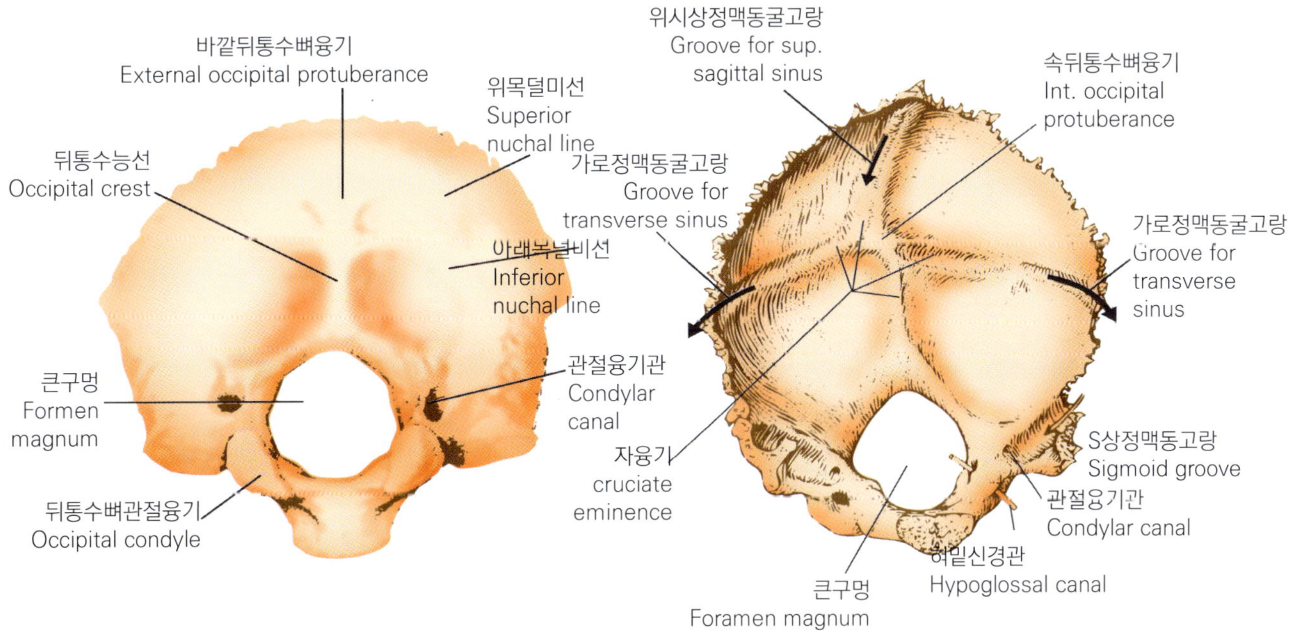

그림 5-13

뒤통수뼈

⑤ 나비뼈(접형골) sphenoid bone

머리뼈의 바닥 중앙에 위치하며 날개를 편 나비 모양의 뼈로 여러 개의 뼈 사이에 끼어 있다. 나비뼈몸통의 등면에는 안장 모양의 터키안 sella turcica이 있으며 그 중앙부의 오목한 곳을 뇌하수체오목(하수체와) hypophyseal fossa이라 하며 그곳에 뇌하수체가 들어 있다. 날개에 해당하는 납작부위는 앞쪽의 작은날개(소익) lesser wing, 뒤쪽의 큰날개(대익) greater wing이며 아래쪽으로 돌출된 날개돌기(익상돌기) pterygoid process가 있다(그림 5-14, 15).

나비뼈몸통의 내부는 한 쌍의 나비뼈동굴(접형골동) sphenoid sinus이 코안으로 개구한다. 나비뼈몸통의 내부는 좌·우 큰날개의 기부에는 앞에서부터 원형구멍(정원공) foramen rotundum, 타원구멍(난원공) foramen ovale 및 뇌막동맥구멍(극공) foramen spinosum이 차례로 개구하며 각각 위턱신경, 아래턱신경 및 중뇌간막동맥이 통과한다.

⑥ 벌집뼈(사골) ethmoid bone

벌집뼈는 코안의 위부위 바깥쪽벽 및 코중격의 일부를 이루는 가벼운 공기뼈로서 벌집체판(사판) cribriform plate, 수직판 perpendicular plate, 미로 labyrinth의 세 부분으로 되어 있다. 벌집체판은 코안의 지붕을 형성하는 뼈판으로 후각신경의 통로가 되는 15~20쌍의 작은 구멍이 있으며, 수직판은 코중격을 형성하고 있으며 아래 모서리는 보습뼈와 관절한다. 미로는 벌집이라는 벌집모양의 함기동굴이 주체를 이루고 있다(그림 5-16).

위쪽에는 머리뼈공간 내로 향하는 볏돌기(계관) crista galli는 뇌경질막의 부착부가 되며 벌집뼈쪽에는 코속으로 위코선반과 중간코선반 superior, middle nasal concha이 돌출해 있다.

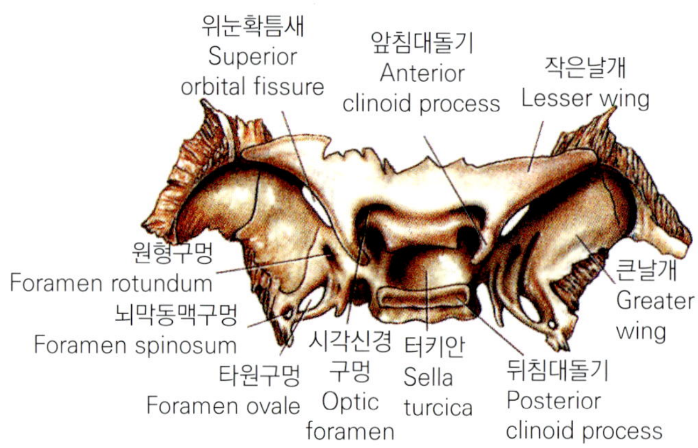

그림 5-14

나비뼈(윗면)

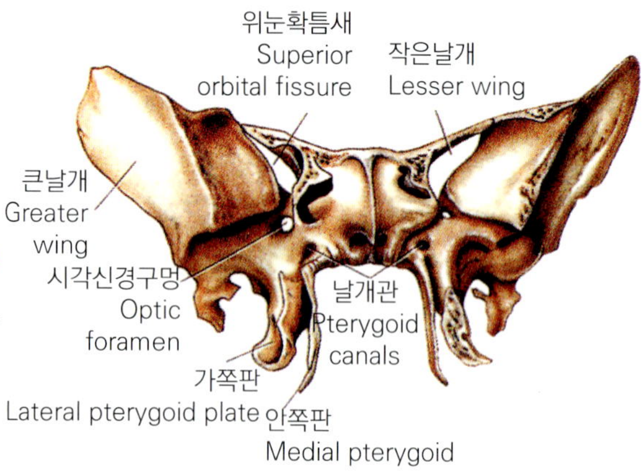

그림 5-15

나비뼈(앞면)

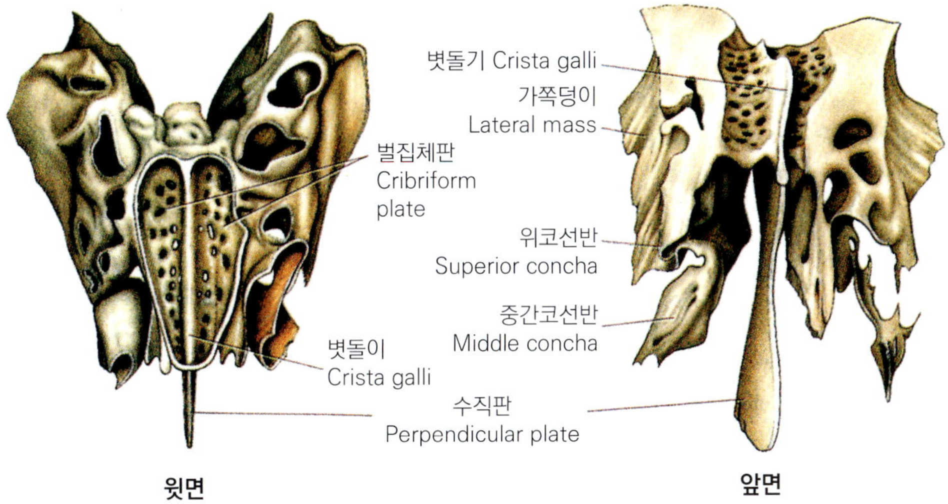

그림 5-16
벌집뼈

(2) 얼굴뼈(안면골) facial bones

얼굴의 뼈는 맞물려 움직이지 않는 13개의 뼈와 1개의 움직이는 아래턱뼈로 구성되어 있다. 아래턱뼈는 머리뼈에 인대로 연결되어 있고 목뿔뼈는 다른 얼굴머리뼈와는 완전히 분리되어 혀근육 부위에 매몰되어 있다.

얼굴뼈는 얼굴의 기본적인 형태를 이루면서 얼굴의 표정을 조정하는 여러 근육들의 부착부위가 된다.

① 코뼈(비골) nasal bones

코뼈는 거의 직사각형의 길고 얇은 뼈로 코 external nose의 형태를 결정한다. 좌·우 한 쌍의 코뼈는 고안의 앞위벽의 일부를 이루며 아래부위에는 코의 모양을 이루고 연골조직이 부착되어 있다.

② 눈물뼈(누골) lacrimal bones

위턱뼈와 벌집뼈 사이에 위치한 작고 얇은 한 쌍의 뼈이며 눈확안쪽벽 앞쪽에 있는 뼈로 세로로 달리는 고랑의 눈물고랑(누낭구) lacrimal groove이 있고 위턱뼈와 합쳐서 눈물오목(누낭와) lacrimal fossa을 형성하며 아래쪽에 코눈물관(비루관) nasolacrimal canal이 이어진다.

③ 위턱뼈(상악골) maxillary bones

위턱뼈는 얼굴의 중앙에 위치하는 튼튼한 뼈로 좌·우 한 쌍이 합쳐서 위턱을 만들며 몸통 body, 이마돌기(전두돌기) frontal process, 광대뼈돌기(관골돌기) zygomatic process, 입천장돌기(구개돌기) palatine process 및 이틀돌기(치조돌기) alveolar process로 구분된다. 위턱뼈몸통속의

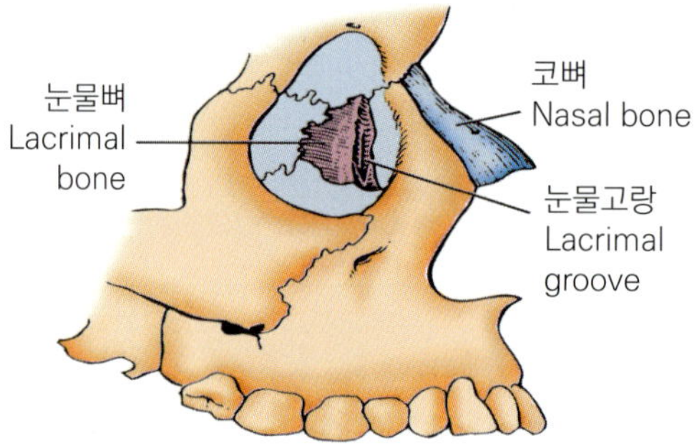

그림 5-17

코뼈, 눈물뼈(위치, 외형)

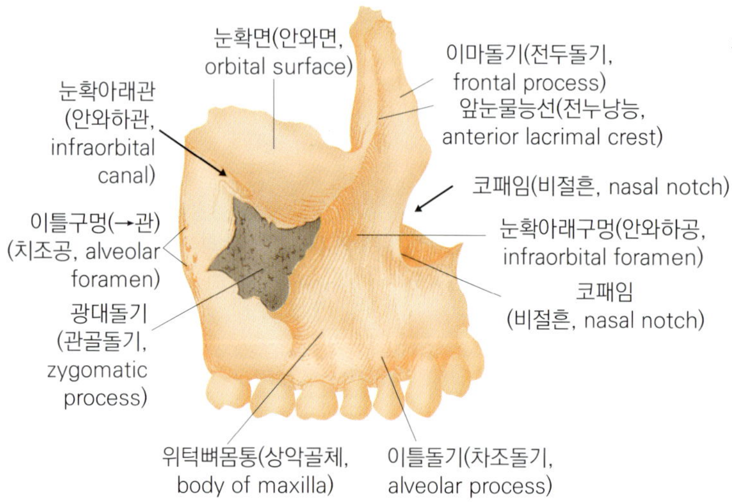

그림 5-18(a)

위턱뼈 오른쪽(내면)

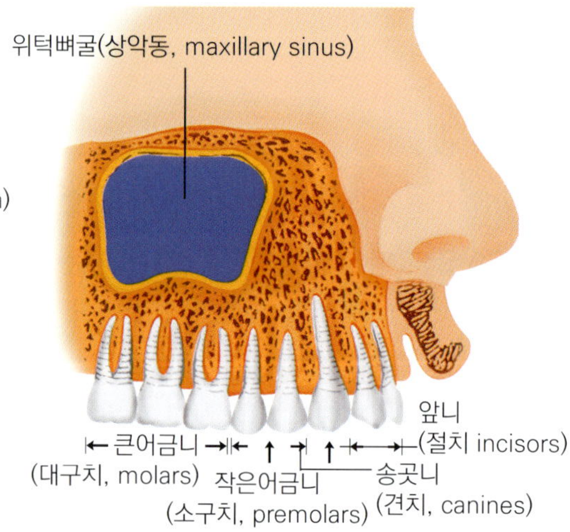

그림 5-18(b)

위턱뼈 오른쪽(외면)

코안 바깥쪽에는 중간콧길에 개구하는 위턱뼈동굴(상악동) maxillary sinus이 있다(그림 5-18).

이마돌기는 앞안쪽에 있으며 위가쪽으로 뻗어 광대뼈와 관절하고, 이틀돌기는 밑으로 뻗어 이틀활(치조궁) alveolar arch을 형성하여 윗니를 수용한다. 입천장돌기는 수평의 판상구조로 좌우의 것이 합하여 단단입천장(경구개) hard palate를 이루고 입안과 코안의 경계를 짓는다. 위턱뼈몸통 앞면의 눈확모서리에서 1cm 정도 아래쪽에는 눈확아래구멍(안와하공) infraorbital foramen이 있어 눈확아래신경과 혈관의 통로가 된다.

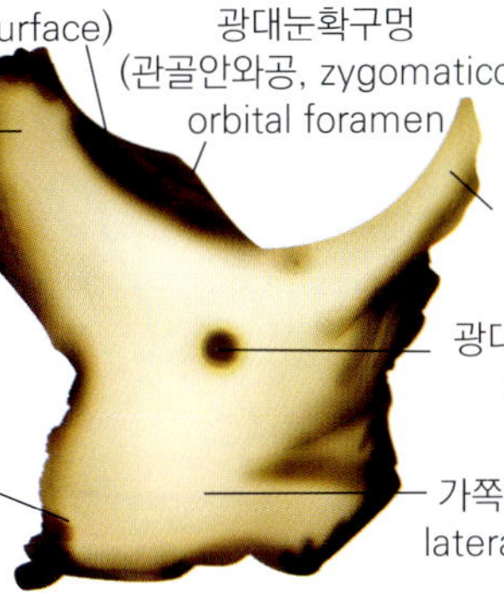

그림 5-19

오른쪽 광대뼈(바깥면)

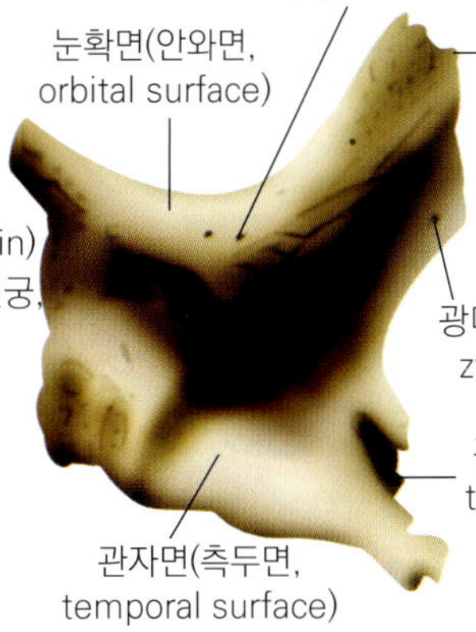

그림 5-20

오른쪽 광대뼈(안 면)

④ 광대뼈(관골) zygomatic bones

빰 위쪽의 돌출부, 즉 광대뼈이다. 불규칙한 사각형으로 일부는 눈확의 가쪽·아래벽을 형성한다. 앞쪽은 위턱뼈의 관절돌기와 광대뼈의 위턱돌기사이 관절하며 뒷쪽은 관자뼈의 관절돌기와 광대뼈의 관자돌기가 만나 광대활(관골궁) zygomatic arch을 형성한다.

⑤ 입천장뼈(구개골) palatine bones

L자 모양의 좌우 한 쌍의 작은 뼈로 수직판 perpendicular plate과 수평판 horizontal plate으로 구분된다. 수직부분은 코안의 가쪽벽을 이루고 수평부분은 단단입천장의 뒷면과 코안의 바닥을 형성한다.

⑥ 아래코선반(하비갑개) inferior concha of nose

코안의 가쪽벽을 이루는 조개껍질모양인 한 쌍의 독립뼈로서 코선반중 가장 큰 코선반으로 벌집뼈의 중간코선반 아래에 위치한다. 코안내의 점막을 지지한다(위·중간코선반은 벌집뼈의 일부이다).

⑦ 아래턱뼈(하악골) mandible

아래턱뼈는 우리 인체에서 가장 강한 뼈로서 수평한 말굽모양을 하고 있다. 치아가 있는 부분을 턱뼈몸통(하악체) mandible body이라 하며 입안의 아래부위를 형성하고 성인의 경우 16개의 이틀이 있으며 위모서리에는 이틀활(치주궁) alveolar arch이 있다. 턱뼈몸통 앞면의 중앙부위 아랫쪽에 턱(이)융기 mental protuberance가 있는데, 이 융기가 치열보다 앞쪽으로 나온 것이 사람의 특징 중 하나이다.

이틀부위 뒤쪽에서 위쪽을 향해 돌출된 부분을 턱뼈가지(하악지) ramus라고 하며 앞·뒤 두부분으로 갈라져 있다. 앞의 것은 근육돌기(근돌기) coronoid process로 씹기근육이 부착하며, 뒤의 것은 관절돌기 condylar process로 관자뼈의 턱관절 오목과 관절하여 턱관절(악관절) temporo-mandibular joint을 만든다.

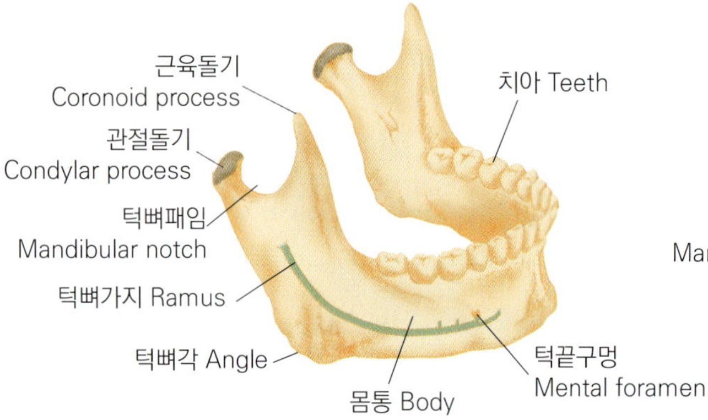

그림 5-21

아래턱뼈 외측면

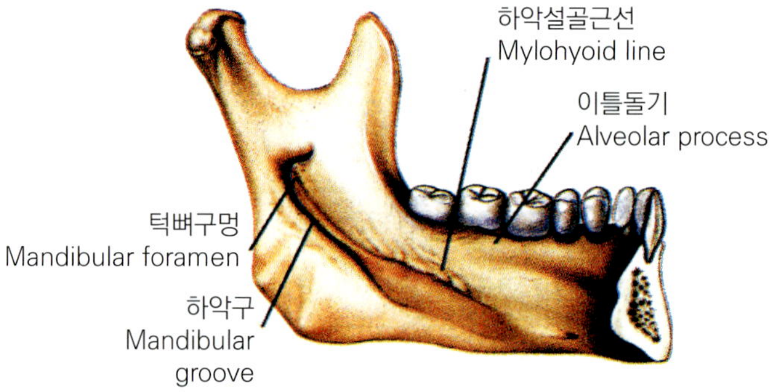

그림 5-22

아래턱뼈 내측면

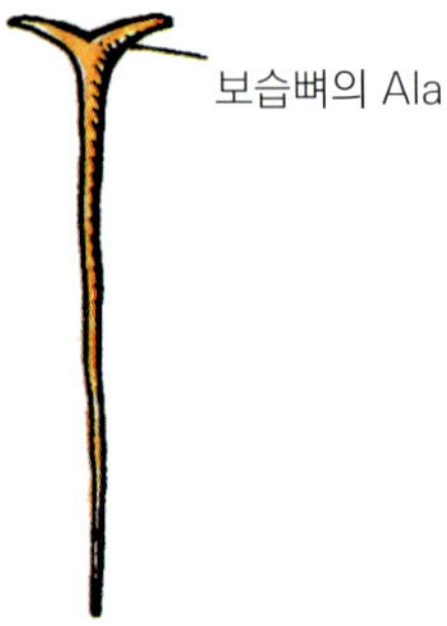

그림 5-23

보습뼈

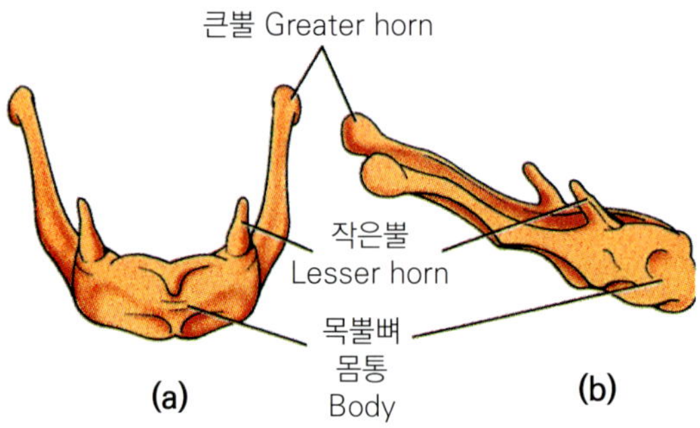

그림 5-24

목뿔뼈

턱뼈몸통과 턱뼈가지 이행부위의 꺽어진 부분을 턱뼈각(하악각) angle of mandible이라고 하는데 남성이 여성보다 약간 더 돌출되어 있다.

턱뼈가지의 내면에는 턱뼈구멍(하악공) mandibular foramen이 있으며 여기서부터 이틀몸통 속으로 턱뼈관(하악관) mandibular canal이 뚫려 있고 그 끝은 턱뼈몸통 앞면의 턱끝구멍(이공) mental foramen에 개구되어 있다. 이 관은 턱뼈가지에 분포하는 이틀신경 및 혈관의 통로이다.

⑧ 보습뼈(서골) vomer

보습뼈는 코안속의 정중선을 따라 위치하며 뒤로는 벌집뼈의 수직판과 만나 코중격을 이룬다.

⑨ 목뿔뼈(설골) hyoid bone

후두 위쪽 방패연골의 위모서리 가까이에 있는 U자 모양의 가늘고 작은 뼈로 약간 두툼한 중앙부위를 목뿔뼈몸통(설골체) hyoid body이라 하며 양끝을 큰뿔(대각) greater horn, 몸통의 뒤가쪽을 작은뿔(소각) lesser horn이라고 한다. 목뿔뼈는 근육과 인대에 의해 다른 뼈들과 연결되어 있으며, 혀근육무리 및 목뿔뼈근육무리의 기시부위가 된다.

(3) 봉합과 숫구멍(천문) cranial sutures and fontanells

머리뼈 중 아래턱뼈와 목뿔뼈 이외의 뼈는 모두 봉합 cranial suture에 의해 부동적으로 연결되어 있다. 이마뼈와 마루뼈 사이의 봉합을 관상봉합 coronary suture, 좌·우 마루뼈 사이를 시상봉합 sagittal suture, 좌·우 마루뼈와 뒤통수뼈 사이를 람다봉합 lambdoidal suture, 좌·우 관자뼈와 마루뼈 사이를 비늘봉합 squamous suture이라고 한다.

머리뼈를 형성하는 대부분의 뼈는 얇고 편평하며 이들 뼈의 뼈발생은 뼈의 중심에 있는 뼈발생중심으로부터 서서히 일어나는데 출생시 아직 뼈발생이 완성되지 않고 각 뼈 사이에 결합조직성 막이 남아 있게 되는데, 이 부위를 숫구멍(천문) fontanelle이라고 한다. 숫구멍은 분만때에 각 납작뼈가 다소 겹쳐짐으로써 태아의 머리가 만출되는 데 도움이 되며 출산시 태아의 머리 위치 방향을 촉지하는데 중요한 지표가 된다. 또 영아의 앞숫구멍에서는 박동이 촉지되며 소아응급의학 영역에서는 이곳이 혈액채취나 수혈 또는 정맥속주사부위 등으로도 이용된다.

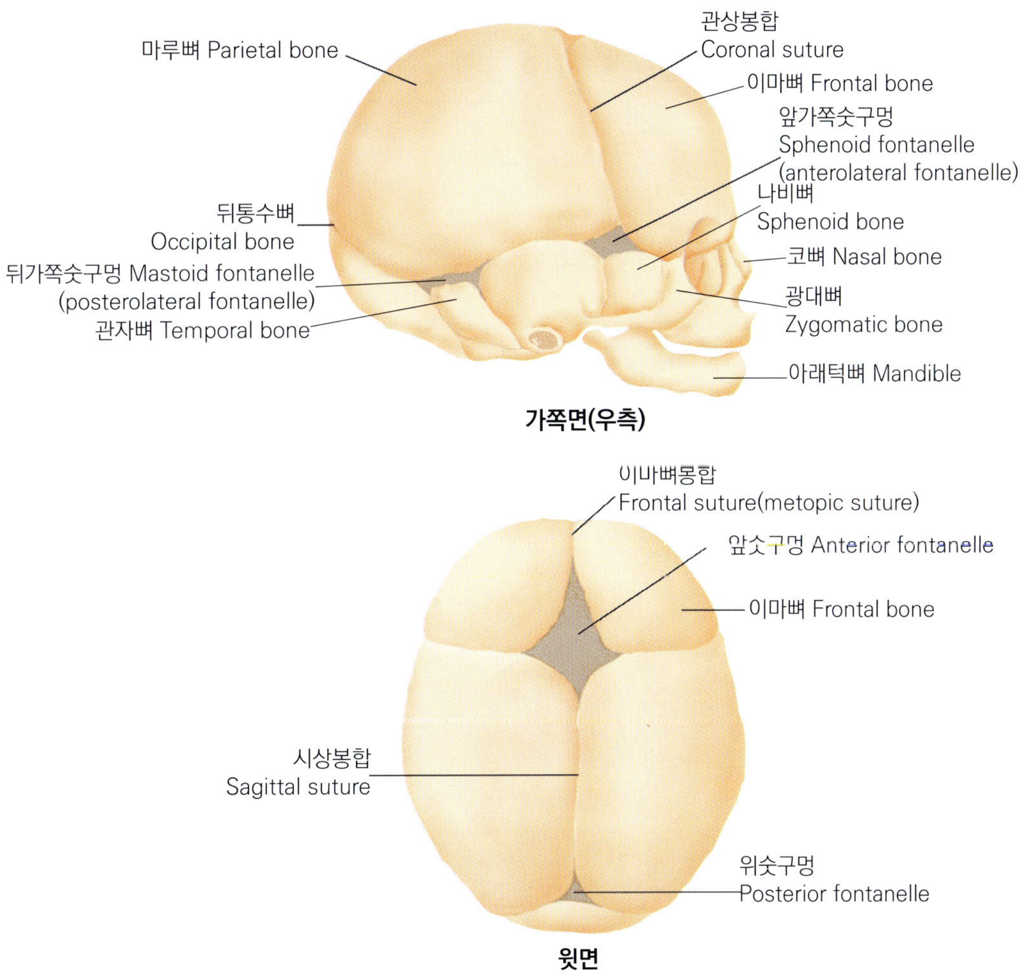

그림 5-25
신생아의 봉합과 숫구멍

① **앞숫구멍(대천문) anterior or bregmatic fontanelle**

아직 2분되어 있는 이마뼈와 좌우 마루뼈사이에 있는 폭 3~4cm의 마름모의 부분을 앞숫구멍이라 하며 관상봉합과 시상봉합이 만나는 그 교차점을 bregma라 한다. 앞숫구멍은 생후 18개월 내지 24개월에 폐쇄된다.

② **뒤숫구멍(소천문) posterior fontanelle**

좌우 마루뼈와 뒤통수뼈 사이의 삼각형의 숫구멍을 뒤숫구멍(소천문)이라 하며 시상봉합과 람다봉합 사이가 되며 교차점을 lambda라 한다. 뒤숫구멍은 생후 3개월경에 폐쇄된다.

③ **앞가쪽숫구멍(전측두천문) sphenoidal fontanelle**

머리뼈의 양쪽 이마뼈, 마루뼈, 관자뼈 및 나비뼈 사이에 있는 사각형의 숫구멍을 앞가쪽숫구멍이라 하며 생후 3개월경 폐쇄된다.

④ **뒤가쪽숫구멍(후측두천문) mastoid fontanelle**

뒤가쪽숫구멍은 관자뼈, 마루뼈, 뒤통수뼈 사이에 있으며 생후 1~1.5년 후에 폐쇄된다. 숫구멍의 폐쇄시기는 대체로 일정하나 뇌수종 hydrocephalus, 구루병 rickets 또는 크레틴병 cretinism 등에서는 지연된다.

2) 척주 vertebral column(그림 5-26)

척주는 보통 위로부터 7개의 목뼈(경추) cervical vertebrae, 12개의 등뼈(흉추) thoracic vertebrae, 5개의 허리뼈(요추) lumbar vertebrae, 5개의 엉치뼈(천추) sacral vertebrae, 5개의 꼬리뼈(미추) coccygeal vertebrae로 형성되나, 성인이 되면서 5개의 엉치뼈가 유합하여 1개의 엉치뼈(천골) sacrum가 되고, 5개의 꼬리뼈가 융합하여 1개의 꼬리뼈(미골) coccys로 된다. 따라서 성인의 척주는 26개의 뼈로 구성되어 있으며, 이들 목뼈, 등뼈, 허리뼈는 일생동안 구분된 채로 남아 있어 이를 참척추뼈(진성추골) true vertebrae라 하고, 엉치뼈와 꼬리뼈를 거짓척추뼈(가성추골) false vertebrae라고 한다.

척주의 길이는 성인에서 72~75cm이며 이 중 약 1/4은 척추사이원반(추간원판) inter vertebral disk이 차지한다. 척주는 몸통의 지주작용 외에 각 척추뼈구멍의 연결에 의해 구성되는 척주관내에 척수 spinal cord를 수용하고 이것을 보호하는 중요한 역할을 한다. 척수에 대한 충격을 완화시키기 위한 보호작용에는 척추사이원반이 관여한다.

척추사이원반탈출 intervertebral disk은 섬유성 연골판으로 그 주변부는 약간 딱딱하여 섬유고리(섬유륜) fibrous rings라고 하나 그 중앙부는 수핵 nucleus pulposus이라는 젤리모양의 연한 조직으로 되어 있다.

추간판탈출 intervertebral disk herniation이란 수핵이 섬유고리의 일부를 밀어낸 상태를 말하며 과중한 체중 또는 과격한 운동으로 인하여 허리부위에 자주 나타나는데, 이때 척추사이구멍

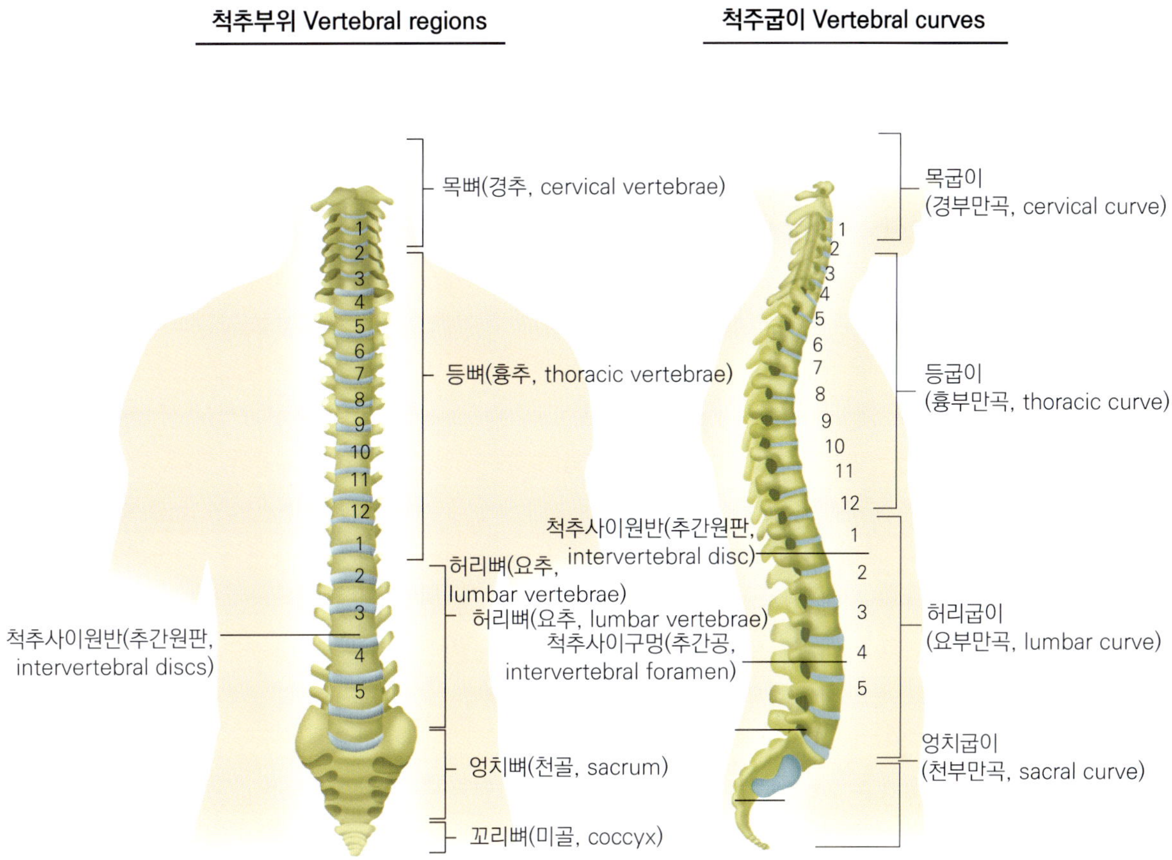

그림 5-26
척주

(추간공) intervertebral foramen으로 향하는 허리신경 또는 엉치신경의 압박증상이 나타나 동증을 유발하게된다.

척추는 몸통의 정중선상에 있으며 좌·우방향으로는 거의 똑바르지만 앞뒤방향으로는 일정한 부위가 만곡되어 있어 충격을 흡수하고 유연성을 갖게 한다. 성인의 경우 척주는 앞과 뒤로 4곳이 굽어져 있는데 이것을 척주굽이(척주만곡) vertebral curve라고 하며 다음과 같이 구분한다.

1차굽이(1차만곡) primary curve는 가슴부위와 엉치 및 꼬리뼈부위굽이로 태생기에 볼 수 있는 선천성 굽이이며 출생시 뒤로 굽어 있다. 2차굽이(2차만곡) secondary curve는 목부위와 허리부위의 굽이로 출생후 후천성 굽이이며 앞으로 굽어진다. 2차굽이 중 목굽이는 출생후 3~4개월경 목을 가누기 시작하는 시기에 형성되고 허리굽이는 출생후 12~18개월경 걸음마를 시작하는 시기에 형성된다.

허리뼈가 좌우로 과잉 굽이일 경우를 옆굽힘(측만증) scoliosis이라고 하며, 허리뼈 앞쪽으로 과잉 굽이시 앞굽힘(전만증) lordosis(sway back), 그리고 꼽추의 증상을 나타내는 등뼈의 과잉 뒤쪽굽이를 뒤굽힘(후만증) kyphosis(hunch back)이라고 한다.

(1) 척추뼈와 척주의 기본형태

척추뼈는 부위에 따라 모양과 크기가 다르나 일반적으로 공통된 형태를 갖고 있다. 앞쪽의 짧은 원주상의 척추뼈몸통(추체) vertebral body, 뒤쪽에 고리모양의 척추뼈고리(추궁) vertebral arch가 부착하고 몸통과 만나는 곳에 척추뼈구멍(추공) vertebral foramen이 있다. 척추뼈고리에는 3종 7개의 돌기가 나와 있다. 즉 뒷쪽에 돌출한 1개의 가시돌기(극돌기) spinous process, 양쪽으로 돌출하는 2개의 가로돌기(횡돌기) transverse process, 그리고 4개의 위·아래관절돌기(상·하관절돌기) superior & inferior articular process 등이 있다(그림 5-26).

각각의 척추뼈는 위·아래관절돌기 사이에서 척추사이관절(추간관절) intervertebral joint을 형성하며 이외에 각각의 척추뼈몸통 사이에는 척추사이원반 intervertebral disk으로 연결되어 척주 vertebral column를 구성한다.

척주관의 윗쪽은 큰구멍에 의해 머리뼈공간에 연결되고 아랫쪽은 엉치뼈 아래끝 엉치뼈틈새(천골열공) sacral hiatus에 개구하여 끝난다. 척추사이구멍(추간공) intervertebral foramen은 척주관과의 교통의 입구이며 척수신경 spinal nerve이나 척수혈관의 출입구가 된다.

① 척추뼈(추골)의 특징

a. 목뼈(경추) cervical vertebrae

모두 7개의 뼈로 구성되며 가장 중요한 특징은 가로돌기에 가로돌기구멍(횡돌공) transverse foramen이 있다는 점이다. 이 구멍은 뇌의 영양혈관인 척추 동·정맥 vertebral artery·vein이 지나는 통로이다. 목뼈는 모양에 따라 세가지로 구분된다.

A) 고리뼈 atlas(첫째 목뼈), 중쇠뼈 axis(둘째 목뼈)

B) 전형적인 목뼈(셋째~여섯째 목뼈)

C) 솟을뼈 vertebra promines(일곱째 목뼈)

i) 첫째 목뼈(고리뼈=환추) atlas(그림 5-27)

첫째 목뼈는 척추뼈몸통과 가시돌기가 없고 전체적인 모양이 고리모양이어서 고리뼈 atlas라 한다. 위관절면 superior articular facet은 뒤통수뼈의 관절융기(후두과) occipital condyle와 관절을 이룬다. 아래관절면은 원형이며 둘째 목뼈의 위관절면과 관절을 이룬다.

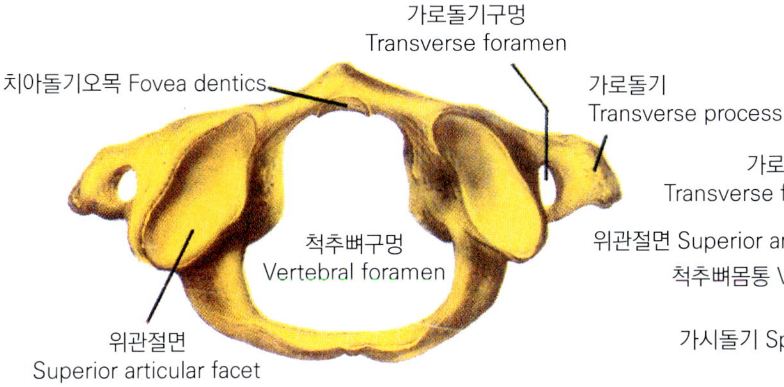

그림 5-27

제1목뼈

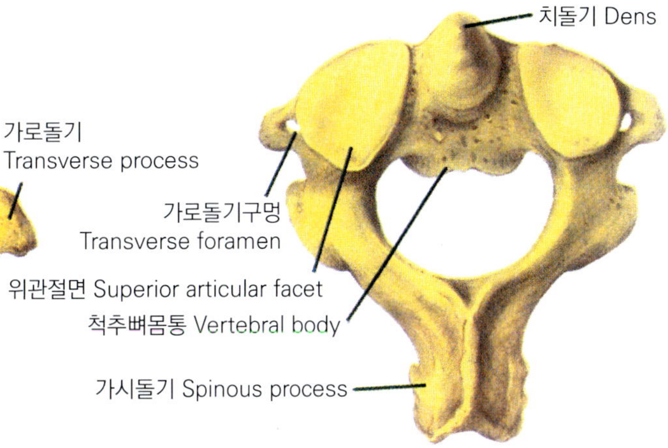

그림 5-28

제2목뼈

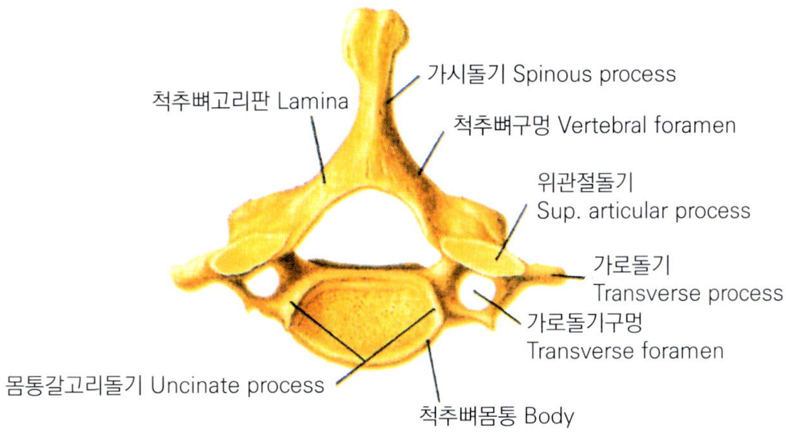

그림 5-29

제7목뼈

ii) 둘째 목뼈(중쇠뼈=축추) axis(그림 5-28)

둘째 목뼈는 척추뼈몸통 윗면에 치아돌기(치돌기) dens라는 돌기가 있는 것이 특징이다. 치아돌기는 첫째 경추의 앞고리에서 만드는 홈에서 정중고리중쇠관절(정중환축관절) median atlantoaxial joint을 만들어 머리를 회전시키는 기초가 된다. 머리뼈는 첫째 목뼈와 결합한 상태에서 치아돌기를 축으로 하여 회전시키게 되므로 둘째 목뼈를 중쇠뼈 axis라고 한다.

iii) 일곱째 목뼈(솟을뼈=융추) vertebra promines(그림 5-29)

일곱째 목뼈는 가시돌기가 다른 목뼈에 비해 현저하게 길어서 체표에서 촉지가 가능하다. 따라서 일곱째 목뼈를 솟을뼈 vertebra promines라 하며 목뼈와 등뼈의 높이 측정에 기준이 되고 목뼈에서 전형적인 척추뼈의 모양을 나타내고 있다.

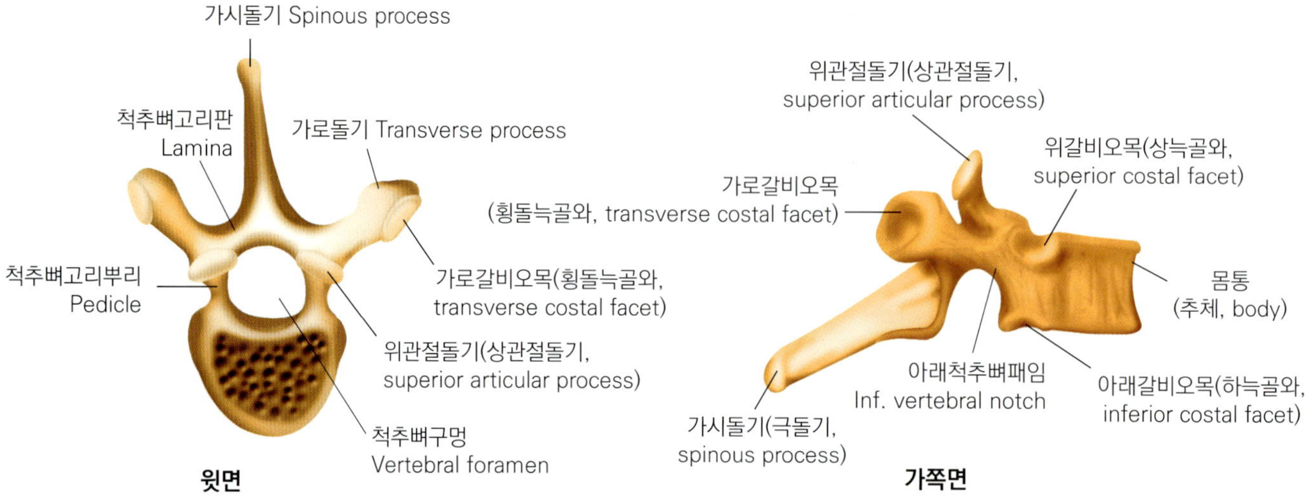

그림 5-30

등뼈

b. 등뼈(흉추) thoracic vertebrae(그림 5-30)

등뼈는 12개의 뼈로 사람의 척추에서 전형적(기본적)인 형태를 갖고 있다. 등뼈는 갈비뼈와 관절하기 위하여 척추뼈몸통의 뒤쪽 양쪽에 위·아래 갈비뼈오목 superior & inferior costal facet이 있으며 한편 가로돌기 끝부분에도 얕은 가로갈비오목(횡돌늑골와) transverse costal facet를 가지고 있다.

등뼈는 다른 척추뼈와 다른 특징은 척추뼈몸통과 가로돌기에 갈비뼈와 관절하는 관절면이 있다. 한편 열한번째 등뼈와 열두번째 등뼈의 가로돌기에는 갈비뼈관절면이 없으며 가시돌기는 아래로 비스듬히 뻗어있는 길고 뾰족한 뼈이다.

c. 허리뼈(요추) lumbar vertebrae(그림 5-31)

허리뼈는 5개가 있다. 모형은 등뼈와 비슷하지만 몸통은 척추뼈 중에서 가장 크고 튼튼하다. 허리뼈의 특징은 갈비돌기(늑골돌기) costal process, 덧돌기(부돌기) accessory process 및 꼭지돌기(유두돌기) mammillary process를 가지고 있다. 갈비돌기는 가로돌기가 변형된 것이며 그 형태는 길고 편평하다.

덧돌기는 갈비돌기의 기시부에서 아래위쪽으로 돌출되어 있으며 꼭지돌기는 위관절돌기의 관절면 뒤 가쪽에 융기되어 있다. 위·아래 허리뼈의 척추뼈고리판은 서로 겹쳐 있지 않기 때문에 허리천자(요추천자) lumbar puncture가 가능하며 허리천자 부위는 세번째허리뼈와 네번째허리뼈 사이를 이용하고 있다.

d. 엉치뼈(천골) sacrum(그림 5-32)

성인에서는 5개의 엉치뼈 sacral vertebrae가 융합하여 1개의 엉치뼈 sacrum가 된다. 엉치뼈의 윗쪽은 엉치뼈바닥(천골저) base of sacrum이고 앞모서리는 앞쪽으로 돌출해 있어 엉치뼈곶(갑각) promontory이라 하며 골반 계측점으로 중요하다.

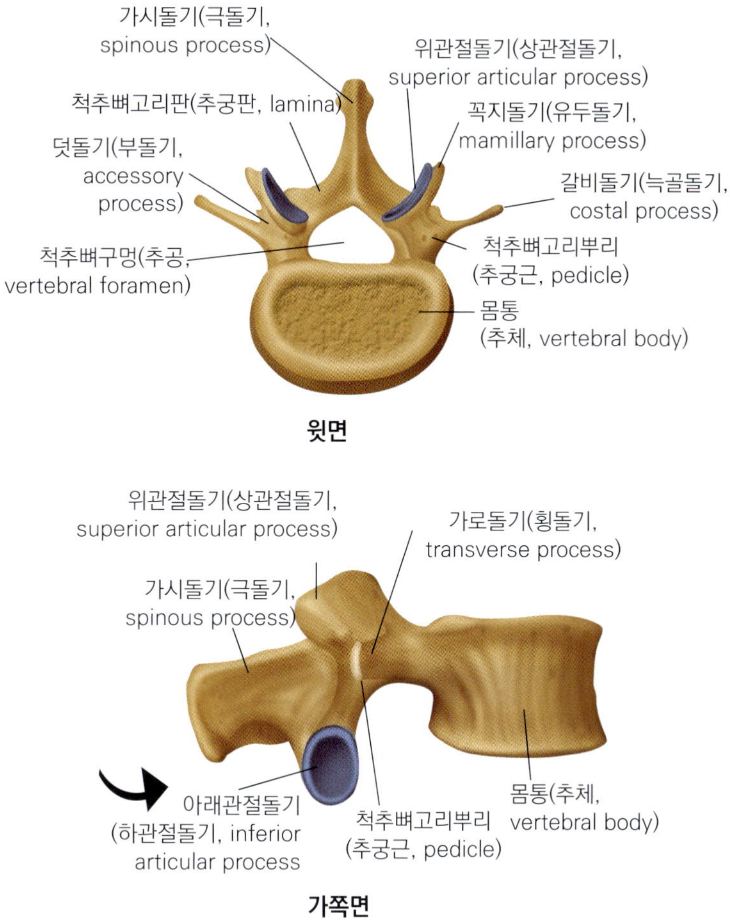

그림 5-31
허리뼈

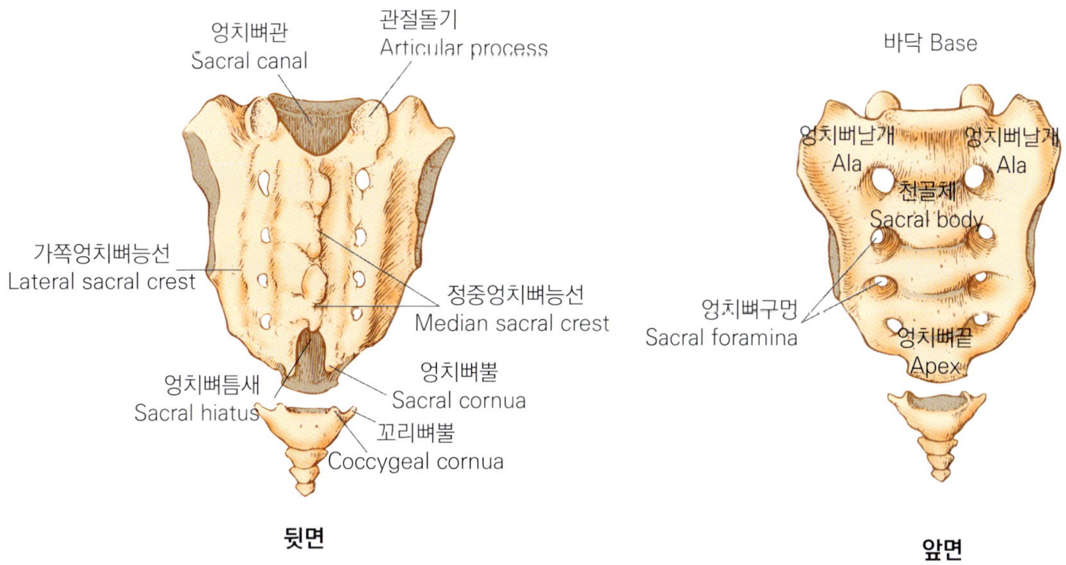

그림 5-32
엉치뼈와 꼬리뼈

앞면에서는 각 척추뼈의 결합을 나타내는 4개의 가로선(횡선) transverse line이 있고 뒷쪽에는 각 가시돌기가 결합되어 정중엉치뼈능선(정중천골능) middle sacral crest을 이루면서 끝쪽은 엉치뼈틈새(천골열공) sacral hiatus로 끝난다. 앞쪽에는 4쌍의 앞엉치뼈구멍(전천골공) ventral sacral foramen과 뒤쪽의 뒤엉치뼈구멍(후천골공) dorsal sacral foramen은 척추사이구멍에 해당되며 이곳으로 척수신경 spinal nerve과 혈관이 통과한다. 엉치뼈 가쪽부위에는 귀모양을 한 커다란 관절면이 있어 귀모양면(이상면) auricular surface이라 하며 엉덩뼈 ilium의 귀모양면과 관절하여 골반 pelvis을 형성한다.

e. 꼬리뼈(미골) coccyx(그림 5-32)

꼬리뼈는 개인차가 있지만 평균 3~5개의 작은 꼬리뼈(미추) coccygeal vertebrae가 융합되어 이룬 작은 삼각형의 뼈로 되어 있다. 첫째꼬리뼈의 위관절돌기는 엉치뼈쪽으로 뻗어 있는데 이를 꼬리뼈뿔(미골각) coccygeal cornua이라 한다.

3) 가슴우리(흉곽) thorax(그림 5-33)

가슴우리는 12개의 등뼈(흉추) thoracic vertebrae와 1개의 복장뼈(흉골) sternum 그리고 12쌍의 갈비뼈(늑골) ribs로 연결되어 있으며 전체를 가슴우리(흉곽) thorax이라 한다. 가슴우리는 허파, 심장, 기관, 기관지, 식도 등을 보호하며 이곳에는 많은 근육들이 붙어있고 호흡작용 및 조혈작용에도 깊이 관여하고 있다.

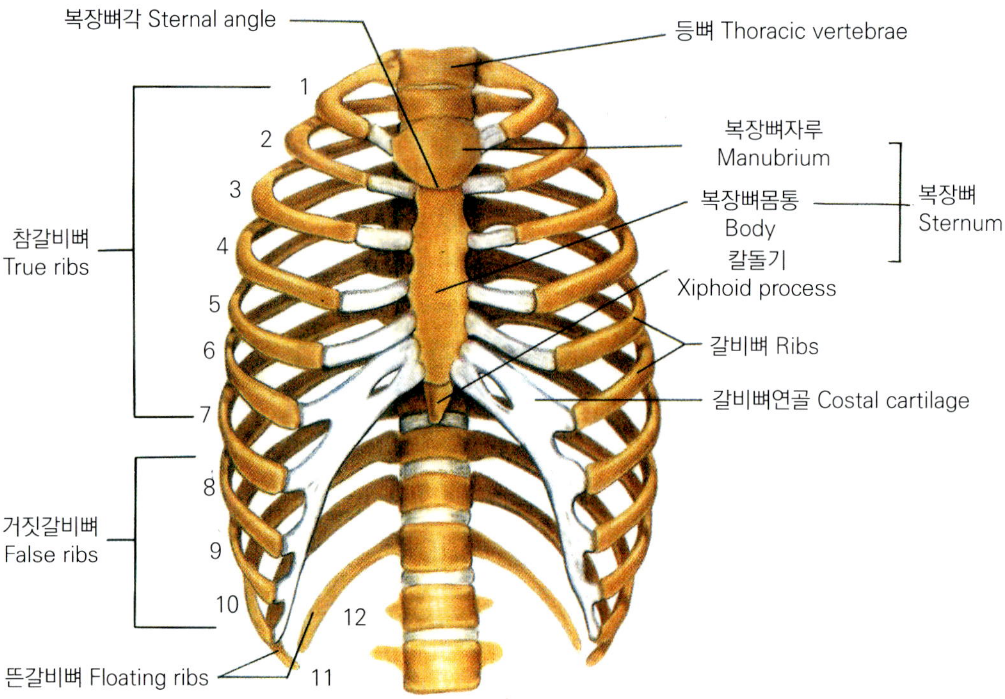

그림 5-33

가슴우리

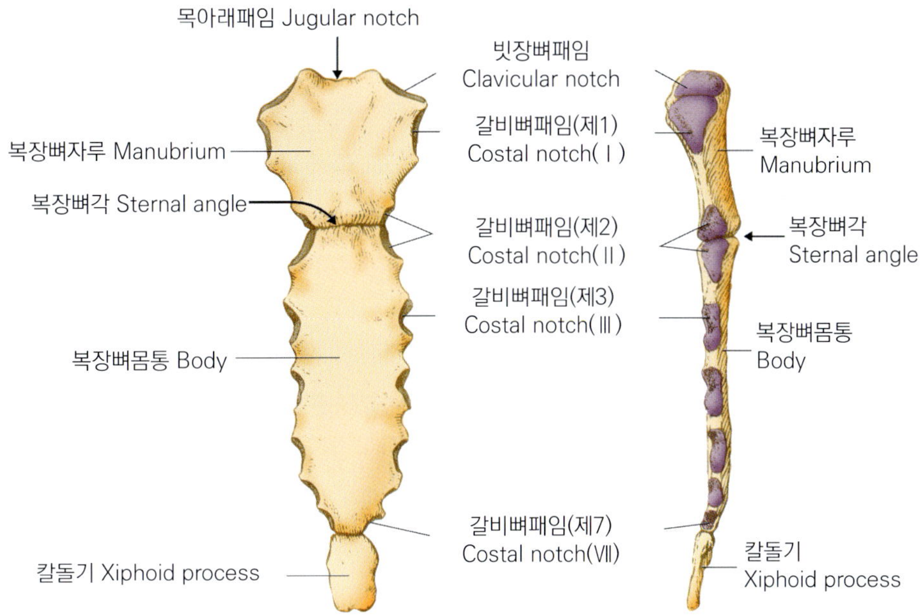

그림 5-34

복장뼈

위가슴우리문(흉곽상구) superior opening은 첫째 등뼈와 좌·우 첫째 갈비뼈 및 복장뼈의 위모서리가 에워싸고 있는 곳으로 이곳에는 배부위 내장 그리고 큰 혈관의 가슴안 속 출입구가 된다. 아래가슴우리문(흉강하구) inferior opening은 열두번째등뼈와 좌·우 갈비뼈활 그리고 복장뼈끝에 의해 포위되어 있고 가로막 diaphragm에 의해 배인 abdominal cavity과 경계를 이루고 있다.

(1) 복장뼈(흉골) sternum(그림 5-34)

복장뼈는 가슴부위의 앞면 중앙부위에 있는 납작뼈이며 3부분으로 되어 있다. 위쪽에 복장뼈자루(흉골병) manubrium와 그 아래에 이어지는 복장뼈몸통(흉골체) body 그리고 맨 아래쪽에 칼돌기(검상돌기) xiphoid process로 구성되어 있다. 복장뼈자루의 위모서리에 목아래패임(경절흔) jugular notch이 있고 좌우에 각각 빗장뼈패임(쇄골절흔) clavicular notch과 갈비뼈패임(늑골절흔)(첫째) costal notch이 있어 빗장뼈와 갈비뼈가 관절을 이루고 있다.

복장뼈자루는 중년에 이르기까지 독립된 뼈로 있다가 그 후에 복장뼈몸통과 유합한다. 복장뼈자루와 복장뼈몸통의 결합부는 앞쪽으로 굽어있어 복장뼈각(흉골각) sternal angle을 이루고 그 양쪽에 둘째 갈비뼈가 연결되어 있다.

칼돌기는 연골성으로 서서히 뼈로발전되며 중년 이후 복장뼈몸통에 유합된다. 복장뼈몸통은 치밀뼈가 얇고 해면뼈에 있는 적색골수 red bone marrow는 조혈기능이 왕성하기 때문에 복장뼈천자 sternal puncture의 부위로 이용되고 있다. 천자부위로는 보통 셋째~넷째 갈비뼈 사이가 선택되며 일곱째갈비뼈사이공간 이하에서 천자하게 되면 가로막에 손상을 가져올 수 있으며 갈비뼈사이신경 및 갈비뼈사이동맥의 손상을 방지하기 위하여 셋째~넷째 갈비뼈 사이를 선택한다.

(2) 갈비뼈(늑골) ribs

갈비뼈는 좌·우 12쌍이며 납작하고 짧은 것부터 긴 것까지 다양하면서도 활처럼 휘어져 있다. 갈비뼈는 뒤끝이 머리가 되며 등뼈와 관절하고 앞에서는 갈비뼈연골(늑연골) costal cartilage에 의해 복장뼈와 연결되어 있다. 각 갈비뼈 사이를 갈비뼈사이공간(늑간극) intercostal space이라 하며 11쌍이 있고 그 사이에는 늑골사이근육(늑간근) intercostal muscles으로 메꾸어져 있다. 모든 갈비뼈는 갈비뼈머리(늑골두) head, 갈비뼈목(늑골경) neck 그리고 갈비뼈몸통(늑골체) body으로 되어 있다. 갈비뼈의 길이는 일곱째, 여덟째가 가장 길고 갈비뼈사이공간도 일곱째, 여덟째 사이가 가장 넓다. 윗쪽의 첫째갈비뼈에서 일곱째늑골을 참갈비뼈(진성늑골) true ribs라 하고 여덟째갈비뼈에서 열두번째갈비뼈는 갈비뼈연골이 복장뼈와 직접 연결되지 않아 거짓갈비뼈(가성늑골) false ribs라 한다. 열한번째갈비뼈와 열두번째갈비뼈를 뜬갈비뼈(부유늑골) floating ribs라 한다.

4) 골반 pelvis

골반은 양쪽 볼기뼈(관골) hip bone와 뒤쪽의 엉치뼈(천골) sacrum 및 꼬리뼈(미골) coccyx로 연결된 그릇 모양의 뼈대이다. 골반의 모양과 크기는 성에 따라 차이가 있으며 여성의 경우 분만시 중요한 의미를 갖는다. 골반은 분계선 terminal line에 의해 위쪽의 큰골반 greater pelvis과 아래쪽의 작은골반 lesser pelvis으로 구분된다. 보통 골반이라 하면 작은골반을 가르키며 그 속공간을 골반안 pelvic cavity이라 한다.

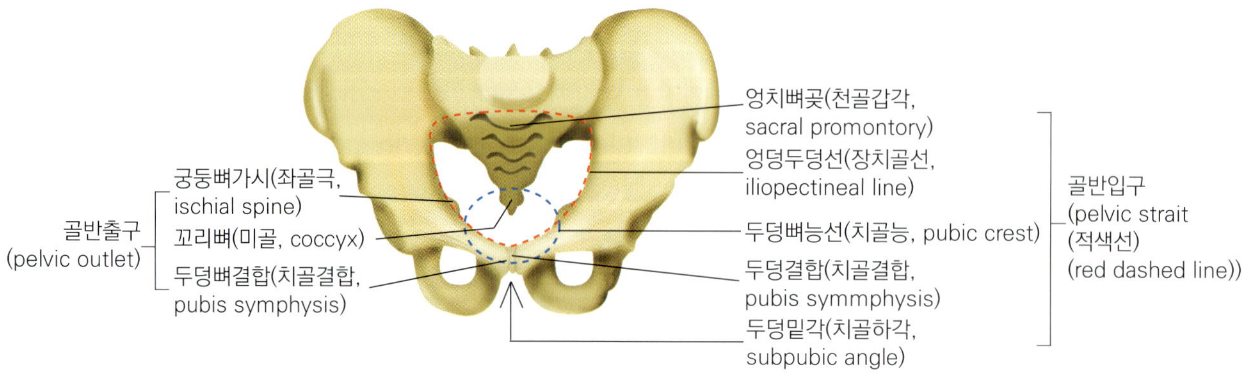

그림 5-35

골반뼈의 구성

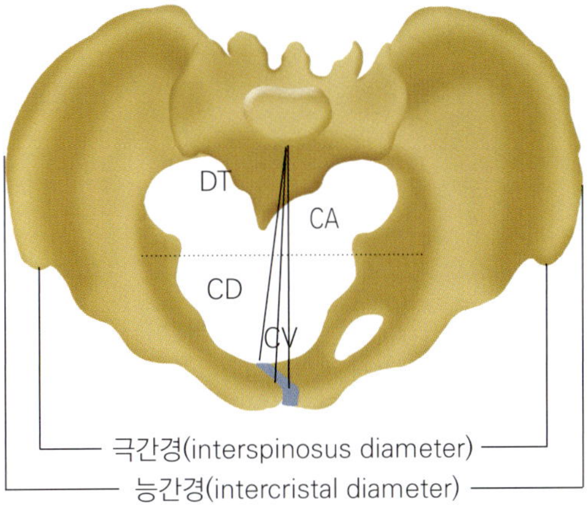

그림 5-36
골반의 직경

골반속 장기로는 방광, 전립샘, 자궁, 자궁관, 난소 및 골창자를 수용한다. 큰골반은 배안 아래쪽의 양쪽 벽을 형성하면서 주로 소화관을 수용하고 보호하도록 되어 있다. 한편 몸통을 밑에서 받쳐주므로써 양쪽 다리와 함께 체중을 받치는 역할을 하고 있다.

분계선이란 엉치뼈곶(갑각) promontory으로부터 볼기뼈속면의 활꼴선(궁상선) arcuate line을 따라 양쪽 아래앞쪽으로 비스듬하게 내려가서 두덩뼈결절(치골결질) pubic tuberosity에 이르는 선이다.

골반은 남녀차가 심한 곳으로 여성의 경우 출산시 골반지름은 대단히 중요시되고 있다. 골반계측 pelvimetry에서 엉덩뼈곶의 중간과 두덩결합의 중간을 잇는 앞뒤지름(산과 결합선) anteroposterior diameter(obsterical true conjugate)이 가장 중요한데 한국여성의 경우 약 11cm이며 이것이 9cm 이하가 되면 협골반 contracted pelvis이라 한다. 협골반에서는 분만장애가 일어나며 때로는 제왕절개(개복수술) laparotomy가 시행되기도 한다(그림 5-36). 가로지름 transverse diameter은 분계선상에서 좌우로 잇는 최대의 거리이며 약 13cm, 빗지름(사경) oblique diameter은 엉치엉덩관절에서 반대쪽 엉덩두덩융기 사이로 약 12cm가 된다.

골반기울기 inclination of pelvis는 위골반문의 평면과 수평면이 이루는 각으로 서있는 자세에서 55°~65° 기울어져 있다. 두덩밑각(치골하각) subpubic angle은 남자의 경우 50~60°, 여자의 경우 70~90°로 넓기 때문에 두덩활(치골궁) pubic arch이라고 한다.

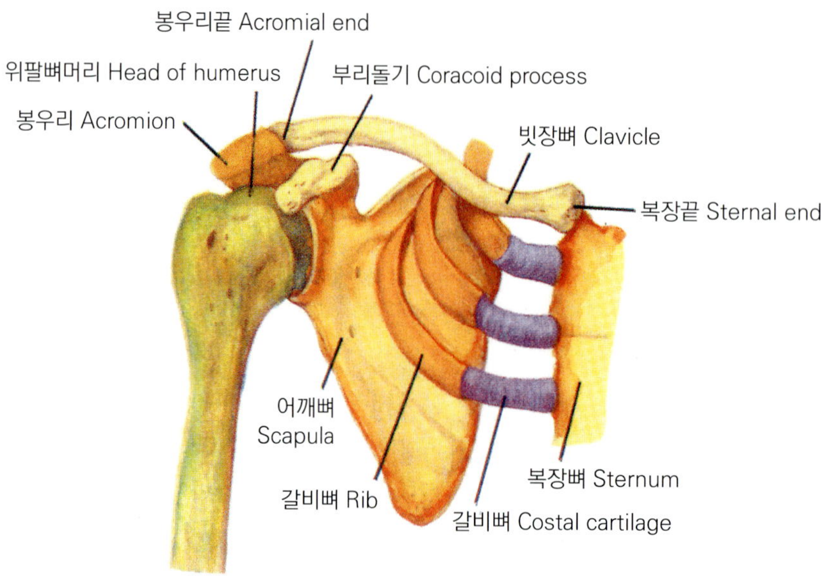

그림 5-37

팔이음뼈

5) 팔뼈(상지골) bones of upper limb

팔의 뼈대는 64개의 뼈로 이루어진다.팔을 몸통에 결합시키는 빗장뼈(쇄골) clavicle와 어깨뼈(견갑골) scapula를 팔이음뼈(상지대) shoulder girdle라고 하고 위팔뼈(상완골) humerus, 자뼈(척골) ulna, 노뼈(요골) radius, 손목뼈(수근골) carpal bones, 손허리뼈(중수골) metacarpal bones, 그리고 손가락뼈(지골) phalanges를 자유팔뼈(자유상지골) skeleton of free upper limb라고 한다.

- 팔뼈 bone of upper limb
  - 팔이음뼈 shoulder girdle
    - 빗장뼈 clavicle ········ 2개
    - 어깨뼈 scapula ········ 2개
  - 자유팔뼈 skeleton of free upper limb
    - 위팔뼈 humerus ········ 2개
    - 자뼈 ulna ········ 2개
    - 노뼈 radius ········ 2개
    - 손목뼈 carpal bones ········ 16개
    - 손허리뼈 metacarpal bones ········ 10개
    - 손가락뼈 phalanges ········ 28개

(1) 빗장뼈(쇄골) clavicle(그림 5-38)

S자 모양으로 구부러진 긴뼈로 빗장뼈라 하며 첫째갈비뼈 바로 위에 있다. 팔뼈 전체를 몸통에

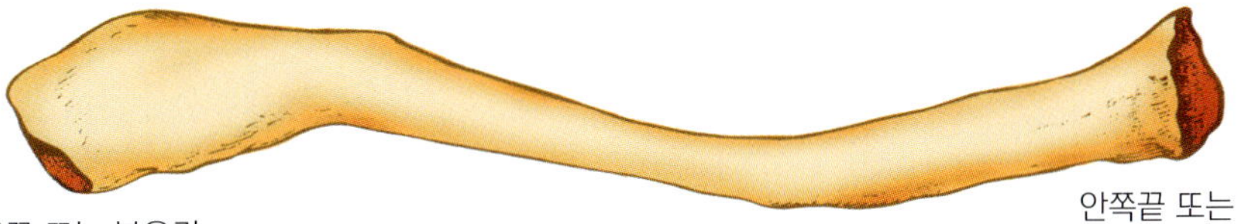

그림 5-38
복장뼈(우측)

결합시키는 유일한 뼈이며 어깨를 지지하고 팔을 옆으로 움직이며 양쪽 팔의 평형을 이룬다. 인체에서 가장 먼저 경골화 되며 길이는 약 13~14.5cm이다.

빗장뼈는 안쪽으로 2/3는 앞으로 볼록하고 바깥쪽 1/3은 뒤로 오목하다. 안쪽끝을 복장끝(흉골단) sternal end이라 하며 복장뼈자루의 빗장패임과 관절(복장빗장관절 sternoclavicular joint)한다. 한편 바깥쪽끝을 봉우리끝(견봉단) acromial end이라 하며 편평하고 어깨뼈의 봉우리와 반관절(봉우리빗장관절 acromioclavidcular joint)을 만들어 연결되어 있다. 빗장뼈는 자유롭게 움직이는 어깨뼈의 받침대 역할을 하며 어깨를 제자리에 두게 한다.

빗장뼈의 두 굽이는 위팔로부터 몸통으로 전달되는 충격에 대해 탄력을 주어 완충역할을 해준다. 그러나 뼈가 강하지 못해 충격에 골절 fracture이 잘된다. 또한 팔, 가슴, 등에 있는 근육의 부착부위가 된다.

(2) 어깨뼈(견갑골) scapula(그림 5-39)

어깨뼈는 삼각형의 뼈로 가슴 뒷쪽에서 보면 둘째와 일곱째갈비뼈 사이에 위치한다. 앞면을 갈비면 costal surface이라 하며 전체적으로 거의 매끈하고 오목하여 어깨뼈밑오목(견갑하와) subscapular fossa이라 하며 여기에서 어깨밑근육이 기시한다.

등쪽면은 어깨뼈가시(견갑극) scapula spine에 의해 위쪽의 가시위오목(극상와) supraspinous fossa과 아래쪽의 가시아래오목(극하와) infraspinous fossa으로 구분되며 각각 가시위근육과 가시아래근육이 부착한다. 3개의 모서리 border는 위모서리 upper border, 안쪽, 가쪽모서리 medial and lateral border라 헌다. 3개의 각 angles도 위치에 따라 위각 sucrior angle, 아래각 inferior angle, 가쪽각 lateral angle이라 하며 가쪽각은 넓어져서 타원형의 얕은 면을 이루는데 이것을 관절공간(관절강) glenoid cavity 또는 관절오목(관절와) glenoid fossa이라 한다. 이곳에 위팔뼈머리를 받아 어깨관절(견관절) shoulder joint를 이룬다.

어깨뼈가시의 가쪽끝은 넓적하여 봉우리(견봉) acromion process라 하며 위모서리의 가쪽에는 부리돌기(오훼돌기) coracoid process가 있어 근육(부리위팔근, 위팔두갈래근, 작은가슴근)이나 인대 ligment가 부착한다.

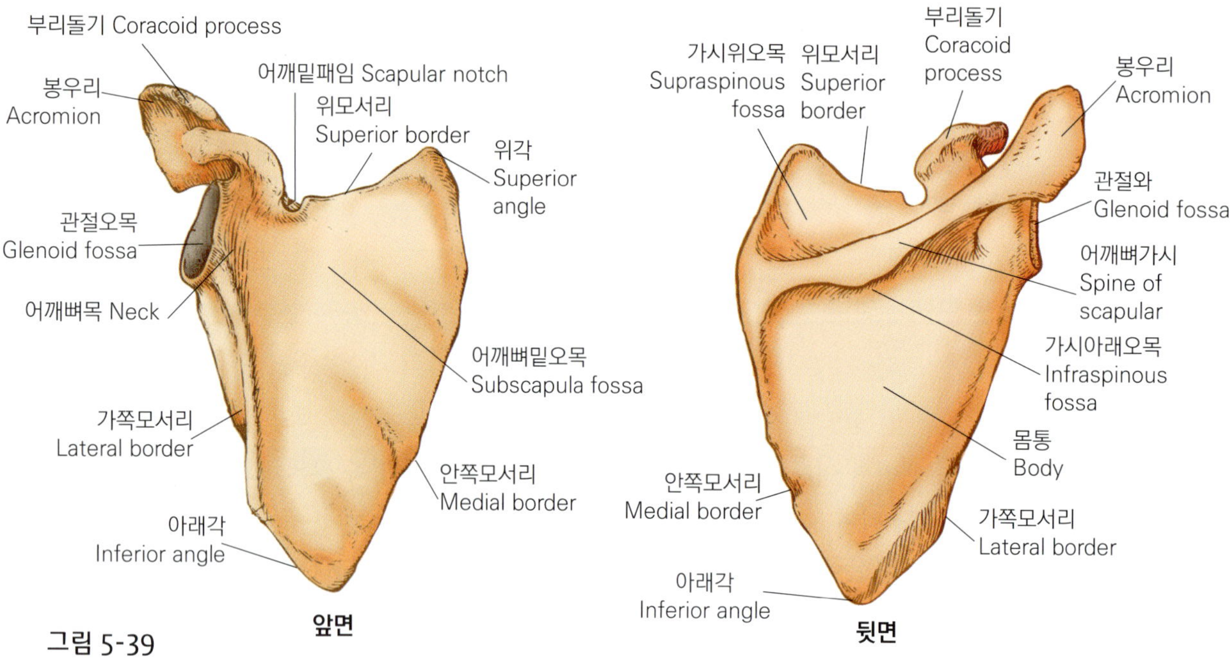

그림 5-39

어깨뼈(우측)

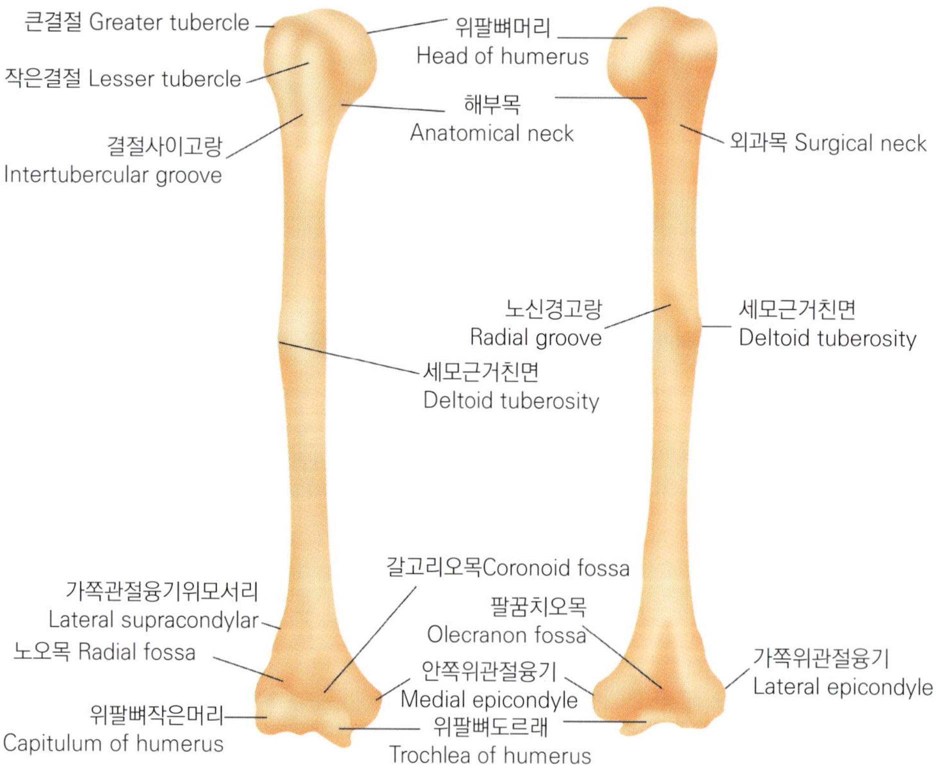

그림 5-40

위팔뼈

(3) 위팔뼈(상완골) humerus(그림 5-40)

팔뼈 중에서 가장 길고 무거운 긴뼈로서 길이는 27.5~29.5cm나 되며 뼈몸통과 위끝 upper end과 아래끝 Lower end으로 구분한다.

위끝은 위팔뼈머리(상완골두) head가 있어 어깨뼈의 관절오목과 관절하여 어깨관절 shoulder joint을 형성한다. 어깨관절은 인체에서 가장 운동범위가 넓다. 위팔뼈머리 바로 밑에는 큰결절(대결절) greater tubercle과 작은결절(소결절) lesser tubercle이 있으며 두 결절 사이에 패인 곳을 결절사이고랑(결절간구) inter tubercular groove이라고 하는데 이곳으로 위팔두갈래근의 힘줄이 통과한다. 위팔뼈머리와 결절 사이의 약간 패인 부분을 해부목(해부경) anatomical neck이라고 한다.

위팔뼈몸통 body에는 골절이 자주 일어나기 쉬운 외과목(외과경) sugical neck이 있으며 위팔뼈몸통 뒷면에는 노신경 radial nerve이 지나가는 노신경고랑(요골신경구) groove for radial nerve이 있다. 중간부위 가쪽면에는 V자 모양의 세모근거친면(삼각근 조면) deltoid tuberosity이 있는데 이곳에는 옆면에서 팔을 수평으로 올리는 작용을 하는 어깨세모근육 deltold muscle이 부착한다.

아래끝에는 2개의 관절면이 있는데, 안쪽 관절면은 자뼈의 도르래패임 trochlear notch과 관절하는 위팔뼈도르래(상완골 활차) trochlea of humerus가 되고 가쪽의 것은 노뼈머리와 관절하는 위팔뼈작은머리(상완골 소두) capitulum of humerus가 된다.

작은머리 위 융기를 가쪽위관절융기(외측상과) lateral epicondyle, 활차 위 융기를 안쪽위관절융기(내측상과) medial epicondyle라 하는데 안쪽관절융기는 피부에서 만져지며 바로 뒤 아래쪽으로 자뼈신경 ulnar nerve이 지나간다.

도르래 위에는 움푹 패인 곳이 있는데 앞쪽의 것을 갈고리오목(구돌와) coronoid fossa이라 하며 팔꿈관절 elbow joint을 굽힐 때 갈고리돌기(구상돌기) coronoid process가 들어간다. 뒤쪽의 팔오금(주두와) olecranon fossa은 자뼈의 팔꿈치머리(주두) olecranon가 닿는 곳으로 팔을 펴게 되면 자뼈의 팔꿈치머리의 젖힘 over extension을 방지하는 역할을 해 준다.

(4) 노뼈(요골) radius(그림 5-41)

아래팔 forearm의 바깥쪽(엄지쪽)에 있는 긴뼈로 길이는 20~22cm나 되며 위끝이 아래끝보다 더 가늘다.

위끝 upper end은 차바퀴 모양의 머리 head를 형성하며 윗면이 약간 오목하여 위팔노관절(완요관절) humero radial joint의 관절오목이 된다. 노뼈머리의 옆면은 관절환상면이며 자뼈의 노패임 radial notch of ulna과 관절하여 몸쪽노자관절 proximal radio ulnar joint을 만든다. 노뼈머리와 노뼈몸통사이 약간 들어간 곳을 노뼈목(요골경) neck of radius이라 한다.

노뼈몸통 body은 삼각기둥과 비슷하여 세모서리와 세면이 있다. 모서리 중 안쪽모서리를 뼈사이모서리(골간연) interosseous border라 하며 아래팔의 뼈사이막이 부착한다.

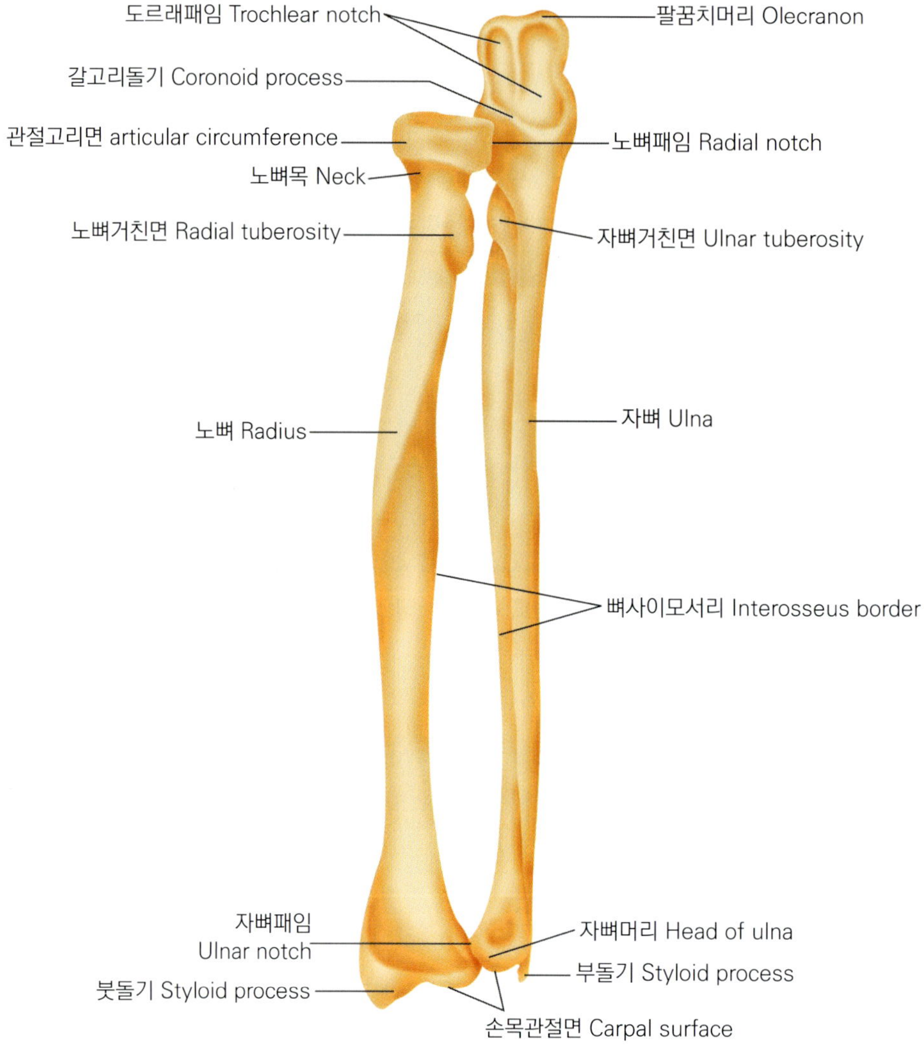

그림 5-41

노뼈와 자뼈

아래끝 lower end은 윗쪽보다 넓으며 바닥은 손목관절 wrist joint면으로 손목뼈와 관절을 이룬다. 가쪽 끝에는 붓돌기(경상돌기) styloid process가 있으며 돌기의 안쪽 피부밑에서 노동맥의 맥박 pulse이 촉지된다. 특히 손을 땅에 짚고 넘어질 때 골절이 일어나기도 한다.

(5) 자뼈(척골) ulnar(그림 5-41)

아래팔 forearm의 안쪽(새끼손가락쪽)에 있는 긴 뼈로 길이는 22~24cm나 되며 노뼈와는 반대로 윗쪽이 아래쪽보다 비대하고 복잡하게 이루어져 있다.

위끝 upper end은 두개의 돌기와 두개의 패임이 있다. 팔꿈치머리(주두) olecranon는 뒷쪽의 큰돌출부며 갈고리돌기(구상돌기) coronoid process는 앞쪽에 삼각형으로 돌출한 부분이다. 팔꿈치머리와 갈고리돌기 사이의 패임을 도르래패임(활차절흔) trochlear notch이라 하고 갈고리돌기의 바깥쪽 패임을 노패임(요골절흔) radial notch이라고 한다.

자뼈몸통 body은 삼각기둥과 비슷하며 셋모서리와 셋면으로 되어 있다. 모서리 중 바깥쪽모서리는 몹시 날카로워 뼈사이모서리(골간연) interosseous border이라 하며 아래팔의 뼈사이막이 부착한다.

아래끝 lower end은 가늘어지면서 맨 끝에 붓돌기(경상돌기) styloid process가 뻗어 있으며 붓돌기 반대편에 자뼈머리(척골두) head of ulna는 노뼈의 자뼈패임 ulnar notch of radius과 관절하여 먼쪽노자관절(원위요척관절) distal radioulnar joint을 만든다.

(6) 손목뼈(수근골) carpal bones(그림 5-42)

손목뼈는 손목을 이루는 8개의 뼈로 몸쪽열과 먼쪽열 두줄로 배열되어 있다. 배열 상태는 엄지쪽으로 부터 새끼손가락 쪽으로 다음과 같다.

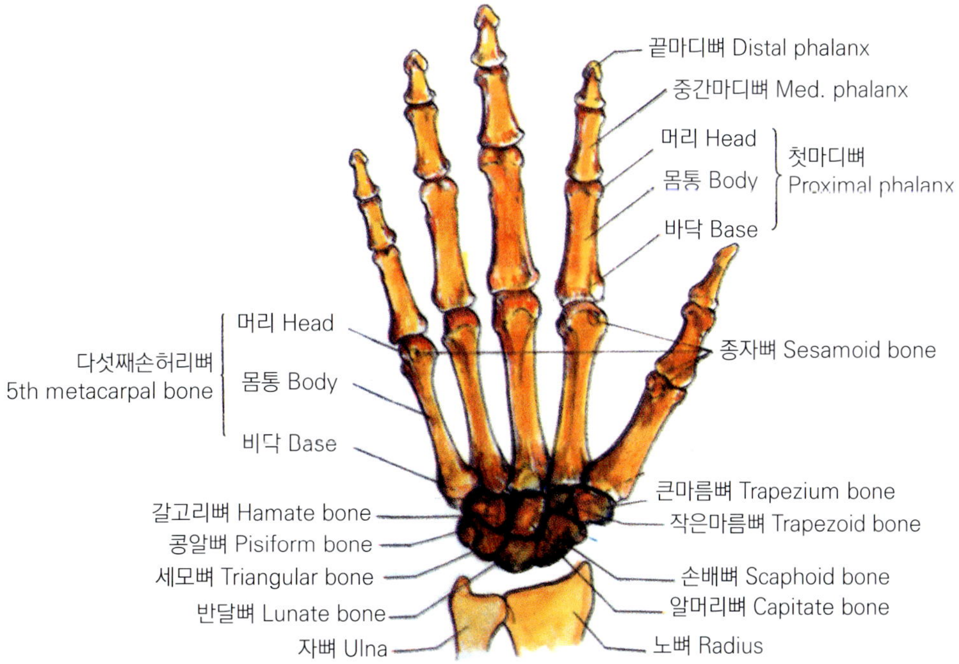

그림 5-42
손의 뼈대

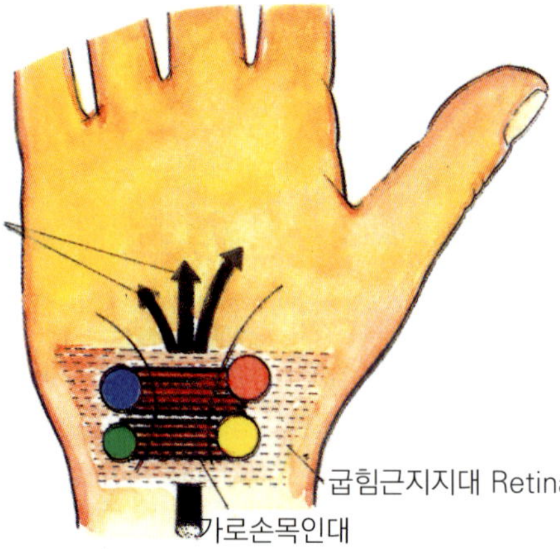

그림 5-43
손목고랑과 손목굴

손목뼈 carpal bones	몸쪽손목뼈 proximal carpal bones	손배뼈(주상골) scaphoid bone
		반달뼈(월상골) lunate bone
		세모뼈(삼각골) triangular bone
		콩알뼈(두상골) pisiform bone
	먼쪽손목뼈 distal carpal bones	큰마름뼈(대능형골) trapezium bone
		작은마름뼈(소능형골) trapezoid bone
		알머리뼈(유두골) capitate bone
		갈고리뼈(유구골) hamate bone

몸쪽손목뼈는 노뼈아래끝과, 먼쪽손목뼈는 손허리뼈와 각각 관절하는데 큰마름뼈, 작은마름뼈, 알머리뼈는 첫째, 둘째, 셋째손허리뼈와 그리고 갈고리뼈는 넷째, 다섯째 손허리뼈와 관절한다. 손바닥쪽으로 향하는 노뼈쪽의 큰마름뼈와 손배뼈 그리고 자뼈쪽의 콩알뼈와 알머리뼈 사이에는 홈이 이루어지는데 이곳을 손목고랑(수근구) carpal sulcus이라고 한다(그림 5-43).

한편 손배뼈의 끝과 콩알뼈의 끝이 굽힘근지대에 의해 굴이 형성되는데 이것을 손목굴(수근관) carpal canel이라고 하며 신경과 힘줄이 지나간다.

(7) 손허리뼈(중수골) metacarpal bone

손허리뼈는 5개의 뼈로서 노뼈쪽으로부터 첫째, 둘째, 셋째, 넷째, 다섯째손허리뼈라고 하며 몸쪽을 바닥 base, 몸통 body, 먼쪽을 머리 head라고 명칭하며 첫째손허리뼈가 가장 짧고 둘째손허리뼈가 가장 길다.

(8) 손가락뼈(지골) phalanges

손가락을 이루는 뼈로서 엄지만 두개의 마디이고 나머지는 세개의 마디를 이루면서 몸쪽을 첫마디뼈(기절골) proximal phalanx, 중간마디뼈(중절골) middle phalanx, 먼쪽을 끝마디뼈(말절골) distal phalanx라고 한다. 끝마디뼈의 등면에 손톱이 있다.

손가락 finger의 명칭은 엄지 thumb, 집게 index finger, 가운데 middle finger, 반지 ring finger, 새끼손가락 little finger이라고 한다.

6) 다리뼈(하지골) bones of lower limb

다리의 뼈대는 62개의 뼈로 이루어진다. 다리를 몸통에 결합시키는 볼기뼈(관골) hip bone를 다리이음뼈(하지대) pelvic girdle라 하며 골반 pelvis을 형성하는데 골반은 몸통을 지지하고 다리를 부착시킨다. 한편 넙다리뼈(대퇴골) femur, 무릎뼈(슬개골) patella, 정강뼈(경골) tibia, 종아리뼈(비골) fibula, 발목뼈(족근골) tarsal bones, 발허리뼈(중족골) metatarsal bone, 그리고 발가락뼈(지골) phalanges를 자유다리뼈(자유하지골) skeleton of free lower limb라고 한다.

- 다리뼈 bone of lower limb
  - 다리이음뼈 pelvic girdle
    - 볼기뼈 hip bone…2개
  - 자유다리뼈 skeleton of free lower limb
    - 넙다리뼈 femur…2개
    - 무릎뼈 patella…2개
    - 정강뼈 tibia…2개
    - 종아리뼈 fibula…2개
    - 발목뼈 tarsal bone…14개
    - 발허리뼈 metatarsal bone…10개
    - 발가락뼈 phalanges…28개

(1) 볼기뼈(관골) hip bone(그림 5-44)

볼기뼈는 크고 불규칙한 뼈로서 사춘기까지는 엉덩뼈(장골) ilium, 궁둥뼈(좌골) ischium 및 두덩뼈(치골) pubis의 세개의 뼈가 연골결합을 하고 있지만 성인이 되면 뼈로 발전되어 하나의 뼈가 된다. 이들 세 뼈는 볼기뼈절구(관골구) acetabulum에서 유합하게 되는데 엉덩뼈는 볼기뼈의 위쪽부를, 두덩뼈는 앞아래쪽을 그리고 궁둥뼈는 뒤아래쪽을 차지한다. 이들 세개의 경계를 이루는 연골은 볼기뼈절구 부위에서 만나지만 16~17세까지는 이곳을 중심으로 Y자 연골이라고 하는 상태로 관찰된다.

볼기뼈절구는 볼기뼈의 가쪽면에 있으며 넙다리뼈머리와 관절하여 다리의 운동을 돕고 있는 엉덩관절(고관절) hip joint을 이룬다. 볼기뼈절구 아래쪽에 폐쇄구멍 obturator foramen이 있으며 생체에서는 폐쇄막 obturator membrane으로 막혀 있고 위쪽 일부에 혈관과 신경이 지나가고 있다.

① 엉덩뼈(장골) ilium

볼기뼈 hip bone의 윗부분을 형성하는 뼈로서 안쪽에 있는 활꼴선(궁상선) arculate line을 기준하여 윗부분을 엉덩뼈오목(장골와) iliac fossa 아랫부분을 엉덩뼈몸통 body이라 한다. 엉덩뼈몸통은 볼기뼈절구(관골구)의 2/5를 차지한다. 위모서리를 엉덩뼈능선(장골능) iliac crest이라 하며 피부 위에서도 만져진다. 이 능선 앞쪽 끝에 있는 돌출부위를 위앞엉덩뼈가시(상전장골극) anterior superior iliac spine, 뒤쪽 끝을 위뒤엉덩뼈가시(상후장골극) posterior superior iliac spine라 한다.

임상적으로는 오른쪽 위앞엉덩뼈가시와 배꼽을 연결하는 선의 가쪽으로부터 1/3점을 멕버니의 압통점 McBurney's point이라 하여 충수염을 진단할 때 이용된다. 엉덩뼈 안쪽면의 뒤쪽에는 귀모양면(이상면) auricular surface이 있어 엉치뼈의 귀모양면과 관절하여 엉치두덩(천장관절)관절 sacroiliac joint을 이룬다.

② 궁둥뼈(좌골) ischium

볼기뼈의 뒤아래쪽을 형성하는 뼈로서 궁둥뼈몸통(좌골체) body과 궁둥뼈가지 ramus로 구분한다. 아래쪽의 크고 거치른 돌기를 궁둥뼈결절(좌골결절) ischial tuberosity이라 하며 앉았을 때 몸무게를 지탱하는 곳이 된다. 궁둥뼈몸통은 볼기뼈절구의 2/5을 차지한다. 궁둥뼈가지는 두덩뼈와 만나서 폐쇄구멍 obturator foramen을 이룬다. 궁둥뼈가시 ischial spine는 내진시에 만져지며 골반의 크기를 결정하는 지표가 된다.

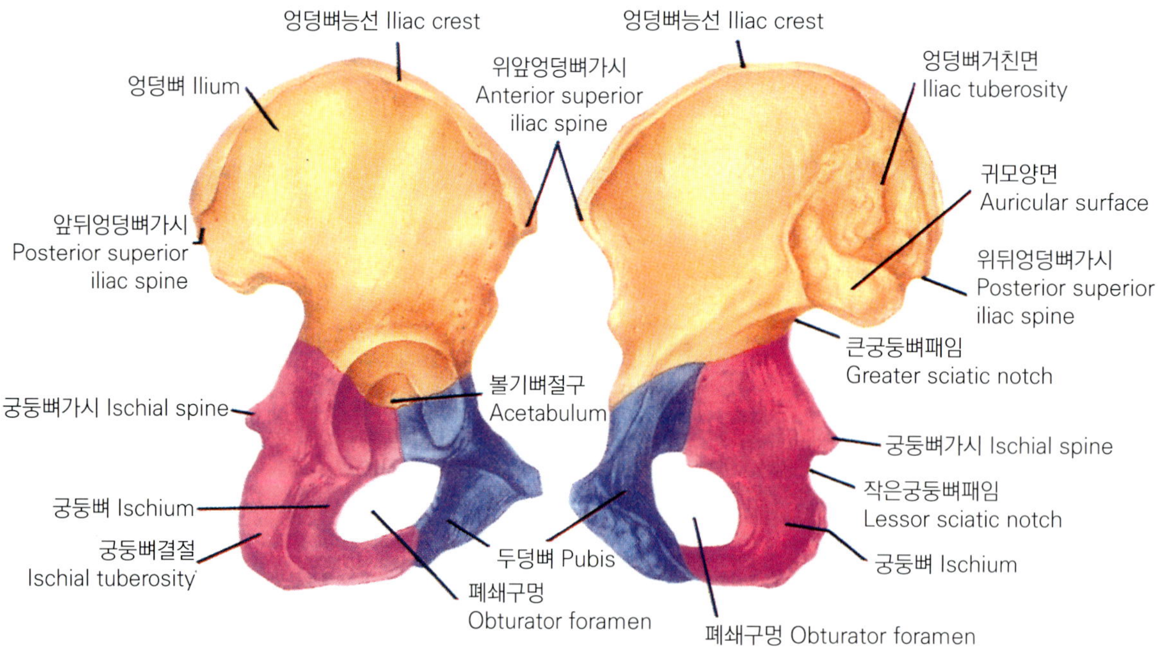

그림 5-44

관골

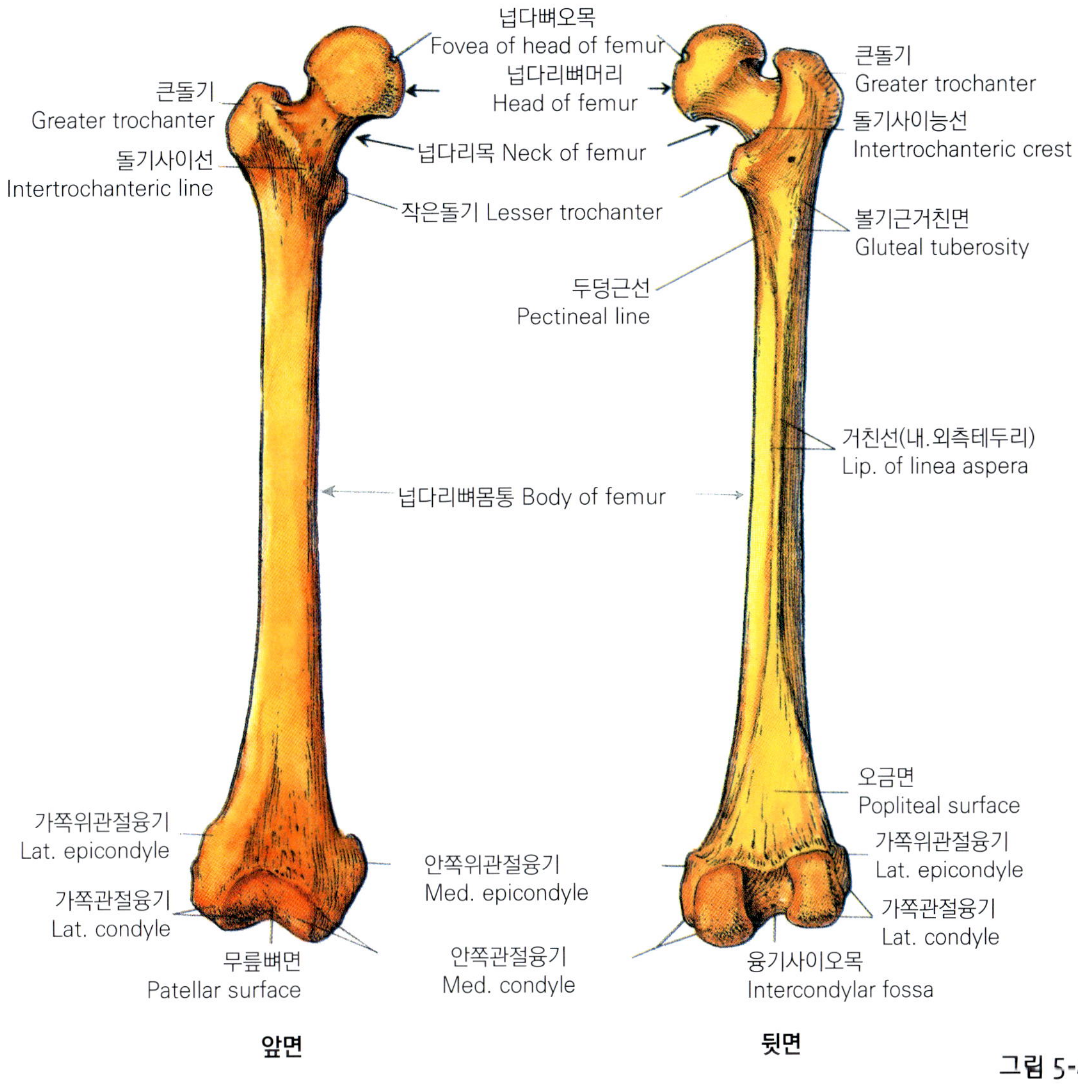

그림 5-45
넙다리뼈

③ 두덩뼈(치골) pubis

볼기뼈의 앞부분을 형성하는 뼈로서 두덩뼈몸통 body과 두덩뼈가지 ramus로 구분한다. 두덩뼈몸통은 볼기뼈절구의 1/5을 차지하며 두덩뼈가지는 위가지 superior ramus와 아래가지 inferior ramus로 구분하며 좌우 두덩뼈결합면 symphysial face이 정중선 median plane에서 만나 두덩뼈결합(치골결합) symphysis pubis을 이룬다.

(2) 넙다리뼈(대퇴골) femur(그림 5-45)

넙다리뼈는 우리 몸에서 가장 길고 강한 뼈이다. 길이는 신장의 1/4 정도나 되며 위끝과 아래끝으로 구분한다. 넙다리뼈는 체중을 골반에서 받아 정강뼈에 전달하기에 알맞게 되어 있다.

위끝 upper end에는 넙다리뼈머리(대퇴골두) head가 있고 넙다리뼈머리 중앙부위에 넙다리뼈오목(대퇴골두와) fovea of head of femur이 있으며 이곳에 넙다리뼈머리인대가 부착한다.

넙다리뼈머리 바로 아래쪽에 비스듬히 각을 이룬 넙다리뼈목(대퇴골경) neck이 있으며 목부위축과 몸통축을 경체각 collodiaphyseal angle이라 하는데 각도는 성인 남자의 경우 120~130°이나 여자에서는 골반의 폭이 넓어짐으로 해서 90°에 가깝다. 특히 넓다리뼈목은 골절이 빈발하는 곳이기도 하다.

넙다리몸통 body은 원주상이며 앞으로 약간 굽어 있다. 넙다리뼈몸통 위쪽부위 가쪽위에 큰돌기(대전자) greater trochanter, 안쪽 뒤부분에 작은돌기(소전자) lesser trochanter가 있으며 이곳에 많은 근육들이 부착된다. 큰·작은돌기는 뒷면의 돌기사이능선(전자간능) intertrochanteric crest과 앞면의 돌기사이선(전자간선) intertrochanteric line에 의해 연결된 상태이다. 뒷면의 돌기사이능선 아래쪽에 볼기근거친면(둔근조면) gluteal tuberosity에는 큰볼기근육이 부착되며 이어서 세로로 달리는 융기선을 거친선(조선) linea aspera이라 하며 다리근육의 부착지로 중요한 곳이다.

아래쪽 끝의 앞면에는 무릎뼈 patella가 붙은 무릎뼈면(슬개면) patella surface이 있으며 그 위쪽의 가쪽에 가쪽위관절융기(외측상과) laterxal epicondyle, 안쪽에 안쪽위관절융기(내측상과) medial epicondyle가 있다. 뒷면의 음푹 패인 곳을 융기사이오목(과간와) intercondylar fossa이라 하며 이곳에 무릎관절의 십자인대 cruciate ligament가 들어가고 가쪽에 가쪽관절융기(외측과) laterxal condyle, 안쪽에 안쪽관절융기(내측과) medial condyle가 있어 무릎관절 knee joint을 이룬다.

(3) 무릎뼈(슬개골) patella

무릎 앞면에 있는 밤알 모양의 편평뼈로서 이 뼈는 넙다리네갈래근의 힘줄속에 형성된 종자뼈 sesamoid bone이다. 이 뼈는 무릎관절 형성에 관여하며 무릎관절을 보호하고 무릎운동을 하기 쉽게 돕는다. 위쪽은 무릎뼈바닥(슬개저) base, 아래끝은 무릎뼈꼭지(슬개첨) apex이며 무릎인대 patella ligament가 붙는다.

(4) 정강뼈(경골) tibia(그림 5-46)

정강뼈는 종아리에 있는 두개의 뼈중 안쪽에 위치한 크고 강대한 뼈로서 길이는 30~33cm나 되며 몸통과 위끝 그리고 아래끝으로 구분한다.

위끝은 폭이 넓고 양쪽으로 안쪽·가쪽관절융기 medial lateral condyle가 있고 그 사이에 융기사이융기(과간융기) intercondylar eminence가 돌출되어 있는데 이곳은 무릎십자인대 cruciate ligament가 부착된다.

정강뼈몸통의 앞면 윗쪽에 정강뼈 거친면(경골조면) tibial tuberosity이 있으며 여기에 무릎인대(대퇴 사두의 부착건)가 붙는다. 정강뼈몸통 가쪽면에는 전체 길이에 걸쳐서 뼈사이모서리 interosseus border가 세로로 선을 이루고 있다.

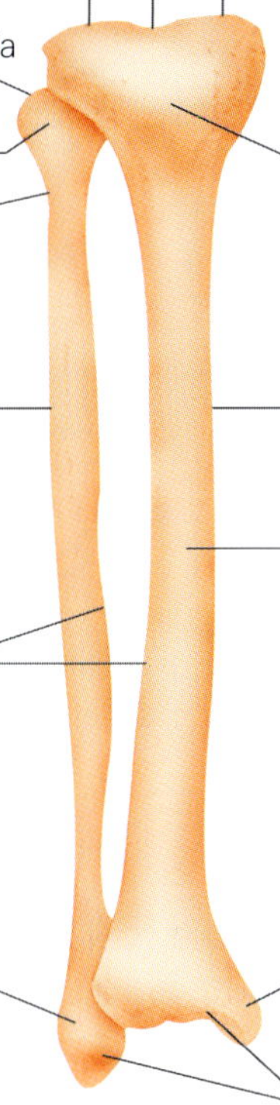

그림 5-46

정강뼈과 가쪽(우측 : 앞면)

아래끝 lower end은 발목에 이르는 뼈로서 안쪽에는 안쪽복사(내과) medial malleolus가 있어 여기에 인대들이 부착된다. 안쪽복사 반대쪽 아래면에 패임을 이루는 종아리뼈패임(비골절흔) fibular notch은 부동성의 정강종아리인대결합 tibiofibular syndesmosis이 된다.

(5) 종아리뼈(비골) fibula(그림 5-46)

종아리뼈는 종아리의 바깥쪽에 있는 가늘고 긴 뼈로서 장단지뼈라고도 한다. 길이는 30~33cm나 되며 무게지탱에는 관여치 않고 부목 splint 역할을 하면서 근육의 부착점이 되며 발목관절 ankle joint을 이룬다.

위끝 upper end은 종아리뼈머리(비골두) head로서 정강뼈의 종아리관절면과 부동성의 정강종아리관절(평면관절) tibiofibular joint을 이루고 있다.

종아리뼈몸통(비골체)body은 매우 가늘고 모서리와 면이 세개씩 구별된다. 종아리뼈몸통의 가쪽면은 전체 길이에 걸쳐 세로로 능선을 이룬다.

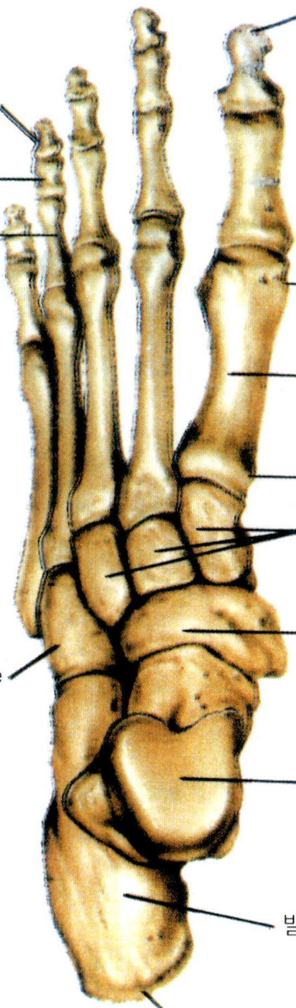

그림 5-47

발의 뼈(발등)

아래끝 lower end의 가쪽에는 가쪽복사(외과) lateral melleolus가 있다.

(6) 발목뼈(족근골) tarsal bone(그림 5-47)

발목을 구성하는 7개의 뼈로서 몸쪽열과 먼쪽열 두줄로 배열되어 운동의 다양성보다는 무게 지탱에 관여하며 배열상태는 아래와 같다.

- 발목뼈 tarsal bones
  - 몸쪽발목뼈 proximal tarsal bones
    - 목발뼈 talus
    - 발꿈치뼈 calcaneus(heel bone)
    - 발배뼈 navicular
  - 먼쪽발목뼈 distal tarsal bone
    - 안쪽쐐기뼈 medial cuneiform bone
    - 중간쐐기뼈 intermedial cuneiform bone
    - 가쪽쐐기뼈 lateral cuneiform bone
    - 입방뼈 cuboid bone

가장 위에 있는 목말뼈는 발꿈치뼈 위에 얹혀 있으며 앞으로는 발배뼈, 윗면은 도르래로 정강뼈와 사이에 발목관절 ankle joint을 형성한다.

발꿈치뼈는 발목뼈 가운데 가장 큰 뼈로 목말뼈 아래 위치하며 뒤로 융기가 돌출하여 발뒤꿈치를 이루는데 뒷부분을 발꿈치뼈융기(종골융기) calcaneal tuberosity라 하며 이곳에 발꿈치힘줄(종골건) calcaneal tendon(Achilles tendon)이 붙는다. 한편 발꿈치뼈는 체중을 지탱하면서 발을 움직이는 근육의 부착부위가 된다.

먼쪽 발목뼈인 안쪽, 중간, 가쪽쐐기뼈는 각각 첫째, 둘째, 셋째 발허리와 관절하며 입방뼈는 넷째, 다섯째 발허리뼈와 관절한다.

(7) 발허리뼈(중족골) metatarsals

발허리뼈는 발바닥을 형성하는 다섯개의 작은 긴뼈로서 뼈마다 안쪽으로부터 첫째~다섯째발허리뼈라하고 몸쪽으로부터 바닥 base, 몸통 body, 머리 head라고 한다. 첫째발허리뼈는 짧고 굵으며 둘째발허리뼈가 가장 길다.

(8) 발가락뼈(지골) phalanges

손가락뼈와 마찬가지로 엄지는 두개의 마디이고 나머지는 세개의 마디로 되어 있다. 몸쪽으로부터 첫마디뼈, 중간마디뼈, 끝마디뼈라고 하며 운동보다는 몸무게 지탱에 관여한다.

제 6 장 관절계통
Joint system

1. 관절의 분류

사람의 외형구성과 운동을 통한 동물의 본질은 낱낱의 뼈가 아니고 몇개의 뼈가 연결되어 뼈대 skeleton를 이루어 완성된다. 뼈와 뼈가 연결하는 것을 넓은 의미에서 관절 articulation(또는 joint)이라고 하며 두개 이상의 뼈들이 만나는 곳이면 어디에나 관절이 형성된다.

관절을 정의하면

① 뼈와 뼈가 서로 연결되는 곳

② 두개 이상의 뼈가 만나는 곳

③ 뼈와 연골이 만나는 곳

관절은 뼈대계통의 여러 부분을 연결해주고 뼈의 성장을 도와주며 몸의 일부분을 뼈대근의 수축에 의하여 움직일 수 있도록 해준다. 뼈의 연결방식에는 부동 관절과 가동 관절이 있다.

1) 부동 관절 immovable articulations

두개의 뼈가 움식일 수 없는 상태로 결합하는 것을 밀하며 사림의 뼈대 중에시 일부에 한정되어 있다. 즉 두뼈 사이에 결합조직이나 연골이 끼어 있는 경우도 있고 또는 두개 이상의 뼈가 완전히 뼈결합을 이루기도 한다.

(1) 섬유관절 fibrous joint

뼈와 뼈가 강인한 섬유 결합조직으로 묶여 있어 이들 뼈 사이에서는 거의 움직이지 않으나 때로는 아주 작은 움직임을 볼 수 있다. 섬유관절의 형태는 다음의 3가지가 있다.

① 봉합 suture

머리뼈 사이에서만 볼 수 있으며 봉합인대 sutural ligament라 불리우는 섬유 결합조직에 의해 연결되어 있다.

예 : 관상봉합, 시상봉합

② 인대결합 syndesmosis

결합하는 두 뼈 사이가 비교적 떨어져 있으며 그 사이에 비교적 긴 섬유 결합조직으로 묶여진다. 이런 관절은 약간의 움직임을 볼 수 있기 때문에 반관절이다.

예 : 정강종아리인대 결합

③ 못박이 관절 gomphosis

뼈의 뾰족한 끝이 구멍에 박힌 상태로 치아뿌리막인대 periodontal ligament가 치아뿌리를 둘러싸고 있으며 두꺼운 연골 섬유가 치아뿌리를 턱에 단단히 고정시켜 주므로 부동관절이다.

예 : 치아와 이틀사이

(2) 연골관절 cartilaginous joint

연결되는 뼈 사이에 연골조직이 끼어 있는 관절로서 형태는 두가지가 있다.

① 연골결합 synchondrosis

이 관절은 대부분 성장과정의 결과로 인해 성인이 되기 전 뼈로 변하는 일시적인 구조이며 부동관절이다.

예 : 긴뼈의 뼈끝 epiphysis과 뼈몸통 diaphysis의 연결
엉치뼈와 볼기뼈

② 섬유연골결합 symphysis

대체로 관절면이 넓고 섬유연골판에 의해 연결되며 주로 정중선 혹은 그 근처에만 위치한다.

예 : 두덩결합 pubic symphysis - 양측 두덩 사이의 섬유 연골결합
척추사이원반 intervertebral disk - 척추뼈 사이의 섬유 연골결합

2) 가동 관절 movable articulations
= 윤활관절(활막성관절) synovial joint

뼈대계통의 관절은 대부분이 결합양식이며 두개 또는 세개의 뼈가 자유로이 움직일 수 있도록 연결되어 있다. 이것을 관절 articulation, joint이라고 한다.

(1) 윤활관절(활막성관절)의 일반구조

윤활관절은 우리 몸에 가장 흔하며 기능상 대단히 중요하다. 이들 관절은 운동이 자유로우며 뼈와 뼈 사이에 관절연골 articular cartilage로 덮여 있고, 관절머리 joint head와 관절오목 joint fossa으로 되어 있다. 이들의 연결부는 관절주머니 articular capsule로 둘러 싸여져 관절공간 articular cavity이 되며 그 속에는 점액성의 윤활액 synovia이 있어 관절의 운동을 매끄럽게 한다. 관절주머니는 내·외 두층으로 되어 있으며 바깥막을 섬유막이라 부르고 속막을 윤활막이라고 한다(그림 6-1).

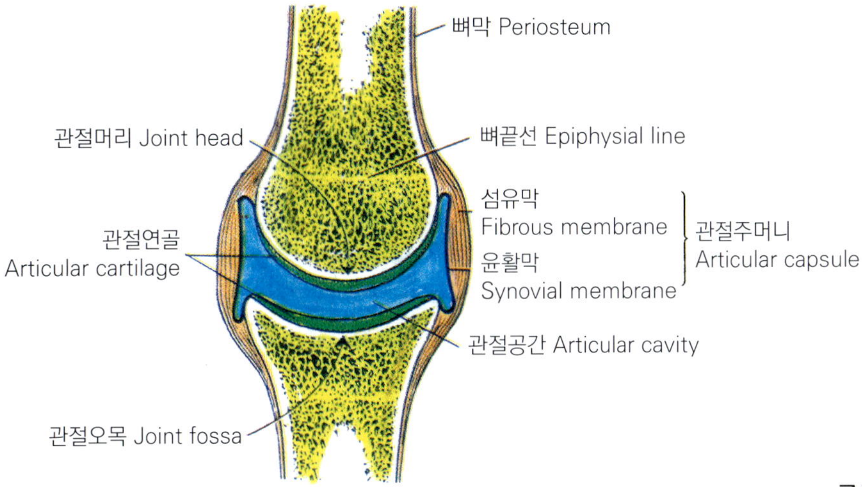

그림 6-1

관절의 일반구조

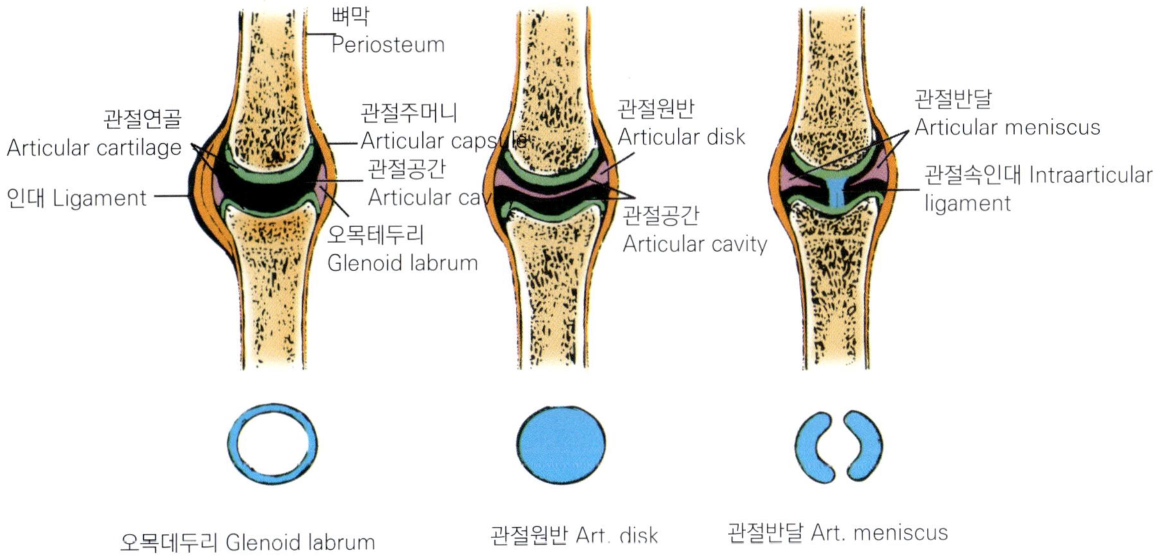

그림 6-2

관절의 보조장치
(인대, 반월, 원판)

관절주머니 주위에는 많은 인대 ligament가 있어 관절을 보강하기도 하고 운동을 제한하기도 한다. 특히 관절머리와 관절오목이 잘 맞지 않을 때에는 이것을 보강하기 위하여 관절반달 articular meniscus, 오목테두리(관절순) glenoidal labrum, 관절원반 articular disk 등의 관절 보조장치가 있다(그림 6-2).

관절 중에는 뼈의 표면에 뼈막 periosteum이 없을 때가 많으며 이런 곳에서 골절이 일어나면 뼈가 재생되지 않아 잘 치유되지 않는다. 또 엉덩관절과 무릎관절에는 관절속인대 intracapsular ligament라고 하는 넙다리뼈머리인대와 무릎십자인대가 있다.

3) 윤활(활막성)관절의 모양에 따른 분류

두 뼈 사이에서 이루어지는 관절을 단순관절 simple joint이라 하며 전형적인 예는 어깨관절(상완골과 견갑골) 엉덩관절(대퇴골과 관골) 그리고 마디뼈 간의 관절이다. 세개 이상의 뼈가 관절을 형성하는 관절을 복합관절 compound joint이라 하며 전형적인 예는 팔굽관절과 손목관절의 관절이다.

(1) 절구관절(구상관절) ball-and-socket joint

관절머리와 관절오목이 모두 절구모양이며 전형적인 예는 어깨관절과 엉덩관절이다. 운동이 가장 자유롭다. 그러나 엉덩관절은 관절오목이 깊기 때문에 절구상관절이라 하며 어깨관절에 비하면 운동성이 약간 제한된다.

(2) 경첩관절 hinge joint

원주상 또는 도르래모양의 관절머리가 이에 알맞는 관절오목을 만나 이루어진 관절이며 마치 여닫이문의 경첩 모양이다. 전형적인 예는 무릎관절, 팔굽관절, 발목관절, 마디사이관절이다.

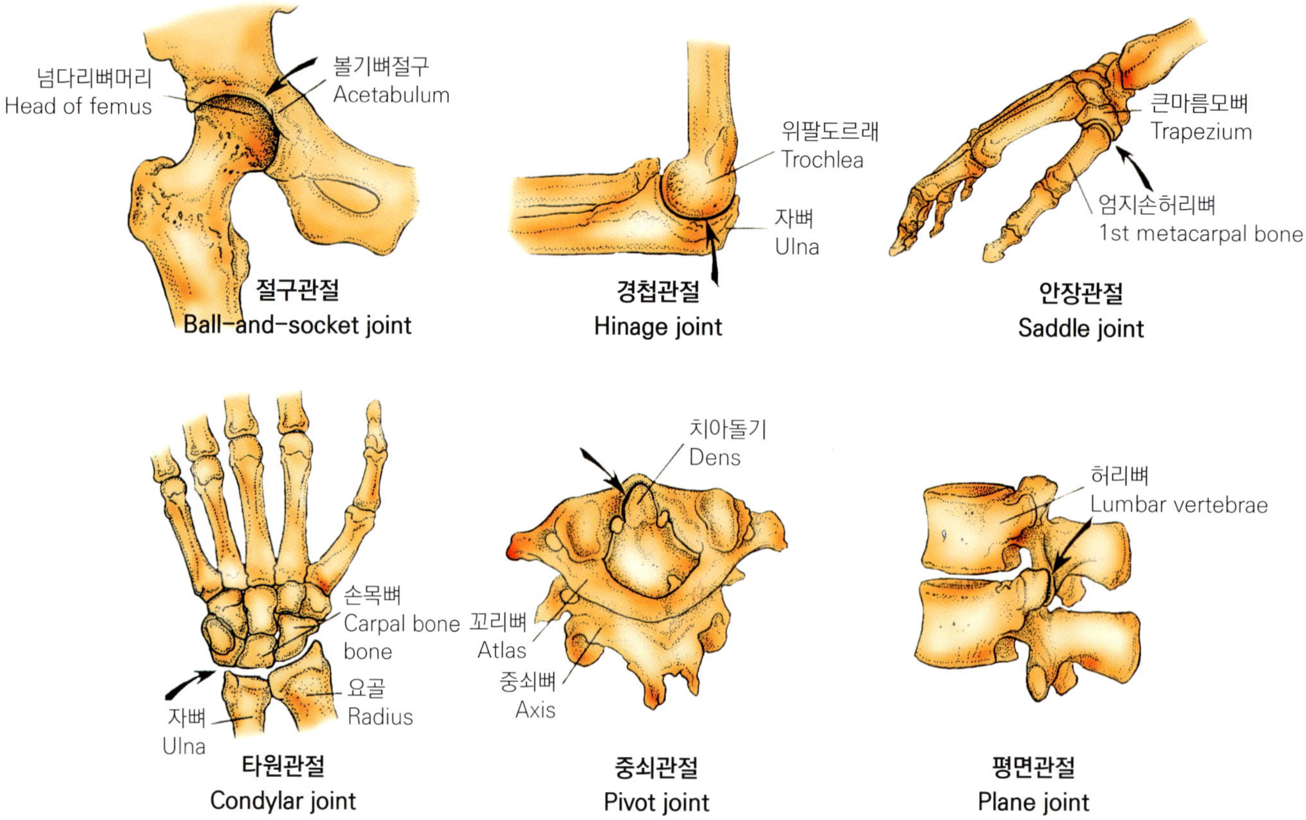

그림 6-3

관절의 종류

(3) 안장관절(안상관절) saddle joint

두 관절면이 말안장과 같은 모습을 이루고 있으며 전형적인 예는 손목손허리뼈관절이다.

(4) 타원관절(과상관절) condylar joint

두 관절면이 타원을 이루고 관절오목은 관절머리에 알맞게 오목한 면을 만들어 장축과 단축의 두 방향으로 운동한다. 전형적인 예는 노뼈손목관절이 여기에 속한다.

(5) 중쇠관절(차축관절) pivot joint

관절머리는 원형이며 관절오목속을 차륜과 같이 장축둘레를 따라 회전운동을 한다. 전형적인 예는 노자인대결합(관절)이다.

(6) 평면관절 plane joint

마주보는 관절면이 평면에 가까운 상태로서 약간 미끄럼 운동으로 움직인다. 전형적인 예는 척추뼈사이관절, 손목뼈사이관절이며 평면관절 중 엉치엉덩관절은 두 관절면이 거칠어 거의 가동성이 없어 반관절이라고도 한다.

4) 운동축에 따른 분류

(1) 단축성 관절 uniaxial joints

회전축이 한개이며 평면으로만 운동가능

· 경첩관절 hinge joint : 무릎관절, 팔굽관절, 발목관절

· 중쇠관절 pivot joint : 위·아래노자인대결합, 정중고리중쇠관절

(2) 이축성 관절 biaxial joints

회전축이 두개이며 양면으로만 운동가능

· 타원관절 condylar joint : 노뼈손목관절

· 안장관절 saddle joint : 손목손허리관절

(3) 다축성 관절 polyaxial joints

세개의 회전축을 가지며 세면으로 운동가능

· 절구관절 ball and socket joint : 어깨관절관절, 엉덩관절

· 평면관절 plane joint : 척추뼈사이관절, 손목뼈사이관절

5) 관절의 운동

윤활성관절의 운동은 뼈대근의 작용에 의해 일어나며 활주운동, 각운동, 기타 운동으로 나누어 설명된다. 섬유 및 연골 관절은 그 운동이 극히 제한되어 있으나 윤활성 관절은 관절에 따라 여러 방향으로 운동이 수행되고 있다. 그 중 기본적 운동에 관하여 기술한다.

(1) 활주운동 sliding movement

관절에서 일어날 수 있는 운동 중 가장 간단한 형태의 운동이며 관절면의 한면이 다른면 위로 미끄럼 운동이 일어나며 회전이나 각운동은 일어나지 않으며 전형적인 예는 척추뼈에서 볼 수 있다.

(2) 각운동 angular movement

각운동은 두 뼈 사이의 각도가 좁아지거나 넓어지는 운동으로 팔다리에서 흔히 볼 수 있다.

① 굽힘(굴곡) flexion - 폄(신전) extension : 관절에서 두 뼈 사이 각 angle을 작게 하는 것을 굽힘운동, 그 반대로 각을 크게 하는 것을 폄운동이라 한다.

② 벌림(외전) abduction - 모음(내전) adduction : 팔·다리가 몸통의 중심으로부터 멀어지는 운동을 벌림이라 하며 반대로 몸통의 중심에 가까워지는 것을 모음이라 한다.

③ 돌림(회전) rotation : 장축을 중심으로 도는 운동이며 돌림운동에는 두 방향이 있어서 전면이 안쪽방향으로 도는 운동을 안쪽돌림 medial rotation 그 반대로 전면이 가쪽방향으로 도는 운동을 가쪽돌림 lateral rotation이라 한다.

④ 휘돌림(회선) circumduction : 굽힘, 폄, 모음, 벌림, 돌림운동이 연속적으로 일어나는 연속동작으로서 이때 원추운동이 일어난다.

(3) 기타운동

① 뒤침(회외) supination - 엎침(회내) pronation : 팔에서 손바닥이 위로 향하는 아래팔의 운동을 뒤침이라 하고 팔에서 손바닥이 아래로 향하는 아래팔의 운동을 엎침이라 한다.

② 올림(거상) elevation - 내림(침하) depression : 눈을 위로 뜨게 한다든지 어깨뼈를 위로 올리는 운동을 올림이라 하고 반대되는 운동을 내림이라고 한다.

③ 들임(퇴축) retraction - 내밈(돌출) protraction : 턱관절에서 아래턱을 뒤쪽으로 향하게 하는 운동을 들임이라 하며 반대로 아래턱뼈를 앞쪽으로 내미는 운동을 내밈이라고 한다.

④ 발등굽힘(배굴) dorsiflexion - 발바닥굽힘(장굴) plantar flexion : 종아리와 발사이 각을 만드는 상태를 발등굽힘이라 하며 반대로 종아리와 발사이 각을 크게 즉 멀어지는 상태를 발바닥굽힘이라 한다.

⑤ 안쪽번짐(내반) inversion - 가쪽번짐(외반) eversion : 발의 운동에 관한 용어 발바닥이 몸의 정중면쪽으로 향하는 운동을 안쪽번짐이라 하고 반대방향으로 발바닥이 가쪽으로 향해 움직이는 운동을 가쪽번짐이라 한다.

2. 머리뼈(두개골) 및 몸통뼈(체간골)의 관절

1) 머리뼈(두개골) 관절

머리뼈는 머리뼈공간을 이루는 뼈와 얼굴을 형성하는 뼈들 사이에 결합된 관절이다. 머리뼈의 관절은 턱관절 temporomandibular joint 외에는 모두 봉합으로 이루어져 있다.

(1) 봉합 suture

사람의 머리뼈에는 30여종의 봉합이 있으나 그 중 대표적인 것은 ① 관상봉합 ② 시상봉합 ③ 시옷봉합 ④ 비늘봉합이 중요하다.

(2) 턱관절(악관절) temporomandibullar joint

턱관절은 아래턱뼈의 관절돌기 condylar process와 관자뼈의 턱관절오목 mandibular fossa 사이에 이루어지는 관절로서 타원관절 condylar joint이다. 관절의 형태는 관절원반 articular disk에 의해 잘 맞아 있고 운동범위가 넓어 입을 열고 닫고 하는 운동과 음식물을 깨물고 씹는 내밈 들임 활주 운동을 할 수 있다. 탈구는 전방으로만 일어난다. 탈구를 바로잡을 때는 아래턱을 아래로 잡아당겼다가 다시 위로 밀면 쉽게 들어가지만 재발이 잘 된다. 턱관절을 연결시키는 인대는 3종이 있다.

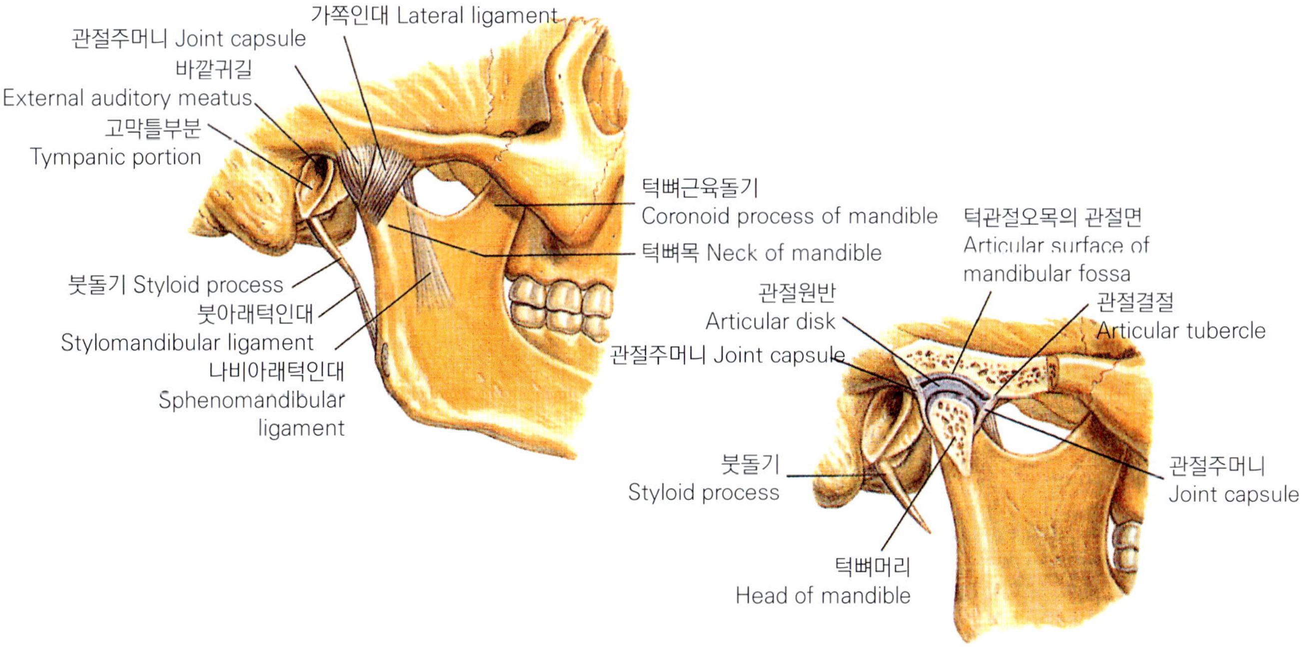

그림 6-4
턱관절

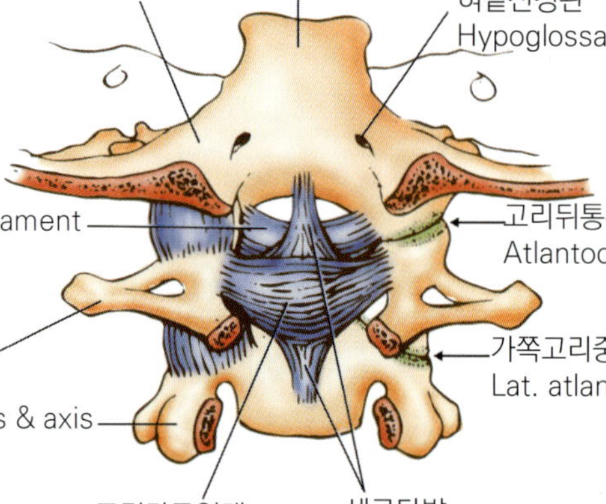

그림 6-5

머리목부위 관절과 꼬리뼈 십자인대

① 가쪽인대 lateral ligament : 관자뼈의 관절돌기의 뒤끝에서 턱뼈목에 부착한다.

② 나비아래턱인대 sphenomandibular ligament : 나비뼈가시에서 일어나 턱뼈혀돌기(하악소설)과 턱뼈목에 부착한다.

③ 붓아래턱인대 stylomandibular ligament : 나비뼈의 붓돌기에서 턱뼈각의 안쪽면에 이른다. (턱관절에 직접적 관계는 없다)

2) 머리(두개)와 척주의 관절

(1) 고리뒤통수(환추후두)관절 attantooccipital joint

고리뼈(제1경추)의 위관절오목 superior articular fovea과 뒤통수뼈의 뒤통수뼈관절융기(후두과) occipital condyle 사이의 타원관절 condylar joint이며 주로 끄덕이는 머리 전체운동(휘돌림, 앞뒤굽힘, 옆굽힘 등)을 한다. 뒤통수뼈와 고리뼈를 결합하는 데는 앞·뒤고리뒤통수막 anterior, posterior atlantooccipital membrane이 있다.

3) 고리뼈(환추)와 중쇠뼈(축추)의 관절

(1) 정중고리중쇠관절(정중환축관절) median atlantoaxial joint

중쇠뼈(제2경추)의 치아돌기 dens의 관절면이 고리뼈 앞고리 뒤면에 있는 치아돌기오목(치돌기와) dental fovea 사이의 중쇠관절 pivot joint이며 머리의 휘돌림운동에 기초가 된다. 좌우에 날개인대(익상인대) alar ligament가 있어 머리의 휘돌림을 억제하며 가로인대와 세로다발 longitudinal fasciculi에 의하여 고리십자인대 cruciform ligament를 이룬다.

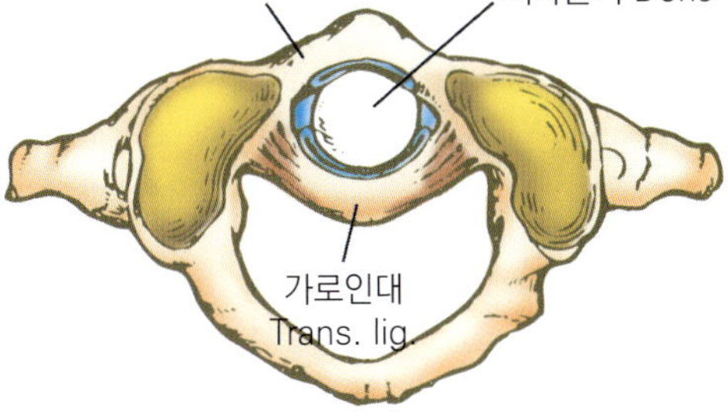

그림 6-6

정중 고리중쇠관절

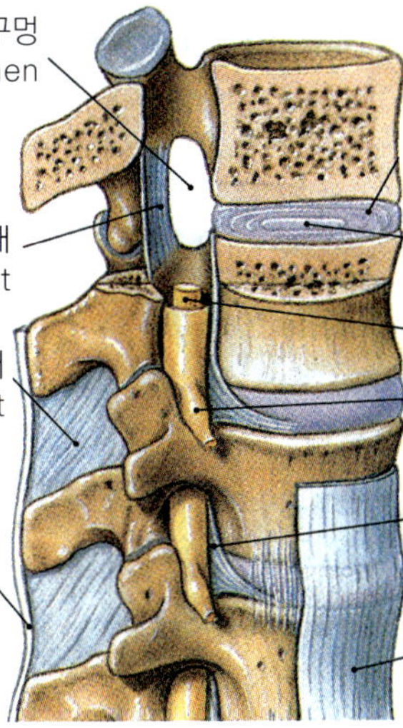

그림 6-7

척주의 인대

4) 척주의 관절

(1) 돌기사이(추간)관절 intervertebral joint

위아래로 마주 겹치는 32~35개의 척추뼈가 위·아래관절돌기 sup·inf. articular process를 만드는 평면관절 plane joint로 척추사이원반과 같은 관절주머니로 싸여 있어 등부위에서는 운동성이 현저히 제한되어 있으나 목부위와 허리부위에서는 비교적 운동성이 큰 편이다.

(2) 척추사이원반(추간원판) intervertebral disks

척추사이원반은 인접한 척추뼈몸통을 결합하는 섬유연골로 성인에서는 목뼈에서 허리까지 23개가 있다. 주변부는 약간 딱딱한 섬유고리 fibrous ring와 중심부의 연한 수핵 pulp nucleus으로 되어 있으며 척추뼈몸통의 앞뒤면은 세로로 잇는 앞·뒤세로인대 anterior and posterior longitudinal ligament로 보강되어 있다. 목뼈에서 허리뼈사이원반은 두껍고 등뼈사이원반은 얇아 운동과 관련이 있다. 원반의 두께는 척주 길이의 약 1/4이며 중요한 충격흡수기 shock absorbers로 작용한다.

척주를 보강하고 있는 몇개의 인대를 살펴보면

① 앞세로(전종)인대 anterior longitudinal ligament : 척주의 전장에 걸쳐서 척추뼈몸통의 앞면에 있는 길고 넓은 띠 모양의 인대이다.

② 뒤세로(후종)인대 posterior longitudinal ligament : 척주관속에 있으며 척추뼈몸통의 뒤면을 따라 둘째목뼈에서 시작하여 꼬리뼈에 이른다. 앞세로인대보다 두껍고 임상적으로 척추사이원반 탈출에서 중요시 되는 인대이다.

③ 황색인대(척추뼈고리사이인대) yellow ligament : 인접하는 척추뼈고리사이(추궁간)에 부착하는 인대이며 탄성섬유가 많고 황색을 띤다.

④ 목덜미(항)인대 nuchal ligament : 뒤통수뼈의 바깥뒤통수뼈융기부터 일곱째목뼈 가시돌기에 이르는 정중면에 부착하는 막모양의 인대이다. 머리를 위로 들어 올리는데 중요한다.

⑤ 가시위(극상)인대 supraspinal ligament : 목덜미인대 아래쪽의 연장이라고 할 수 있으며 일곱째목뼈 이하의 가시돌기 끝을 연결하고 있다.

이상의 인대 중 앞·뒤세로인대는 척주를 유지하는데 역할을 하며 그외 인대는 척주의 앞·뒤굽힘과 옆굽힘 억제 역할한다.

5) 갈비뼈(늑골)과 척주의 관절

(1) 갈비뼈머리(늑골두)관절 joint for head of rib

갈비뼈머리와 인접한 등뼈몸통의 위·아래갈비뼈오목 sup·inf costal facet이 만드는 반관절로 평면관절 plane joint이다. 즉 각 갈비뼈머리는 두개의 등뼈에 걸쳐서 연결되어 있다. 인대는 각 갈비뼈머리로부터 위·아래척추뼈몸통으로 이어지는 부채꼴갈비뼈머리(방사늑골두상) radiate ligament of head of rib에 의해 보강되어 있으며 관절공간속에는 작은 관절속갈비뼈머리인대(관절내늑골두인대) intraarticular ligament of head of rib가 척추사이원반에 이어져 있다.

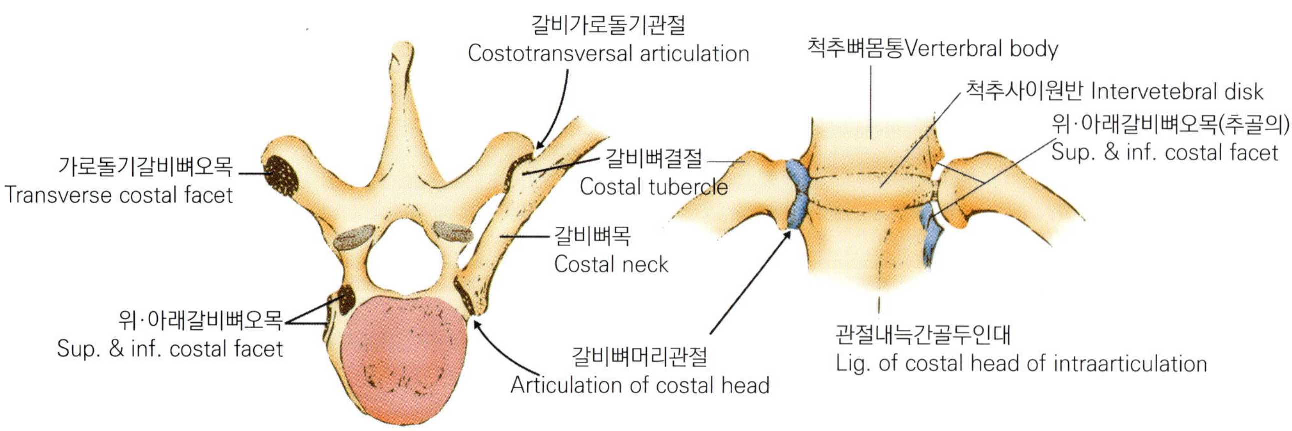

그림 6-8

갈비뼈와 척주의 관절

(2) 갈비가로돌기(늑횡돌)관절 costotransverse joint

갈비뼈결절의 관절면과 등뼈가로돌기 관절면이 만드는 평면관절이다. 관절주머니 주변에 갈비가로돌기인대 costotransvers ligament가 덮여 있다.

6) 척주와 골반의 관절

(1) 엉치엉덩(천장)관절 sacroiliac joints

엉치뼈와 엉덩뼈의 각 귀모양면 auricular surface이 만드는 반관절이다. 두 귀모양면의 표면은 섬유연골로 덮여 있으며 다음의 인대에 의해 보강되어 있다.

① 앞엉치엉덩(전천장)인대 ventral sacroiliac ligament : 엉치뼈의 가쪽부위 앞면에서 기시하여 관절주머니 앞면을 덮고 있는 짧고 단단한 인대이다.

② 뒤엉치엉덩(후천장)인대 dorsal sacroiliac ligament : 두번째~네번째 엉치뼈의 뒤면에서 엉덩뼈에 부착하는 인대로 두 뼈를 결합하는데 주체가 되는 인대이다.

③ 뼈사이엉치엉덩(골간천장)인대 interosseous sacroiliac ligament : 양쪽 귀모양면의 뒤부위를 서로 결합하는 짧고 강인한 인대이다.

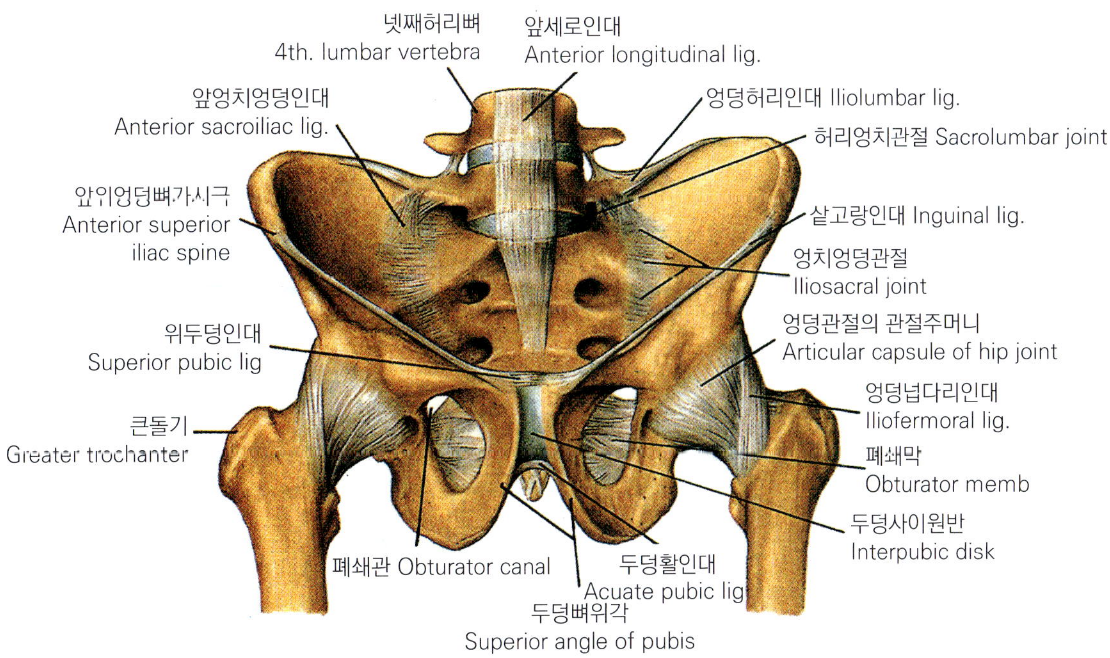

그림 6-9
엉덩엉치 및 두덩결합

(2) 두덩(치골)결합 pubic symphysis

좌우 두덩뼈가 만드는 반관절이다. 두덩결합면은 얇은 유리연골로 덮여 있고 그 사이에 섬유연골의 두덩사이원반(치골간원판) interpubic disk이 끼워져 있다. 두덩결합의 위모서리에는 위두덩(상치골)인대 superior pubic ligament, 아래모서리에는 두덩활(치골궁)인대 arcuate pubic ligament가 가로 지른다. 특히 여자는 이 두덩결합에서의 운동성이 남자보다 크고 임신 중에는 부드럽게 된다.

3. 팔(상지)의 관절

1) 복장빗장(흉쇄)관절 stomoclavicular joint

복장빗장관절은 복장뼈자루의 빗장뼈패임 clavicular notch과 빗장뼈의 복장끝 sternal end이 만드는 타원관절 condylar joint이며 관절면은 말안장 같아서 잘 결합하지 않으나 관절원반 articular disk으로 보충되고 그 운동범위는 작지만 자유운동이 가능하다. 위팔운동 모두가 이 관절을 기점으로 이루어지고 있다. 복장빗장관절 앞뒤면에 앞 및 뒤 복장빗장인대로 보강하고 있다.

2) 어깨(견)관절 shoulder joint

어깨뼈의 관절공간(관절강) glenoidcavity과 위팔뼈머리(상완골두) head of humerus가 만드는 절구관절 ball and socket joint로서 운동범위는 우리 몸 관절 가운데 가장 넓은 관절이다.

즉 폄, 굽힘, 벌림, 모음, 휘돌림, 가쪽돌림, 안쪽돌림 운동이 가능하다. 관절오목이 위팔뼈머리에 비해 작아 소켓트 모양의 섬유연골인 오목테두리(관절순) glenoid labrum가 붙어 있어 탈구를 방지하고 있다.

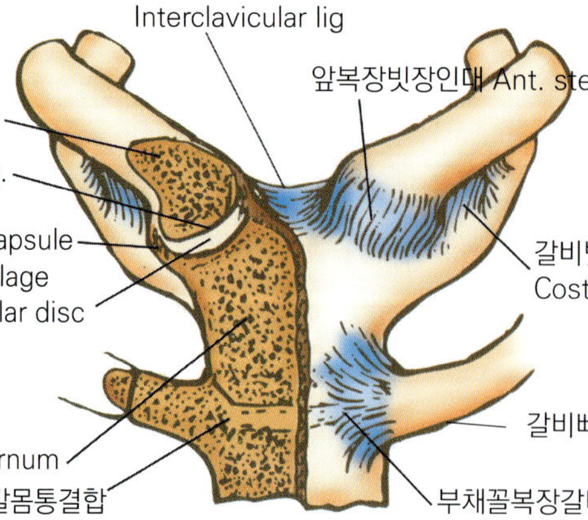

그림 6-10

복장빗장 및 복장갈비

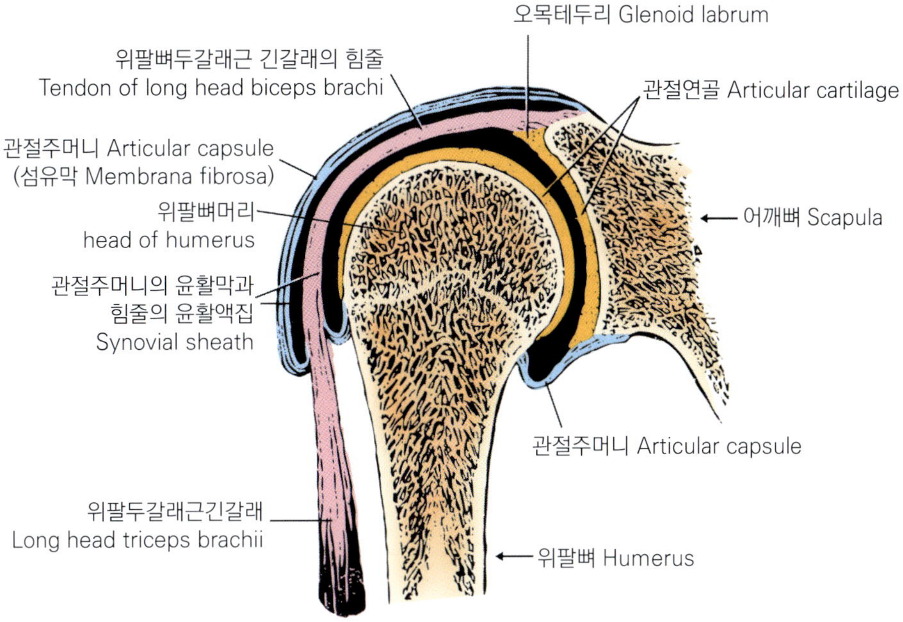

그림 6-11

어깨관절(우측 : 전두단면)

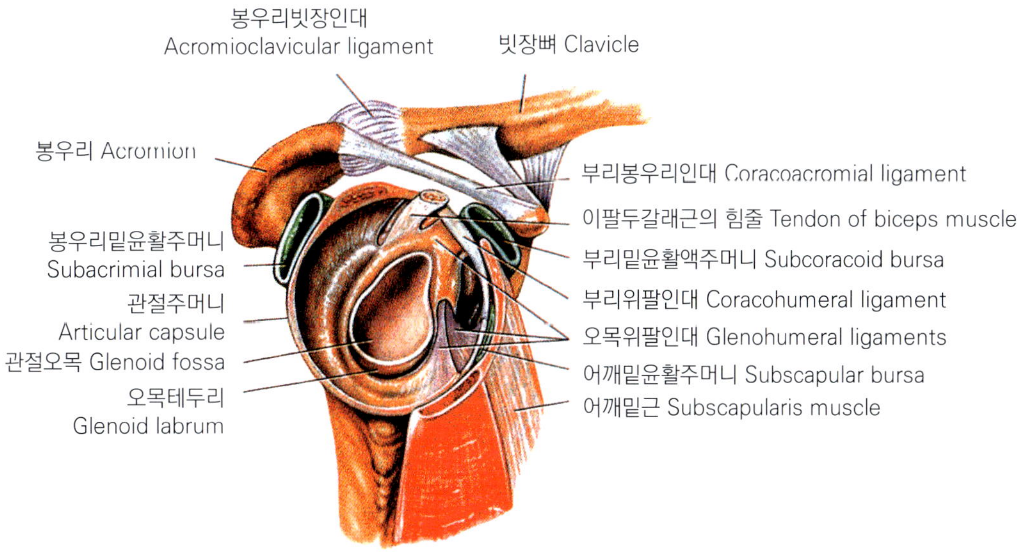

그림 6-12

어깨관절의 주변

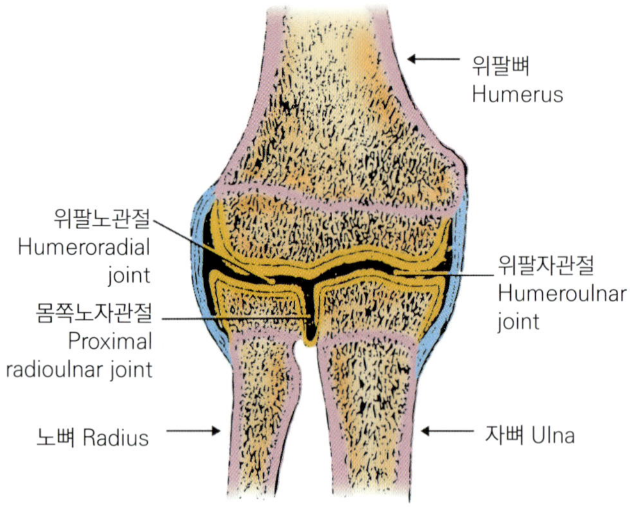

그림 6-13

팔굽관절(오른 , 전두단면)

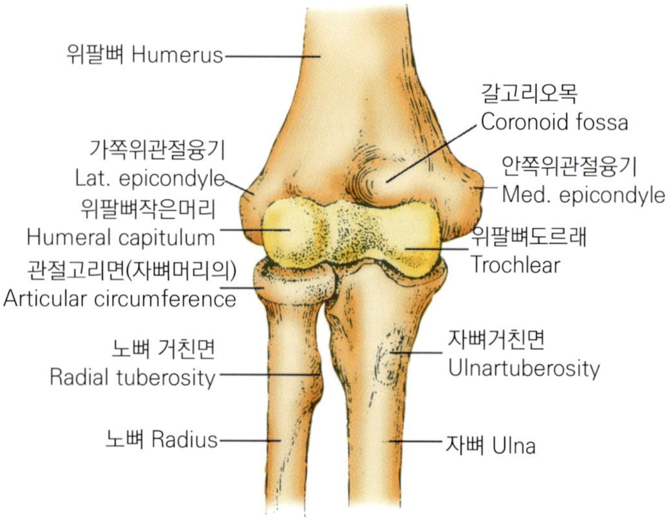

그림 6-14

팔굽관절의 구성(오른 , 전면)

느슨한 관절주머니에는 관절위팔인대 glenohumeral ligaments(절구테두리 - 해부목)와 부리위팔인대 coracohumeral ligament(부리돌기 - 위팔뼈의 큰·작은결절)가 부속되어 있으나 관절의 안정성은 낮다. 이 관절의 지지는 위팔두갈래근육 긴갈래의 힘줄과 가시아래근, 어깨밑근, 가시위근, 그리고 큰원근에 의해 이루어진다.

3) 팔굽(주)관절 elbow joint

위팔뼈아래끝과 노뼈 및 자뼈 위끝이 만드는 복합관절로서 위팔뼈와 자뼈사이의 팔꿈치에서 발생할 수 있는 유일한 운동은 경첩관절에 의해 일어나는 굽힘과 폄운동이다. 그러나 노뼈머리는 노뼈의 관절고리면 사이에 자유롭게 회전할 수 있는데 손의 엎침운동 및 뒤침운동이 가능하다.

(1) 위팔자(완척)관절 humeroulnar joint

위팔뼈도르래 trochlear와 자뼈의 도르래패임 trochlear ntch 사이에서 만들어지는 경첩관절 hinge joint이며 아래팔의 굽힘과 폄에 관여한다.

(2) 위팔노(완요)관절 humeroradial joint

위팔뼈작은머리(상완골소두) capitulum와 노뼈머리 head 윗면의 관절오목이 만드는 작은 절구관절상의 연결이며 경첩관절로서 굽힘과 폄운동에 관여한다.

(3) 몸쪽노자(상요척)관절 proximal rodioulnar joint

노뼈머리의 관절고리면(관절환상면) articular circmference과 자뼈의 노뼈패임(요골절흔) radial notch 사이에서 만들어지는 중쇠관절 pivot joint이며 먼쪽노자(하요척)관절 distal radioulnar joint과 함께 아래팔의 엎침 및 뒤침운동을 한다. 인대는 안쪽곁인대(내측측부인대) medial collateral ligament와 가쪽곁인대(외측측부인대) lateral collateral ligament 그리고 노뼈머리띠(요골윤상)인대 annular ligament가 있다.

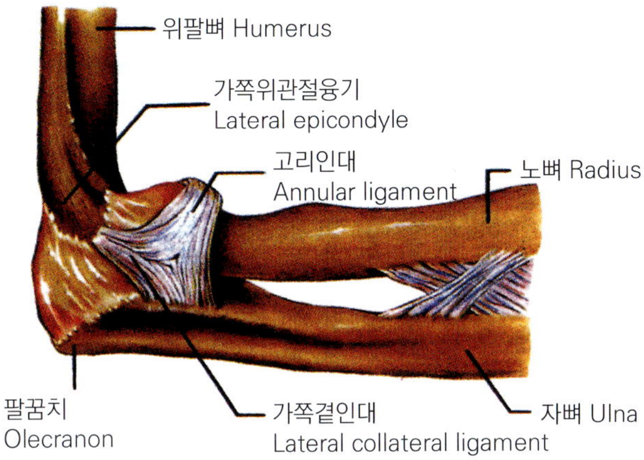

그림 6-15

팔굽관절(우측)

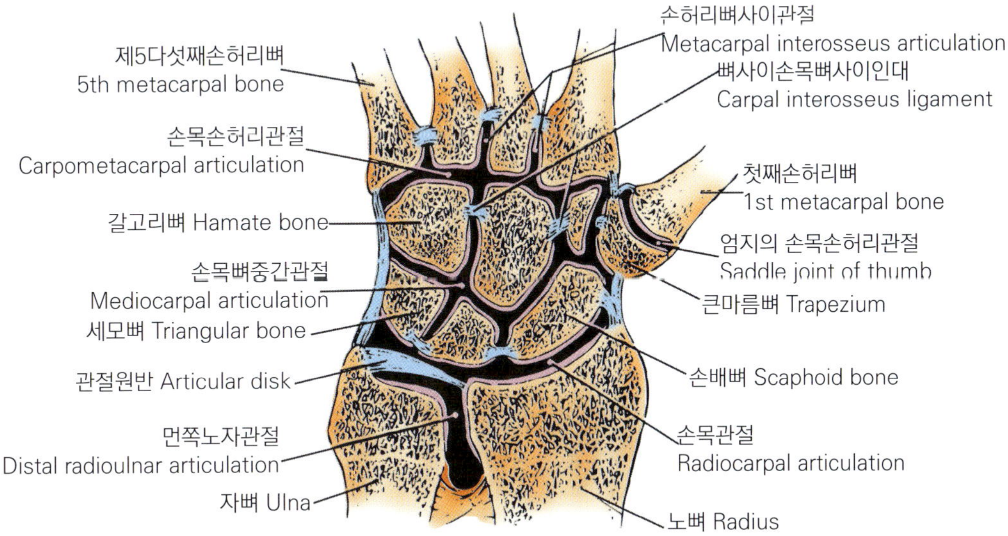

그림 6-16

손의 관절(우측 : 손바닥 단면)

4) 먼쪽노자(하요척)관절 distal radioulnar joint

자뼈머리의 관절고리면과 노뼈의 자뼈패임 ulmar notch 사이에서 이루어지는 중쇠관절 pivot joint이다. 몸쪽노자관절과 함께 아래팔의 엎침, 뒤침운동에 관여한다.

5) 손목(요골수근)관절 radiocarpal or wrist joint

손목관절의 주체가 되는 관절로 노뼈아래끝에 있는 관절면과 자뼈쪽으로 이어지는 관절원반 articular disk이 형성하는 관절오목이 손목뼈의 몸쪽열중 손배뼈, 반달뼈, 세모뼈가 관절머리로 된 타원관절 condyloid joint이다. 두축성관절로 굽힘, 폄, 모음, 벌림이다.

보강인대는 노쪽곁(요측측부)인대 radial collateral ligament와 자쪽곁(척측측부)인대 ulnar collateral ligament 그리고 손바닥쪽과 손등쪽의 손목(요골수근)인대가 있다.

6) 손목뼈사이(수근간)관절 intercarpal joint

손목뼈의 몸쪽열과 먼쪽열의 연결이며 손목뼈중간(수근중앙)관절 midcarpal joint이라고도 한다. 손목뼈사이 중앙부를 S상으로 횡단하는 평면관절로 운동은 거의 하지 않지만 어느 정도의 굽힘운동은 가능하다.

7) 손목손허리(수근중수)관절 carpometacarpal joint

손목뼈의 먼쪽열과 둘째~다섯째손허리뼈바닥 사이에 복합관절이며 안장관절이 변형되어 운동범위가 좋은 반관절상으로 된다.

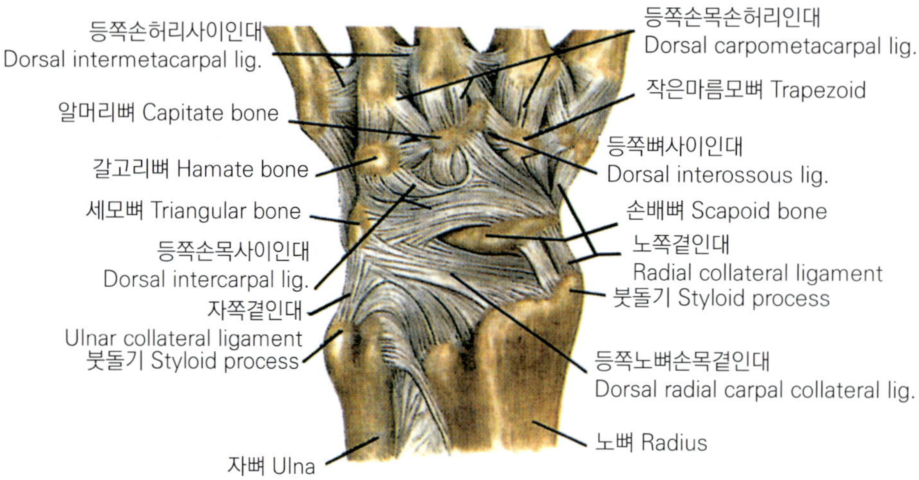

그림 6-17

손의 관절(인대)

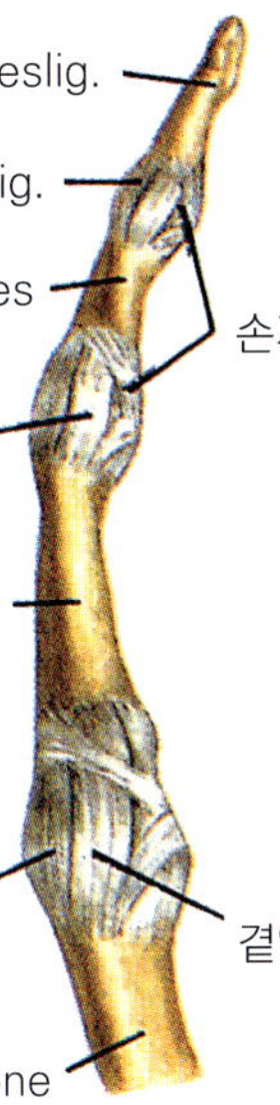

그림 6-18
손가락관절

한편 큰마름모뼈와 첫째손허리뼈가 만나면 안장관절을 이루는 엄지의 손목손허리(무지의 수근중수)인대 carpometacarpal joint of thumb가 있다.

보강인대는 등쪽손목손허리(배측수근중수)인대 dorsal carpometacarpal ligament와 바닥쪽손목손허리(장측수근중수)인대 palmar carpometacarpal ligament가 있다.

8) 손허리손가락(중수지절)관절 metacarpophalangeal joint

각 손허리뼈머리(중수골두)와 첫마디뼈 사이의 절구관절이며 인대 및 근육 때문에 운동영역은 크게 제약되어 경첩관절과 같다. 보강인대는 곁인대 collateral ligament와 바닥쪽인대 palmar ligament가 있다.

9) 마디뼈사이(지절간)관절 interphalangeal joint

몸쪽손가락머리(근위지골두)와 먼쪽손가락바닥(원위지골저) 사이에 생긴 경첩관절이며 아홉개가 있으며 굽힘과 폄운동만 가능하다. 보강인대로는 곁인대가 있다.

4. 다리(하지)의 관절 joints of lower limb

1) 엉덩(고)관절 hip joint

볼기뼈절구(관골구) acetabulum와 넙다리뼈머리(대퇴골구) head of femur가 형성하는 절구(구상)관절 ball and socket joint이다. 볼기절구의 언저리에는 절구테두리(관절순) acetabular lip가 있고 관절공간속에는 튼튼한 넙다리뼈머리인대 ligament of the head of femur가 있다.

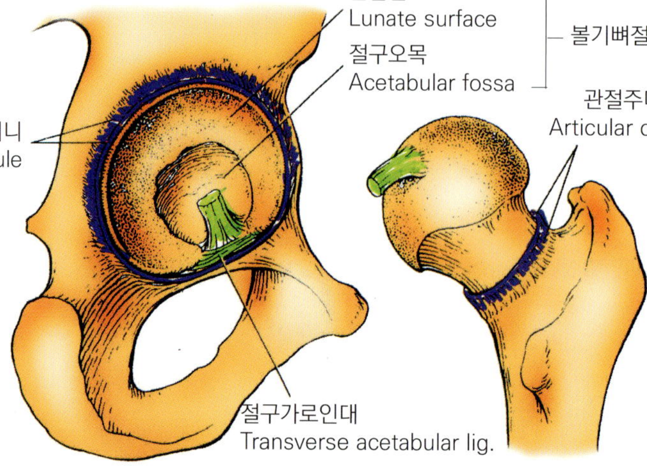

그림 6-19

엉덩관절의 내강
(우측, 관절주머니의 크기)

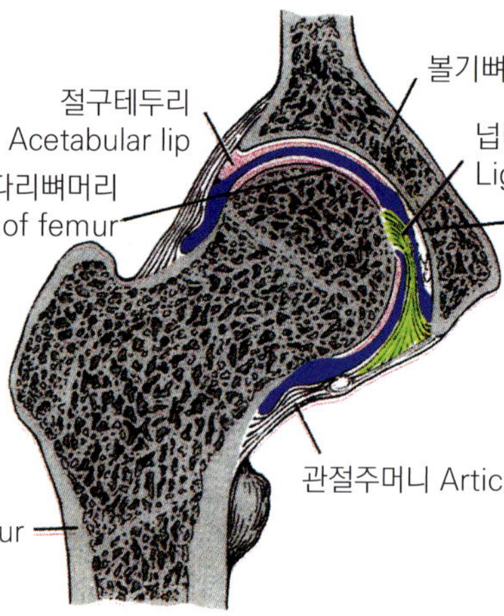

그림 6-20

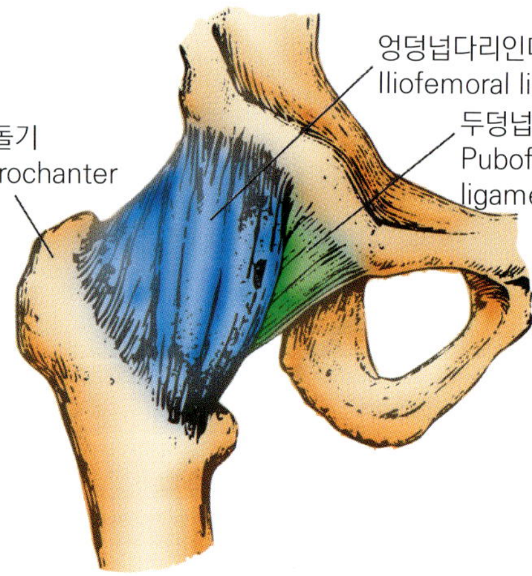

그림 6-21

엉덩관절의 인대(우측, 전면)

보강인대는 넙다리뼈머리인대, 엉덩넙다리(장골대퇴)인대 iliofemoral lig., 궁등넙다리(좌골대퇴)인대 ischiofemoral lig., 두덩넙다리(치골대퇴)인대 pubofemoral lig.가 있으며 어깨관절과 같이 운동범위가 넓다.

2) 무릎(슬)관절 knee joint

넙다리뼈와 정강뼈의 안쪽·가쪽관절융기(내·외측과) medial·lateral condyle가 접촉하고 앞면에는 무릎뼈가 접촉함으로써 인체 중 최대한 복합관절을 이루고 있다. 이 관절의 가장 큰 특징은 넙다리뼈와 정강뼈가 만드는 관절면의 곡면이 일치하지 않기 때문에 두 뼈 사이에 안쪽반달(내측반월) medial meniscus과 가쪽반달(외측반월) lateral meniscus이 들어가서 두 관절면을 적응시키고 있는 점이다. 두 반달의 앞쪽에 무릎가로인대 transversum genus lig.로 연결되어 있다.

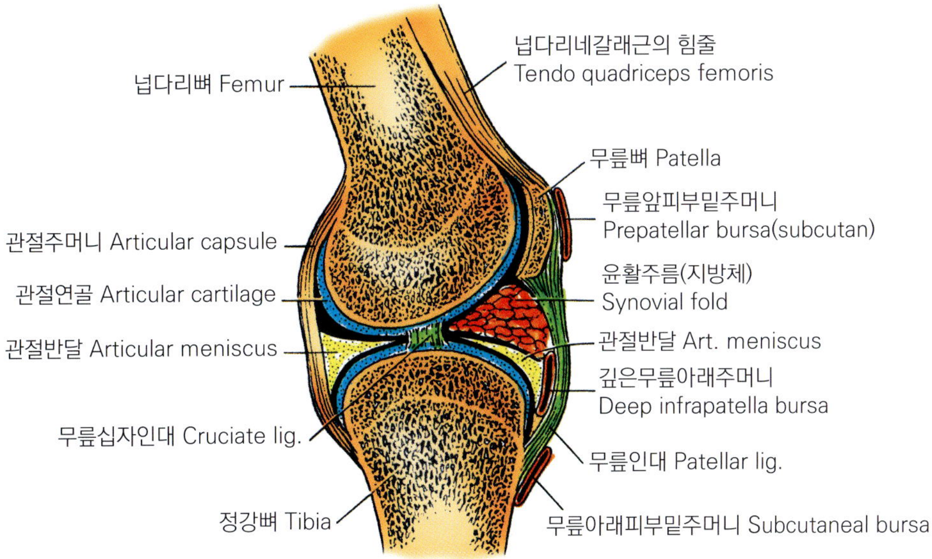

그림 6-22

무릎관절(우측 : 시상단면)

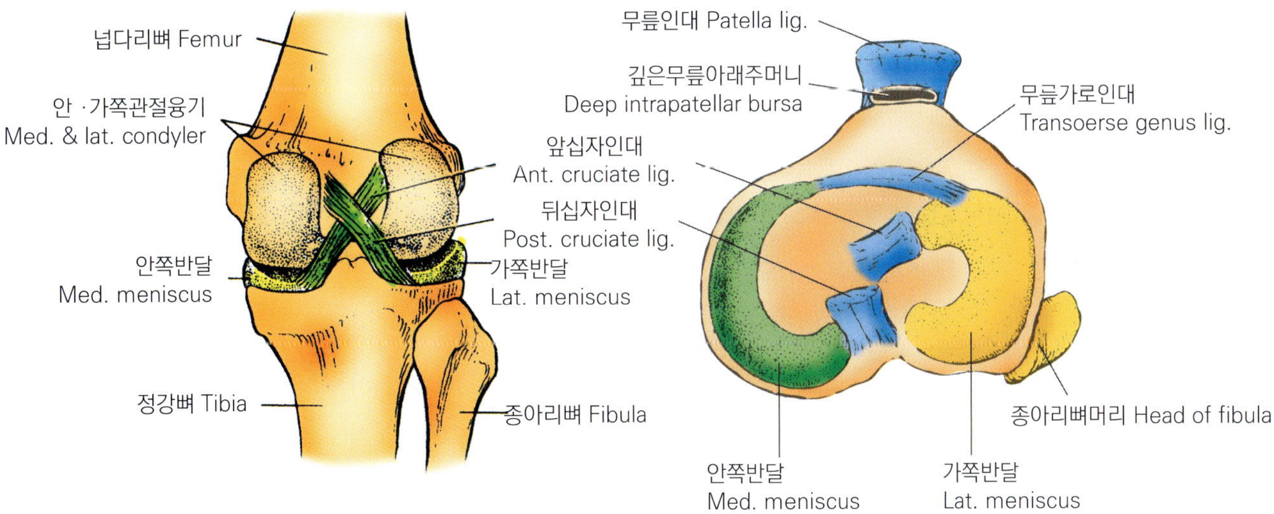

그림 6-23

무릎십자인대와 슬관절반월

넙다리뼈와 정강뼈가 상대하는 관절면은 관절공간속에서 십자형으로 교차하는 강한 두개의 인대 즉 앞십자인대 anterior cruciate ligament와 뒤십자인대 posterior cruciate ligament로 이들을 합하여 무릎십자인대 cruciate ligament of knee라고 한다.

십자인대는 무릎관절운동시에 넙다리뼈와 정강뼈가 전위되는 것을 방지하는 역할을 한다. 앞십자인대는 정강뼈가 앞방향으로 전위되는 것을 방지하며 앞십자인대가 끊어지면 정강뼈가 과도하게 앞쪽으로 돌출한다. 또 뒤십자인대가 끊어지면 정강뼈가 과도하게 뒤방향으로 이동하는 상태가 된다. 무릎관절주머니 주변에는 다수의 윤활주머니(활액낭) bursa synovialis가 있으며 관절공간과 연결되어 있다. 중요한 것으로서 무릎위주머니(슬개상낭) suprapatellar bursa와 무릎앞밑주머니(슬개전하낭) prepatellar bursa가 있다. 관절에 염증이 있을 때 삼출액이 위주머니에까지 이르고 이때 무릎뼈가 부유하게 된다. 무릎아래피부밑주머니(슬개하피하낭) Subcutaneous infrapatellar bursa도 종종 염증을 일으킨다.

3) 발목관절(거퇴관절) ankle joint or talocrural joint

관절오목은 정강뼈의 안쪽복사 medial malleolus와 종아리뼈의 가쪽복사 lateral malleolus가 형성하는 안쪽가쪽복사관절면과 정강뼈 하단의 아래관절면의 세면이 ㄷ자 모양으로 연결되고 여기에 목말뼈도르래 trochlea of talus가 들어가서 이루어지는 경첩관절 hinge joint이다.

이 관절은 발 전체의 굽힘과 폄운동을 하는 것이지만 이곳이 체중을 지탱하는 큰 지점이 되므로 염좌 distortion나 탈구 dislocation가 빈발한다. 보강인대로는 안쪽세모인대 deltoid ligament,

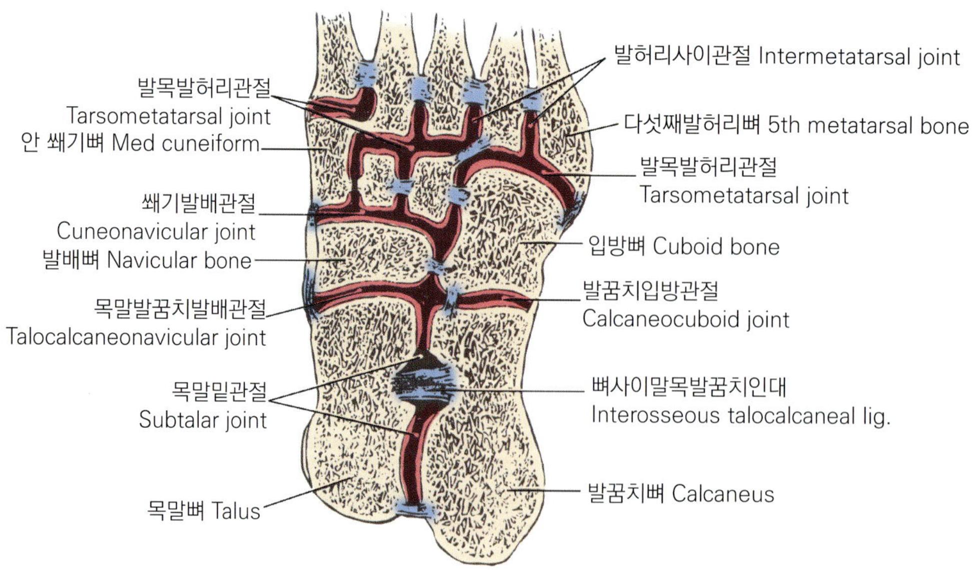

그림 6-24

발목부위의 관절

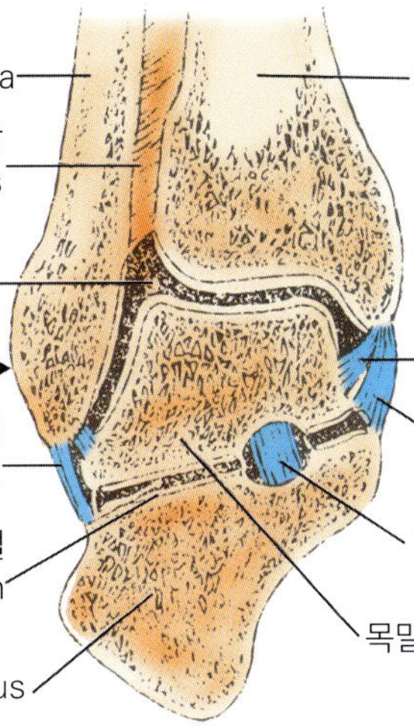

그림 6-25

발목부위의 관절(발목관절나타냄)

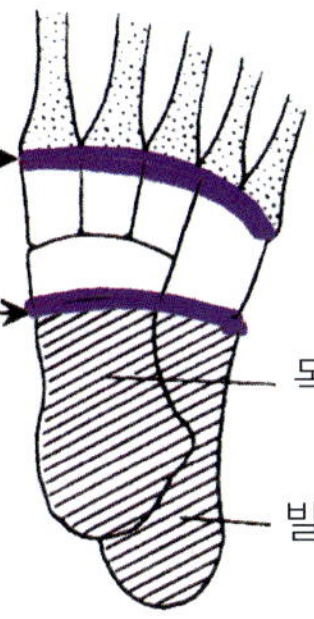

그림 6-26

발꿈치종아리인대 calcaneofibular ligament, 앞뒤목말종아리인대 anterior, posterior, talofibular ligament가 있으며 발목 염좌시 손상입기가 쉽다.

4) 발목사이(족근간)관절 intertarsal joint

7개의 발목뼈가 만나는 관절을 총칭하는 것이다.

① 목말밑(거골하)관절 subtalar joint : 목말뼈와 발꿈치뼈 사이의 관절

② 목말발꿈치발배(거종주)관절 talocalcaneonavicular joint : 목말뼈, 발꿈치뼈 및 발배뼈 사이의 관절

③ 발꿈치입방(종입방)관절 calcaneocuboid joint : 발꿈치뼈와 입방뼈 사이의 관절

④ 쐐기발배(설주)관절 cuneonavicular joint : 세개의 쇄기뼈와 발배뼈 사이의 관절

⑤ 쐐기입방(설입방)관절 cuneocuboid joint : 세개의 쐐기뼈와 입방뼈 사이에 형성되는 관절

⑥ 가로발목(횡족근)관절 transverse tarsal joint(chopart's joint) : 목말뼈와 발배뼈 사이의 연결부와 발꿈치 입방관절은 가로 방향으로 거의 일직선을 이룬다.

이상의 발목사이 관절에 부속되는 보강인대는 안쪽, 가쪽, 등쪽, 자쪽 및 뼈사이인대로 구분되며 강인하고 관절주머니의 보강 뿐만 아니라 발바닥활을 지지하는데도 관여한다.

5) 발목발허리(족근중족)관절 tarsometatarsal joint

먼쪽 발목뼈와 각 발허리뼈바닥 사이의 연결이며 리스프랑의 관절 Lisfranc's joint이라고 한다. 첫째발목발허리관절은 안쪽쐐기뼈와 첫째발허리뼈바닥 사이에 형성되는 독립된 안장관절 saddle joint이지만 나머지는 공통된 관절주머니에 싸여 있는 반관절이다.

6) 마디뼈사이(지절간)관절 interphalangeal joint

각 마디뼈사이의 연결이며 손과 마찬가지로 몸쪽, 먼쪽마디뼈사이관절이 있다. 손가락과 마찬가지로 경첩관절 hinge joint이다.

제 7 장 근육계통 Muscular system

사람이 생명을 유지하려면 주위환경의 변화에 대처하면서 적응하는 능력이 필요하게 된다. 운동은 위와 같은 시시각각으로 변화하는 환경에 적응하는데 중요한 역할을 한다. 신체의 원만한 운동은 뼈, 관절, 근육의 협동으로 일어나지만 주역은 근육이 맡고 있다. 우리 몸의 운동은 근육이 수축하는 힘에 의해서 이루어진다. 근육세포가 자극을 받게되면 흥분하고 그 자극이 근육세포막을 따라서 전달되며 그에 따라 화학적변화를 일으켜 근육섬유가 수축하게 된다.

근육은 화학에너지를 직접 기계적 에너지(일, work)와 열로 전환시킬 수 있는 기계, 즉 에너지의 형태를 바꿀 수 있는 일종의 에너지 변환기 energy converter라고 말할 수 있다. 근육수축시 발생되는 열은 체외로 내보내지는 것이 아니라, 체온조절에 매우 유효하게 이용되고 있다.

근육 muscle은 근육조직 muscle tissue의 형태와 기능에 따라 3종류의 근육이 있다. 여기서는 주로 뼈대근육 skeletal muscle을 다루고자 한다.

뼈대근육 skeletal muscle은 인체조직 중 가장 수축성이 강하며 운동신경의 지배를 받아 의지적으로 움직일 수 있다. 조직학적으로도 매우 섬세하며 밝은띠와 어두운띠가 교대로 배열되어 가로무늬 cross striation를 나타낸다. 주로 뼈대에 부착되어 있으며 신체를 움직여 위치를 이동하거나 자세를 변동하거나 중력에 대항하거나 체중을 지탱하는 역할을 한다.

1. 뼈대근육(골격근)의 구조 structure of skeletal muscle

뼈대근육은 인체에서 체중의 약 40~50%를 차지한다. 뼈대근육은 근육의 기본단위인 근육섬유와 이를 결합하는 결합조직으로 구성되어 있다. 근육세포의 특징은 그 속에 있는 매우 섬세한 근육원섬유 myofibrils와 이를 수용하고 있는 미분화된 원형질인 근형질 sarcoplasm과 이들을 싸고 있는 근육막 sarcolemma 바로 밑에 다수의 핵 nucleus이 있다는 점이다.

1) 근육섬유 muscle fiber

뼈대근육섬유는 근육의 한 세포로 기본적으로는 다른 세포와 같은 구조를 갖고 있다. 근육섬유는 근형질막 plasma membrane에 싸여 있기 때문에 Bowman(1840)은 이것을 근육막 sarcolemma(근초)이라고 명명하였다. 근형질막에 싸인 근형질 sarcoplasm에는 수축기전에 관여하는

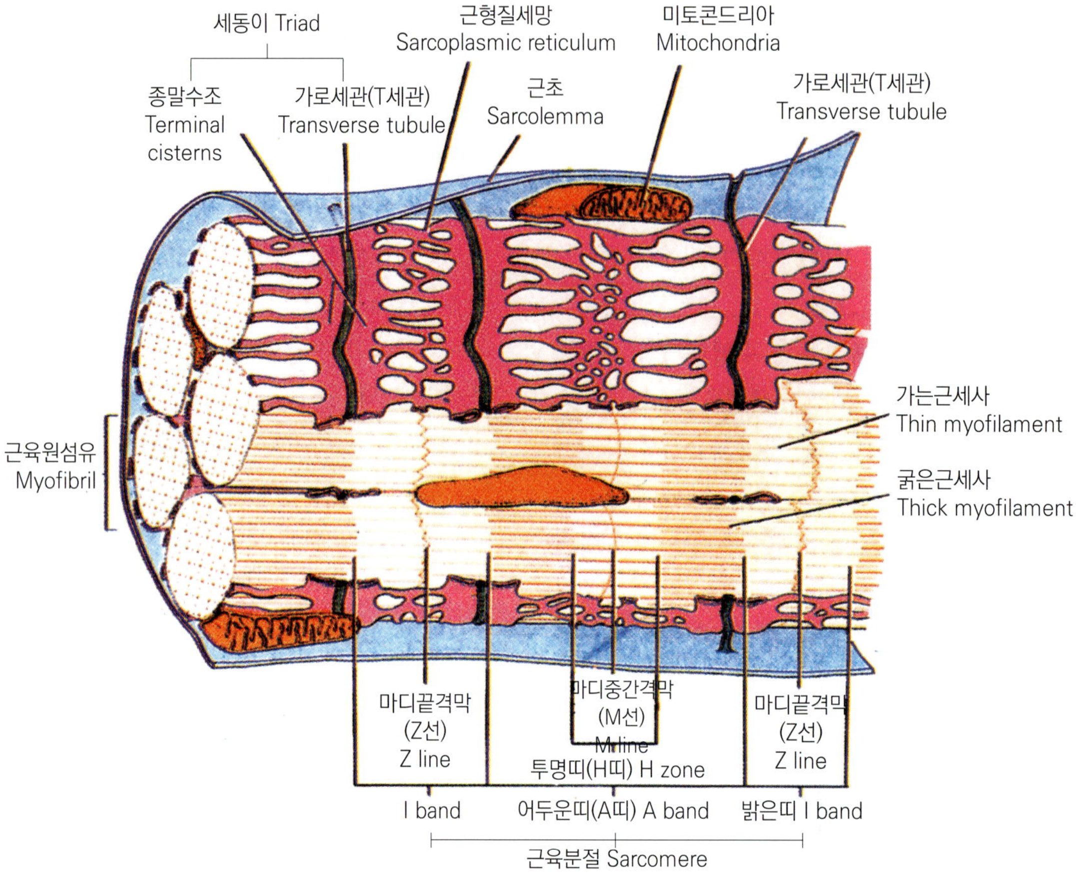

그림 7-1

근원섬유의 단면도

고도로 발달된 직경이 약 1㎛의 근육원섬유 myofibril가 근육섬유의 장축방향으로 수없이 많이 뻗쳐 있다. 근육원섬유와 근형질막 사이에는 미토콘드리아, 글리코겐과립, 리소조옴, 리보솜, 지방구, 수용성단백질, 대사산물, 효소 등이 들어 있다. 근육조직의 특징적인 구조물로서는 근형질세망(근소포체) sarcoplasmic reticulum을 들 수 있다. 근형질세망은 양쪽에 가로세관 transverse tubule을 두고 있으며 종말수조 terminal cisterns와도 연락되어 있다. 가로세관(T-관)은 근형질막이 함몰되어 생성된 것으로 가로세관을 사이에 두고 세동이(3조체) 또는 이동이(2조체)의 상태로 있는 것이 많다. 근육섬유가 자극되었을 때 근형질세망과 가로세관은 근수축의 기전을 활성화하는데 중요한 의미를 갖고 있다.

2) 근육원섬유 myofibril

근육섬유에는 근육원섬유가 평형으로 나란히 근형질속에 묻혀 있으며 근육섬유는 수백 혹은 수천개의 근육원섬유로 구성되어 있다. 근육원섬유를 현미경아래에서 관찰해보면 섬유의 장축을 따라 반복적으로 어두운 부분과 밝은 부분으로 가로무늬가 보인다. 뼈대근육이 가로무늬로 보이는 것은 actin filament와 myosin filament의 중첩여하에 따라 무늬형태가 형성하게 된다. 밝은띠와 어두운띠에는 굴절성을 나타내는데 복굴절성을 지닌 이중굴절띠(암대) anisotropic band(A-band=myosin과 actin의 중첩)와 단굴절성을 지닌 단굴절띠(명대) isotropic band(I-band=actin만 있을때)로 구분된다.

A-band 중앙에 약간 밝은폭(0.3㎛)을 H-zone이라 하며 이곳에는 myosin filament만 있으며 H-zone 구역안에서 myosin filament가 두꺼워지면 M-line이 만들어진다(그림 7-2).

한편 I - band의 중앙에 Z - 선(Z-line)이 있으며 Z - 선과 Z - 선 사이 즉 근육원섬유의 분절을 근육분절(근절) sarcomere이라고 하며 근육원섬유의 형태학적 단위가 된다. 근육분절의 길이는 근육의 수축이나 이완상태에 따라 달라진다.

포유류나 개구리의 정지상태에서 뼈대근육의 근육분원의 길이는 2.3~2.5㎛인데 비해 가재는 근육분절길이가 2~4㎛와 6~10㎛의 두종류가 있다. 이와같이 종류에 따라 근육분절의 길이가 다른 것을 볼 수 있다. 만일 개구리의 뼈대근육이 수축하여 2.2㎛ 이하가 되면 H-zone이 없어진다. 이 경우 A-band의 길이는 일정하나 I-band의 길이는 변화한다. 사람의 경우 안정상태에서 근육분절의 길이가 2.0㎛ 정도가 되며 이때 가장 강한 근수축력이 일어난다.

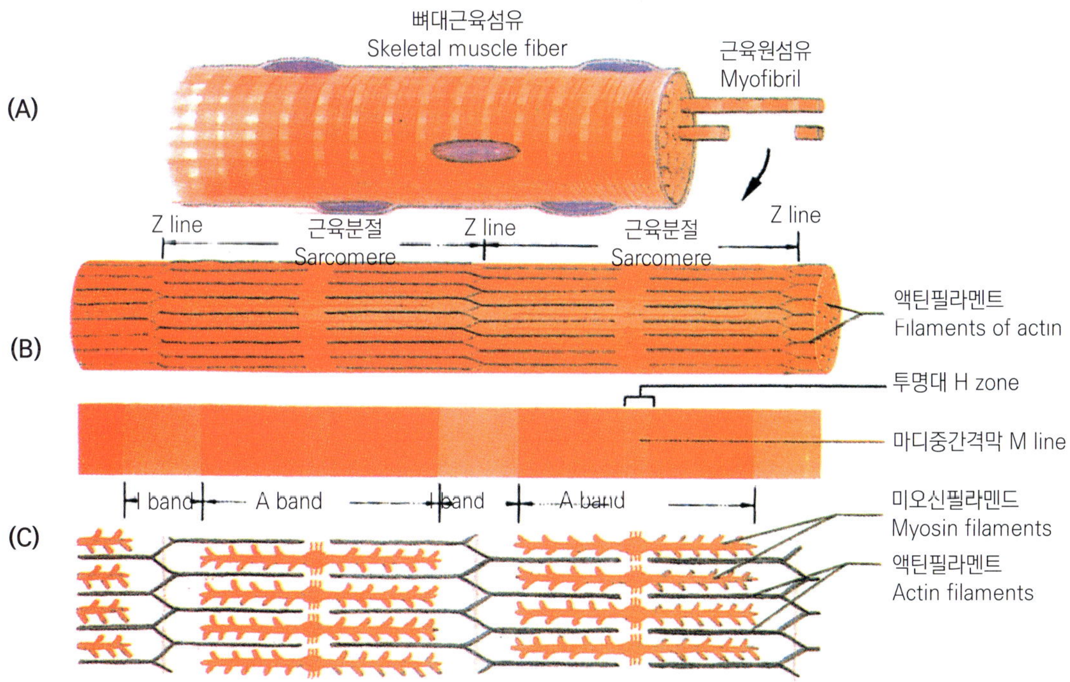

그림 7-2
뼈대근육의 미세구조

2. 뼈대근육(골격근) 섬유의 종류

1) 적색근육과 백색근육 red muscle and white muscle

뼈대근육은 근육 종류에 따라 외관상 색으로 구별이 가능하다. 육안으로 붉은색을 띠는 근육(적근)과 흰색을 띠는 근육(백근) 및 중간색을 띠는 근육(중간근)으로 분류된다.

이것은 17세기 후반부터 알려져 오던 사실인데 Ranvier(1874)에 의해 적색근육은 백색근육보다 느린속도로 수축하는 근육(서근 slow muscle)이라는 사실이 밝혀졌다. 이 현상은 주로 포유류의 뼈대근육에서 확인되는데 근육세포에 함유된 myoglobin이라는 색소단백의 양적 차이에서 온다. 적색근육에서는 그 함유량이 많고 중간근육에도 존재하나 백색근육에는 거의 존재하지 않는다. 사람이나 원숭이에서는 색깔의 차이가 분명치 않아서 자세히 살펴보아야 구별할 수 있다.

포유류의 백색근육은 체표면에 가까히 존재하는 데 주로 급속한 동작을 하기 때문에 피로해지기 쉽다. 한편 적색근육은 뼈대근육 가까운 깊은층 부위에 존재하는데 지속적인 동작에도 피로해지지 않고 오래동안 수축을 계속할 수 있어 자세유지근육이라고도 한다. 활동은 느리지만 느린 자극빈도로서도 강축을 일으킨다.

2) 적색근육섬유(적근섬유)와 백색근육섬유(백근섬유)

적색근육, 백색근육, 중간근육은 근육섬유의 많고 적음에 따라 구분한다. 적색근육을 광학현미경이나 전자현미경으로 자세히 관찰하면 지름이 작은 근육섬유가 매우 많이 함유되어 있고, 그 하나하나의 근육섬유에는 근형질이 풍부하고 미토콘드리아와 지방이 많이 함유되어 있다.

한편 백색근육은 지름이 큰 근육섬유가 많고 미토콘드리아와 지방은 적은 편이다. 하나의 근육섬유를 적출하여 그 수축속도와 곡선을 보면 적색근육섬유는 느린 수축을 하기 때문에 느린 근육섬유 slow fiber 또는 type I fiber라 하며 백색근육섬유는 빠른 수축을 하기 때문에 빠른근육(속근섬유) fast fiber 또는 type II fiber라고 한다. 중간의 것은 중간근육섬유 intermediate fiber 또는 type Ⅲ fiber라고 한다.

또한 이들 근육섬유는 생화학적 방법에 의해서도 분류가 가능하다. 이상에서 본 바와 같이 뼈대근육이 다른 근육들과 다른점은

① 근육섬유의 지름이 짧다.
② 미토콘드리아의 함유량이 많은데 근형질막 부근에 많이 분포되어 있다.
③ 근육원섬유의 지름과 개수가 적다.
④ 근육분절의 형태는 불규칙한 것이 많다.
⑤ 근형질막세망의 형태가 불규칙성이다.
⑥ 미토콘드리아 유래의 효소활성이 매우 높다.
⑦ 글리코겐과립의 함유량이 적다.
⑧ 포유류의 근육섬유에서는 지방의 함유량에 비교적 많다.

근육섬유를 대사면에서 살펴보면 일반적으로 적색근육섬유는 에너지를 얻기 위해 유산소적 대사활동을 하므로 산화적 효소활성이 높다. 한편 백색근육섬유는 해당계 효소활성이 높다.

또한 근육섬유를 지배하는 지배신경을 살펴보면 적색근육섬유는 가느다란 운동신경(4.5~7.2㎛)에 의해 지배되며 백색근육섬유는 굵은 운동신경(11.4㎛)에 의해 지배된다.

3. 신경 - 근 연접 neuromuscular junction

척수 spinal cord의 백색질을 구성하는 신경섬유는 근육섬유에 자극을 구심성으로 받아들이는 감각신경 sensory nerve과 원심성으로 근육의 운동을 지배하는 운동신경 motor nerve이 있다. 척수에서 원심성으로 뻗어 연장된 운동성(뉴우런) neuron은 신경섬유가 되며 뼈대근육섬유는 운동성(뉴우런) neuron의 자극에 의해 수축이 일어난다. 이 과정은 운동신경 섬유가 근육섬유에 가까워지면 먼저 말이집 myelin sheath이 없어지고 근육섬유의 표면에 인접하게 되면 신경섬유의 끝이 약간 부풀어 올라 신경말단 nerve ending을 이루고 신경말단에 접촉된 근육섬유의 근육막은 약간 함몰되어 종말판 end plate이 된다.

이들 신경말단과 종말판사이는 500~1000Å 정도의 간격이 있으며 그 간격 때문에 신경말단과 종말판사이에 세포질의 직접적 연락이 두절된다. 이 부위를 신경 - 근 연접 neuromuscular junction이라고 한다. 신경말단에는 미토콘드리아 mitocondria가 있고 그외 수많은 액포 vesicle가 있으며 그 내부에는 신경전달 물질인 아세틸콜린 acetylcholine, 노어에피네프린 norepinephrine, 세로토닌 serotonin 등이 저장되어 있다.

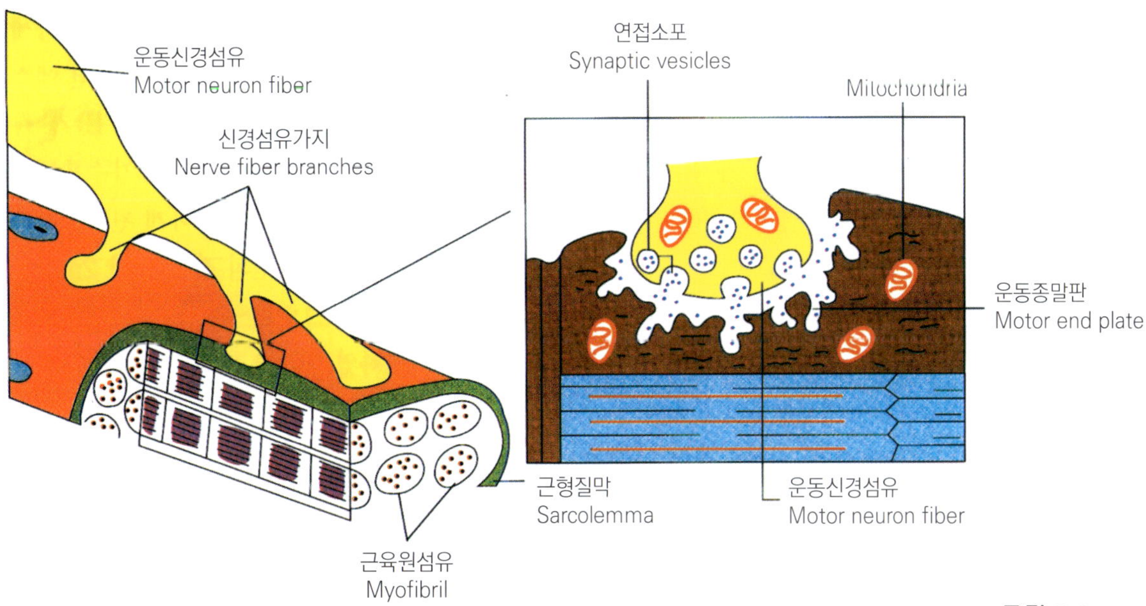

그림 7-3

신경과 근의 연접부위

어떤 자극에 의해 신경섬유가 흥분하여 흥분상태가 신경말단까지 전도되면 액포속에 저장되어 있던 신경전달물질을 방출시켜 신경말단과 종말판 사이를 메꾸면서 그 섬유가 수축하도록 자극하게 되는 것이다.

4. 뼈대근육(골격근)의 형태 morphology of skeletal muscle

근육의 형태는 여러 가지이나 기본형은 방추형이다. 근육의 비대한 중간부위를 힘살(근복) belly, 윗쪽을 갈래(근두) head, 아래쪽을 꼬리(근미) tail라고 한다.

갈래와 뼈가 결합하는 부위를 이는곳(기시) origin라고 한다. 근육이 수축할때는 고정점 fixed point으로 되어 거의 변화하지 않으며 대체로 몸 중심에 가깝게 있다.

꼬리는 닿는곳(정지) insertion으로써 근육이 수축할때 위치가 변하므로 동점 mobile point이라고도 하며 몸의 중심부에서 멀리 위치하는 것이 보통이다.

힘줄의 결합상태에 따라 그림 7-4에서와 같이 근육모양이 구별된다. 갈래와 힘살의 수에 따라 위팔두갈래근 biceps brachii, 위팔세갈래근 triceps brachii, 넙다리네갈래근 quadriceps femoris, 넙다리두갈래근 briceps femoris, 종아리세갈래근 triceps surae 등이 있으며 형태에 따라 방추근육, 존재부위, 작용, 근력 등에 의해 깃근육 bipennatus, 반깃근육 unipennatus의 형을 취한다. 또 판모양근육, 중간힘줄 intermediate tendon, 나눔힘줄 intersectiones tendinous에 의해서 둘 또는 수개의 힘살로 구분될 때 두힘살근 biventer, 뭇힘살근 polyventer이라 한다. 또 힘줄이 판모양으로 넓어져서 근육의 중심부를 형성할때 이를 중심넓힘줄(중심건) central

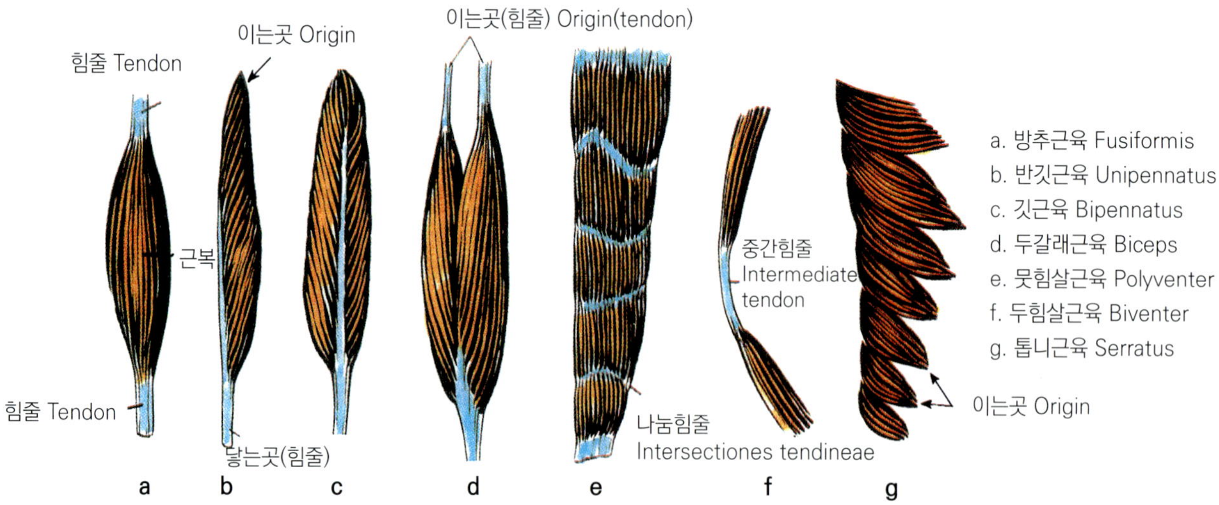

그림 7-4

근육의 모양

tendon이라 하며 가로막에서 볼 수 있다. 또 이는곳이 톱니 모양으로 나뉘어져 있는 것을 톱니근육(거근) serrate muscle이라고도 한다.

5. 뼈대근육(골격근)의 수축

근육의 수축이란 뼈대근육의 수축을 의미한다. 뼈대근육의 수축은 수많은 근육세포와 화학물질이 관련되어 매우 복잡하게 이루어진다. 그 중에서도 근육원섬유 myofibrils속에 들어있는 미오신과 액틴의 이동에 따라 수축하므로 운동이 일어난다.

1) 근육의 수축과정

근육섬유의 수축은 두개의 근 필라민트가 서로 미끄러져 일어난다. 즉 Z-선 사이가 단축되고 액틴 actin 분자의 끝이 서로 가까워진다. 최대로 단축되었을 때는 Z-선이 미오신 필라민트 끝에 이르고 액틴 필라민트는 그 끝부분에 겹친다. 그러나 이 두개의 필라민트가 어떤 원인에 의해 미끄러지게 되는지는 아직 분명하지 않다.

두개의 필라민트 사이에는 cross bridge이라는 둥근 부분을 가지고 있는 두개의 꼬인 단백질띠로 구성되어 있다. cross bridge는 액틴 필라민트에 연결되어 액틴 분자를 옆으로 잡아당기므로

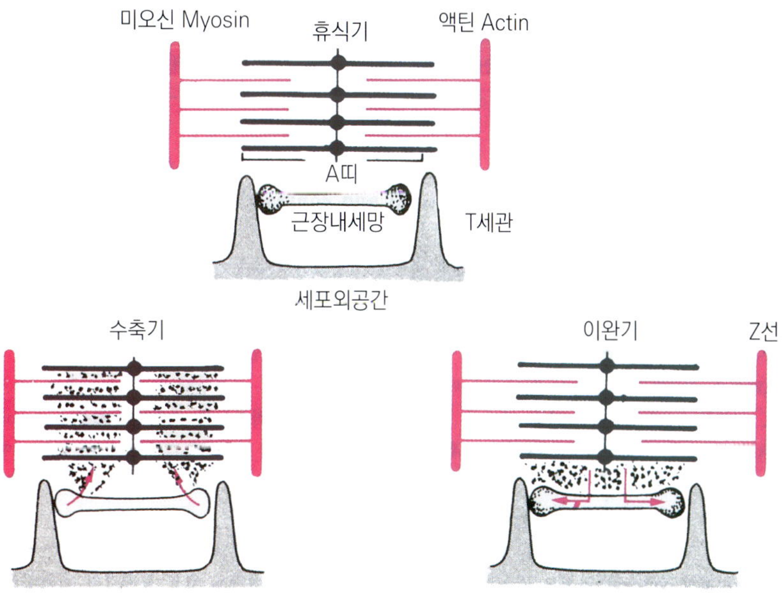

그림 7-5

근 수축시의 Ca^{++}의 역할

Ca^{++}(검은점)은 근장내 세망내에 저장되어 있다가 활동전압이 T-세관을 지나 전도되면 Ca^{++}이 방출된다. 그 결과 액틴이 미오신 쪽으로 미끄러져 들어간다. 따라서 Z-선이 접근하게 된다. 한편 Ca^{++}은 다시 근장내 세망속으로 들어가므로 근육이 이완된다.

액틴 필라민트가 서로 가까워진다는 것이다. 이러한 기전이 되풀이되면 그 결과 미오신 분자에 대하여 액틴 분자가 미끄러진다. 미오신과 액틴 분자가 서로 미끄러져서 근육원섬유마디의 길이가 단축되기 위해서는 에너지가 필요한데, 이 에너지는 ATP(adenosine triphosphate)가 가수분해 hydrolysis 될 때 유리되는 것이 이용된다.

시험관내에 액틴과 미오신 분자를 넣고 여기에 ATP를 첨가하면 그 분자들이 단축을 일으킨다. 따라서 근육의 단축에 직접 쓰이는 에너지원은 ATP라고 볼 수 있다. 근육섬유 속에는 Ca^{++}이 녹아 있고 근장 그물 속에는 많은 Ca^{++}이 저장되어 있다고 한다. 근육섬유에 활동전압이 스쳐가면 근형질 그물 속에 있던 Ca^{++}이 유리되어 근육섬유 속으로 나오는데, 그 농도는 안정시 나오는 농도의 50배 가량 된다. 이런 상태가 되면 트로포닌 및 트로포미오신에 의해 억제되었던 액틴 actin과 미오신 myosin의 이동이 완화되어 근육수축을 일으키게 하며 근육수축이 끝나게 되면 Ca^{++}이 다시 근형질 속으로 능동적으로 이동되어 회수된다(그림 7-5).

2) 근육의 활동전압과 수축 actin potential and contraction

근육세포의 세포막 일부분에 흥분이 생기면 신경에서와 같이 흥분이 세포막 전체에 퍼져 나가고 그 뒤에 근육세포의 수축이 뒤따른다. 흥분이 시작한지 2~3m/sec 후에 그 부위가 수축을 시작하는데 세포막의 탈분극 depolarization으로부터 수축을 일으키는 데는 형질내세망 sarcoplasmic reticulum과 Ca^{++}이 주된 역할을 한다.

근육세포에서는 형질속세망이 매우 발달하여 근육섬유를 구성하고 있는 수천개의 근육원섬유 표면에서 세망을 이루면서 근육원섬유를 둘러싸고 있는데 이 세망은 세포막과 연결되어 있다. 그러므로 세포막에 탈분극이 일어나면 세망으로 탈분극이 퍼져나가고 이때 세망의 막에서 Ca^{++}이 유리되어 근육원섬유에 작용하면 수축이 시작한다.

이 막에 재분극 repolarization이 일어나면 Ca^{++} 이온은 근육원섬유로부터 다시 그물의 막으로 회수되어 흡착 adsorption되고 근육원섬유는 이완 relaxation한다. 즉 탈분극은 Ca^{++}을 그물막으로부터 유리시키며 재분극은 Ca^{++}을 다시 그물막에 흡착시키는 작용을 한다는 것이다.

3) 근육수축의 종류

뼈대근육은 심장근육이나 민무늬근육(내장근)과 같은 고유의 자동능이 없어 외부로부터 자극을 받아야만 수축이 가능하게 된다.

자극에는 전기적자극, 신경자극 및 인공적 자극을 들 수 있으며 특히 신경자극은 뼈대근육의 운동과 불가분의 관계가 있어 신경자극이 결여될 때 뼈대근육의 기능이 상실된다. 뼈대근육 수축의 종류는 신경-근연접사이 흥분이 일어나 근형질내세망을 통하여 전체의 근육섬유에 흥분이 전도되면 일련의 화학반응이 일어남과 동시에 수축현상이 일어나는데 그 수축의 모양에 따라 연축 twitch, 강축 tetanus, 긴장 tonus 및 강직 contraction으로 나눌 수 있다.

(1) 연축 twitch

근육 또는 신경에 역치 threshold 이상의 단일 자극을 가하면 빠르고 급작스런 하나의 수축이 일어난다. 근육의 수축곡선의 기록은 1개의 자극, 즉 단일자극에 의한 것일 경우가 많다. 이러한 단 1회의 수축과 이완과정을 단일수축 또는 연축 twitch이라고 한다.

개구리의 다리 근육을 지배하는 신경과 함께 떼어낸 신경근표본 nervemusclepreparation을 만들어서 신경을 전기적으로 자극하면 근육의 수축하는 모습이 그래프로 나타난다. 짧은 시간(2m/sec) 동안 전류를 가하면 하나의 수축곡선이 나타나는데 이것을 근육의 연축곡선 twitch curve이라 한다. 그림 7-6과 같이 근육의 활동전압과 연축곡선을 시간관계로 나누어 연축의 시간적 변동을 구분해 보면 잠복기 latent period, 수축기 contraction period 및 이완기 relaxation period의 3 시기로 나눌 수 있다.

잠복기는 자극을 준 순간부터 근육이 수축을 시작하기까지의 시기로 약 0.01초 동안이다. 이 시기에 근육이 흥분하여 활동전위가 발생되고 수축을 위한 에너지 유리반응이 일어나며 잠복기가 지나서야 근육수축이 일어난다. 이 시기는 자극된 신경에서 흥분이 일어나고 신경과 신경근 접합부를 통해 전도되어 다시 근육의 세포막에 흥분이 전도된 시간에 해당한다. 이것은 전기적인 현상이고 기계적인 변동이 아니기 때문에 연축곡선에는 나타나지 않는다.

수축기는 잠복기에 이어 조직의 마찰과 점성의 한계를 넘어서 장력을 발생시키면서 짐을 들어 올리는 작업, 즉 수축하는 시기로 0.04초 동안 지속되며 이 시기는 수축을 시작하여 연축곡선이 최고봉을 이룰 때까지를 말한다. 이 기간에 근육에서는 복잡한 화학반응이 진행되어 화학적 에너지가 기계적 수축으로 전환되는 시기이다.

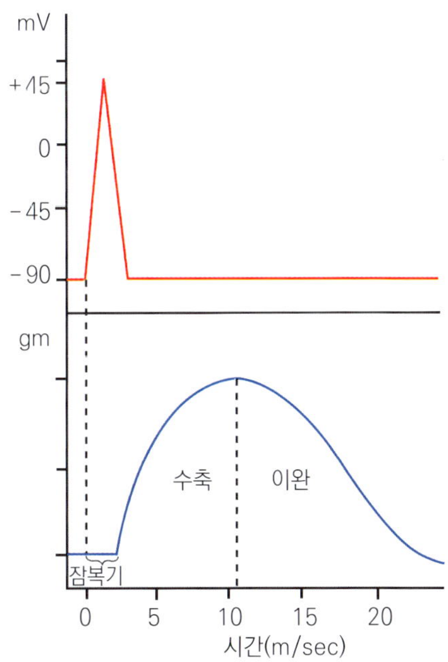

그림 7-6

단일자극에 의한 근섬유의 활동 전압과 연축곡선

니고 관절 등이 장기간 고정되어서 근육이 수축하지 못할 때에도 일어난다. 이 때를 불사용위축 disuse atrophy(부동작성위축)이라 한다. 불사용위축에서는 수축성 단백질의 함량이 심하게 감소되고 근육섬유내의 지방함량은 오히려 증가한다.

소아마비 poliomyelitis의 경우 근육이 이완상태이기 때문에 외부에서 힘을 들이지 않고 자유로이 움직일 수 있다. 또한 뇌출혈 cerebral hemorrhage로 인한 근육의 마비는 위축이 오지 않고 그 부위가 유연하지 않기 때문 외부의 큰 힘을 가해야만이 움직일 수 있는 것이 한 특징이라고 할 수 있다.

6. 신체 각 부의 근육

인체는 크고 작은 약 400~500여개의 뼈대근육이 신체 각 부위에서 수축과 이완을 함으로 여러 가지 운동이 일어나고 있다. 부위별로 나누면 ① 머리의 근육, ② 목의 근육, ③ 가슴의 근육, ④ 배의 근육, ⑤ 등의 근육, ⑥ 팔의 근육, ⑦ 다리의 근육으로 구분된다. 본장에서는 부위별로 설명하겠지만 운동과도 관련을 맺으면서 설명하겠다.

1) 머리의 근육(두부의 근) muscles of the head

머리뼈(머리와 얼굴)의 근육은 천재성의 얼굴근육과 심재성의 씹기근육으로 구분할 수 있다.

(1) 얼굴근육(안면근) muscles of the face

얼굴근육은 머리뼈에서 기시(이는곳) origin하여 진피에 정지(닿는곳) insertion하므로 피부근육 cutaneus muscle이라고 한다. 이 근육이 수축하면 얼굴의 일정한 부위의 피부가 당겨져서 표정을 변화시키므로 표정근 muscles of expression이라고 하며 지배신경은 얼굴신경 facial nerve이다. 이들 근육들은 대부분 눈과 입 주위에 위치하며 즐거움, 슬픔, 불쾌감, 분노, 고통 등의 표현에 관여한다.

① 뒤통수이마근(후두전두근) occipitofrontalis

머리덮개뼈의 표면을 덮고 있는 모자와 같은 힘줄, 즉 머리덮개넓힘줄(모상건막) galea aponeuro tica에 부착된 근육으로 이 근육이 수축하면 눈썹을 올려 이마에 주름살을 만들거나 놀란 표정을 만든다. 종종 이 근육이 지속적으로 수축하면 두통이 온다. 이마뼈에서 기시하는 것을 이마힘살(전두근) frontal belly, 뒤통수뼈에서 기시하는 것을 뒤통수힘살(후두근) occipital belly이라 한다.

② 눈둘레근(안륜근) orbicularis oculi

눈둘레근은 눈꺼풀의 피부밑조직에 있으며 눈을 감거나 깜박거리는데 이용된다. 이 근육에 마비가 오면 눈꺼풀이 닫혀지지 않아 먼지 등이 눈으로 들어오게 되면 염증을 일으켜서 눈이 토끼눈 처럼 빨갛게 되므로 토끼눈 red eyes이라 불리는 증상이 나타난다.

③ 입둘레근(구륜근) orbicularis oris

입둘레근은 피부와 입의 점막층 사이에 위치하며 입을 다물게 하거나 입술을 휘파람을 부는 모습으로 하게 하며 촛불을 끌 때 이용된다.

④ 볼근(협근) buccinator

뺨의 벽에 위치하며 수축하면 뺨이 안으로 들어가서 입안내압을 높인다. 볼근육은 입안에 공기를 담을 수 있으므로 트럼펫근육 trumpeter muscle이라고 하며 트럼펫을 불 때 바람을 내는 형태가 된다.

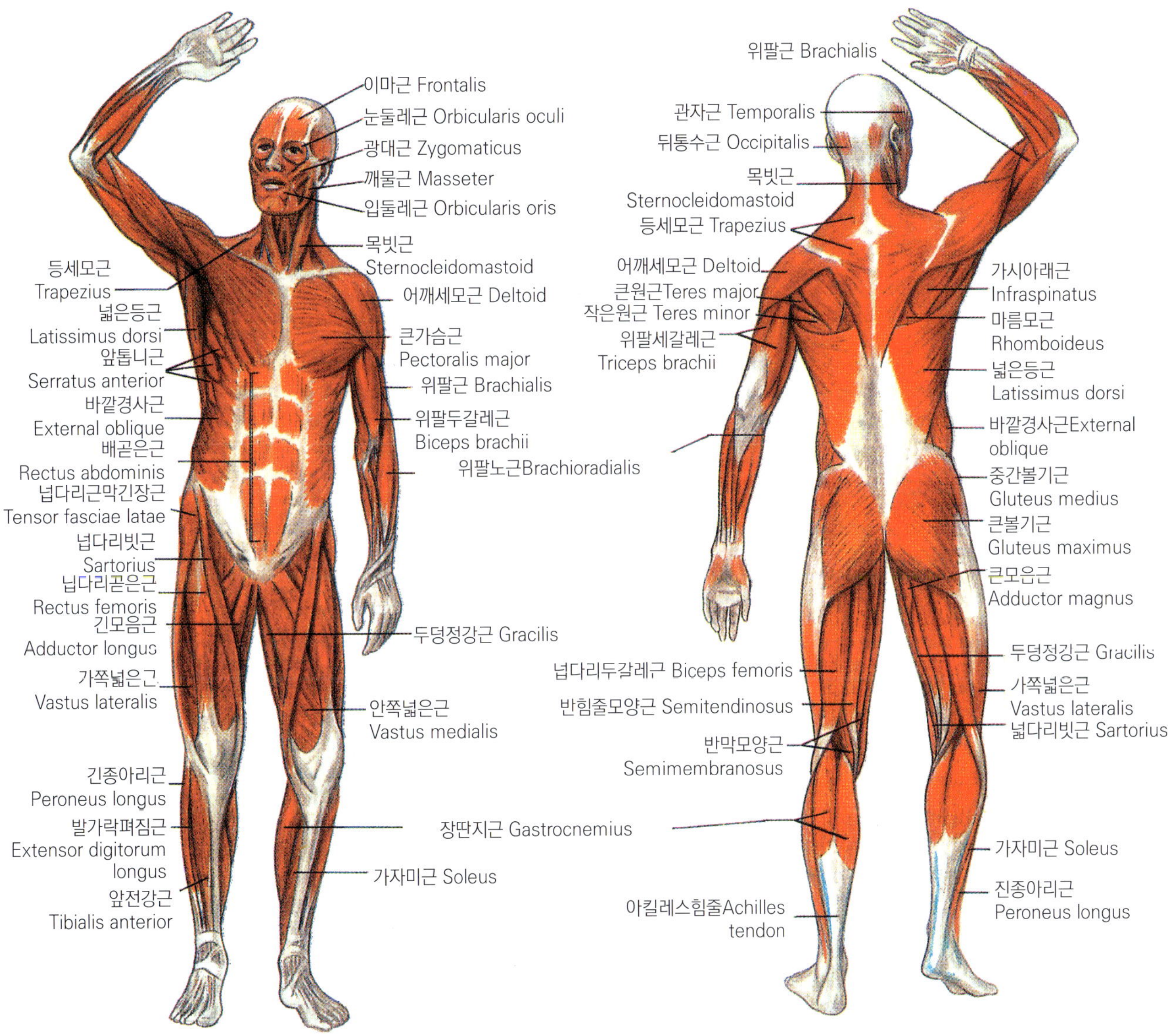

(a) 앞면 (b) 뒷면

그림 7-9

전신의 근육

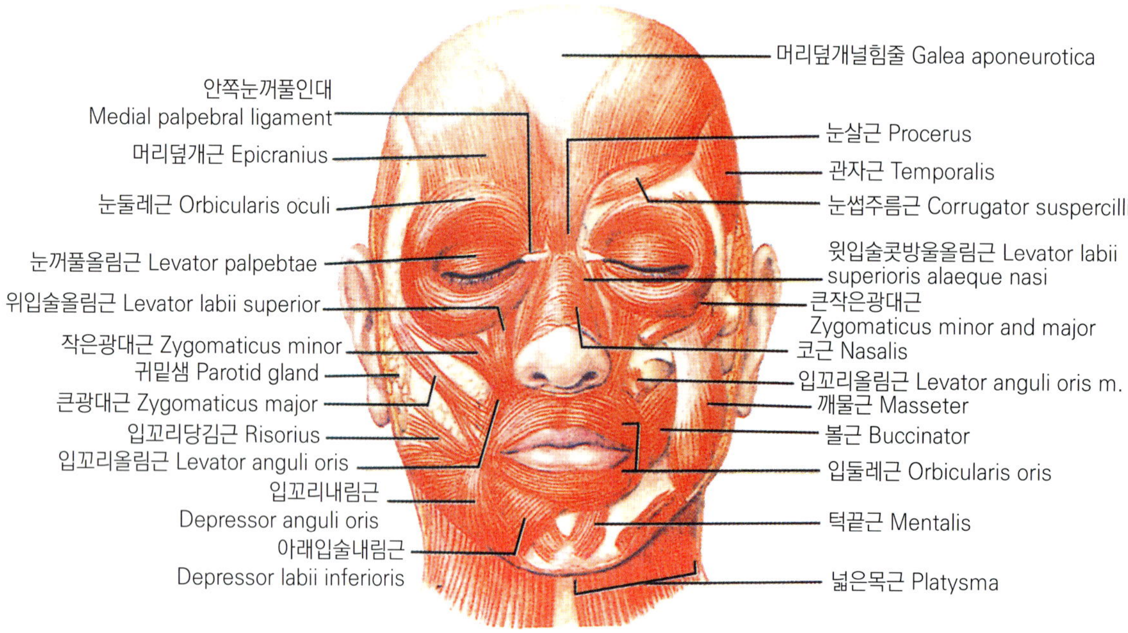

그림 7-10

얼굴근육의 전면그림

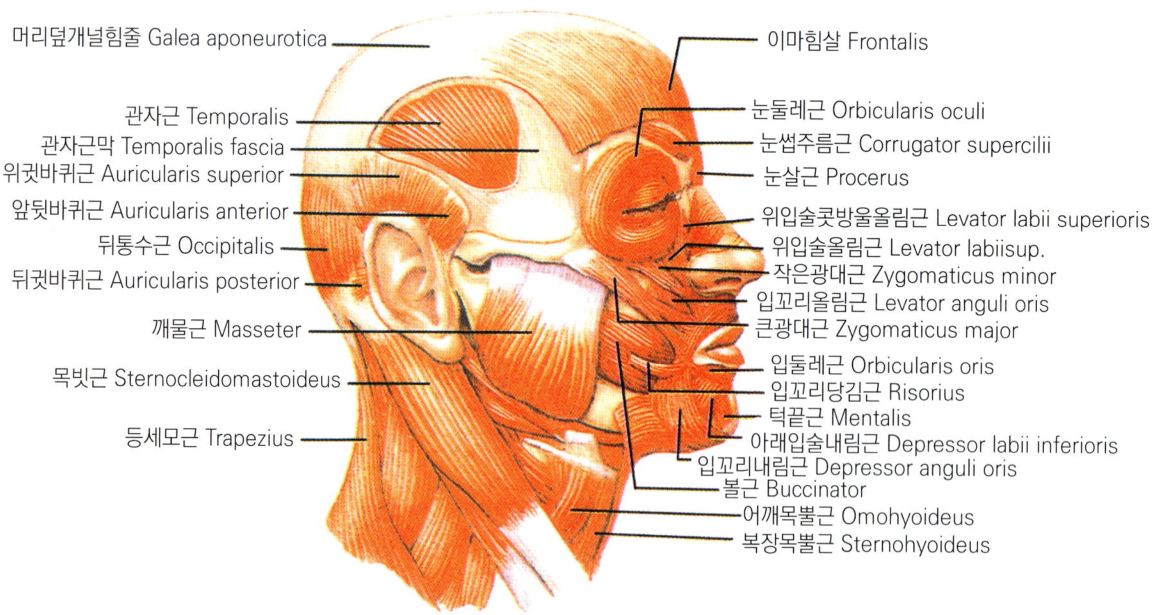

7-11

머리와 얼굴의 근육

표 7-1. 얼굴근육 facial muscle

근육명	기시	정지	작용	신경
이마힘살 frontal belly	이마의 피부 미간	머리덮개 널힘줄	이마에 가로주름 눈썹을 올린다.	얼굴신경
뒤통수힘살 occipital belly	뒤통수뼈	더리덮개 널힘줄	머리덮개 널힘줄을 뒤로 당겨 이마주름 없앰	얼굴신경
눈둘레근 orbicularis pars 눈꺼풀부분 palpebralis pars	안쪽눈꺼풀 인대	눈꺼풀	윙크할 때와 같이 눈을 살짝 감게 한다.	얼굴신경
눈확부분 orbital porion	위턱뼈눈확 모서리	눈꺼풀	눈을 꼭 감게 한다.	얼굴신경
입둘레근 orbicularis oris	입꼬리근	입주위피부	입을 닫고 입술을 앞으로 내밀게 한다. 입안의 음식물이 밖으로 나오지 못하게 한다.	얼굴신경
볼근 buccinator	위·아래턱뼈의 이틀돌기	입꼬리	입안의 압력유지 성난표정	얼굴신경
입꼬리 당김근 risorius	깨물근막	입꼬리	입꼬리를 가쪽방향으로 당겨 볼에 보조개 형성	얼굴신경
큰광대근 zygomaticus major	광대활	입꼬리	입꼬리를 가쪽위방향으로 당겨 웃는 표정	얼굴신경
작은광대근 zygomaticus minor	광대뼈앞면	윗입술 가쪽부위	윗입술을 위로 당겨 부정적인 표현	얼굴신경
입꼬리 내림근 depressor angulioris	턱뼈의 아래 모서리	입꼬리	입꼬리를 아래로 당김	얼굴신경
윗입술콧방울올림근 levator lavbii superioris alaeque nasi	위턱뼈의 이마돌기	윗입술과 콧망울	윗입술을 위로 당겨 코에 주름을 만든다.	얼굴신경
입술올림근 levator labii superioris	위턱뼈와 광대뼈	윗입술 안쪽부위	윗입술 가쪽부위를 위로 당겨 싫은 표정	얼굴신경
턱끝근 mentalis	아래턱뼈 앞면	턱의 피부	턱을 끌어내리고 피부에 주름을 잡는다	얼굴신경
눈썹주름근 corrugator supercilis	이마뼈	눈썹의 피부	눈썹을 내리고 이마에 주름을 짓는다	얼굴신경

⑤ 입꼬리당김근(소근) risorius

천재성으로 깨물근막의 표층으로부터 입꼬리 피부에 뻗어 있는 작은 근육이며 이것이 입꼬리를 가쪽방향으로 당기게 되면 볼에 보조개 dimple가 패인다.

⑥ 큰·작은광대근(대·소 관골근) zygomaticus major and minor

큰광대근은 입꼬리를 가쪽위방향으로 끌어당겨서 웃는 표정을 만들므로 웃음근육 smiling muscle이라고 한다. 작은광대근은 윗입술을 가쪽위방향으로 끌어당겨서 주름을 잡아 부정적인 표현을 짓게 한다.

⑦ 입꼬리내림근(구각하체근) depressor anguli oris과 아래입술내림근(하순하체근) depressor labii inf.

입꼬리내림근은 입꼬리를 아래로 끌어당겨 슬픈표정을 짓게 하며 아래입술내림근은 아래입술을 하내방으로 당겨 입을 삐죽 내밀게 한다.

(2) 씹기근육(저작근) muscles of mastication

턱관절을 움직이는 근육으로서 음식물 씹는데 관여하는 근육이며 아래턱뼈에 붙어있는 4쌍의 근육이다. 그중 3쌍의 근육은 입을 닫을때 작용하고 1쌍만이 턱을 아래로 내려 입을 열게 하며 또 아래턱을 앞으로 당겨 턱을 앞으로 내밀게도 한다. 지배신경은 아래턱신경(3차신경의 제3지)이다.

① 관자근(측두근) temporalis

관자뼈의 관자오목에서 기시하여 아래턱뼈의 근육돌기에 정지하는 부채꼴 모양의 강대한 근육이다. 깨물근과 함께 수축하면 아래턱을 위로 올려 입을 다물게 한다.

② 깨물근(교근) masseter

두껍고 편평한 근육으로 이빨을 악물면 귀의 앞면과 턱뼈각 mandible angle 바깥면에서 느낄 수 있으며 수축하면 턱을 위로 당겨 입을 다물게 한다. 인체에서 가장 강한 근육이며 곡예사가 자동차를 매단 밧줄을 끄는 것은 이 깨물근의 힘이다. 그리고 오랜병으로 빰이 야위는데 이는 깨물근 앞 지방조직이 감소하기 때문이다.

표 7-2. 씹기근육 muscles of mastication

근육명	기시	정지	작용	신경
관자근 Temporalis	관자뼈의 관자오목	아래턱뼈의 근육돌기	아래턱뼈를 위로당겨 씹는다.	아래턱 신경
깨물근 Masseter	광대활의 아래쪽경계	턱뼈가지 가쪽면 의 깨물근 거친면	아래턱뼈를 위로당겨 씹는다.	아래턱 신경
안쪽날개근 Med. pterygoid	나비뼈의 날개 돌기 안쪽관	턱뼈각의 안쪽면	아래턱뼈를 위로당겨 씹는다.	아래턱 신경
가쪽날개근 Lat. pterygoid	나비뼈의 날개 돌기 가쪽관	턱뼈관절융기의 앞면	아래턱뼈를 앞아래로 당 겨 앞으로 앞으로 움직임	아래턱 신경

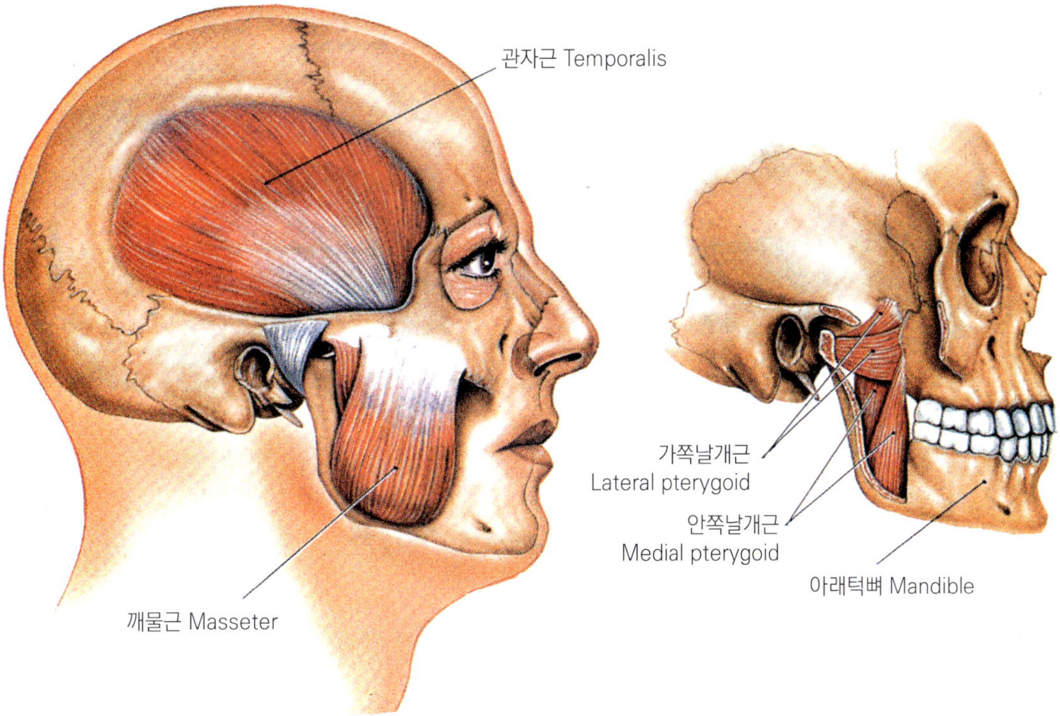

그림 7-12
씹기근육

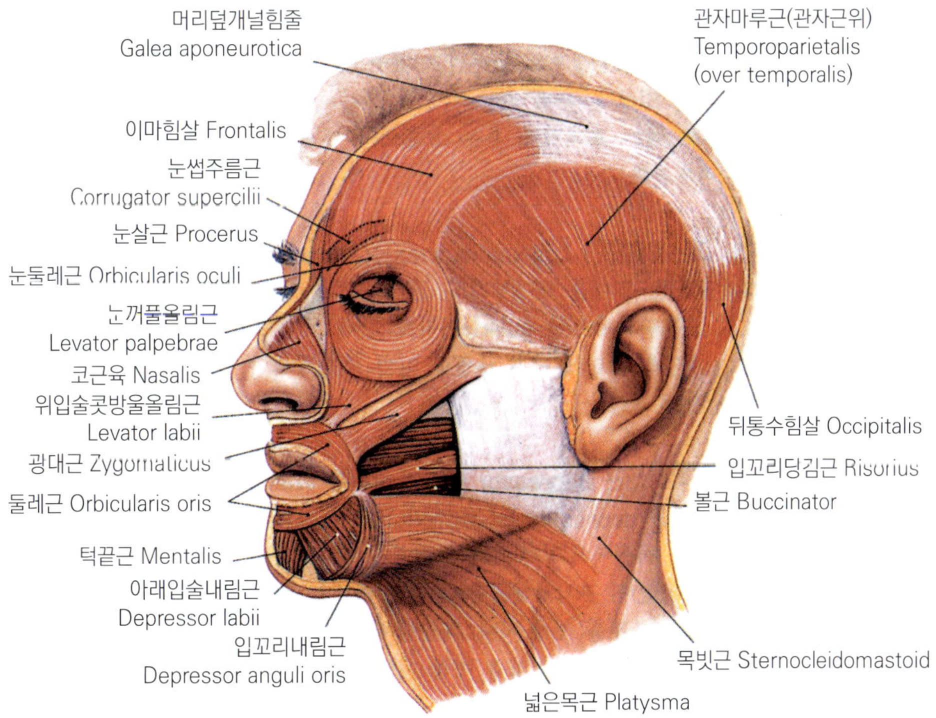

그림 7-13
머리목부위 측면

표 7-3. 천경근 superficial cervical muscle

근육명	기시	정지	작용	신경
넓은목근 platusma	목부위와 가슴 부위의 근막	아래턱뼈	목에 주름을 잡고 슬픈표정	얼굴신경
목빗근 sternocleidomastoid	복장뼈자루 앞면과 빗장뼈의 안쪽끝	꼭지돌기 뒤통수뼈 위목덜미선	한쪽이 수축하면 머리를 반대로 양쪽이 작용하면 머리의 굽힘	더부신경 목신경

③ **안쪽날개근(내측익돌근) medial pterygoid**

나비뼈의 날개돌기 안쪽에서 기시하여 턱뼈각의 안쪽에 정지하며 아래턱뼈를 위로 당겨 입을 다물게 한다.

④ **가쪽날개근(외측익돌근) lateral pterygoid**

나비뼈의 날개돌기 가쪽에서 기시하여 아래턱뼈의 관절돌기의 목부위에 정지한다. 양쪽근육이 동시에 작용하면 턱을 앞아래쪽으로 당기고 각각 한쪽이 교대로 작용하면 턱뼈를 옆으로 왔다 갔다 하게 한다.

2) 목의근육(경부의 근) muscles of the neck

목부위의 근육은 얕은목근육, 가쪽목근육, 앞목근육, 뒤목근육으로 나눌 수 있다.

(1) 얕은목근육(천경근) superfficial cervical muscle

① **넓은목근(광경근) platysma**

앞목부위로부터 가쪽목부위에 걸쳐서 피부밑조직으로 뻗쳐있는 얇고 넓은 근육으로 표정을 짓게 하며 얼굴신경의 지배를 받는다. 이 근육은 큰가슴근과 어깨세모근의 윗부분을 덮는 근막에서 기시하여 아래턱뼈의 아래모서리, 아래턱의 피부, 입꼬리에 정지한다. 작용은 목에 주름을 잡아 목정맥의 압박을 완화시키는 작용도 하며 면도할 때 피부의 긴장도를 유지시키고 입꼬리를 아래쪽으로 당겨 슬픈 표정을 짓게 한다.

(2) 가쪽목근육(외측경근) lateral cervical muscle

① **목빗근(흉쇄유돌근) sternocleido mastoideus**

목빗근은 목부위의 가쪽에 있는 긴 근육으로서 복장뼈자루 앞면과 빗장뼈의 안쪽 1/3에서 기시하여 목을 비스듬히 가로질러 꼭지돌기와 뒤통수뼈의 위목덜미 가쪽에 정지한다. 지배신경은 더부신경과 목신경의 근육가지에 의한 이중의 신경지배를 받는다. 목빗근은 머리를 옆으로 돌리는데 중요한 근육이며 머리를 옆으로 구부려 귀가 어깨에 거의 닿도록 한다. 한쪽 근육만 작용하면 머리를 반대편으로 돌려 턱을 약간 위로 올리고 양쪽 근육이 동시에 작용하면 머리의 굽힘이 일어나고 뒤쪽 섬유는 머리를 젖히는데 작용한다.

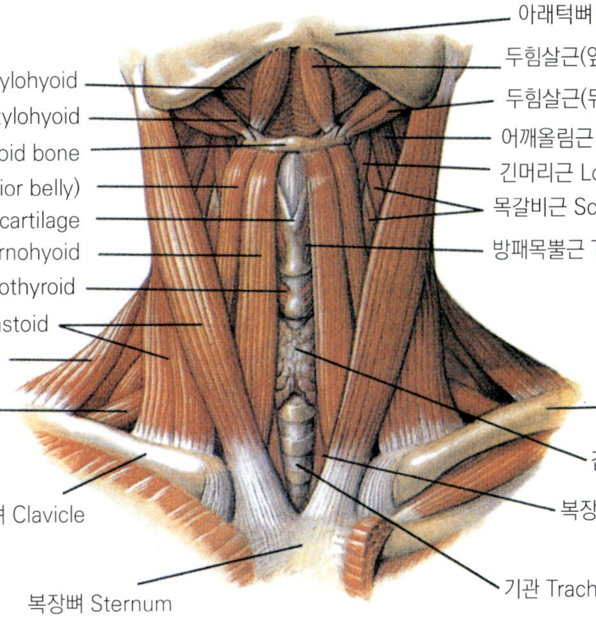

그림 7-14
목부위의 근

표 7-4. 목부위 근육 suprahyoid muscle

근육명	기시	정지	작용	지배신경
두힘살근 digastric	앞힘살 – 턱뼈몸통안면 뒤힘살 – 꼭지돌기안쪽	중간 힘줄	목뿔뼈와 혀를 위로 당기고 아래 턱뼈를 밑으로 당겨 입을 연다.	앞힘살 : 아래턱신경 뒤힘살 : 얼굴신경
턱끝목뿔근 geniohyoid	아래턱뼈의 턱끝가시	목뿔뼈	목뿔뼈를 위로 당기고 혀를 앞으로 당긴다.	혀밑신경
턱목뿔근 mylohyoid	아래턱뼈의 턱목뿔 근선	목뿔뼈	목뿔뼈와 혀를 들어 올린다.	아래턱신경
붓목뿔근 stylohyoid	관자뼈의 붓돌기	목뿔뼈	목뿔뼈를 뒤방향으로 당기고 동시에 혀를 밀어 올린다.	얼굴신경

표 7-5. 목뿔아래근 infrahyoid muscle

근육명	기시	정지	작용	지배신경
복장목뿔근 sternohyoid	복장뼈자루 및 복장끝	목뿔뼈 아래 모서리	목뿔뼈를 밑으로 당긴다.	혀밑신경
어깨목뿔근 omohyoid	위힘살 – 중심힘줄 아래힘살 – 어깨뼈 위모서리	중심힘줄. 목뿔뼈 아래모서리	목뿔뼈를 뒤방향으로 당긴다.	혀밑신경
복장방패근 sternothyroid	복장뼈 자루뒤면	방패연골	방패연골을 밑으로 당긴다.	혀밑신경
방패목뿔근 thyrohyoid	방패연골	목뿔뼈몸통 및 큰뿔	방패연골과 목뿔뼈를 끌어올리거나 내린다.	혀밑신경

(3) 인·후두부의 근육 pharyngeal & laryngeal part

앞목세모내에 있는 깊은근육들이며 입안바닥을 이루고 목뿔뼈를 움직이며 연하에도 관여한다. 이들 근육은 목뿔뼈를 중심으로 목뿔위근육과 목뿔아래근육으로 나눈다.

① 목뿔위근육(설골상근) suprahyoid muscle : 목뿔뼈와 아래턱뼈 그리고 관자뼈에 걸쳐있는 4쌍의 근육. 즉 두힘살근(악이복근) digastric, 턱끝목뿔근(이설골근) geniohyoid, 턱목뿔근(악설골근) mylohyoid, 붓목뿔근(경돌설골근) stylohyoid으로 구성되어 있고 입을 열거나 음식을 삼킬 때 또는 소리를 낼 때에 아래턱을 아래로 당기거나 목뿔뼈 및 혀를 위로 올리는 작용을 한다.

② 목뿔아래근육(설골하근) infrahyoid muscle : 목뿔아래근육은 목뿔뼈와 복장뼈, 방패연골 및 어깨뼈를 잇는 4쌍의 근육, 즉 복장목뿔근(흉골설골근) sternohyoid, 어깨목뿔근(견갑설골근) omohyoid, 복장방패근(흉골갑상근) sternothyroid, 방패목뿔근(갑상설골근) thyrohyoid으로 구성되어 있고 이들은 음식을 삼킬 때 또는 소리를 낼 때에 목뿔뼈와 후두를 끌어내리는 작용을 한다.

3) 가슴의 근육(흉부의 근) muscles of the thorax

가슴부위의 근육은 얕은가슴근(큰·작은가슴근, 앞톱니근, 빗장밑근), 깊은가슴근(갈비사이근) 그리고 가로막 diaphragm으로 나눈다. 얕은가슴근은 위팔을 가슴벽에 결합시키는 근육이며 본래 위팔근육에 속한다. 깊은가슴근은 고유의 가슴근육이며 각 갈비사이공간에 걸쳐 있다. 얕은가슴근의 신경지배는 팔신경얼기 brachial plexus이며 깊은가슴근의 신경지배는 가슴신경 thoracic nerve의 앞가지이다. 가로막은 가슴안(흉강)과 배안(복강)의 경계를 이루는 판모양의 뼈대근이며 가로막신경의 지배를 받는다.

(1) 큰가슴근(대흉근) pectoralis major

빗장뼈의 안쪽끝, 복장뼈의 가쪽면 제 1~6갈비연골에 걸쳐서 기시하며 위팔뼈의 큰결절능선에 정지하는 부채모양의 근육이다. 위팔의 모음 adduction, 안쪽회전 medial rotation에 작용하며 깊은호흡시 갈비뼈를 올려 가슴안을 넓히는 흡기근으로도 작용한다. 유방은 이 근육의 근막 표면에 붙어 있는 일종의 피부샘이다. 신경은 팔신경얼기에서 나오는 안쪽·가쪽 앞가슴신경의 지배를 받는다.

(2) 작은가슴근(소흉근) pectoralis minor

큰가슴근의 아래층에 덮혀 있으며 제3~제5 갈비뼈에서 기시하여 어깨뼈의 부리돌기에 정지한다. 어깨뼈를 전하방으로 당기는 작용을 하며 팔신경얼기의 가지(내측·외측전흉신경)의 지배를 받는다.

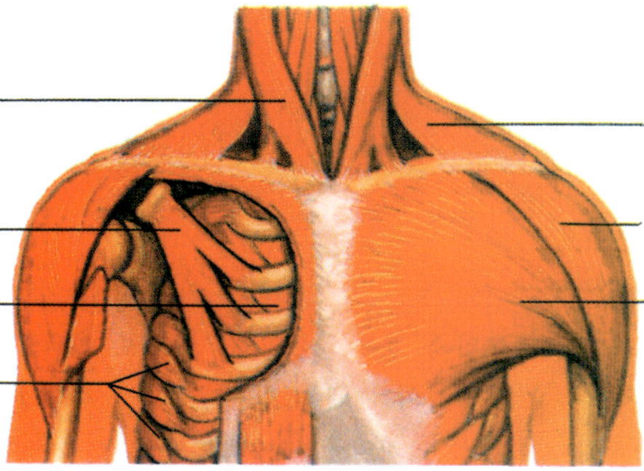

그림 7-15
가슴부위근

표 7-6. 가슴의 근육 muscles of the thorax

근육명	기시	정지	작용	지배신경
큰가슴근 pectoralis major	빗장뼈 안쪽끝 복장뼈의 가쪽면 제1~6갈비뼈연골	위팔의 큰결절능선	위팔의 모음,안쪽회전 갈비뼈를 위로 당겨 흡기에 관여	앞가슴신경
작은가슴근 pectoralis minor	제3~5갈비뼈	어깨뼈의 부리돌기	어깨뼈를 앞아래 방향으로 당김	앞가슴신경
앞톱니근 serratus ant.	제1~8갈비뼈	어깨뼈의 안쪽모서리	어깨뼈를 앞으로 당기고 회전	

(3) 앞톱니근(전거근) serratus anterior

첫째~여덟째 갈비뼈에서 톱니모양으로 기시하여 가쪽가슴부위를 지나 뒤쪽으로 수행하여 어깨뼈의 안쪽모서리 전역에 정지한다. 어깨뼈를 앞으로 당겨 회전작용을 하며 갈비뼈를 올려 흡기근으로도 작용한다. 신경은 긴가슴신경의 지배를 받는다.

(4) 갈비사이근(늑간근) intercostales

좌우 열한쌍의 갈비사이공간 intercostal space을 메우는 고유가슴근으로 가슴안의 용적을 증감시켜 호흡운동에 중요한 역할을 하는 근육이며 모두 갈비사이신경 intercostal nerve의 지배를 받는다.

① 바깥갈비사이근(외늑간근) external intercostales

첫째~열한번째 갈비뼈의 아래모서리에서 기시하여 비스듬히 뒤에서 앞으로 갈비뼈의 위모서리에 정지한다. 갈비사이공간을 넓게 하여 가슴우리를 크게 하며 갈비뼈를 위로 당겨 흡기운동에 관여한다. 갈비사이신경의 지배를 받는다.

표 7-7. 갈비뼈사이근육 intercostales

근육명	기시	정지	작용	지배신경
바깥갈비사이근 external intercostales	제1~11갈비뼈 아래모서리	아래갈비뼈의 위모서리	갈비뼈를 위로당겨 가슴우리를 넓혀 흡기운동	갈비사이 신경
갈비올림근 levatores costarum	1목뼈, 1~11 등뼈가로돌기	아래갈비뼈의 속면	바깥갈비사이근을 도와 가슴우리를 넓혀 흡기운동	척추신경 앞가지
속갈비사이근 internal intercostales	각 갈비뼈의 위 모서리	윗갈비뼈의 아래모서리	갈비뼈를 아래로 당겨 가슴우리를 좁혀 호기운동	갈비사이 신경
가슴가로근 transversus thoracic	복장뼈몸통아래 부위속면 칼돌기	2~6 갈비 연골	갈비연골을 아래로 당겨 가슴우리를 좁혀 호기운동	갈비사이 신경
갈비밑근 subcostalis	아래쪽 갈비뼈의 갈비각 속면	1~3 아래 갈비뼈 속면	속갈비뼈사이근을 도와 호기운동	갈비사이 신경

② 갈비올림근(늑골거근) levatores costarum

일곱째목뼈, 첫째~열한번째 등뼈가로돌기 아래가쪽방향에서 기시하여 아래갈비뼈의 속면에 정지한다. 수축시 바깥갈비사이근을 도와 갈비뼈를 위로 당겨 가슴우리를 넓혀 흡기운동에 관여하며 척수신경 앞가지의 지배를 받는다.

③ 속갈비사이근(내늑간근) internal intercostales

갈비뼈의 위모서리에서 기시하여 비스듬히 앞에서 뒤로 갈비뼈의 아래 모서리에 정지한다. 갈비뼈를 아래로 당겨 가슴우리를 좁히므로 호기운동에 관여하며 갈비사이신경의 지배를 받는다.

④ 가슴가로근(흉횡근) transversus thoracic

복장뼈몸통아래부위 속면과 칼돌기에서 기시하여 둘째~여섯째 갈비뼈 연골에 정지한다. 갈비뼈 연골을 아래로 당겨 가슴우리를 좁히므로 호기운동에 관여하며 갈비사이신경의 지배를 받는다.

⑤ 갈비밑근(늑하근) subcostalis

아래쪽 갈비뼈의 갈비뼈각 속면에서 기시하여 첫째~셋째 아래 갈비뼈의 속면에 정지한다. 속갈비사이근을 도와 호기운동에 관여하며 갈비사이신경의 지배를 받는다.

(5) 가로막(횡격막) diaphragm(그림 7-16, 17)

가슴안과 배안을 경계짓는 원개상 dome의 근육으로 윗면은 심장과 허파, 아래면은 간, 위 및 지라와 접촉한다. 기시부는 3곳으로 허리부분(요추부) lumbar part, 갈비부분(늑골부) costal part 및 복장부분(흉골부) sternal part이며 중심힘줄 central tendon에 부착한다. 평상시는 원개상이

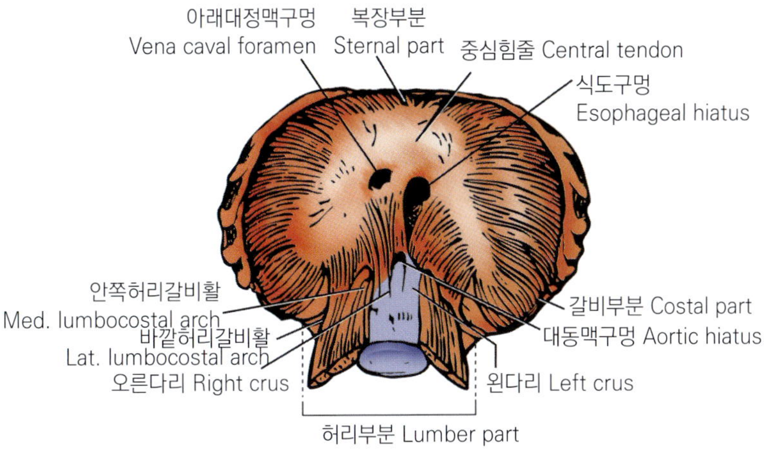

그림 7-16

가로막(하면)

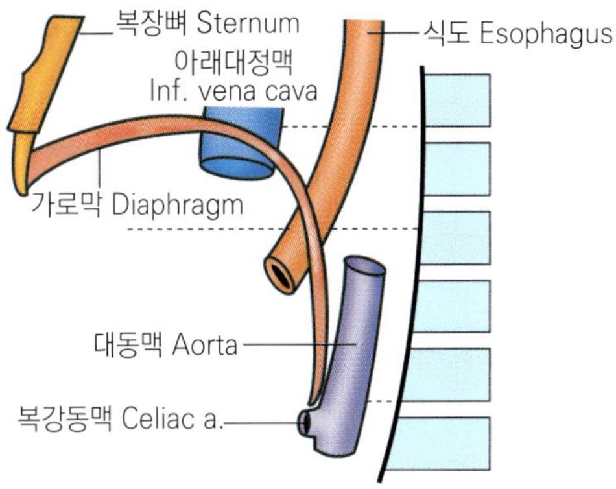

그림 7-17

가로막을 관통하는 기관의 위치

나 수축과 이완에 의해 가슴우리를 넓히거나 좁혀서 수축시 흡기운동, 이완시 호기운동에 관여한다. 이와 같이 가로막은 갈비사이근과 함께 호흡근으로 작용한다. 지배신경은 목신경얼기에서 나오는 가로막신경 phrenic nerve이다.

가로막에는 가슴안에서 배안으로 통하는 3개의 중요한 구멍이 있다.

① 대동맥구멍(대동맥열공) aortic hiatus

가장 뒤쪽에 있으며 열두번째 등뼈의 높이가 된다. 이곳에는 내림대동맥, 홀정맥, 가슴림프관 및 교감신경이 통과한다.

② 식도구멍(식도열공) esophageal hiatus

대동맥구멍 앞위방향에 있으며 열번째 등뼈높이가 된다. 이곳에는 식도와 왼·오른미주신경이 통과한다.

③ 대정맥구멍(대정맥공) venacaval foramen

가장 윗쪽에 있으며 여덟번째 등뼈의 높이가 된다. 이곳에는 내림대정맥, 오른가로막신경의 가지가 통과한다. 가로막에 의한 호흡을 복식호흡 abdominal respiration이라 하고 갈비사이근에 의한 호흡을 흉식호흡 thoracic respiration이라고 한다.

4) 배의근육(복부의 근) muscles of the abdomen(그림 7-18)

가슴부위와 골반위부는 직접 뼈들에 의해 지지되어 있지만 배벽에는 앞벽과 가쪽벽에 넓고 편평한 근육층으로 가슴우리와 척주를 다리이음뼈에 연결해주고 있다. 앞배벽에는 4개의 근육이 있는데 백선 linea alba 양쪽에 뼈곧은근이 배곧은근집에 싸여 있고 가쪽에 3개의 근육(배바깥빗근, 배

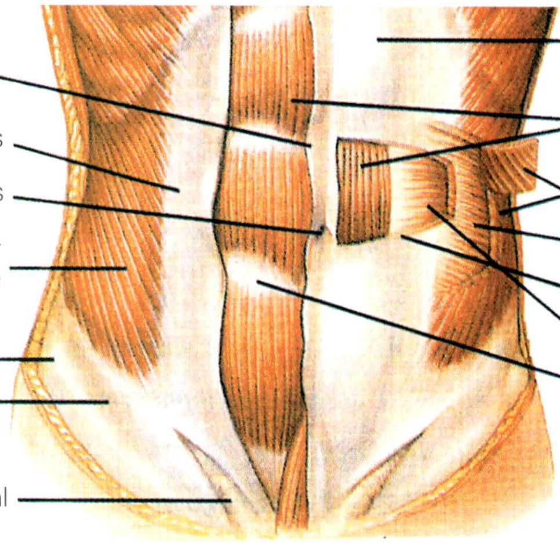

그림 7-18

배의 근육

표 7-8. 배의 근육 muscles of the abdomen

근육명	이는곳	닿는곳	작용	지배신경
배곧은근 rectus abdominis	5~5갈비연골 칼돌기	두덩결합 두덩결절	몸을 굽힘, 보조호흡근 복압상승	갈비사이 신경
배바깥빗근 ext. abdominal oblique	5~12갈비뼈	백선, 샅인대	배안속 장기보호, 복압상승 척주의 굽힘 과 회전	갈비사이 신경
배속빗근 int.abdominal oblique	샅인대, 엉덩뼈능선, 가슴허리근막	10~12갈비뼈 내면백선 두덩능선	배안속 장기보호, 복 압상승 척추의 굴곡과 회전	갈비사이 신경
배가로근 transverus abdominis	7~12갈비연골 엉덩뼈능선, 샅인대	백선	배속·바깥빗근을 돕 는다	갈비사이 신경

속빗근, 배가로근)이 겹쳐 있다. 이들 근육은 배안속의 장기를 보호하고 배안속의 압력을 높여 대소변을 볼때나, 분만을 할 때 도움을 준다.

(1) 배곧은근(복직근) rectus abdominis

정중선 양쪽을 세로로 달리는 한쌍의 근육으로서 다섯번째~일곱번째 갈비연골 앞면과 칼돌기에서 기시하여 두덩결합,두덩뼈결절 양쪽에 부착한다. 배곧은근은 3~4개의 나눔힘줄(건획) tendinous intersections이 있어 4~5개의 가로주름으로 나뉘어져 있다. 왼·오른 배곧은근이 맞닿는 정중선상에서 만나며 이곳을 백선 linea alba이라고 한다. 백선은 근육이 없으며 혈관의 분포가 발달되어 있지 않아 임상적으로 배부위의 정중절개 때에 이용된다.

배곧은근은 몸통을 앞으로 굽힐때, 보조호흡근, 배의 압력상승에 관여하며 갈비사이신경의 지배를 받는다.

(2) 배바깥빗근(외복사근) external abdominal oblique

배바깥빗근은 맨바깥층 앞바깥쪽에서 비스듬히 달리는 가장 큰 근육으로 다섯째~열두번째 갈비뼈에서 기시하여 백선과 샅인대에 정지되며 폭이 넓은 널힘줄(건막) aponeurosis이 되어 배곧은근집 앞엽으로 이행한다. 이 근육이 수축하면 배벽이 긴장되고 배안내용물이 압박을 받아 배압력이 상승되고 척주의 회전과 굽힘에 관여한다. 신경은 갈비사이신경의 지배를 받지만 아래쪽 일부에서는 허리신경얼기로부터 엉덩아랫배신경(L1)이 분포한다.

(3) 배속빗근(내복사근) internal abdominal oblique

배바깥빗근 아래층에 있는 근육으로 배바깥빗근과 교차하고 있으며 샅인대, 엉덩뼈능선, 가슴허리근막에서 기시하여 안쪽 위쪽으로 향하고 일부는 뒤가쪽의 열번째~열두번째 갈비뼈에 정지한다. 배안내 장기를 보호하고 배압력을 상승시키며 척주의 회전과 굽힘에 관여한다. 신경은 열번째~열한번째 갈비사이신경, 갈비밑신경, 엉덩아랫배신경, 엉덩샅신경의 지배를 받는다.

(4) 배가로근(복횡근) transversus abdominis

배바깥빗근과 배속빗근 밑에서 3층을 이루는 근육으로 옆구리 부위의 가장 안쪽에서 가로로 달리고 있다. 일곱번째~열두번째 갈비뼈연골속면, 엉덩뼈능선, 샅인대 등에서 기시하여 백선에 정지한다. 배가로근은 배바깥빗근과 배속빗근의 기능을 돕는다. 지배신경은 배속빗근과 같다.

5) 등의 근육(배부의 근) muscles of the back(그림 7-19)

등부위에 있는 위팔근육으로서 작용하는 얕은등근육무리(등세모근, 넓은등근, 마름모근, 어깨올림근)와 고유 등근육, 즉 깊은등근육무리(판모양근, 척주세움근, 가로가시근)로 대별된다. 얕은등근육무리의 신경은 등세모근 이외의 모든 근육은 팔신경얼기(척수신경 앞가지)의 지배를 받으며 깊은등근육무리는 모두 척수신경 뒤가지의 지배를 받는다.

(1) 등세모근(승모근) trapezius

바깥뒤통수뼈융기, 위목덜미선, 첫째~열두번째 등뼈의 가시돌기에서 기시하여 빗장뼈의 가쪽부위와 어깨뼈의 봉우리, 어깨뼈가시에 정지하는 세모꼴의 근육이나 양쪽을 합치면 마름모꼴로 관찰된다. 윗부분은 어깨뼈를 올리는 작용을 하며 중간부분은 어깨뼈의 벌림운동, 아래부분은 어깨뼈를 내리는 작용을 하는데 전체가 작용하면 가슴펴기운동이 일어난다. 신경은 더부신경과 셋째~넷째 목신경의 지배를 받는다.

(5) 척주세움근(척주기립근) erector spinae muscle(그림 7-21)

척주 양쪽을 따라서 길게 세로로 뻗는 근육으로 3종류가 있다. 즉 엉덩갈비근(장늑근) iliocostalis, 가장긴근(최장근) longissimus, 가시근(극근) spinalis을 총칭하며 전체적으로 척주 아래로부터 위를 향해 달리는 근육으로서 척주를 지지, 폄, 아랫쪽으로 당기는 작용을 한다. 한쪽만 수축하면 척주가 옆으로 굽는다. 엉덩갈비근육과 가장긴근육은 엉덩뼈능선, 허리뼈, 엉치뼈에서 공동으로 기시하나 정지는 여러개의 정지힘줄로 나뉘어서 갈비뼈로부터 뒤통수부위까지 분지되어 있다. 가시근육은 등뼈와 각 가시돌기 사이를 결합하고 있는 근육이다. 지배신경은 척수신경 뒤가지이다.

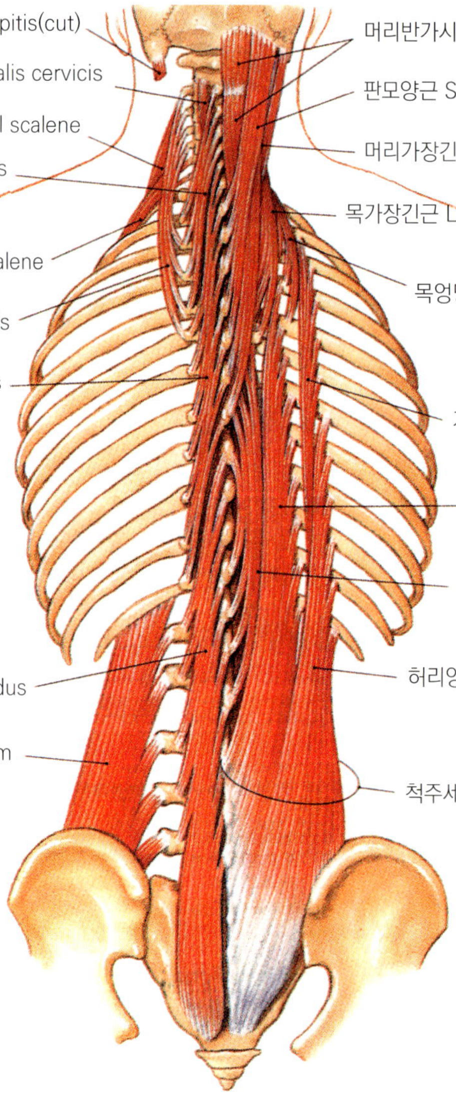

그림 7-21

척주세움근

표 7-10. 어깨부위의 근 muscles of the shoulder

근육명	이는곳(기시)	닿는곳(정지)	작용	지배신경
어깨세모근 Deltoid	빗장뼈가쪽 1/3 어깨가시, 봉우리	위팔뼈의 세모근 거친면	위팔의 굽힘, 폄, 벌림, 안쪽·가쪽회전	겨드랑신경
어깨밑근 Subscapularis	어깨아래오목	위팔뼈의 작은결절	위팔의 모음, 안쪽회전	어깨밑신경
가시위근 Supraspinatus	가시위오목	위팔뼈의 큰결절	위팔의 벌림	어깨위신경
가시아래근 Infraspinatus	가시아래오목	위팔뼈의 큰결절	위팔의 가쪽회전	어깨위신경
작은원근 Teres minor	어깨뼈의 가쪽 모서리	위팔뼈의 큰결절	위팔의 가쪽회전	겨드랑신경
큰원근 Teres major	어깨뼈의 아래 각 뒷면	위팔뼈의 작은결절	위팔의 모음과 안쪽회전	어깨밑신경

(6) 샅근육(회음의 근) muscle of perineum

샅(회음) perineum이란 넓은 의미에서 골반출구를 말하며 좁은 뜻으로는 바깥음부와 항문 사이를 말하는데 남·녀간에 커다란 차이가 있다. 좌·우의 궁둥뼈결절을 잇는 선에 의하여 앞쪽의 비뇨생식세모 urogenital triangle 뒤쪽의 항문세모 anal triangle로 구분한다. 비뇨생식세모는 요도와 질이, 항문세모에는 항문이, 비뇨생식세모는 요도와 질이, 항문세모에는 항문이 관통하고 있다. 남성에서의 샅은 보통 음낭의 뒤쪽경계와 항문 사이이며 길이는 약 5~6cm이고 여성에서는 질어귀의 뒤면과 항문 사이로 길이는 약 2.4~3.0cm이다.

7. 팔의근육(상지의 근) muscles of the upper limb

팔의 근육은 어깨부위의 근, 위팔의 근, 아래팔의 근 및 손의 근으로 구분한다.

1) 어깨부위 근육(견부의 근) muscles of the shoulder

팔이음뼈 즉 빗장뼈와 어깨뼈 주변에 있으며 이들 두 뼈에서 기시하여 위팔뼈에 정지하는 근육무리이다. 어깨관절의 운동에 관여한다.

(1) 어깨세모근(삼각근) deltoideus

빗장뼈(가쪽부위)와 어깨뼈(어깨가시와 봉우리)에서 기시하여 위팔뼈몸통의 중앙 가쪽부위(세모근 거친면)에 정지한다. 위팔의 굽힘, 폄, 벌림, 안쪽·가쪽회전에 작용하며 겨드랑신경의 지배를 받는다. 특히 팔에서 근육주사부위로 이용되고 있다.

(2) 어깨아래근(견갑하근) subscapularis

견갑아래오목에서 기시하여 위팔뼈 작은결절 아래쪽에 정지한다. 큰원근의 협동근육으로 위팔의 모음과 안쪽회전에 작용하며 어깨밑신경의 지배를 받는다.

(3) 가시위근(극상근) supraspinatus

어깨뼈의 가시오목에서 기시하여 위팔뼈의 큰결절에 정지한다. 세모근을 보조하는 근육으로 위팔의 벌림에 작용하며 어깨위신경의 지배를 받는다.

(4) 가시아래근(극하근) infraspinatus

어깨뼈의 가시아래오목에서 기시하여 위팔뼈의 큰결절에 정지한다. 작은원근과 협동하여 위팔의 가쪽회전에 작용하며 어깨위신경의 지배를 받는다.

(5) 작은원근(소원근) teres minor

어깨뼈의 가쪽모서리에서 기시하여 위팔뼈의 큰결절에 정지한다. 가시아래근육의 협동으로 위팔의 가쪽회전에 작용하며 어깨위신경의 지배를 받는다.

(6) 큰원근(대원근) teres major

어깨뼈의 아래각의 뒷면에서 기시하여 위팔뼈의 작은결절능선에 정지한다. 어깨아래근과 함께 위팔의 모음과 안쪽회전에 작용하며 어깨아래신경의 지배를 받는다.

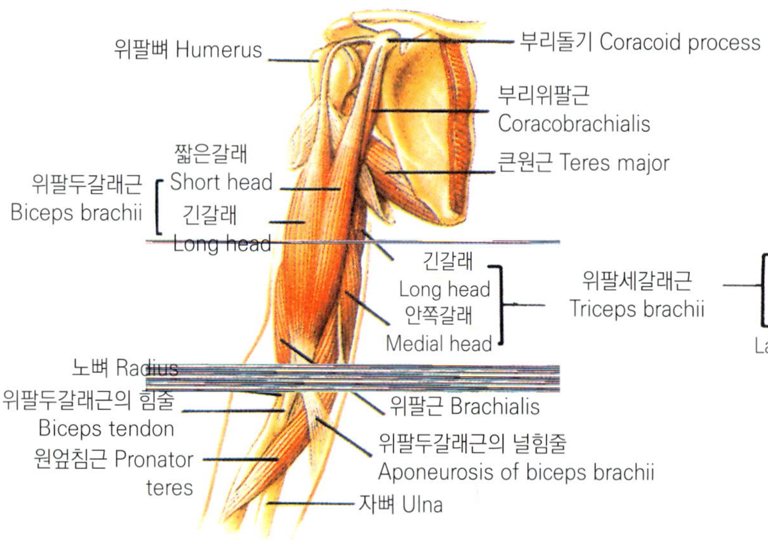

그림 7-22(a)

위팔두갈래근(앞)

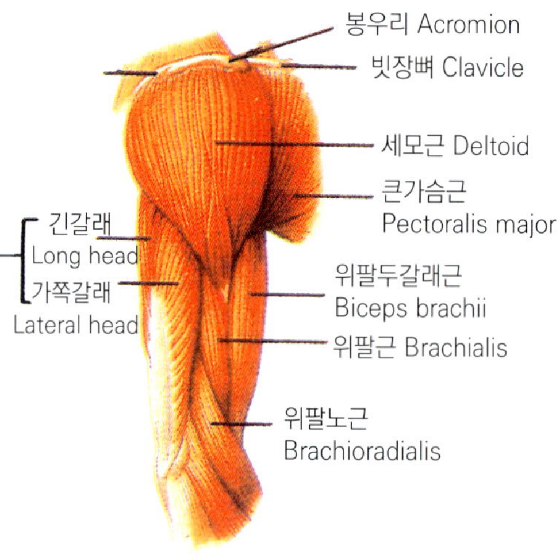

그림 7-22(b)

위팔세갈래근(뒤)

표 7-11. 위팔의 근육 muscles of the arm

근육명	이는곳(기시)	닿는곳(정지)	작용	지배신경
위팔두갈래근 biceps brachii	긴갈래: 관절공간 짧은갈래: 부리돌기	노뼈거친면	아래팔의 굽힘 벌림, 모음	근육피부 신경
위팔근 brachialis	위팔뼈 몸통 앞	자뼈거친면	아래팔의 굽힘	근육피부신경, 노 및 정중신경
부리위팔근 coracobrachialis	어깨뼈 부리돌기	위팔뼈몸통 속면	위팔뼈 굽힘, 모음	근육피부 신경
위팔세갈래근 triceps brachii	긴갈래: 관절공간뒷면 가쪽갈래: 위팔뼈뒷면 가쪽 안쪽갈래: 위팔뼈뒷면 안쪽	자뼈의 팔꿈치 머리	아래팔의 펴짐	노신경

2) 위팔의근육(상완의 근) muscles of the arm

위팔의 근육은 팔굽관절을 굽혀주는 굽힘근 flexors과 펴지게 하는 폄근(신근) extensor으로 구분된다.

(1) 굽힘근(굴근) flexors : 위팔의 앞면에 있으며 팔굽관절을 굽혀주며 다음과 같다.

① 위팔두갈래근 biceps brachii

어깨뼈의 2곳, 즉 긴갈래(장두) long head는 관절공간에서, 짧은갈래(단두) short head는 부리돌기에서 각각 기시하여 노뼈의 거친면에 정지한다. 주작용은 아래팔의 굽힘이지만 긴갈래는 위팔의 벌림, 짧은갈래는 위팔의 모음에 작용하며 근육피부신경의 지배를 받는다.

② 위팔근(상완근) brachialis

위팔두갈래근의 아래에 위치한 큰 근육으로 위팔뼈몸통앞에서 기시하여 자뼈의 거친면에 정지한다. 아래팔을 굽힐 때 가장 힘이 센 근육이며 근육피부신경, 노신경, 정중신경의 지배를 받는다. 위의 두 근육외에 부리위팔근 coracobrachialis도 있다.

(2) 폄근(신근) extensor : 위팔의 뒷면에 있으며 팔꿉관절을 펴지게 한다.

① 위팔세갈래근(상완삼두근) triceps brachii

위팔 뒷면 전역에 있으며 세갈래근으로 긴갈래(장두) long head는 관절공간 아래결절에서, 안쪽·가쪽갈래(내·외측두) medial, lateral head는 위팔뒷면 안쪽·가쪽에서 기시하여 자뼈의 팔꿈치머리돌기에 정지한다. 아래 팔이 펴질 때 작용하며 노신경의 지배를 받는다.

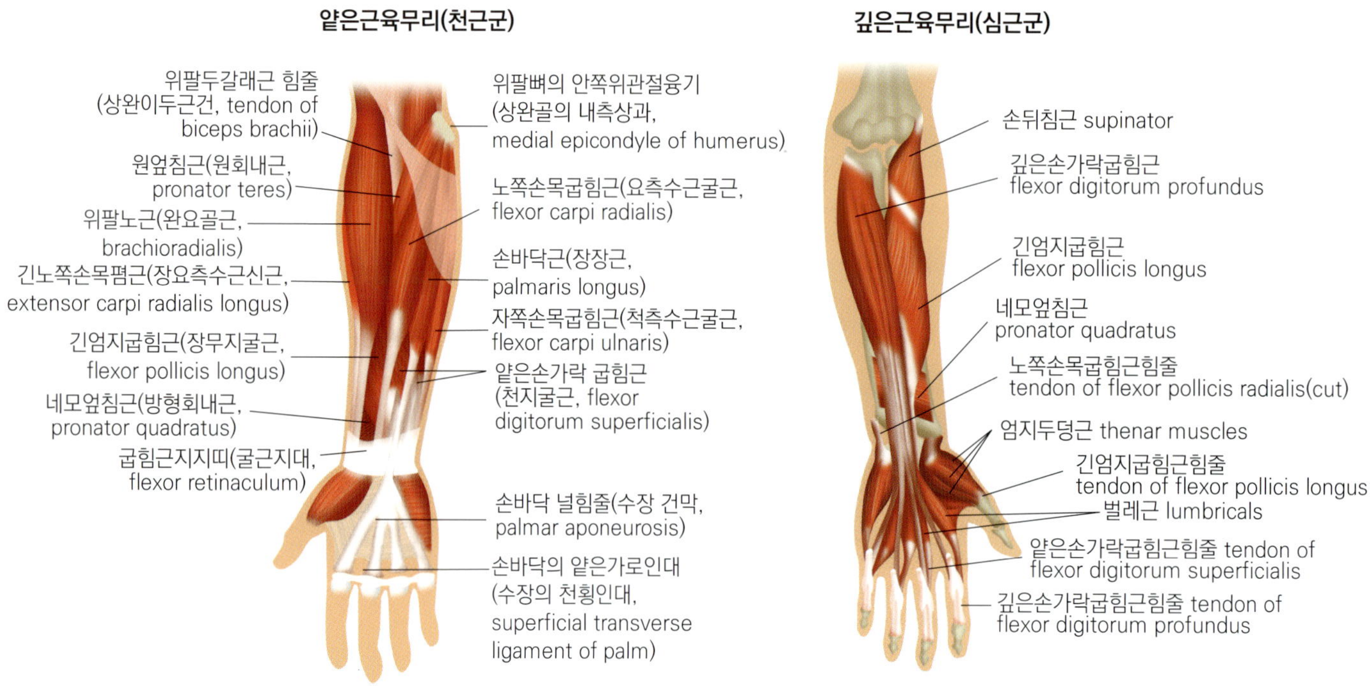

그림 7-23
아래팔의 근

표 7-12. 아래팔의 근육 muscles of the forearm

근육명	이는곳(기시)	닿는곳(정지)	작용	지배신경
노쪽손목굽힘근 flexor carpi radialis	안쪽위 관절융기	2~3손허리뼈 바닥	손목굽힘, 벌림	정중신경
자쪽손목굽힘근 flexor carpi ulnaris	안쪽위 관절융기 팔꿈치 머리	콩알뼈, 갈고리뼈	손목굽힘, 모음	자신경
긴손바닥근 palmaris longus	안쪽위 관절융기	손바닥 널힘줄	손목굽힘, 손바닥 피부긴장	정중신경
원엎침근 pronator teres	안쪽위 관절융기 자뼈의 갈고리돌기	노뼈몸통가쪽	아래팔의 엎침 팔굽관절 굽힘	정중신경
위팔노근 brachioradialis	가쪽위 관절융기	노뼈의 붓돌기	아래팔굽힘, 엎침, 뒤침, 회전	노신경
긴노쪽손목펴짐근 extensor carpi radialis longus	가쪽위 관절융기	제2손허리뼈바닥	손목의 펴짐, 벌림	노신경
자쪽손목펴짐근 extensor carpi ulnaris	가쪽위 관절융기	제5손허리뼈바닥	손목의 펴짐, 모음	노신경

3) 아래팔의 근육(전완의 근) muscles of the forearm(그림 7-23)

아래팔의 근육은 모두 19개(앞면의 굽힘근무리 8개, 뒷면의 폄근무리 11개)로 모두 위팔뼈 혹은 아래팔뼈에서 기시하며 대부분의 근육은 길다란 힘줄이 되어 손의 뼈에 정지한다. 전체적으로 손목과 손가락의 운동을 하며 엎침근 pronator과 뒤침근 supinator은 아래팔에서만 볼 수 있는 특징이다. 신경을 총괄하면 굽힘근무리는 전체적으로 정중신경의 지배를 받지만 몇몇 근육은 자신경의 지배를 받는다. 폄근무리는 모두 노신경의 지배를 받는다.

(1) 굽힘근무리(굴근군) flexors : 8개가 있다.

① 노쪽손목굽힘근(요측수근굴근) flexor carpi radialis

위팔뼈 안쪽위관절융기에서 기시하여 둘째~셋째 손허리뼈에 정지한다. 손목을 굽히거나 약간의 벌림에 작용하며 정중신경의 지배를 받는다.

② 자쪽손목굽힘근(척측수근굴근) flexor carpi ulnaris

위팔뼈의 안쪽위관절융기와 팔꿈치머리에서 기시하여 손목뼈의 콩알뼈와 갈고리뼈에 정지한다. 손목을 굽히고 모음에 작용하며 자신경의 지배를 받는다.

③ 원엎침근(원회내근) pronator teres

2개의 갈래가 있어 안쪽위관절융기와 자뼈의 갈고리돌기에서 기시하여 노뼈몸통의 가쪽면에 정지하는 근육으로 팔굽관절의 굽힘 및 아래팔의 엎침운동에 관여하는 주요근육이다.

④ 긴손바닥근(장장근) palmaris longus

위팔뼈의 안쪽위관절융기에서 기시하여 손바닥널힘줄에 정지한다. 손목을 굽히며 손바닥 피부를 긴장시키는 작용을 하며 정중신경의 지배를 받는다.

그 밖에 얕은손가락굽힘근 flexor digitorum superficialis, 깊은손가락굽힘근 flexor digitorum profundus, 긴엄지굽힘근 flexor pollicis longus, 네모엎침근 pronator quadratus 등이 있다.

(2) 폄근육무리(신근군) extensors : 11개가 있다.

① 위팔노근(완요골근) brachioradialis

위팔뼈의 가쪽관절융기에서 기시하여 노뼈의 붓돌기에 정지한다. 이 근육은 폄근무리에 속하지만 작용은 복잡하여 아래팔의 굽힘, 엎침, 뒤침, 회전운동에 관여하며 노신경의 지배를 받는다.

② 긴노쪽손목폄근(장요측수근신근) extensor carpi radials longus

위팔뼈의 가쪽관절융기에서 기시하여 둘째손허리뼈바닥에 정지한다. 손목의 폄과 벌림에 관여하며 노신경의 지배를 받는다.

③ 자쪽손목폄근(척측수근신근) extensor carpi ulnaris

위팔뼈의 가쪽위관절융기에서 기시하여 다섯째손허리뼈바닥에 정지한다. 손목의 펴짐과 모음에 관여하며 노신경의 지배를 받는다.

그밖에 짧은노쪽손바닥폄근 extensor carpi radialis brevis, 뒤침근 supinator, 새끼손가락폄근 extensor digiti minimi, 집게손가락폄근 extensor indicis, 짧은엄지폄근 extensor pollicis brevis, 긴엄지벌림근 abductor pollicis longus, 손가락폄근 extensor digitorum 등이 있다.

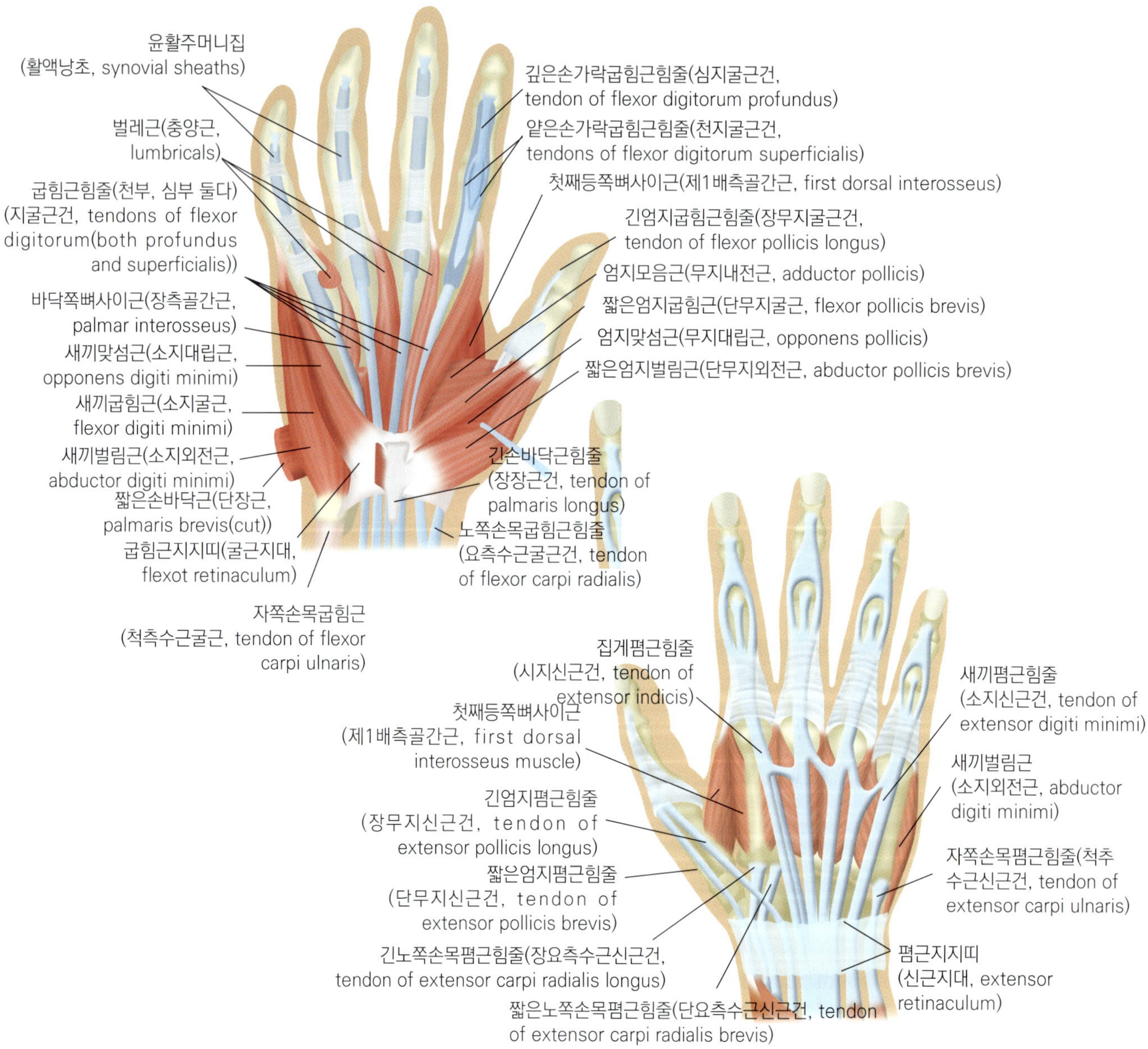

그림 7-24

손의 근육

4) 손의 근육 muscles of the hand(그림 7-24)

손바닥에는 여러개의 작은 근육들이 있는데 편의상 3근육무리로 나누어 엄지쪽의 팽대부를 엄지두덩근육무리, 새끼손가락쪽의 팽대부위를 새끼두덩근육무리 그리고 양쪽근육무리 사이를 손허리근육무리라 한다.

(1) 엄지두덩근육무리(무지구근) thenar muscles

① 짧은엄지벌림근(단무지외전근) abductor pollicis brevis

손배뼈, 굽힘근지지띠에서 기시하여 엄지첫째마디바닥에 정지한다. 엄지의 벌림에 관여하며 정중신경의 지배를 받는다.

② 엄지맞섬근(무지대립근) opponens pollicis

큰마름모뼈, 굽힘근지지띠에서 기시하여 첫째손허리뼈의 노쪽모서리에 정지한다. 엄지를 새끼손가락쪽으로 향하게 하는 운동을 하며 정중신경의 지배를 받는다.

③ 짧은엄지굽힘근(단무지굴근) flexor pollicis brevis

큰마름모뼈, 굽힘근지지띠에서 기시하여 엄지의 첫마디뼈바닥에 정지한다. 엄지의 첫마디를 굽히게 하며 정중신경의 지배를 받는다.

(2) 새끼손가락 두덩근(소지구근) hypothenar muscles

① 새끼손가락 벌림근(소지외전근) abductor digiti minimi

콩알뼈, 굽힘근지지띠에서 기시하여 새끼손가락 첫마디뼈바닥에 정지한다. 새끼손가락의 벌림에 관여하며 자신경의 지배를 받는다.

② 짧은새끼손가락 굽힘근(단소지굴근) flexor digiti minimi brevis

갈고리뼈, 굽힘근지지띠에서 기시하여 새끼손가락 첫마디뼈바닥에 정지한다. 새끼손가락의 굽힘에 관여하며 척골신경의 지배를 받는다.

③ 새끼손가락 맞섬근(소지대립근) opponens digiti minimi

갈고리뼈, 굽힘근지지띠에서 기시하여 다섯째손허리뼈 자쪽모서리에 정지한다. 엄지맞섬근과 협력하여 물건을 잡을 때 사용하도록 새끼손가락을 엄지쪽으로 당겨 붙이는 작용을 하며 자신경의 지배를 받는다.

(3) 손허리근육(중수근) intermediate muscles

손허리근은 벌레모양근, 손바닥쪽·손등쪽뼈사이근이 있으며 벌레모양근은 4개, 손바닥쪽에 3개 그리고 손등쪽에 4개가 있으며 이들의 작용은 손가락의 펴짐과 벌림에 관여한다. 벌레모양근은 정중신경과 자신경의 지배를 받으며 손바닥·손등뼈사이근육은 자신경의 지배를 받는다.

표 7-13. 골반근육 muscles of the pelvic region

근육명	이는곳(기시)	닿는곳(정지)	작용	지배신경
큰허리근 psoas major 엉덩근 iliacus	12등뼈, 4허리뼈몸통, 엉덩뼈 오목, 엉덩뼈 능선	작은돌기 작은돌기	넓다리의 굽힘과 가쪽회전	넙다리 신경
큰볼기근 gluteus maximus	엉치뼈, 꼬리뼈 엉덩뼈등면	넙다리뼈의 볼기거친면	넙다리의 펴짐 체형균형유지	아래볼기 신경
중간·작은볼기근 gluteus medius and minimus	엉덩뼈의 등면	큰돌기	넙다리의 벌림	위볼기 신경

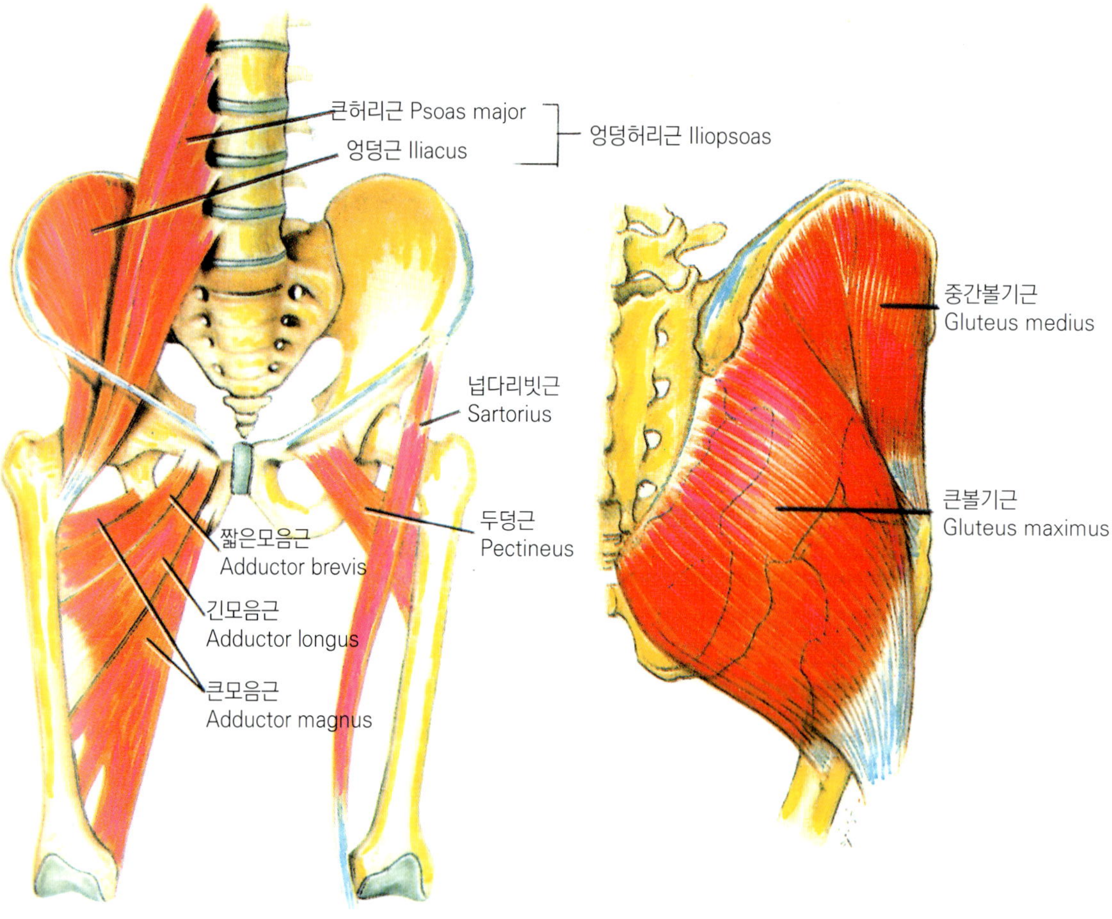

그림 7-25

골반의 근육

8. 다리의 근육(하지의 근) muscles of the lower limb

다리근육은 몸무게를 안전하게 유지하고 지상에서 운동하기에 적합하게 되어 있고 존재하는 부위에 따라서 ① 골반(벽)근육 ② 넙다리근육 ③ 종아리근육 ④ 발의근육으로 나눈다.

1) 골반(벽)근육 muscles of the pelvic region(그림 7-25)

골반의 근육은 볼기뼈 주변에 있어서 다리이음뼈근육 혹은 볼기뼈근육이라고도 하며 골반공간의 측벽을 이루는 엉덩부근육과 볼기에 있는 볼기근육으로 나누며 넙다리의 운동을 지배한다.

(1) 엉덩부근육(내관골근) muscles of the iliac region

① 큰허리근(대요근) psoas major

큰허리근과 엉덩근 iliacus을 합쳐서 엉덩허리근 iliopsoas이라 한다. 큰허리근은 열두번째~넷째 허리뼈몸통 및 척추사이원반에서 기시하여 작은돌기에 정지하며 길고 두꺼운 근육으로 허리뼈를 넙다리뼈에 연결시켜주며 넙다리의 굽힘과 가쪽회전을 하며 넙다리신경의 지배를 받는다.

② 엉덩근(장골근) iliacus

엉덩뼈오목과 엉덩뼈능선에서 각각 기시하여 작은돌기에 정지하며 넙다리의 굽힘과 가쪽회전을 통해 걷는 운동을 할 때 다리를 앞으로 나가게 한다. 넙다리신경 지배를 받는다.

(2) 볼기근육(외관골근) muscles of the gluteal region

① 큰볼기근(대둔근) gluteus maximus

몸에 있는 가장 큰 근육으로 볼기의 곡선을 형성하는 근육이다. 엉치뼈, 꼬리뼈, 엉덩뼈의 등면에서 기시하여 넙다리뼈의 볼기거친면에 정지한다. 주작용은 엉덩허리근과 길항작용을 하면서 엉덩관절을 펴지게 한다. 사람이 서 있을 때 균형유지를 하면서 수축하여 허리의 비틀림을 막아준다. 한편 근육주사 부위가 되나 그 밑에 궁둥신경이 지나므로 주의가 요망되기도 한다. 아래볼기신경의 지배를 받는다.

② 중간볼기근(중둔근) gluteus medius

큰볼기근 아래층에 있으며 엉덩뼈의 등면에서 기시하여 큰돌기에 정지한다. 작용은 넙다리의 벌림이며 위볼기신경의 지배를 받는다. 그 밖에 작은볼기근 gluteus minimus이 있는데 중간볼기근과 협력하며 작용과 신경이 같다.

2) 넙다리근육(대퇴근) muscles of the thigh

넙다리의 근육은 엉덩관절과 무릎관절의 운동에 관여하는 근육들로서 앞면에 있는 ① 폄근육무리, 안쪽에 있는 ② 모음근육무리 및 뒤면에 있는 ③ 굽힘근육무리로 나뉜다.

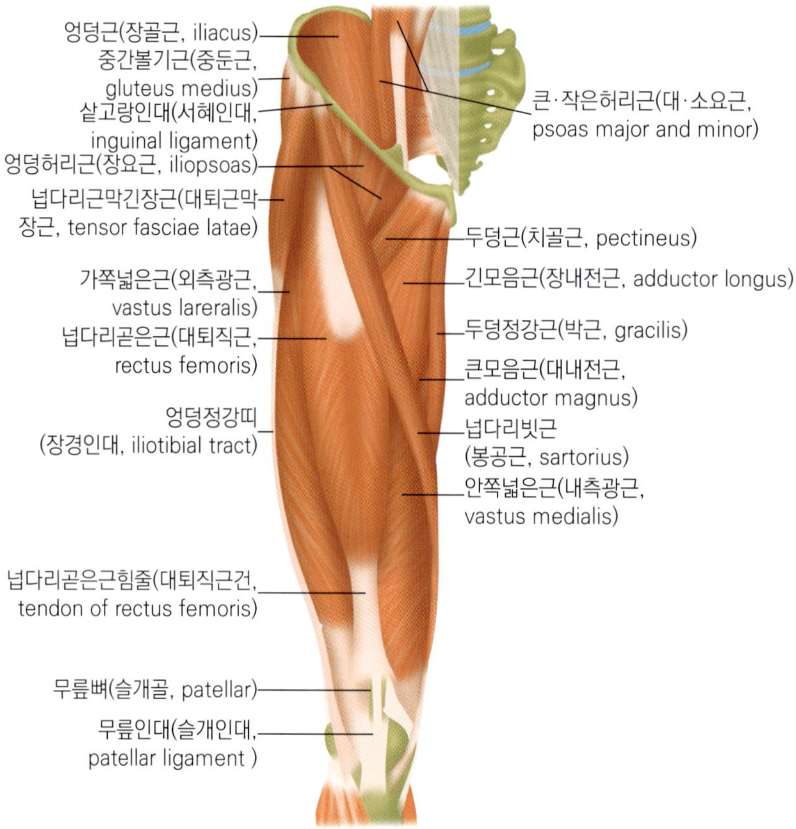

그림 7-26
앞넙다리근

표 7-14. 넙다리의 폄근육무리 extensors(앞넙다리근)

근육명		이는곳(기시)	닿는곳(정지)	작용	지배신경
넙다리빗근 sartorius		앞위엉덩뼈 가시	정강뼈 거친면	넙다리·종아리의 굽힘과 모음	
넙다리 네갈래근 quadriceps femoris	넙다리곧은근 rectus femoris	앞아래 엉덩뼈가시	넙다리네갈래 근힘줄을 만들어 정강뼈 거친면에 정지	넙다리의 굽힘, 종아리 펴짐	
lateralis	가쪽넓은근 vastus	큰돌기 거친선			넙다리 신경
	안쪽넓은근 vastus medialis	(넙다리)돌기 사이선		종아리의 펴짐	
	중간넓은근 vastus inter medius	몸통앞면			

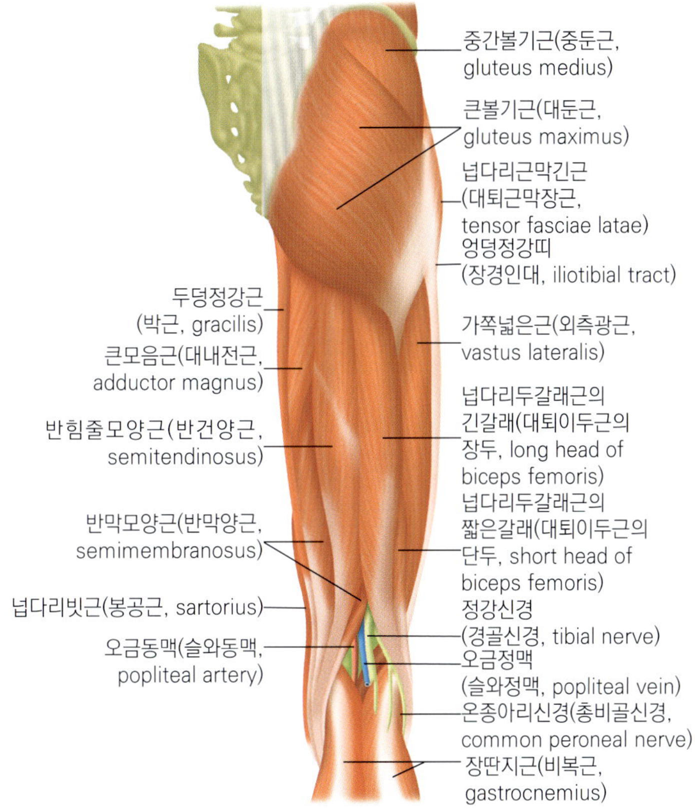

그림 7-27
뒤넙다리근

(1) 폄근육무리(신근군) extensors

앞넙다리근으로 무릎관절을 펴지게하여 넙다리부위(넓적다리)를 움직이는 근육으로 넙다리신경 지배를 받는다(그림 7-26).

① 넓적다리 빗근(봉공근) sartorius

넓적다리의 앞면을 비스듬히 아래쪽으로 달리는 좁고 긴 띠모양의 근육으로 앞위엉덩뼈사이에서 기시하여 정강거친면에 정지한다. 넓적다리와 종이리를 굽히고 동시에 모음시키며 책상다리 자세로 앉을때와 넓적다리를 배에다 최대한 갖다 붙이는 작용도 한다. 넙다리신경의 지배를 받는다.

② 넙다리네갈래근(대퇴사두근) quadriceps femoris

인체에서 가장 크며 강대한 근육으로서 네갈래를 가지고 기시한다.

ⓐ 넙다리곧은근(대퇴직근) rectus femoris은 아래앞엉덩가시,

ⓑ 가쪽넓은근(외측광근) vastus lateralis은 큰돌기와 거친선,

ⓒ 안쪽넓은근(내측광근) vastus medialis은 돌기사이선,

ⓓ 중간넓은근(중간광근) vastus intermedius은 넙다리뼈몸통 앞면에서 각각 기시하여 이들이 무릎관절 앞에서 합쳐져서 정강거친면에 정지한다. 작용은 넙다리곧은근의 넙다리의 굽힘과 종아리의 펴짐을 제외하고는 나머지 3개의 근육은 모두 종아리의 펴짐에 관여하고 모두 넙다리신경의 지배를 받는다.

표 7-14. 대퇴의 굴근군 flexors(후대퇴근)

근육명	이는곳(기시)	닿는곳(정지)	작용	지배신경
넙다리두갈래근 bicep femoris	긴갈래: 궁둥뼈결절 단두: 넙다리거친선	종아리 뼈머리	넙다리뼈관절의 펴짐, 종아리의 굽힘, 가쪽회전	긴갈래: 정강신경 짧은갈래: 종아리신경
반힘줄모양근 semitendinosus	궁둥뼈결절	정강뼈 거친면	엉덩관절의 펴짐과 모음, 무릎관절의 굽힘과 안쪽회전	정강신경
반막모양근 semimembranous				

(2) 모음근육무리(내전근군) adductors

여러근육으로 이루어지고 넓적다리 위쪽의 안쪽부위 팽대부를 형성하는 근육무리로 기시는 볼기뼈(두덩뼈와 궁둥뼈부위)이며 넙다리뼈몸통의 안쪽뒷면에 정지한다. 주작용은 넓적다리의 굽힘과 모음이며 폐쇄신경의 지배를 받는다. 근육의 종류에는 두덩근(치골근) pectineus 긴모음근(장내전근) adductor longus, 큰모음근(대내전근) adductor megnus, 두덩정강근(박근) gracilis 등이 있다.

(3) 굽힘근육무리(굴근군) flexors

뒤넙다리근으로 무릎관절의 굽힘과 엉덩관절의 펴짐을 통해 다리를 움직이며 정강신경의 지배를 받는다(그림 7-27).

① 넓적다리두갈래근(대퇴이두근) biceps femoris

넓적다리 뒤면의 가쪽방향을 달리는 근육으로 긴갈래 long head는 궁둥뼈결절에서 그리고 짧은갈래 short head는 넙다리뼈 거친선에서 기시하여 종아리뼈머리에 정지한다. 엉덩관절의 펴짐과 무릎관절의 굽힘, 종아리의 가쪽회전에 관여하며 긴갈래는 정강신경, 짧은 갈래는 종아리신경의 지배를 받는다.

② 반힘줄모양근(반건모양근) semitendinosus

궁둥뼈결절에서 기시하여 정강뼈거친면에 정지한다. 작용은 안쪽회전에 관여하고 정강신경의 지배를 받는다.

③ 반막모양근(반막양근) semimembranosus

반막모양근은 기시, 정지, 작용, 신경지배 등이 반힘줄모양근과 같다. 이상의 굽힘근육무리중 넙다리두갈래근의 끝힘줄은 오금 popliteal fossa의 가쪽모서리가 되고 반힘줄모양근과 반막모양근의 힘줄은 안쪽모서리가 되기 때문에 이 3개의 힘줄을 무릎오금힘줄(슬와건) hamstring tendons 이라고 하며 이 힘줄을 절단하면 무릎이 굽혀지지 않아서 보행을 할 수 없게 된다.

3) 종아리근육(하퇴근) muscles of the leg

종아리근육은 주로 발목과 발가락 운동에 관여하는 근육들로서 앞면의 폄근육무리, 뒷면의 굽힘근육무리 그리고 종아리근육무리로 구분한다.

(1) 폄근육무리(신근군) extensors

앞종아리근으로서 전체적 작용은 발의 등굽힘 dorsiflexion이며 깊은종아리신경의 지배를 받는다(그림 7-28).

(2) 앞정강근(전경골근) tibialis anterior

정강가쪽 관절융기와 종아리뼈사이막에서 기시하여 안쪽쐐기뼈와 첫째발허리뼈 바닥에 정지한다. 발의 등굽힘 dorsiflexion과 특히 안쪽모서리를 위로 올리는 안쪽번짐 inversion을 한다. 신경은 깊은 종아리신경의 지배를 받는다. 그외 긴엄지폄근 extensor hallucis longus, 긴발가락폄근 extensor digitorum longus 등이 있다.

표 7-15. 종아리의 폄근육무리(앞종아리근)

근육명	이는곳(기시)	닿는곳(정지)	작용	지배신경
앞정강근 tibialis ant.	가쪽관절융기 종아리뼈사이막	안쪽쐐기뼈 첫째발허리뼈 바닥부분	발의 발등굽힘과 안쪽번짐	깊은종아리 신경
긴엄지폄근 extensor hallucis longus	종아리뼈의 앞면 뼈사이막	엄지의 끝마디뼈	발의 발등굽힘과 엄지의 폄	깊은종아리 신경
긴발가락폄근 extensor digitorum longus	정강뼈의 가쪽관절융기 종아리뼈 앞면, 뼈사이막	둘째~다섯째 발허리뼈와 폄끝마디뼈	제2~5의 발의 배굴	깊은종아리 신경

표 7-16. 종아리의 굽힘근육무리(뒤종아리근육)

근육명		이는곳(기시)	닿는곳(정지)	작용	지배신경
종아리 세갈레근 triceps	장딴지근 gastrocnemius	안쪽갈래: 안쪽위관절융기 가쪽갈래: 가쪽위관절융기	발꿈치뼈	발뒤꿈치를 올리고 무릎관절의 굽힘,	정강신경
	가자미근 soleus	정강뼈와 종아리뼈의 안쪽모서리		발바닥 굽힘	

don(Achilles tendon)이 되어 발꿈치뼈뒤에 정지한다. 발뒤꿈치를 올리는 운동 및 무릎관절의 굽힘과 발바닥굽힘 운동에 관여한다. 특히 발꿈치 힘줄은 강한 힘줄이지만 순간적으로 과대한 힘을 주면 절단되는 경우도 있으며 정강신경의 지배를 받는다. 그 밖에 뒤정강근(후경골근) tibialis posterior, 긴엄지굽힘근(장무지굴근) flexor hallucis longus, 긴발가락굽힘근(장지굴근) flexor digitorum longus 등이 있다.

(3) 종아리근육무리(비골근군) fibular muscles(그림 7-28)

가쪽종아리근으로서 종아리의 가쪽부위 피부밑에 융기되어 있는 두개의 긴·짧은종아리근으로 구성되어 있으며 얕은종아리신경의 지배를 받는다(그림 7-22 참조).

① 긴종아리근(장비골근) peroneus longus

종아리뼈머리와 종아리뼈몸통 위쪽에서 기시하여 첫째~둘째 발허리뼈바닥과 안쪽쐐기뼈에 정지한다. 작용은 발의 가쪽모서리를 위로 올려 발바닥이 가쪽으로 향하도록(가쪽번짐 eversion), 동시에 발바닥을 굽혀주는 일을 한다. 얕은종아리신경의 지배를 받는다.

② 짧은종아리근(단비골근) peroneus brevis

종아리뼈의 가쪽면에서 기시하여 다섯째 발허리뼈 가쪽면에 정지한다. 작용과 신경은 긴종아리근과 같다.

4) 발의 근육 muscles of the foot

발의 근육은 발등보다 발바닥이 더 발달되었으며 발가락의 운동에 관여하고 있다. 사람의 발은 걷는데 알맞게 되어 있기 때문에 발가락의 운동에는 제한을 받는다. 한편 발바닥활을 유지시키는 역할도 한다.

발의 근육은 발등근육무리와 발바닥근육무리로 나뉘어진다. 발등근육무리는 깊은종아리신경의 지배를 받고발바닥근육무리는 정강신경의 지배를 받는다.

(1) 발등근육무리(족배근군) dorsal muscles

발등근육무리는 짧은엄지폄근 extensor hallucis brevis과 짧은발가락폄근 extensor digitorum brevis으로 구분한다(표 7-18).

(2) 발바닥근육무리(족척근군) plantar muscles

발바닥근육무리는 10개의 근육으로 손바닥근육무리와 마찬가지로 엄지두덩근, 새끼두덩근 그리고 발허리근육무리로 나누어진다. 신경은 발등근육무리는 깊은종아리신경 deep peroneal nerve이지만 발바닥근육무리는 정강신경 tibial nerve의 지배를 받는다(그림 7-24 참조).

① **엄지두덩근(무지구근) thenar muscles**

안쪽에 있는 발바닥근육으로 짧은엄지굽힘근 flexor hallucis brevis, 엄지모음근 adductor hallucis, 엄지벌림근 abductor hallucis으로 구성되며 엄지의 굽힘, 모음, 벌림에 관여한다.

② **새끼두덩근(소지구근) hypothenar muscles**

가쪽발바닥근으로 새끼발가락벌림근 abductor digiti minimi, 짧은새끼굽힘근 flexor digiti minimi brevis으로 구성되며 새끼발가락의 벌림과 굽힘에 관여한다.

③ **발바닥근육무리(족척근군)**

발허리근육무리로 짧은발가락굽힘근 flexor digitorum brevis, 발바닥네모근 quadratus plantae, 벌레모양근 lumbricales, 자쪽뼈사이근 interossei plantares, 등쪽뼈사이근 interossei dorsales으로 구성되며 둘째~다섯째 발가락의 굽힘, 폄, 모음, 벌림에 관여한다.

제 8 장 표면해부 Surface anatomy

뼈대계통이나 근육계통을 공부하면서 뼈대의 구조나 근육의 위치 기능에 대하여 알게 되었다. 인체를 형성하는 여러 구조들이 인체의 표면에 나타나 지표가 된다. 이 지표부가 무엇인가를 연구하는 것이 표면해부 surface anatomy이다.

표면해부는 건강관리, 치료분야를 연구함에 있어 반드시 알아야 할 단원이다. 인체를 형성하고 있는 뼈의 구조들은 표면의 촉지를 통해 위치를 확인할 수 있으며 근육은 수축할 때 명확히 나타나고 팔다리의 표면에 나타나는 피부를 볼 수 있다. 표면해부는 신체의 표면에 두드러지게 나타나는 부분을 연구하게 된다.

1. 머리와 얼굴(두부) head and face

머리뼈 부분을 덮고 있는 근육과 근막은 얇고 편평하기 때문에 형태는 이마뼈, 마루뼈, 관자뼈 및 뒤통수뼈에 의해 결정된다. 그러나 이들 뼈는 편평하고 매끈하여 뚜렷하게 촉지될 수는 없지만 이마의 앞쪽에는 이마뼈의 이마뼈융기(전두결절) frontal eminence가 있으며 머리의 뒤에서는 아래쪽 주앙부에서 쉽게 촉지되는 바깥뒤통수뼈융기 external occipital protuberance가 돌출되어 있다. 관자부위 가쪽면에 바깥귓구멍 external acoustic foramen이 열려 있고 바깥귓구멍 뒤쪽에 돌출한 꼭지돌기 mastoid process가 촉지된다. 얼굴부위에서는 이마뼈의 눈썹융선 superciliary ridge이 눈썹 깊이 눈확모서리의 윗부위와 나란히 달리고 눈확위구멍 supraorbital foramen과 이마뼈패임 frontal notch이 융기선에서 촉지된다. 눈썹융기선 사이의 편평한 부위를 미간 glabella이라고 한다.

미간 바로 아랫쪽에 콧등부위의 기초가 되는 코뼈 nasal bone가 있어 코 external nose의 형태를 결정하는 기초가 된다. 뺨 윗쪽의 돌출부에서 광대뼈(관골) zygomatic bone가 촉지되며 광대뼈 뒷쪽에는관자뼈의 광대뼈돌기와 광대뼈의 관자돌기가 만나 광대활 zygomatic arch이 형성된다.

코중격을 향해 위로 누르면 위턱뼈의 앞코가시 anterior nasal spine의 위치를 알 수 있고 얼굴 아래끝에 위치한 턱뼈몸통 중앙에서 턱뼈결합 mandibula symphysis과 턱뼈각 mandibular angle을 촉지할 수 있다. 머리에 있는 근육들은 너무 작아서 촉지하기 어렵지만 몇종은 위치가 가능하다.

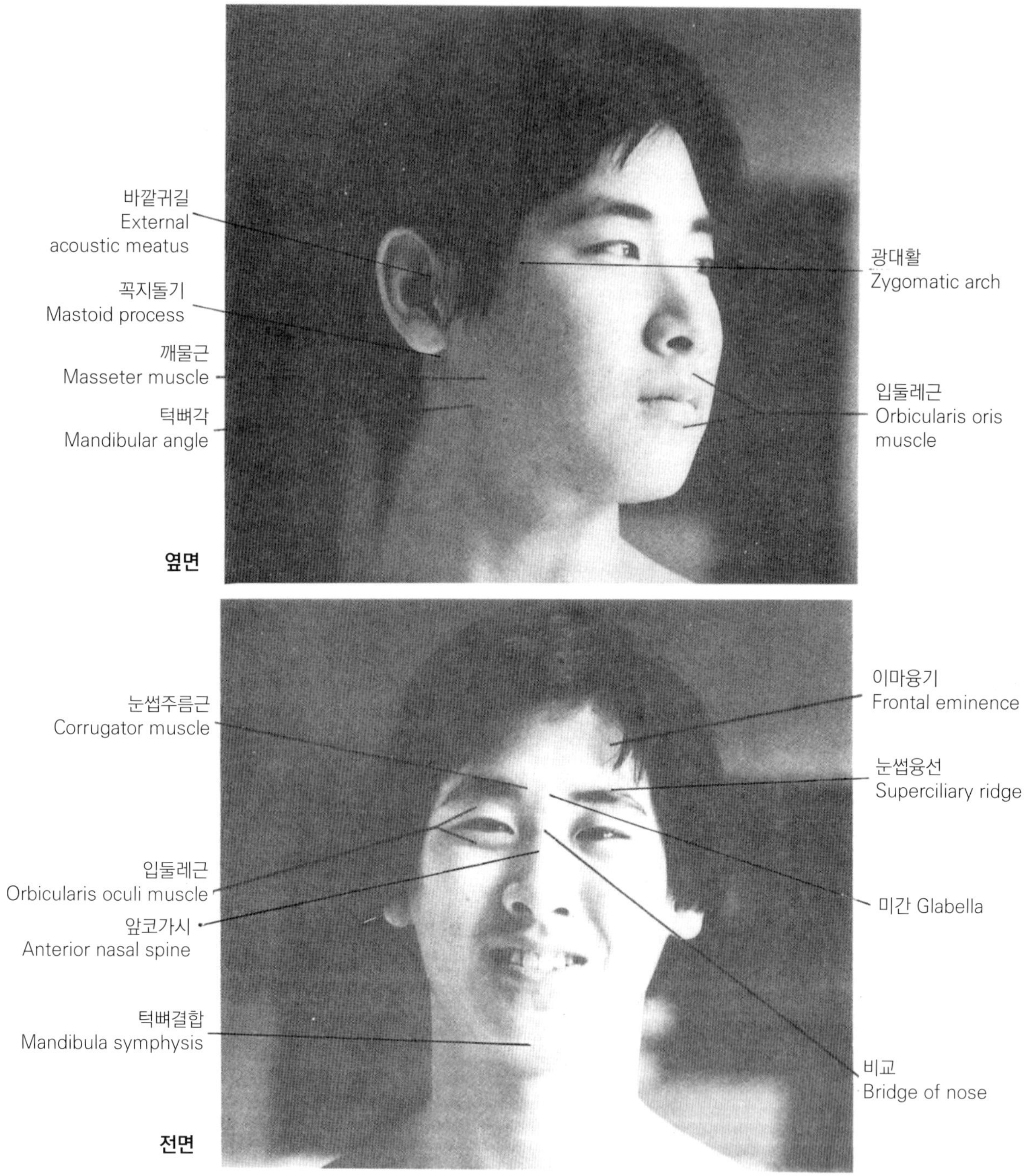

그림 8-1

얼굴의 표면해부

그 중 찡그리면 눈썹 안쪽끝에서 느낄 수 있는 눈썹주름근(추미근) corrugator이 있으며 위·아래눈확속을 둥글게 싸면서 눈꺼풀틈새 palpebral fissare를 닫고 여는데 관여하는 눈둘레근 orbicularis oculi, 입술을 내밀어 촛불을 끌 때나 휘파람을 부는 모습 때 분명해지는 입둘레근 orbicularis oris, 아래입술을 내밀 때 턱뼈결합 바로 위에서 촉지되는 턱뼈근 mentalis muscle이 있다. 씹을때 광대활 zygomatic arch 위치가 촉지되고 광대활 위쪽에서 관자근 temporalis muscle의 위치도 알게 된다. 치아 teeth를 악물 때 턱뼈각 앞끝에서 불룩하게 깨물근 masseter muscle이 확실하게 촉지된다. 한편 바깥목동맥의 종말가지 중 하나인 얕은관자동맥 superficial temporal artery은 머리에서 가장 뚜렷하게 나타나는 혈관으로 귀바퀴 auricle 바로 앞을 오름하여 관자부위 전역에 분포하며 귀바퀴앞쪽 광대활위끝에서 맥박을 촉지할 수 있다.

2. 목 neck

목의 전면에서 관찰할때 앞목부위로부터 옆목부위에 걸쳐서 얇고 넓은 넓은목근 platysma이 피부근으로서 목에 긴장이 되면 넓은목근이 윗쪽에서부터 사선으로 가로질러 목의 옆을 안쪽으로 건너가는 것을 관찰할 수 있다. 남성의 경우 앞쪽부위의 약간 위쪽에서 방패연골에 의해 형성된 후두융기 laryngeal prominence(Adam's apple)가 돌출해 있다. 이 돌출은 남성의 사춘기 이후에 현저하며 변성은 사춘기에 후두가 급격히 발육하여 성대가 길어지기 때문이다.

방패연골 위끝과 혀 사이에 U자형의 목뿔뼈 hyoid bone가 촉지된다. 옆목부위 뒤쪽으로 뻗어 있는 목빗근 sternocleidomastoid은 목에서 가장 뚜렷하게 나타나는 강대한 근육이다.

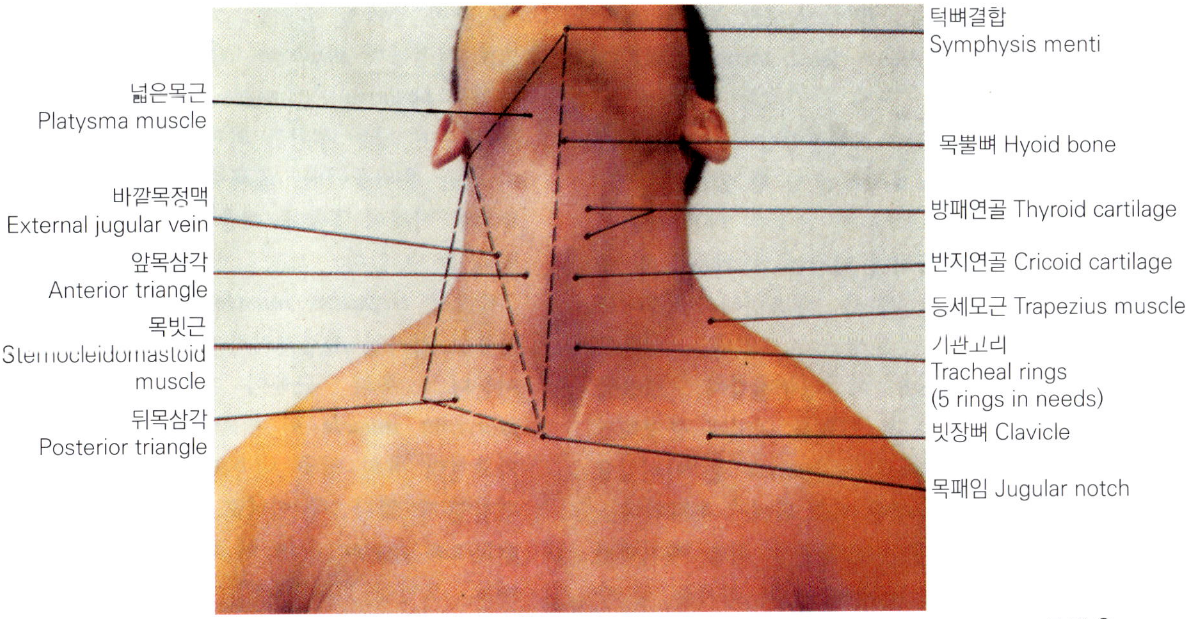

그림 8-2
목의 표면해부

머리를 옆으로 돌리는데 중요한 근육이며 한쪽만이 작용하면 머리는 수축하는 근육쪽으로 기울면서 얼굴은 반대쪽 위쪽을 향하게 된다. 목빗근이 목에서 대각선으로 지나면서 앞쪽에 앞목삼각 anterior triangle, 뒤쪽에 뒤목삼각 posterior triangle으로 경계를 이루고 있다.

빗장뼈 clavicle는 손으로 만져서 느끼는 f자 모양이며 골절이 잘된다. 한편 팔을 몸통에 연결해주는 유일한 뼈에 속한다. 등세모근 trapezius은 목부위와 등의 윗부위를 덮고 있는 세모근 deltoideus이다. 윗부위는 어깨뼈를 올리는 작용, 중간부위는 어깨뼈의 벌림운동, 아래부위는 어깨뼈를 내리는 운동을 통해 팔을 움직이는 근육으로 주변부가 어깨 윗부분의 경사진 가장자리와 뒤목삼각의 뒤부분을 이루고 있다. 목빗근 앞쪽 목동맥삼각내 온목동맥에서 맥박 pulse을 촉지할 수 있다.

3. 가슴 chest

가슴은 복장뼈 sternum를 중심하여 위끝에 빗장뼈 clavicle와 옆으로 갈비뼈 rib로 구성되며 가슴부위근의 발달과 크기정도에 따라 외관상 촉지가 가능하게 된다. 복장뼈는 가슴의 중앙에 위치하며 복장뼈자루 manubrium, 복장뼈몸통 body 및 칼돌기 xiphoid process로 구성되어 있다. 복장뼈자루에서 위모서리에서 손가락으로 눌러보면 홈이 촉지하게 되는데 이를 목패임 jugular notch이라 하며 좌·우 빗장뼈의 복장뼈끝 sternal end이 연결(복장빗장관절 sternoclavicular joint)된다.

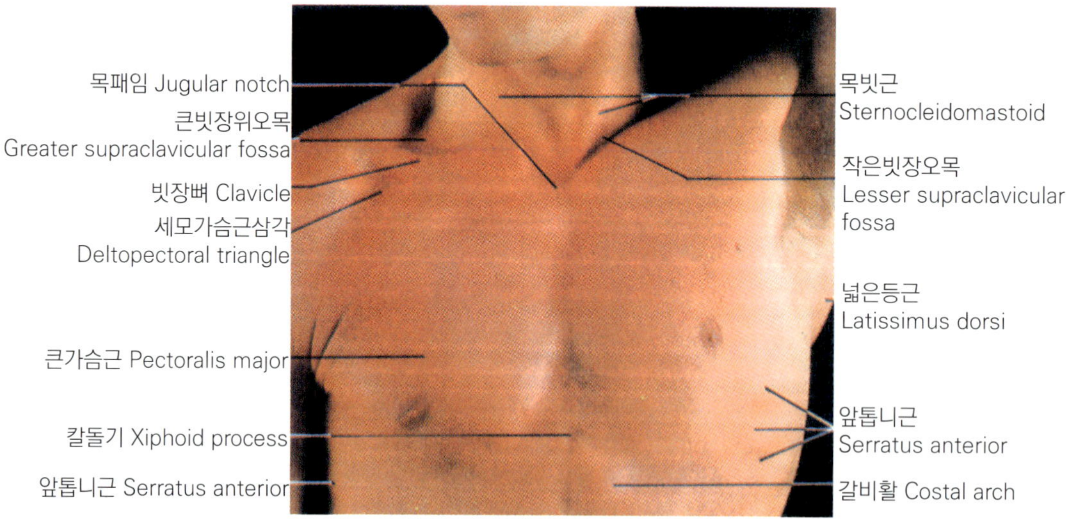

그림 8-3

가슴부위와 목의 표면해부

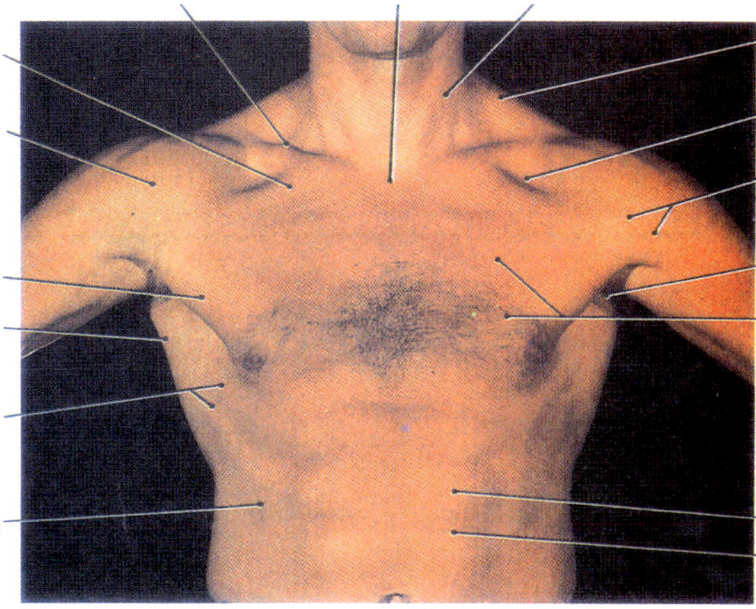

그림 8-4
가슴의 표면해부

복장뼈자루와 복장뼈몸통의 연결부가 굽혀져 촉지되는 곳을 복장뼈각 sternal angle이라 하며 가쪽부위에는 갈비연골이 연결되어 있다. 복장뼈각은 생체에서 쉽게 촉지되므로 갈비뼈의 지표가 되고 다른 갈비뼈의 높이를 확인하게 된다. 갈비뼈위치를 확인하는 것은 심전도검사, 심음의 진찰 시 검사위치 선정에 필요하다. 복장뼈몸통 아래끝에 연골성의 칼돌기 xiphoid process가 촉지되며 칼돌기 가쪽 가슴우리의 아래모서리를 따라 갈비활 costal arch이 촉지되며 복장뼈는 임상적 의의가 크다. 복장뼈는 복장뼈몸통이 표제성이고 치밀질이 얇으며 조혈기능이 왕성하기 때문에 복장뼈천지 sternal puncture 부위로 이용되고 친자부위는 셋째~넷째갈비뼈 부위가 선택된다.

젖샘 mammary gland(유방)은 유즙을 분비하는 여성의 부속성생식기관이다. 유방은 가슴벽 앞면의 중앙선 양쪽에 위치한다. 유방은 큰가슴근의 표면에 놓이며 섬유결합조직에 의해 복장빗장근막까지 연결된다. 유방표면 중앙에 젖꼭지 mammary papilla or nipple가 돌출되어 있으며 그 주위는 젖꽃판 mammary areola에 의해 둘러싸여 있다. 젖꼭지와 젖꽃판의 피부에는 색소가 침착되어 있으며 이 색소는 임신시에 더 증가하며 유방의 크기와 모양은 개인차가 크며 나이, 성호르몬의 분비정도, 영양상태에 따라 다르다.

가슴부위에 뚜렷하게 나타나는 근육은 큰가슴근 pectoralis major과 앞톱니근 serratus anterior이다. 큰가슴근 pectoralis major은 날개 모양의 두꺼운 근육으로 가슴의 윗부위에 위치한다. 큰가슴근은 팔을 앞으로 또는 가슴을 가로질러 잡아당기는 기능과 위팔뼈를 중심으로 회전과 모음에 관여한다.

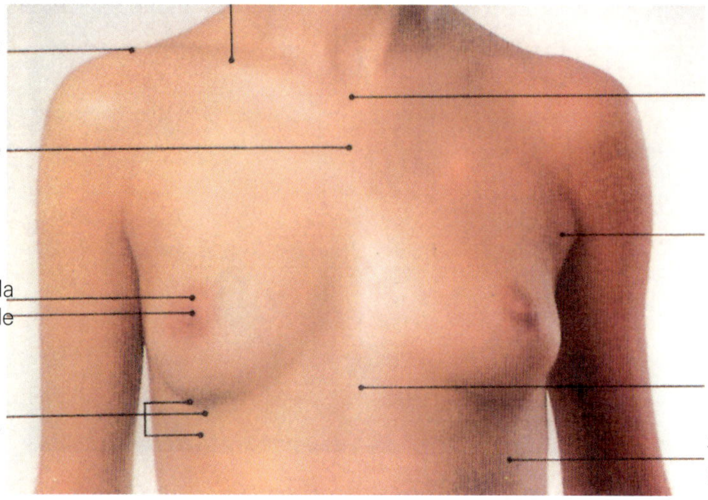

그림 8-5

여자의 가슴부위 표면해부

앞톱니 serratus anterior는 굽어 있는 넓은 근육으로 가슴의 옆에 위치하며 위갈비뼈에서 발생하여 겨드랑의 중간벽을 따라 어깨뼈의 등쪽표면까지 뻗어있다. 앞톱니근은 어개뼈를 앞쪽 아래로 밀어내고 어깨를 앞쪽으로 밀어내기도 한다.

겨드랑 axilla에는 앞뒤로 겨드랑주름이 있고 그 사이 움푹 들어간 부위가 겨드랑이다. 앞겨드랑주름 anterior axillary fold은 큰가슴근에 의해 형성되고, 뒤겨드랑주름 posterior axillary fold은 넓은등근에 의해 형성된다.

4. 배 abdomen

가슴부위와 배부위를 경계지워지는 곳이 위끝은 가로막 diaphragm이며 아래끝은 좌우 엉덩뼈능선을 따라 좌·우 샅인대부를 연결한다. 샅인대 inguinal ligament는 배바깥빗근의 건막이 그 아래모서리에서 두꺼워져 형성된 구조물로서 배부위와 넙다리부위를 경계짓고 있다. 백선 linea alba은 배꼽 umbilicus을 중심으로 칼돌기와 두덩뼈결합을 잇는 선이며 백선은 근육이 없는 부위로 임상적으로 복부의 정중절개 때에 적용된다. 배꼽은 배부위에서 가장 뚜렷하게 나타나며 넷째~다섯째 허리뼈 높이에서 배부위의 중앙에 위치한다. 탯줄 umbilical cord는 배꼽동맥과 배꼽정맥의 혈로로 배꼽과 태반을 연결한다.

두덩뼈결절 pubic tubercle과 두덩뼈결합 pubic symphysis은 두덩사이원반 interpubic disk에 의해 결합되어 샅인대 안쪽에서 촉지되며 여자의 경우 두덩결합 위에 불두덩 mons pubic이라는 지방 받침이 두드러지게 촉지된다. 백선 양쪽으로 배곧은근 rectus abdominis이 달리며 다섯

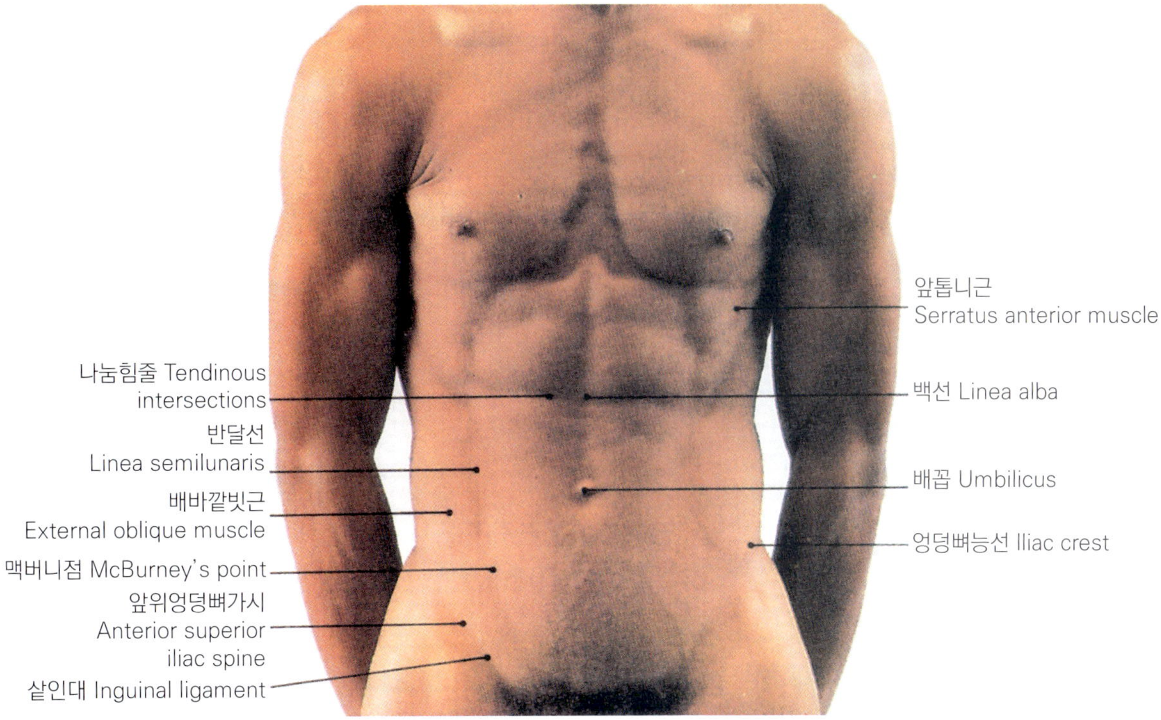

그림 8-6

가슴과 배의 표면해부

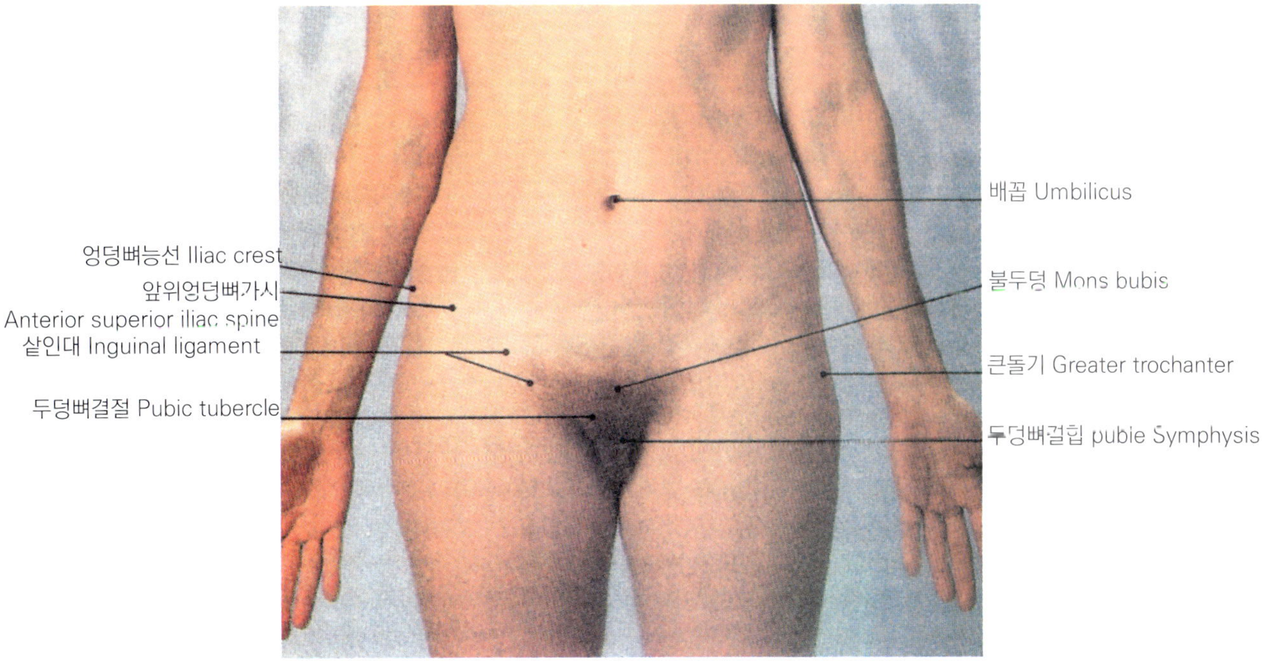

그림 8-7

아래배부위의 표면해부

째~일곱째 갈비연골 앞면과 칼돌기에서 기시하여 두덩뼈결합부 양쪽에 정지하는 근육으로 이 근육이 잘 발달된 사람에서는 나눔힘줄(건획) tendinous intersections이라는 3~4개의 가로주름을 관찰할 수 있다. 나눔힘줄은 배곧은집의 앞층에 고착되어 있다. 배곧은근의 가쪽모서리에 반달선 linea semilunaris이라는 고랑 groove에 의해 표시되어진다. 앞위엉덩뼈가시(상전장골극) anterior superior iliac spine가 좌·우 엉덩뼈능선 앞면에서 촉지된다. 임상적으로는 오른쪽 앞위엉덩뼈가시와 배꼽을 연결하는 선의 가쪽 1/3지점을 맥버니점 McBurney's point라고 하여 충수염을 진단할 때 이용된다.

5. 등 back

척주를 따라서 뒤목부위에서 허리부위까지를 척주부위 vertebral region, 아래끝 좌우 볼기 사이를 엉치부위 sacral region라고 한다. 척주 vertebral column는 몸통을 이루는 32~35(성인 26)개의 척추뼈 vertebrae와 각 척추뼈 사이의 23개의 척추사이원반 intervertebral disks으로 구성되어 있다. 척추뼈의 외관상 관찰은 가시돌기 spinous process가 등 back의 중앙을 따라 쉽게 촉지된다. 일곱번째목뼈(솟을뼈 vertebra promines)를 지표로 해서 등 back의 골성구조의 위치를 찾아보자. 일곱번째목뼈의 가시돌기는 다른 목뼈에 비해 현저하게 길어서 머리를 앞으로 숙이면 체표에서 쉽게 관찰되고 촉지된다. 그림 8-8을 중심하여 목덜미평면 nuchal plane 아래끝의 뒤통수뼈관절융기 occipital condyle의 연장선이 첫째목뼈 가시돌기 1st cervical vertebra spinous process가 되며 어깨뼈의 안쪽모서리를 수평으로 이은선이 셋째등뼈 가시돌기가 된다. 어깨뼈의 안쪽모서리를 연결한 선이 일곱번째등뼈의 가시돌기가 되며 엉덩뼈의 가쪽모서리와 어깨선을 연결한 교차점이 열한번째등뼈의 가시돌기가 된다. 열두번째갈비뼈의 수평위가 둘째허리뼈의 가시돌기에 해당되고 좌우 엉덩뼈능선 iliac crest의 위모서리를 연결한 선이 넷째허리뼈의 가시돌기가 된다. 뒤위엉덩뼈가시(상후장골극) posterior superior iliac spine는 둘째엉치뼈의 가시돌기 반대편에 함요를 형성한다.

등 back에는 척추세움근 erector spinae, 등세모근 trapezius, 넓은등근 latissimus dorsi, 가시아래근 infraspinatus, 큰원근 teres major이 있으며 척추세움근은 척주 양쪽을 따라서 척주아래로부터 위로 향해 달리는 근육으로 척주를 지지, 폄, 아래방향으로 당기는 작용을 한다.

등세모근 trapezius과 넓은등근 latissimus dorsi은 팔과 척주를 잇는 근육으로 등세모근은 어깨뼈를 위로 당기고 어깨뼈와 빗장뼈를 가쪽끝 밑으로 당기게 한다.

넓은등근과 가시아래근 infraspinatus 및 큰원근 teres major은 주로 위팔의 모음, 안쪽회전, 가쪽회전에 관여한다.

볼기에 있는 많은 근육들은 엉덩관절 hip joint의 운동과 운동시에 몸의 균형을 유지하고 체중을 받치는 역할을 한다. 그 중 볼기는 큰볼기근 gluteus maximus, 중간볼기근 gluteus medius, 작은볼기근 gluteus minimus에 의해 형성된다. 꼬리뼈와 좌우 볼기근 사이에 볼기틈새 gluteal cleft가 보이며 볼기 아래끝 양쪽에 볼기근주름 gluteal fold이 있고 앉을때 체중을 받쳐주는 궁둥뼈결절부위 position of ischial tuberosity가 있다.

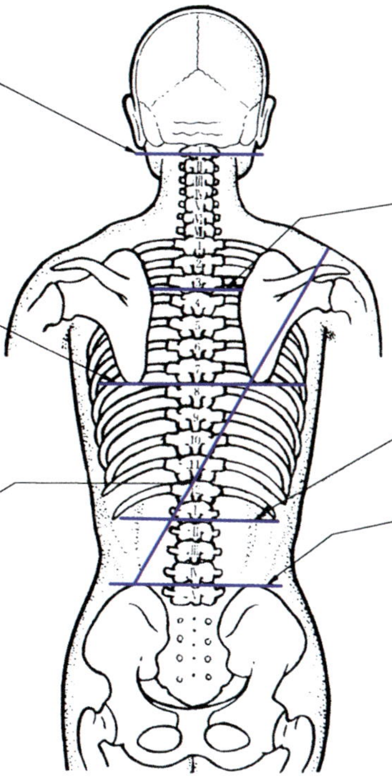

그림 8-8

추골의 측정부

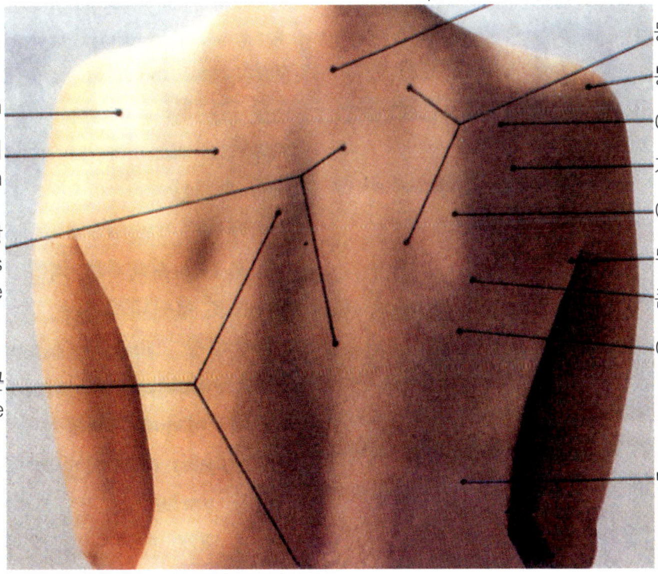

그림 8-9

등의 표면해부

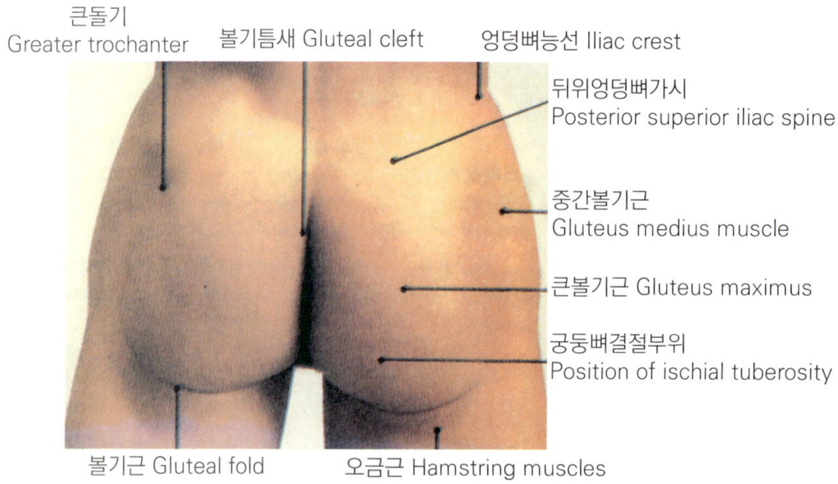

그림 8-10

볼기부위의 표면해부

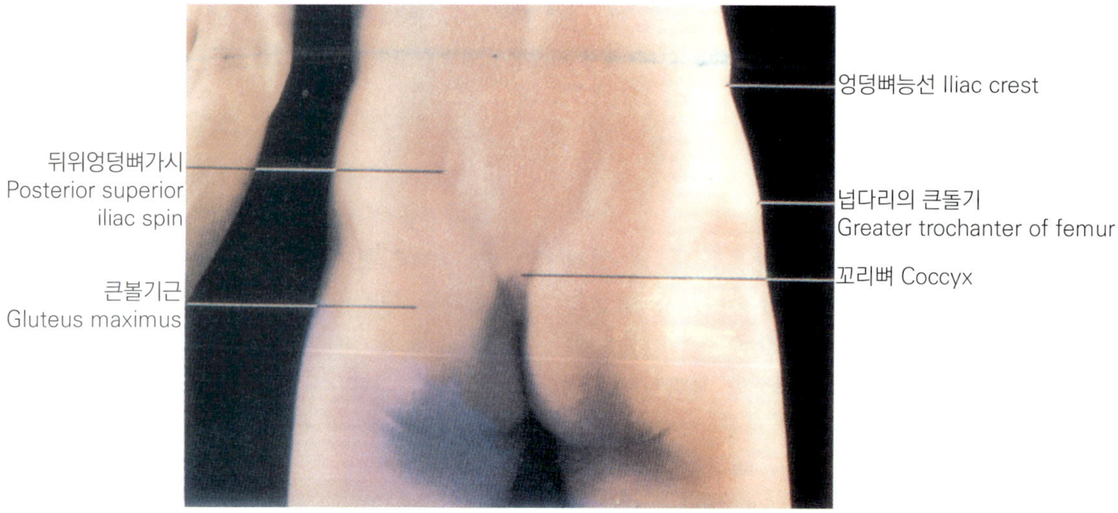

그림 8-11

볼기부위의 표면해부(후면)

6. 팔 upper limb

팔은 위팔 upper, 아래팔 fore arm, 손목 wrist, 손 hand, 손가락 finger으로 나누어지고 뼈대는 양쪽에서 64개의 뼈의구조를 눈으로 확인하거나 촉지할 수가 있다. 빗장뼈의 봉우리끝 acromial end과 관절하는 어깨뼈의 봉우리 acromion는 어깨의 정점을 형성하며 어깨뼈의 부리돌기 coracoid process는 관절공간 glenoid cavity 위쪽에 돌출한 돌기로 부리위팔근, 위팔두갈래근, 작은가슴근이나 인대가 부착하는 곳이다.

위팔뼈의 먼쪽끝에 위치한 위팔뼈의 안쪽·가쪽위관절융기 medial and lateral epicondyle가 뚜렷하게 촉지되며 안쪽위관절융기의 뒤면에는 자뼈신경이 통과하는 자신경고랑(척골신경구) sulcus for ulnar nerve이 있다. 자신경고랑 부위에서는 자신경이 피부밑을 얇게 주행하기 때문에 체표로부터 압박 손상되기 쉽다. 자신경고랑을 손가락 끝으로 눌러보면 자신경이 자극받아 불쾌감을 느낀다.

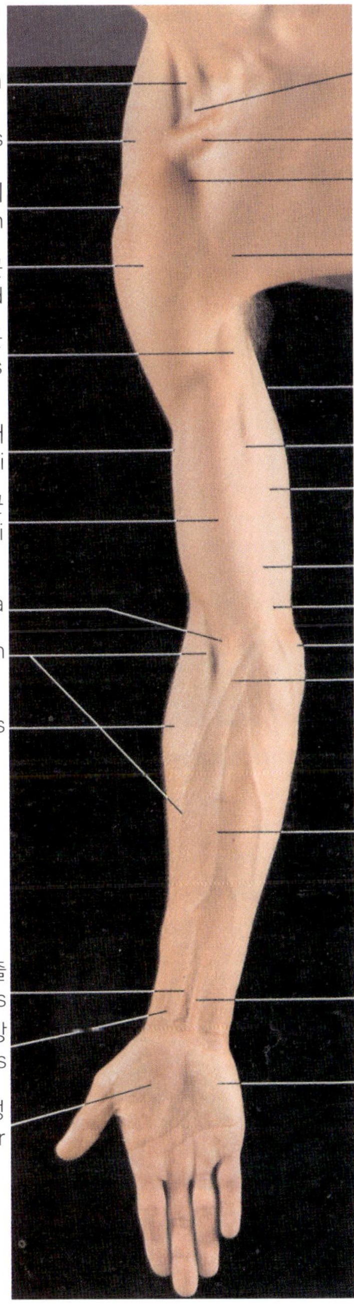

그림 8-12

팔의 표면해부(전면)

1. 엄지모음근 Adductor pollicis
2. 등쪽뼈사이근 Dorsal interosseous
3. 긴발가락폄근의 힘줄 Extensor pollicis longus
E. 긴발가락 폄근의 힘줄 Tendons of extensor digitorum longus
H. 자뼈머리 Head of ulnar
A. 해부학적코담배갑 Anatomical snuff box

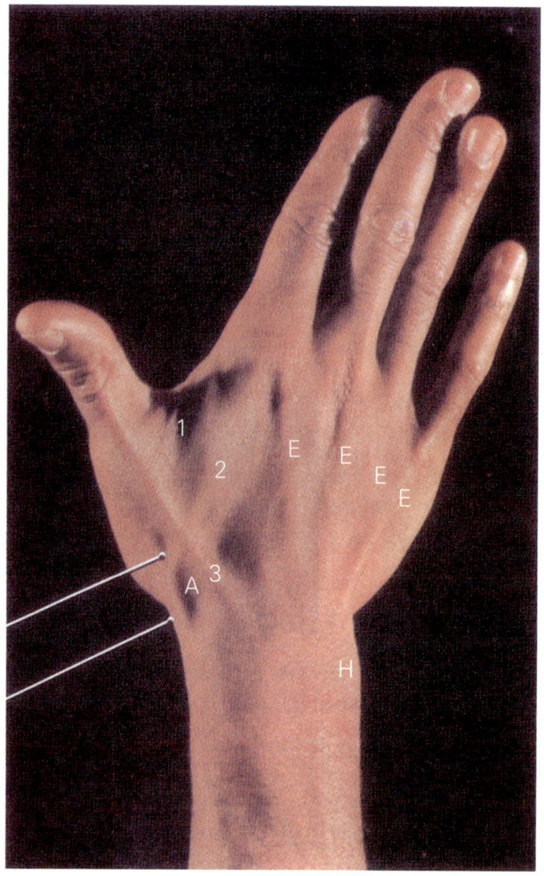

그림 8-15
손장등의 표면해부

radialis brevis의 힘줄 tendon들이 손목의 뒤면에서 촉지된다. 엄지를 펴지게하면 긴엄지폄근 extensor pollicis longus의 힘줄과 짧은엄지폄근 extensor pollicis brevis의 힘줄이 엄지바닥 등면에 뚜렷하게 나타난다. 손가락 혹은 손이 펴지면 손가락폄근힘줄 tendon of extensor digitorum이 손등에 뚜렷하게 나타난다.

7. 다리 lower limb

다리는 넓적다리 thigh, 종아리 leg, 발목 ankle, 발 foot 및 발가락 toes로 나누어지고 뼈대는 양측에서 62개의 뼈로 이루어져 있다. 넙다리뼈 femus는 인체의 뼈에서 가장 크고 가장 긴 뼈로 위끝의 큰돌기 greater trochanter, 아래끝의 안쪽·가쪽위관절융기 medial and lateral epicondyle 및 모음근결절 adductor tubercle들을 눈으로 볼 수 있고 또한 촉지가 가능하다.

무릎뼈 patella는 인체에서 가장 큰 종자뼈로서 넙다리네갈래근의 힘줄 tendon속의 무릎관절 앞면에 불룩하게 나와 있다. 무릎 바로 아래끝에 있는 정강뼈의 안쪽·가쪽관절융기 medial and lateral condyle가 촉지되며 무릎인대 아래끝에 정강거친면 tibial tuberosity이 뚜렷이 튀어나와 있다. 정강거친면 바로 아래로부터 정강뼈 전체에 이어지는 앞정강뼈능선 anterior crest of tibia 이 쉽게 촉지된다.

발목에서 정강뼈의 안쪽복사 medial malleolus와 종아리뼈의 가쪽복사 lateral malleolus가 융기되어 외관상 뚜렷하게 나타나고 촉지된다.

발꿈치뼈 calcaneus는 발꿈치를 형성하는 타원형의 긴뼈로 융기를 형성하고 있다. 넓적다리의 앞면에는 넙다리근막긴장근 tensor fasciae latae, 넙다리빗근 sartorius, 넙다리곧은근 rectus femoris, 안쪽넓은근 vastus medialis, 가쪽넓은근 vastus lateralis 등으로 에워싸여 있으며 넙다리빗근은 넓적다리와 종아리를 굽히고 넙다리네갈래근에 속하는 나머지 근육들은 넙적다리의 펴짐에 관여한다. 넓적다리의 뒤면에는 종아리의 굽힘근으로 넙다리두갈래근 biceps femoris, 반힘줄모양근 semitendinosus, 반막모양근 semimembranosus이 있으며 종아리를 굽힐때 넙다리두갈래근의 힘줄은 무릎 뒤를 가쪽으로 지나가고 반힘줄모양근과 반막모양근의 힘줄은 무릎 뒤를 안쪽으로 지나간다. 그리하여 오금 hamstring을 형성하며 그 사이를 다리오금 popliteal fossa이라고 한다. 종아리의 앞정강근 tibialis anterior은 방추형의 길쭉한 얕은근으로 앞정강뼈능선의 가쪽을 따라 촉지되며 정강뼈의 말단끝 부분을 지나 발목 및 발뼈에 부착하며 발등을 굽히는 근육이다. 종아리세갈래근 Triceps surae은 장딴지를 만드는 강대한 근육이며 얕은층의 장딴지근 gastrocnemius, 깊은층의 가자미근(슬와근) soleus이 있으며 얕은층의 장딴지근은 촉지가 가능하다. 장딴지근과 가자미근의 근육꼬리 muscle tail는 강인한 발꿈치힘줄 calcaneds tendon(Achilles tendon)이 되어 발꿈치뼈까지 융기선을 형성하는데 뼈처럼 촉지된다.

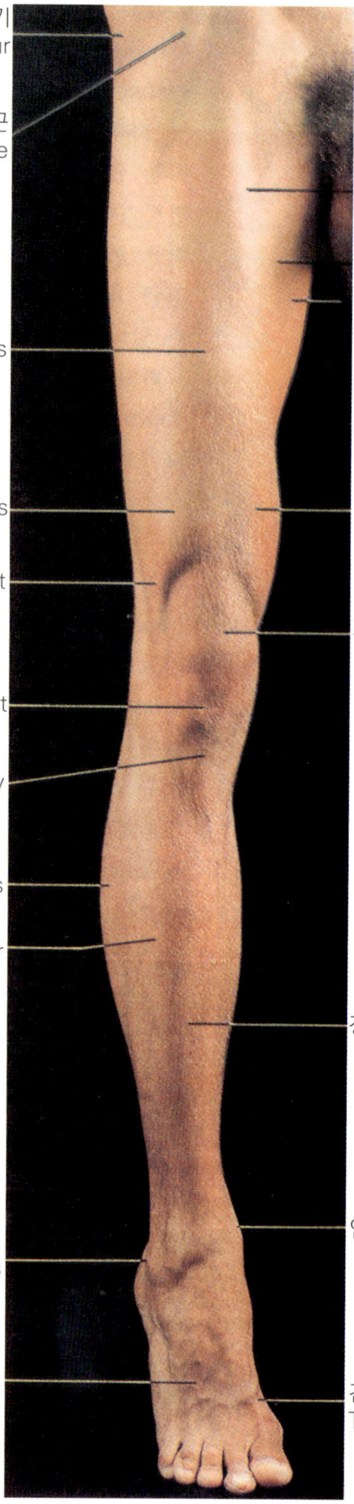

그림 8-16

다리의 표면해부

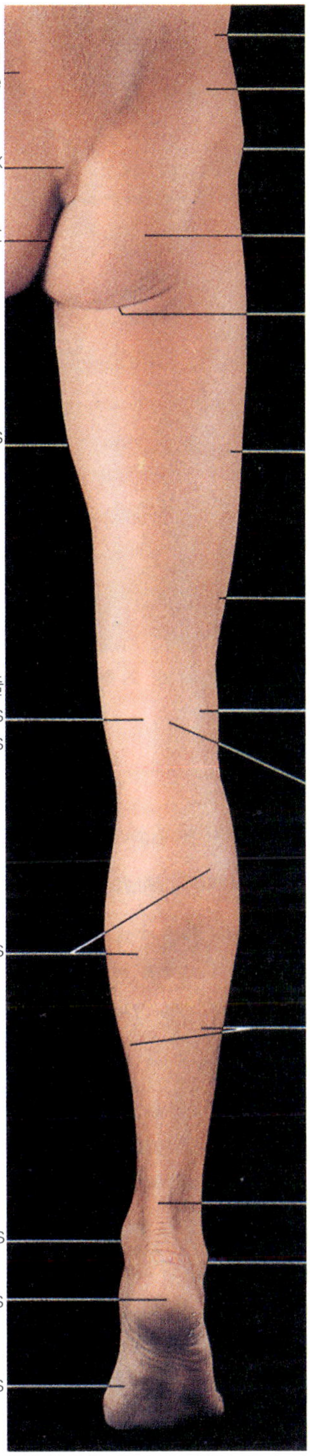

그림 8-17

다리의 표면해부

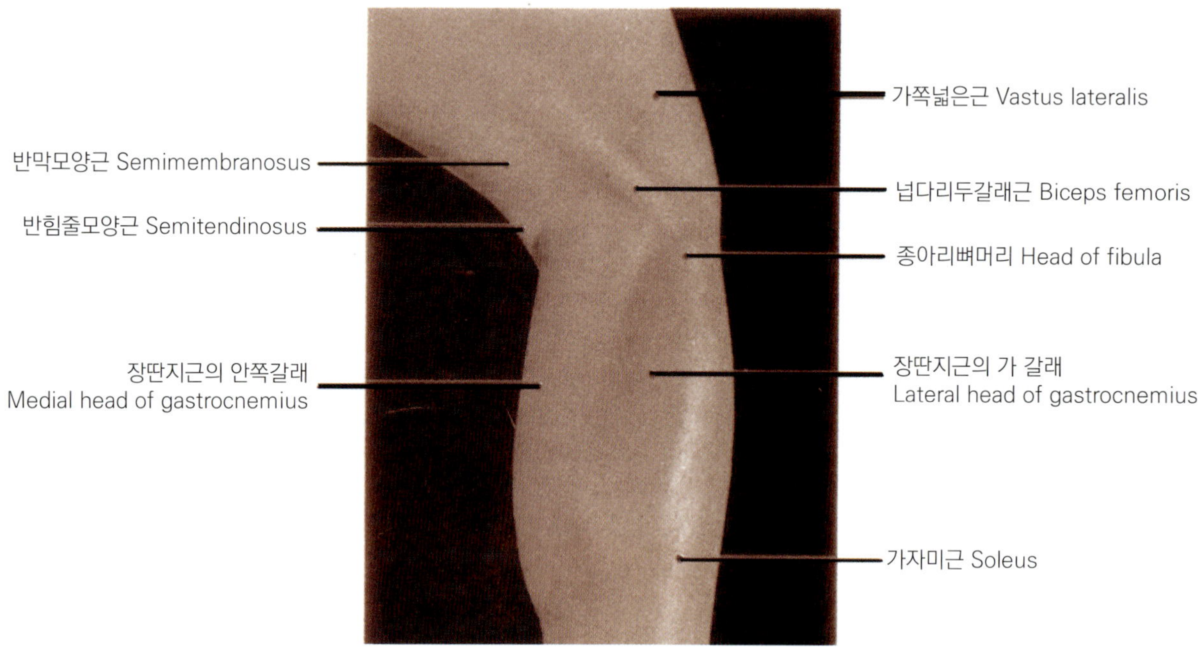

그림 8-18

다리의 가쪽 모습

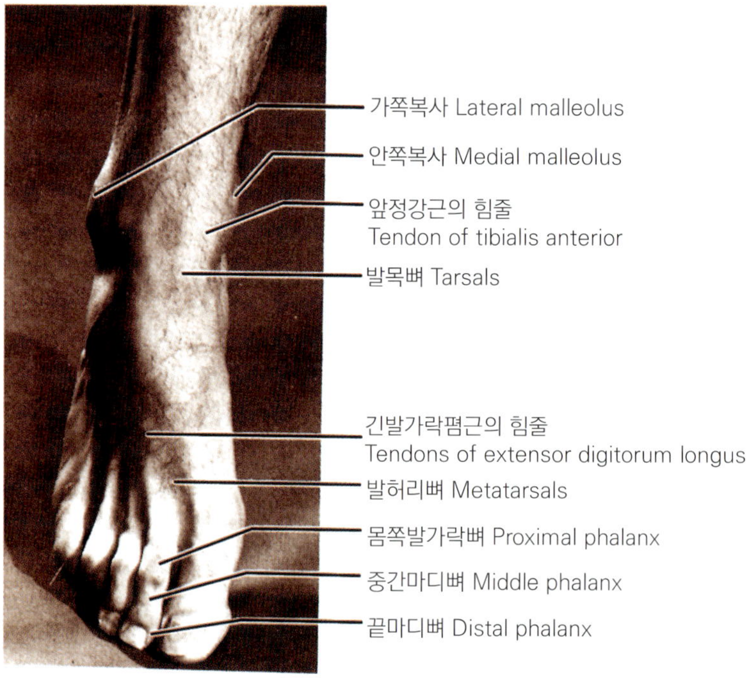

그림 8-19

발과 발목의 표면해부

제 9 장 신경계통의 일반적 기능

General functions of the nervous system

인체는 대단히 많은 수의 세포와 조직에 의하여 구성된 복잡한 공동체라고 할 수 있다. 이것들이 정상적인 생명활동을 영위하기 위해서는 인체의 각부위 조직이나 기관들이 질서를 유지해야 하며 내외의 변화에 대하여 적절히 통제하고 연락하면서 조절하는 기능이 있어야 한다. 이 기능을 담당하는 것이 내분비계통 endocrine system과 신경계통 nervous system이다.

내분비계통은 특수한 물질을 샘 gland으로부터 방출하여 도관 duct이 없이 순환계통을 통해 각 기관의 기능을 조절하게 된다. 신경계통은 전신에 그물망과 같이 분포되어 체내 및 체외의 여러 자극 stimulus을 감수하며 이것을 중추에 보내고 중추에서는 그 자극에 대한 알맞은 흥분을 일으킨다. 이 흥분은 원심적으로 신체의 효과기인 근육 muscle이나 샘 gland과 같은 말초부에서 적절한 반응을 나타내게 한다. 이와 같이 신경계통은 체외로는 외계의 정서에 알맞게 반응을 나타내게 하고 체내로는 체내 각 기관에 일사분란하게 연락을 하면서 조화를 통제하고 있다(그림 9-1).

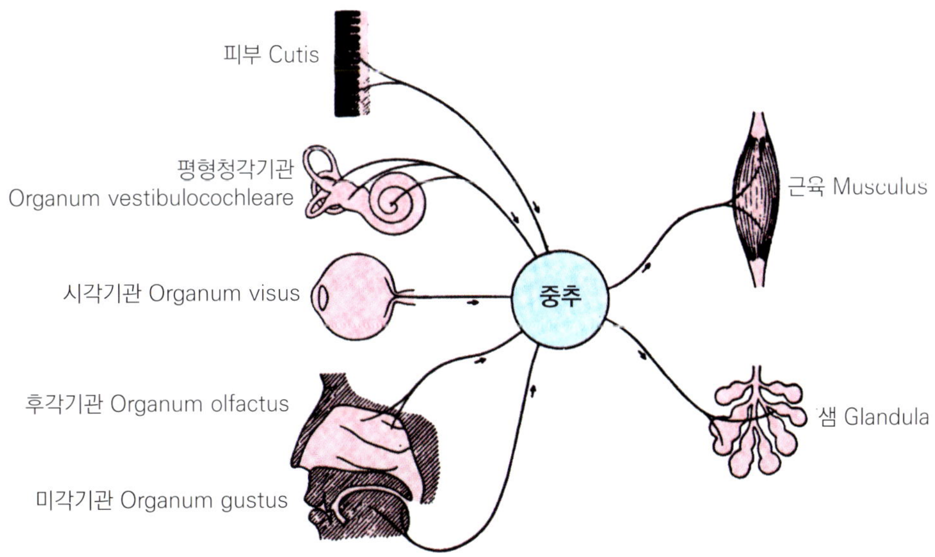

그림 9-1

신경계의 기능을 표시하는 모형도

1. 신경조직 nervous tissue

신경조직은 다수의 신경세포 neuron와 신경아교세포 neuroglia로 나누어진다. 신경세포는 신경의 활동을 주관하며 신경아교세포는 지지작용, 식작용, 영양세포의 역할을 담당하는 보호기능을 맞고 있다.

1) 신경세포 neuron

신경세포는 신경세포체 cell body와 그곳에서 나오는 돌기 process로 구성되는 형태적 단위인 동시에 물리적, 화학적 자극에 반응하는 흥분성과 이를 다른 조직에 전달하는 전도성을 지닌 구조적, 기능적 단위이기도 하다(그림 9-2).

신경세포 neuron는 자극을 전달하는 방향과 돌기수에 따라 분류할 수 있다.

(1) 자극전달방향에 의한 분류

① 감각신경세포 sensory neuron : 자극을 뇌 brain나 척수 spinal cord로 전달한다.

② 운동신경세포 motor neuron : 뇌와 척수로부터 자극을 근육 muscle이나 샘 gland 조직에 전달한다.

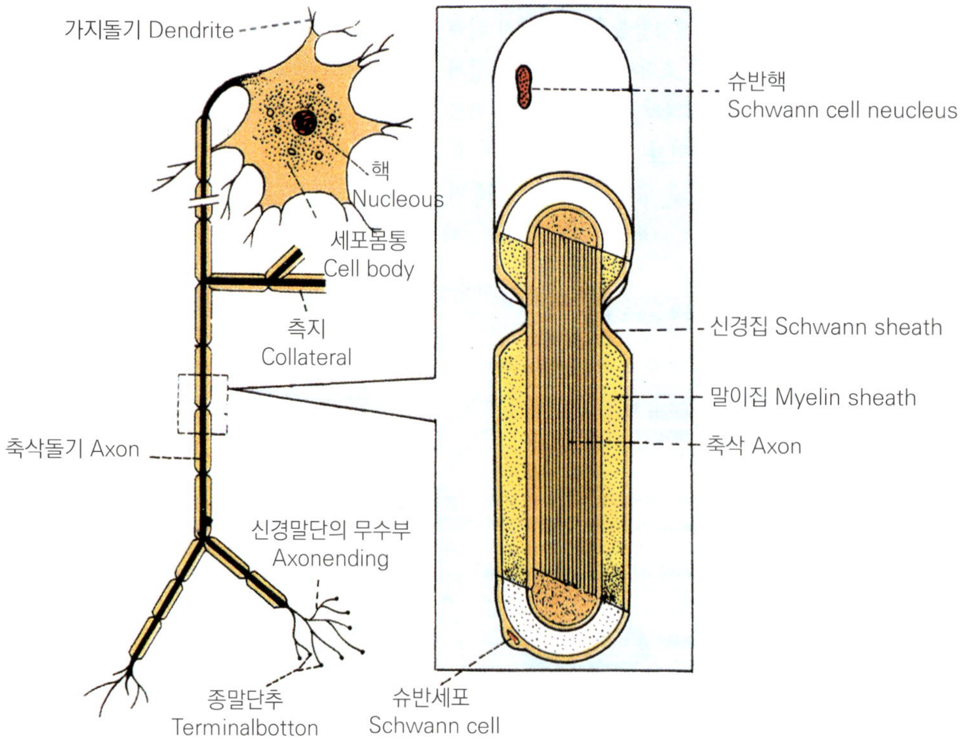

그림 9-2

신경세포의 구조

③ 중간신경세포 inter neuron : 자극을 감각신경세포에서 운동신경세포로 전달한다. 특히 중간신경세포는 중추신경계에만 국한되어 있다.

(2) 돌기수에 따른 분류

① 뭇극신경세포 multipolar neuron는 하나의 축삭과 여러개의 가지돌기를 갖는 세포로 뇌와 척수에 있는 대부분의 신경세포가 여기에 속한다. 또한 말초신경계통에서는 운동신경세포와 자율신경절세포가 여기에 속한다.

② 두극신경세포 bipolar neuron는 하나의 축삭과 하나의 가지돌기를 갖는 세포로 그 수효가 가장 적으며 안구의 망막, 코점막 후각부위, 속귀의 나선신경절이 여기에 속한다.

③ 홑극신경세포 unipolar neuron는 태생기에는 두극이었으나 발달과정에서 두 돌기가 세포체 밖으로 나올 때 합쳐져서 나오다가 축삭과 가지돌기가 갈라져 형성되며 뇌척수 신경절세포가 여기에 속한다.

모든 신경세포는 신경세포몸통과 두개의 돌기로 구성되며 축삭돌기와 가지돌기가 세포몸통으로부터 실처럼 뻗어 나가므로 이를 신경섬유 nerve fiber라고 부른다(그림 9-3).

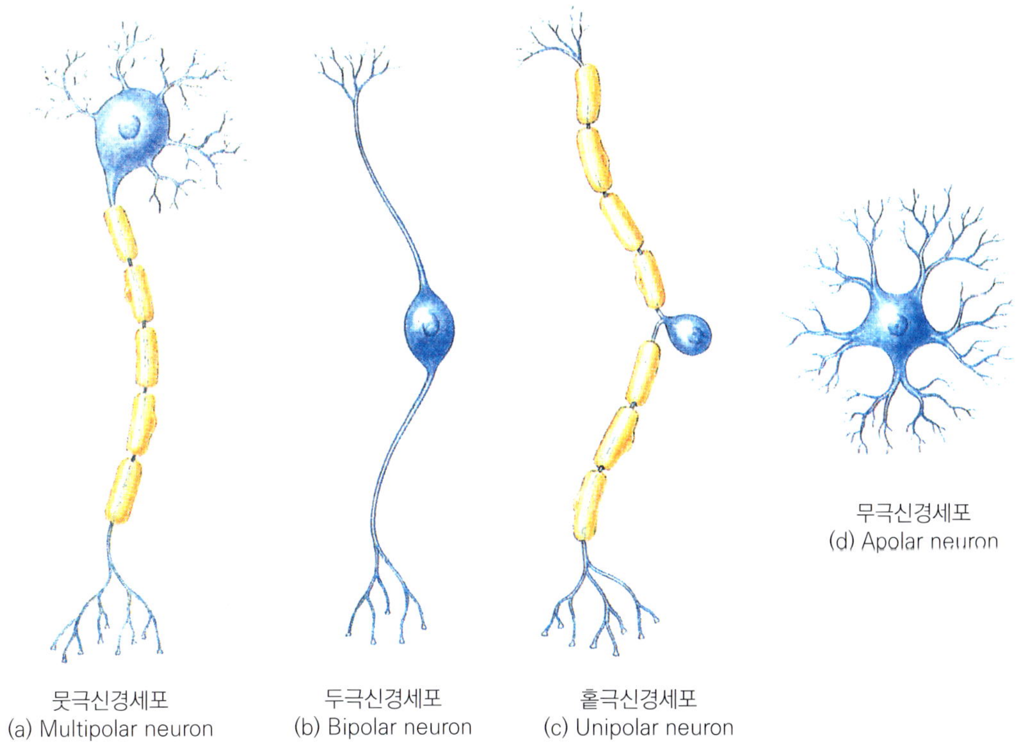

그림 9-3
신경원의 종류

(3) 신경세포(뉴론)의 구조

① 신경세포몸통 cell body

신경세포몸통이란 돌기와 구별할 때에만 사용되는 명칭이며 보통 신경세포로 부른다. 핵과 세포질을 갖고 있는데 주로 대사유지와 뉴론의 성장에 관여한다. 그 크기는 크고작은 여러 가지나 (직경 4~145μ), 대체로 일반 체세포에 비교하면 큰 편이다. 핵은 수포상 vesicular이고 밝게 염색되며 핵소체가 뚜렷하다. 여성신경세포에서는 성염색질 sex chromatin(barrs body)이 있는 것이 특징이다. 신경세포내의 원형질은 세포몸통으로부터 돌기로 뻗어나가며 원형질막은 전체 신경세포를 둘러싸고 있다. 세포질내에는 미토콘드리아 mitochondria, 골지체 Golgi body 및 중심체 centrosome 그외 몇가지 내용물이 들어 있다(그림 9-4).

세포체는 다음과 같은 물질을 내재하고 있다.

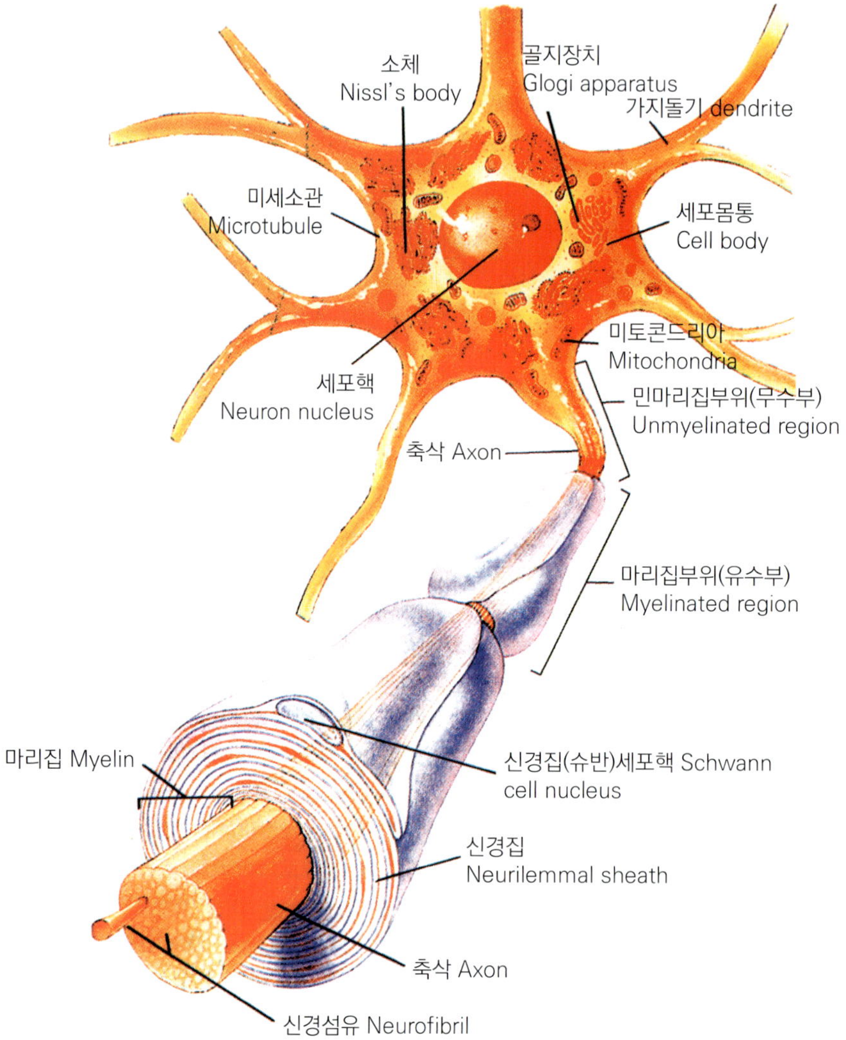

그림 9-4

신경세포체와 돌기

① 신경세포(뉴론)섬유 neurofibril

세포질내에서 그물을 이루고 신경세포나 축삭 및 가지돌기를 통해 퍼지는 가느다란 섬유로서 장축에 평행하게 배열되어 있다. 기능은 확실치 않으나 신경세포질 및 돌기의 지지 성분으로 생각된다.

② Nissl소체 Nissl's body

RNA 과립의 집단으로서 신경절의 세포질세망이며 단백질을 합성하며 신경세포의 기능, 영양, 재생능력을 가진다. 일명 호반소체 tigeroid body라고도 하며 휴식 또는 피로와 같은 생리적인 상태에 따라서 그 형태가 달라지므로 신경세포의 영양과 밀접한 관계가 있다.

③ 각종내용물

색소과립인 melanin 색소와 리포퓨스신 lipofuscin, 당원 glycogen, 철 iron 등이 있다.

(4) 신경세포의 돌기 process

돌기는 가느다란 실모양으로 직경이 1~15μ 정도인데 길이는 여러 가지이며 말초신경에서는 1m를 넘는 것도 있다. 신경세포 돌기 가운데에서 중심된 돌기를 축삭 axon 또는 신경돌기 neurite라고 하며 가지돌기 dendrite는 신경세포의 세포질로부터 돌출된 가지이며 비교적 짧은 몇개의 돌기가 수용체로부터 자극을 구심적 방법에 의하여 신경세포에서 받아들인다.

한편 축삭 axon은 신경충격을 신경세포로부터 다음 뉴론 또는 효과기에 원심적 방법에 의하여 전달한다.

축삭은 세포몸통에서 단일돌기로 뻗어나가지만 경우에 따라서는 곁가지 axon collaterals를 갖는 수도 많고 또 여러개로 분지된 종말사로 끝난다. 축삭의 직경 또한 다양하다. 이것은 자극전달속도와 직접관계가 있으므로 관심의 촛점이 되며 보통 굵은 섬유가 가는 섬유보다 전도 속도가 빠르다.

(5) 마리집과 신경집 myelin sheath and Schwann's sheath

신경섬유는 축삭 자신이거나 또는 주위를 싸고 있는 마리집과 신경집을 포함해서 말한다. 축삭은 신경세포체의 계속으로 신경섬유의 본질적인 부분이므로 중심에 있다.

마리집은 축삭을 싸고 있는 특유한 지방체로 된 피막이며 비교적 많은 지방분이 들어 있으므로 유백색을 띤다. 또한 굴광성이 있기 때문에 백색관으로 나타나며 마리집이 없는 축삭은 회백색으로 보인나.

마리집의 동심원상인 수개~50여개의 마리집층판 myelin lamellae으로 둘러싸인 것으로 알려져 있으며 이 층수에 따라 마리집의 두께가 달라진다(그림 9-4).

마리집의 생리적 의의는 축삭에 대한 전기적 절연체 insulator로써 신경충격의 전도를 촉진시킨다.

마리집은 축삭의 시작부분과 Ranvier절, 종말수지부에는 없다. 마리집은 Schwann 세포에서 생산되는 것으로 알려졌으며 개체발생학적으로 비교적 늦게 발생하며 각 신경섬유에 따라 마리집형성 myelination의 시기가 다르므로 중추신경로의 결정에 도움을 준다. 또한 마리집의 유무에 따라 마리집이 없는 신경 섬유를 민마리집신경섬유(무수신경섬유) unmyelinated nerve fibers, 마리집과 신경집이 다 같이 없는 신경섬유를 나선신경섬유 naked nerve fibers, 마리집이 있는 신경섬유를 말이집신경섬유(유수신경섬유) myelinated nerve fibers라 한다.

말이집신경 섬유는 흥분전도속도에 관여하며 대체로 신경섬유의 축삭이 크고 말이집이 두꺼울수록 전도속도가 빠르다.

운동섬유와 같은 말이집신경섬유는 120m/sec이나 피부에 있는 감각섬유와 같은 민마리집 신경섬유는 가늘고 0.5m/sec라는 차이가 있다. 뇌, 척수의 백색질은 말이집신경섬유 다발로 구성되어 있다.

신경집 Schwann's sheath은 Schwann 세포가 말초신경의 말이집을 감싸고 있다. 하나의 Schwann 세포는 마리집의 한 분절을 둘러싸며 계속된 몇개의 Schwann 세포는 계속적인 얇은층을 형성하는 투명한 피막으로서 이는 중추신경계에서의 신경아교세포 neuroglial cell에 해당한다.

신경집은 말초신경 축삭의 영양과 말이집형성에 관여하며 말초신경섬유의 재생에 중요한 부분을 차지한다. 말초신경에는 분포하나 중추신경에는 없다. 그러므로 뇌나 척수가 병적으로나 어떤 기계적 압박으로 손상되어 파괴되면 재생이 되지 않는다.

2) 신경아교세포 neuroglia

신경아교는 신경조직의 특수화된 지지세포로 발생학적인 입장에서 지지조직이 일반결합조직과 다른점은 외배엽성이면서 미세아교세포는 중배엽에서 기원되었다.

신경아교는 중추신경내에서 신경세포와 신경섬유사이에 산재성으로 존재하나 말초신경계에서는 Schwann 세포와 위성세포 stellate cell 등이 이에 해당한다. 신경아교는 신경아교세포 neuroglial cell와 신경아교섬유 neuro glial fiber로 되어 있고 아교섬유는 주로 아교세포의 원형질 돌기이다. 일반적으로 신경아교는 신경세포를 지지해주고 혈관에 연결시켜주며 어떤 것은 방어작용, 보호작용을 맡고 있다. 대부분의 신경계 종양이 이 신경아교 세포에서 일어나므로 임상적으로 중요한 의미를 갖는다. 조직학적으로 이들은 3종류로 구분한다(그림 9-5).

(1) 별아교세포 astrocyte

신경아교세포 중 가장 많은 돌기를 내고 있으며 별모양을 하고 있다. 주로 백색질에 많으며 종류로는 섬유성 돌기가 풍부한 섬유별 아교세포 fibrous astrocyte와 주로 회색질과 세포질이 많고 돌기가 두꺼운 원형질별 아교세포 protoplasmic astrocyte가 있다.

이들은 뇌와 척수의 신경섬유 사이에 있으면서 서로를 연결해주고 주로 신경세포와 혈관사이에서 발견된다. 이들은 혈관 주위에 족돌기 foot process를 형성하여 뇌에 있는 모세혈관을 덮어서 모세혈관으로부터 신경세포까지의 대사물질을 운반하고 신경세포의 신진대사에 관여한다.

한편 뇌조직의 손상에 반응하여 상처받은 조직 공간을 채우고 메워주는 역할과 신경세포를 지지하고 보호하는 역할도 한다.

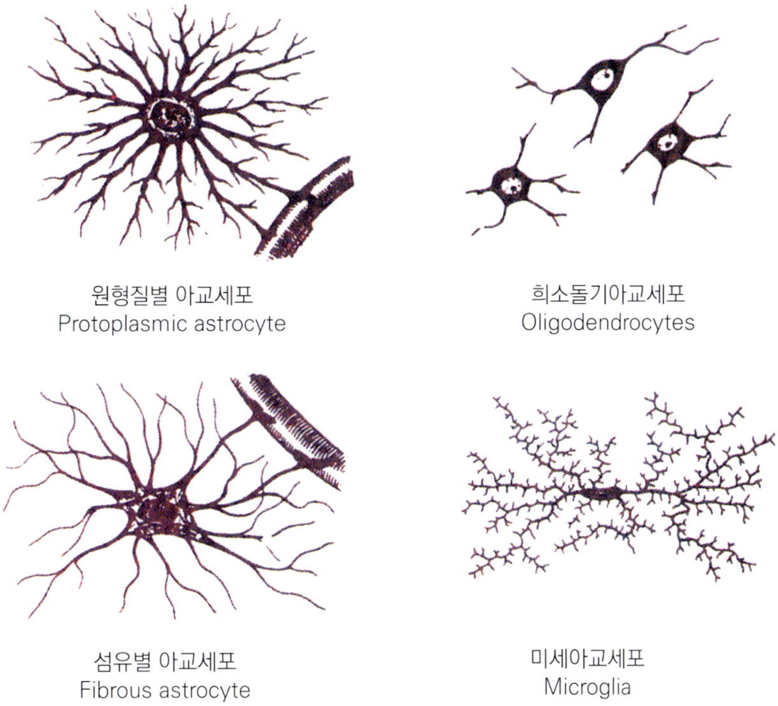

그림 9-5

신경교(Glia) 세포의 종류

(2) 희소돌기아교세포 oligodendrocyte

원형의 핵을 가지며 반드시 신경세포체나 돌기에 밀착하여 존재한다. 어떤 것들은 신경세포 주위에 무리를 짓고 있거나 뇌나 척수의 신경섬유들 사이에 줄을 짓고 있기도 한다.

분지하지 않는 소수의 돌기를 갖고 있는 것이 특징이며 말이집형성에 관여한다. 별아교세포와 같이 신경섬유를 서로 연결해주는 일을 돕기도 한다. 한편 말초신경에서는 Schwann 세포와 같은 역할도 한다.

(3) 미세아교세포 microglia

미세아교세포는 다른 형태의 신경아교세포에 비하여 세포체가 작고 상대적으로 작은 돌기가 분지상을 이룬 것이 특징이다.

미세아교세포는 중추신경계 안에 산재하며 평상시 정지하고 있는 세포이나 세균 그리고 염증이 있거나 퇴화해가는 뇌조직이 있으면 돌아다니면서 식작용을 한다. 이것들은 주로 뇌나 척수가 손상을 받거나 질병에 의하여 염증이 생기면 숫자가 증가한다. 그외에도 미세아교세포는 신경세포의 지지와 물질의 운반, 파괴, 제거 등 병적대사 물질의 청소 역할을 담당하고 있다.

분류상 미세아교세포에 대하여 별아교세포와 희소돌기아교세포를 대교세포 macroglia라고도 한다.

2. 신경의 변성과 재생 degeneration and regeneration

신경계통 구성단위는 신경세포 neuron이기 때문에 신경계의 변성과 재생을 신경세포에서 관찰코자 한다.

1) 변성 degeneration

질병, 외상, 노쇠 등으로 신경세포의 변성이 여러 가지 형태로 나타난다. 20세 이후는 세포체의 위축과 더불어 축삭의 변성이 일어나며 노년이 될수록 많아진다. 그러나 50세까지는 신경세포 소실에 의한 증상이 나타나지 않는다.

세 가지형의 변성을 볼 수 있다.

(1) Waller 변성 Wallerian degeneration

축삭이나 가지돌기가 세포체와 연결이 절단되면 절단부보다 말초부위가 변성하여 소실되나 세포체에 가까운 부분은 건전하다. 이 현상을 Waller 변성이라고 하며 주로 포유동물에서 빨리 일어나는데 말초부위에 지방성 변성이 일어난다. 축삭은 팽대하고 이어서 분절한 후 소실된다. 말이집은 절단 후 지방과립으로 변성되는데 절단 후 2~3주에 Marchi 염색법에 의해 염색되나 그 후 소실된다.

(2) 역행변성 retrograde degeneration

축삭이 절단되었을 때 신경세포체에 나타나는 변화로서 핵이 위축하고, Nissl 소체의 분절 및 염색질 용해가 일어난다. 염색질용해는 보통 절단 후 6~10일에 뚜렷하다. 역행성 병변부위는 세포체가 있는 쪽, 즉 중추성으로 지방성 변성이 일어난다. 역행성 변성이 신경세포의 세포체에 파급되면 세포체나 신경섬유 모두에 기능이 상실된다.

이 현상도 신경손상의 감별, 전도의 감별 및 전도의 결정에 도움이 된다.

(3) 연접횡단변성 transynaptic degeneration

축삭이 절단되면 연접부위를 넘어 다음 신경세포에 염색질 용해가 일어나는 변성을 말하는데, 국한된 부분에서만 일어나며 시각 전도로에서 잘 나타난다.

2) 재생 regeneration

신경세포의 손상은 신경세포의 죽음을 의미하나 손상받은 신경섬유는 재생이 가능하다.

신경섬유의 재생이란 신경섬유가 절단된 후 역행성 변성이 세포체에 도달하기 전에 멈추게 되면 절단된 신경섬유의 중추단으로부터 50~100여개의 가느다란 가지를 새로 내면서 재생이 일어나게 되는데 이런 현상을 신경섬유 재생이라 한다. 가느다란 슈반세포에 접촉되면 이 세포가 다리역할을 하여 성장하게 된다(그림 9-6).

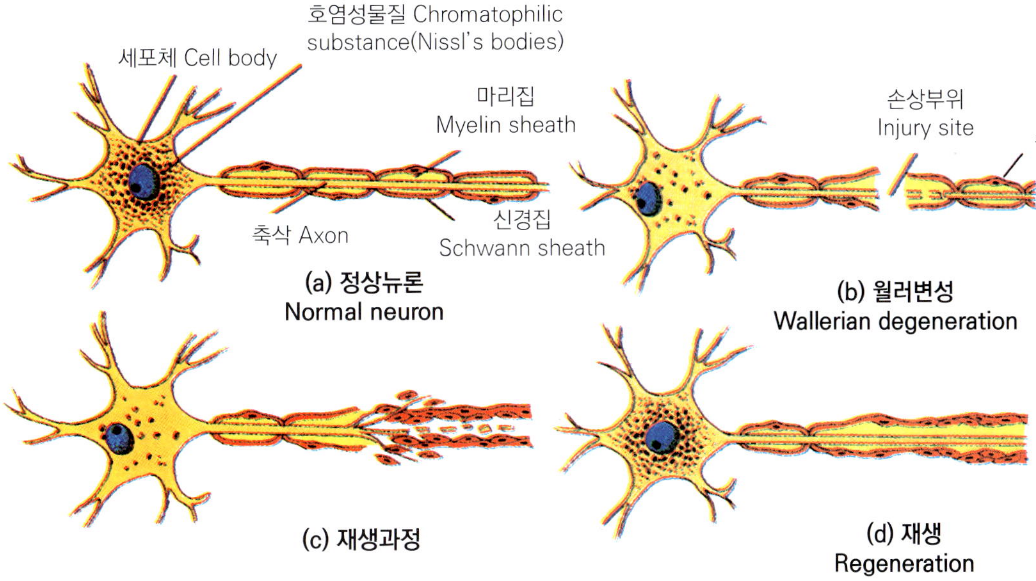

그림 9-6
신경의 변성과 재생

재생은 절단된 신경섬유가 중심단면으로부터 형태적으로나 기능적으로 원상태로 되는데 신경집이 없는 신경섬유는 재생이 되지 않는다. 재생과정은 말초신경 섬유에서만 일어나며 중추신경계의 신경절, 핵, 회색질 등이 일단 손상을 입으면 거의 회복되지 않는다. 재생과정은 말초신경계의 축삭이 신경세포체로부터 분리되면 신경집세포(슈반세포)도 퇴화되지만 신경집세포를 둘러싸고 있는 얇은 바닥막과 결합조직의 층은 그대로 남게 된다. 이런 부분들이 축삭의 원래 부착부위 뒤쪽으로 이끄는 하나의 관 tube을 형성한다. 손상된 축삭몸쪽의 말단부분은 손상직후 싹 sprout을 만들어내며 그중 하나가 바닥막과 결합조직에 의해 형성된 관 안에서 자라게 된다. 이와 동시에 남아있던 신경집세포는 퇴화된 섬유들의 길이를 따라 증식하며 자라고 있는 축삭둘레에 새로운 마리집을 형성하면서 재생하게 된다. 재생이 말초신경에서 진행된다고 해도 매우 오랜시간을 요하게 된다.

재생 초기의 재생속도를 보면 하루에 0.25mm에 불과하나 재생기능이 진행되어 말단부위에 가까워지면 하루에 3~4mm 정도 재생이 된다고 한다. 재생의 완료단계는 신경섬유가 말초에 있는 효과기에 연결되면 기능적인 재생이 끝나게 된다.

3. 시냅스 흥분전달

시냅스 흥분전달은 흥분이 축삭의 종말단추에 이르면 이로부터 활동전압이 발생하고, 그 결과 시냅스 액포들의 일부가 터지면서 내재되어 있던 특수화학물질이 방출하면서 시냅스 간격을 메꾸게 된다.

acetylcholine complex는 약 0.001초 동안 시냅스 후신경세포막에 작용하고 곧 시냅스 간격내에 있는 다량의 cholinestrase에 의하여 방출된 acetylcholin이 단시간내에 cholin과 acetate로 분해되기 때문에 시냅스 후신경세포의 흥분성이 억제되고 안정막전위의 회복이 일어나면서 acetylcholine의 작용이 세포막에서 매우 짧은 시간내에 끝이 난다. 그러므로 종말단추 하나의 탈분극으로 하나의 EPSP만 생기며 EPSP가 지속할 수 있는 시간도 짧고 시냅스 후신경세포의 세포막은 Na^+, K^+의 펌프작용으로 안정막전위를 다시 회복하게 된다.

살충제나 신경가스는 뼈대근에서 cholinestrase를 불가역적으로 억제하여 acetylcholine이 분해되지 않도록 수용체와 지속적으로 결합하여 시냅스 후세포를 자극하여 강직성 마비를 초래한다.

cholinestrase의 억제제인 neostigmine은 근무력증과 같이 신경근 전달이 약할 때 근수축에 대한 acetylcholine의 효과를 증대하기 위해 사용되고 있다. 대부분의 신경전달물질은 시냅스 후신경세포를 탈분극시켜 흥분을 높이는 것과 반대로 억제하는 것도 있는데 이것을 억제성 전달물질 inhibitory transmitter substance라고 한다. 억제성 신경전달물질은 시냅스 후세포막에 과분극을 초래하여 세포막 내부가 안정기 때보다 음전위를 갖게 된다. 과분극(예 : -65mV에서 -85mV)은 시냅스 후신경세포의 활성을 억제한다. 신경전달물질에 의해서 유발된 과분극을 억제성 시냅스 후전압 inhibitory post synaptic potential : IPSP)이라고 한다.

대표적인 억제성 전달물질에는 gamma aminobutyric acid(GABA)가 있다. GABA는 시냅스 후신경세포의 세포막에 작용하여 K+에 대한 투과성을 높임으로써 K+이 안정시보다 더 많이 세포 밖으로 유출하여 세포내는 더욱 음성을 띠게 된다.

5. 시냅스의 지연 synaptic delay과 피로

전도된 흥분이 시냅스를 통과하는데 소요되는 시간을 시냅스 지연이라고 하며 이는 활성화된 종말단추의 수에 따라 달라진다. 즉 탈분극 단추가 소수일 때 시냅스 후신경세포에서 생긴 EPSP가 낮아 흥분을 일으키지 못하나 계속해서 더 많은 종말단추의 탈분극이 추가될 때 EPSP가 높아져 시냅스 후뉴론에서 흥분을 일으키게 된다. 그러나 흥분한 종말단추가 동시에 탈분극을 하면 지연시간을 최소로 줄일 수 있다.

척수에서의 감각신경세포나 운동신경세포의 시냅스 최단 지연시간은 0.005초이다. 이 지연시간은 전달물질이 방출되고 방출된 전달물질은 시냅스 간격내로 확산하고 다음 시냅스 후신경세포가 탈분극하여 활동전압을 시작할 때까지 걸리는 시간의 총계이다.

시냅스의 성질상 신경세포가 충분한 산소의 공급과 에너지의 공급소인 미토콘드리아가 충분한 양의 ATP를 생산하고 있을 때는 신속하게 반복하여 활동전압을 나타낼 수 있으나 그렇지 않는 환경에서 되풀이하여 흥분을 전달하게 되면, 즉 종말단추에서 전달물질의 생산속도보다 더 빠른 빈도로 반복하여 흥분이 도달하게 되면 시냅스가 피로하여 흥분이 전달할 수 없게 된다.

6. 흥분의 전도와 활동전압

흥분성 조직이 자극을 받아 자극이 역치전위에 이르면 자극을 받고 있는 세포막의 부위에 갑자기 투과성이 일어난다. 이때 Na^+(sodium이온)에 대한 막의 선택성은 Na^+이 내부로 들어갈 수 있도록 변한다. 순간 Na^+이 세포막내의 음전기상태에 이끌려 내부로 들어가면서 막은 전기적전하를 잃고 탈분극된다. 탈분극이란 신경세포가 어떤 자극에 대하여 전위가 음전위쪽으로 이동하는 것을 의미한다.

한편 거의 같은 시각에 K^+(potassium이온)이 밖으로 나가도록 확산되며 막의 바깥쪽은 양전하를 띠게 된다. 이와 같은 상태를 재분극 되었다고 말하며 재분극은 가시전압 이후 막전압이 다시 급속도로(1/1000초) 안정막 전압으로 복귀상태를 의미한다.

이상에서 언급한 바 자극에 대한 막전압이 급격한 변화를 일으키면서 다시 안정막전압으로 되돌아가는 탈분극과 재분극상태의 두 단계를 거치는 일련의 막전압의 변동을 활동전압 action potential이라고 한다. 안정막전압 resting potential 또는 막전압 membrane potential은 전류가 흐르지 않는다. 휴직상태의 신경세포의 세포막속에 전극을 가했을 때 세포막을 경계로 전기적 대립상태, 즉 분극을 이루는 전압을 말한다. 이 때 세포막 외부에 대하여 내부는 음성을 나타내며 신경섬유의 안정막전압은 약 -70~-90mV이다.

이와 같이 신경섬유의 내부와 외부사이에는 뚜렷한 전기적 차이가 있다. 안정막전압은 반드시 신경세포에만 있는 것이 아니고 근육세포, 감각세포, 분비세포에서도 나타낸다. 안정막전압은 세포내외에 있는 이온의 배치상황이 다르고 Na^+과 K^+을 능동적으로 이동시키는 기전(Na^+-K^+ pump)이 세포막에 있기 때문에 존재하게 되는 것이다.

그림 9-9는 어떤 신경세포를 가상적으로 그린 것이다. 그림 중 세포내액과 세포외액에 분포된 Na^+과 K^+은 농도경사에 의해 농도가 같아질 때까지 확산하여 나갈것이 예상되나 이동이 불가능하며 실제로 활동전압 중에 Na^+과 K^+의 일부만이 막을 통해서 이동하며 대부분의 활동전압은 막의 양쪽에서 Na^+이나 K^+의 농도가 크게 변하기 전에 일어난다.

이동과정은 능동적운반기전에 의하여 Na^+과 K^+의 농도가 막을 경계로 원래상태로 다시 회복되며 휴지기전압으로 다시 바뀌게 된다. Na^+에 대한 능동적운반 기전을 Na^+ pump(sodium pump)라고 하며 이 펌프는 Na^+을 밖으로 품어내고 있을 뿐만 아니라 세포외로 확산하여 나간 일부 K^+도 동시에 세포내로 이동시키고 있기 때문에 소듐-포디지움 펌프(Na^+-K^+ pump)라고 한다.

7. 자극의 역치와 흥분성

신경이나 근육이 흥분하려면 우선 자극이 가해져야 하는데 가해진 자극이 효력을 발생하기 위해서는 자극의 강도, 자극의 속도 및 자극에 요하는 시간 등의 조건이 합당해야 한다.

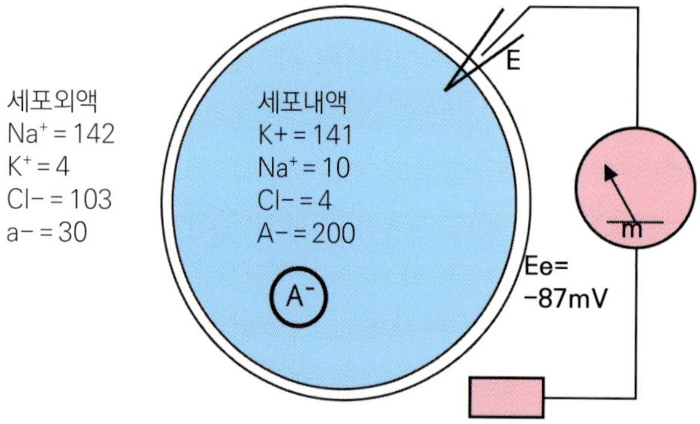

그림 9-9

가상적인 세포의 안정막 전압(Ee)

첫째, 자극의 강도가 일정수준 이상이어야 한다. 즉 신경섬유를 흥분시킬 수 있는 최소단위의 자극강도를 역치 threshold라고 하는데, 이때 막전압이 -55mV까지 떨어진다. 자극정도가 일정수준이상에 도달하지 못하면 신경섬유는 흥분하지 않으며 자극된 부분에서만 전기적 변동이 일어나는데 이것을 국소반응 local response이라고 한다. 이런 경우의 자극강도를 역하자극 subthreshold stimuli이라고 하고 역치가 보다 더 큰 자극의 강도를 역상자극 suprathreshold stimuli이라고 한다.

둘째, 자극의 속도는 빠른 시간 내에 이루어져야만 자극의 역할을 하게 된다. 만일 강도의 변화가 시간적으로 매우 느리게 되면 자극이 될 수 없다. 신경흥분의 전도속도는 1~120m/sec내에 이루어지고 있다.

셋째, 자극의 효과를 나타내기 위해서는 일정기간 동안 역치가 이상의 자극강도가 지속되어야 한다. 아무리 자극의 강도가 강하더라도 짧은 시간동안만 가해지면 신경의 흥분을 유발할 수 없게 된다.

제 10 장 신경계통
Nervous system

신경계통은 작용의 중추적 역할을 감당하는 중추신경계통 central nervous system으로 뇌 brain와 척수 spinal cord가 있으며 뇌와 척수를 몸의 다른 부분에 연결시켜 주는 말초신경계통 peripheral nervous system으로 구분된다. 또한 말초신경계통은 피부나 뼈대근과 연락을 취하는 체성신경계통 somatic nervous system과 내장기관들과 연결하는 자율신경계통 autonomic nervous system으로 구분된다. 신경성 통제는 크게 두 종류로 구분할 수 있다. 한 종류는 외계의 변화에 대응하여 신체의 활동을 적응시키는 것으로 이 경우 자극을 받아들이는 감각작용과 그것에 반응하여 활동을 전개하는 운동작용이 있다. 다른 한 종류는 생명을 유지하기 위하여 민무늬근육, 심장근육 및 각종 샘 gland의 활동을 조절하는 것으로 우리의 의지와 관계없이 자율적으로 행해지는 자율작용이 있다.

1. 신경계통의 발생 development of nervous system

발생학적인 면에서 신경계통은 출생전, 즉 태생기 embryonal stage 초기 3주경 정중부에 있는 하나의 외배엽 ectoderm이 세로로 비후하여 신경판 neural plate을 형성한다. 이어서 신경판의 양언저리가 융기하여 신경융기 neural fold를 이루고 그 양쪽모서리가 높아짐으로써 신경고랑 neural groove이 되며 이것이 서서히 오목하게 들어가서 태생 1개월 말경에는 체내에 묻혀서 하나의 신경관 neural tube이 된다.

태생 4주에 이르러 신경관의 윗부분은 매우 팽대되이 장차 뇌 brain를 형성하게 되는데 신경관의 머리쪽을 제1차뇌소포 primary brain vesicle라 한다. 그 발육은 꼬리쪽의 척수관보다 현저하며 척수관 spinal canal은 최후까지 관상으로 남아서 척수 spinal cord가 된다. 뇌관은 3곳에 불룩불룩 1차뇌소포를 이루어 앞뇌(전뇌) prosenccphalon, 중긴뇌(중뇌) mesencephalon, 마름뇌(능뇌) rhombencephalon로 구분한다.

태생 5주에 이르면 1차 뇌소포중에 앞뇌와 마름뇌는 다시 두 부분으로 나뉘어 5개의 2차뇌소포 secondary brain vesicle로 된다. 앞뇌는 끝뇌(종뇌)(좌·우대뇌반구) telencephalon와 사이뇌 diencephalon로 분화하고 중간뇌는 그대로 모양이 커져서 중간뇌가 된다. 마름뇌는 뒤뇌(후뇌) metencephalon 다리뇌(교뇌) pons와 소뇌 cerebellum)와 숨뇌(수뇌) myelencephalon 숨뇌(연수) medulla oblongata)로 구성된다. 위에서 설명된 바 신경의 변화에 수반하여 신경관을 구성하는 세포에서는 신경세포와 신경섬유 및 신경아교세포가 분화된다.

한편 신경관의 빈곳은 각 부위에 따라서 확장하여 뇌실 cerebral ventricle이 된다. 대뇌반구에서는 좌·우측 뇌실 L. R. Lateral ventricle이 있고 사이뇌에는 셋째 뇌실 third ventricle이 있으며 중간뇌에는 중간뇌수도관(중뇌수도) cerebral aqueduct이 있고, 다리뇌와 소뇌 사이에 넷째 뇌실 fourth ventricle이 있다(그림 10-1).

2. 중추신경계통 central nervous system

중추신경계통은 뇌 brain와 척수 spinal cord로 구성되며 전신활동을 직접 조절하는 중요한 중추로 일정한 집단을 형성한다.

중추신경계통의 활동은 외부로부터 받아들여지는 자극에 대하여 수용기 receptor라는 곳에서 처음 자극을 받아 들신경 afferent nerve을 따라 각종정보가 중심센터로 보내진다. 그곳에서 정보를 분석하고 그에 알맞는 반응을 날신경 efferent nerve을 통해 신체 각 부분으로 보내 효과기 effector로 하여금 적절하게 신체반응을 나타낼 수 있도록 주관하고 있다.

중추신경의 내부는 회색을 띠는 회색질 gray substance과 백색을 띠는 백색질 white substance로 되어 있다. 회색질은 신경세포체로 이루어져 있고 백색질은 신경섬유로 되어 있다. 대뇌겉질의 경우 회색질은 겉질부에 있고 백색질은 속질부에 있으나 척수의 경우는 반대로 회색질은 속질부에 있고 백색질은 겉질부에 있다. 대뇌나 소뇌의 경우 백색질부에 크고 작은 여러 가지 독립된 회백질 덩어리가 산재하고 있는데 이를 바닥핵(기저핵) basal ganglia이라고 한다.

백색질을 구성하는 신경섬유는 자극 또는 흥분을 말초에서 중추로 또는 중추에서 말초로 전달하는 전도로 tract를 이룬다. 이들 전도로를 구성하는 섬유다발은 연합섬유 association fibers, 교차연결섬유 commissural fibers, 그리고 투사섬유 projection fibers가 있다.

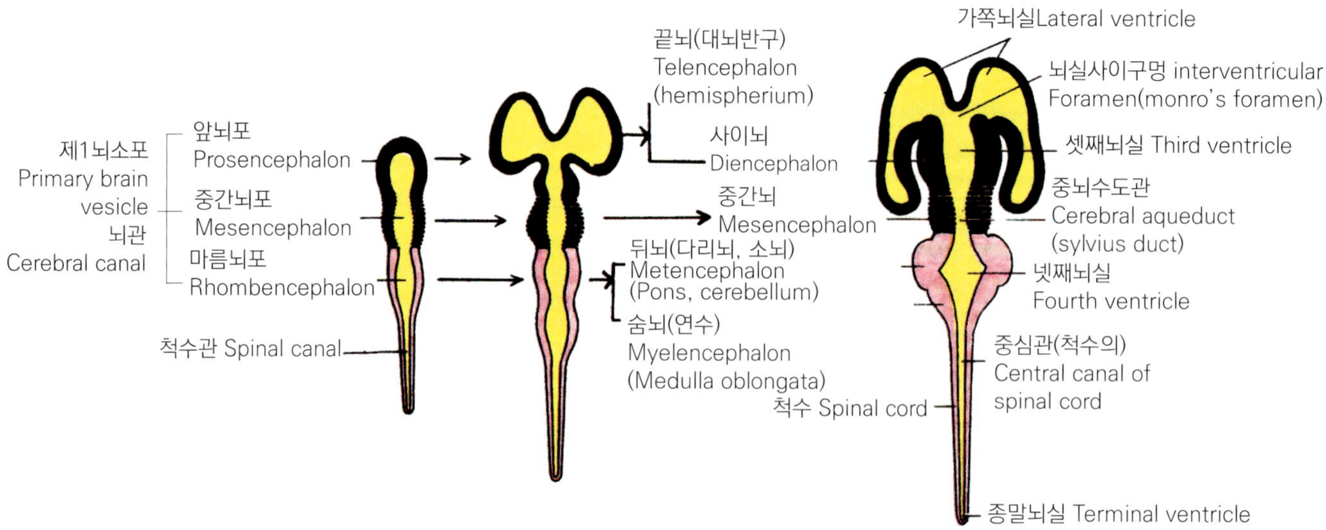

그림 10-1

신경관(뇌, 척수관)의 발육과 분화

1) 뇌 brain

뇌는 머리뼈 skull 안에 있는 1100~1700g 내외의 무게를 갖는 기관으로서 체중의 1/40 밖에 되지 않지만 생명 그 자체이며 산소의 소모량은 전신에 대한 20%로 막대한 에너지를 요구하는 중요한 기관이다. 뇌는 3중으로 된 뇌막에 싸여 보호된다. 머리뼈공간 안쪽에 부착된 가장 바깥쪽을 경질막 dura mater이라고 한다. 백색의 질긴 섬유성 결합조직으로 구성되어 있으며 많은 혈관과 신경을 갖고 있다.

경질막은 머리뼈공간의 안쪽에 부착되어 있으므로 머리뼈의 안쪽 골막을 이룬다. 경질막과 연질막 사이에 있는 거미막(지주막) arachnoid mater은 그물모양의 얇은 막으로 신경의 분포는 매우 미약하며 혈관은 없다. 가장 안쪽에 있는 연질막 piamater은 대단히 얇은 막으로서 뇌와 척수의 세포들에게 영양을 공급해 주는 혈관을 비롯하여 신경을 갖고 있다. 한편 거미막과 연질막 사이에 거미막밑공간(지주막하강) subarachnoid space이 있으며 이곳에는 뇌척수액 cerebrospinal fluid(CSF)이 들어 있다. 거미막밑공간은 허리뼈천자(요추천자) lumbar puncture 부위로 이용되며 천자부위는 셋째~넷째 허리뼈 사이로 좌우엉덩뼈능선 최고점의 연결선상인 Jacob's line이 선택된다.

뇌는 대뇌, 소뇌 및 뇌줄기로 구분된다(그림 10-2). 뇌줄기(뇌간) brain stem는 대뇌와 소뇌 및 척수의 연결부로서 작용하는 외에 생명 유지에 필요한 기능을 갖는 부분이며 많은 뇌신경의 기시, 종지핵을 갖고 있다. 뇌줄기에는 사이뇌, 중간뇌, 다리뇌, 숨뇌가 있다.

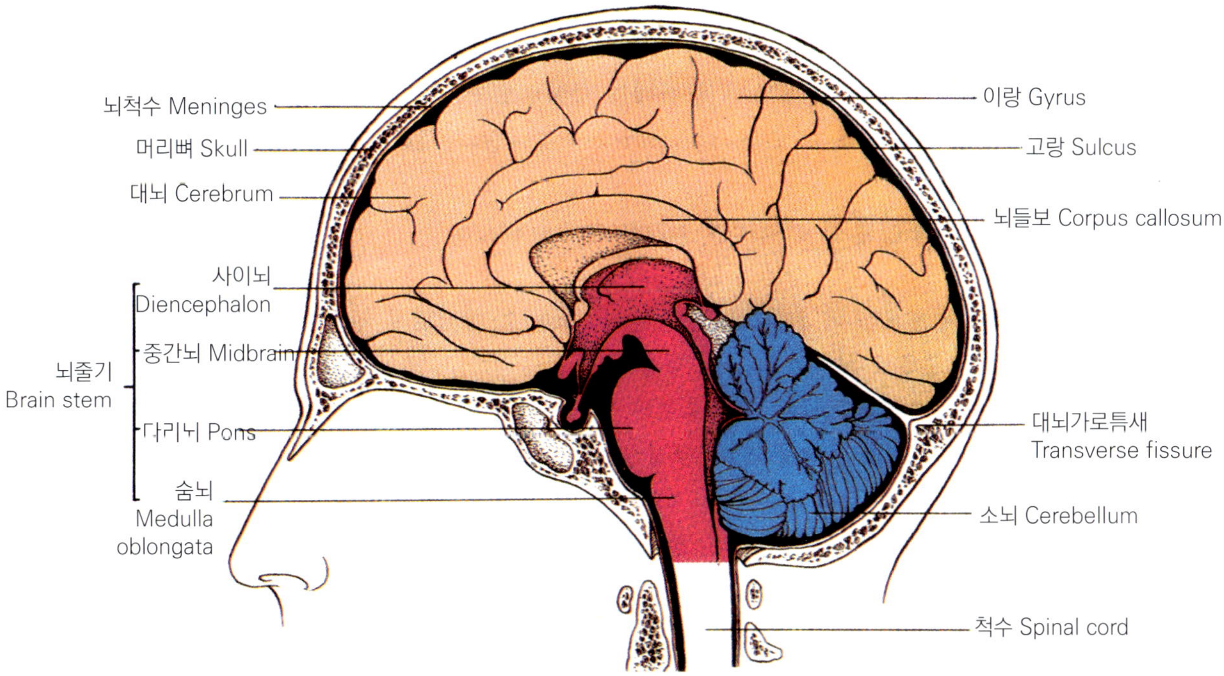

그림 10-2

뇌의 구분

(1) 대뇌 cerebrum

대뇌는 뇌신경 중 가장 고위의 중추로 뇌전체 중량의 80%를 차지하며 중심고랑과 가쪽고랑을 중심으로 양분되는 좌·우 양반구로 되어 있다. 반구의 표층은 회색질로 되어 있어서 대뇌겉질 cerebral cortex이라고 하며 안쪽면은 뇌들보(뇌량) corpus callosum에 의해 연결되어 있다. 중심고랑과 가쪽고랑을 경계로 이마엽(전두엽) frontal lobe, 마루엽(두정엽) parietal lobe, 관자엽(측두엽) temporal lobe 및 뒤통수엽(후두엽) occipital lobe으로 구분한다(그림 10-3). 이들이 차지하는 면적은 이마엽이 전체의 40%, 마루엽과 관자엽이 각각 21%, 뒤통수엽이 17% 가량되며 각각 같은 이름의 머리뼈 밑에 내재되어 있다.

대뇌는 고도의 뇌기능을 갖춘 중추이다. 즉 수의적 근육운동과 다양한 감각기관으로 부터 받아들여지는 감각을 판독하며, 기억의 정보를 저장하고 필요에 따라 적응시킨다. 또한 사람의 지능과 개성을 결정하는 기능도 수행한다.

① 대뇌겉질과 속질의 구조

대뇌겉질 cerebral cortex의 단면을 현미경으로 관찰해보면 6층으로 되어 있고 겉질의 두께는 2~5mm의 회색질 gray substance이며 성인의 경우 표면적이 2000~2500cm^{2}나 된다. 대뇌겉질을 이루고 있는 신경세포는 무려 140억개나 된다. 대뇌겉질의 신경세포들이 모양, 크기 및 분포사항이 부위에 따라 다르기 때문에 Brodmann은 대뇌겉질을 52영역 area으로 나누고 각기 번호를 부가하였다. 대뇌속질 cerebral medulla은 백색질 white substance로 되어 있는데 여기에는 겉질의 신경세포들과 연결을 갖는 신경섬유가 여러방향으로 진행하고 있어서 진행방향과 기능을 기준으로 하여 3종류로 구분한다.

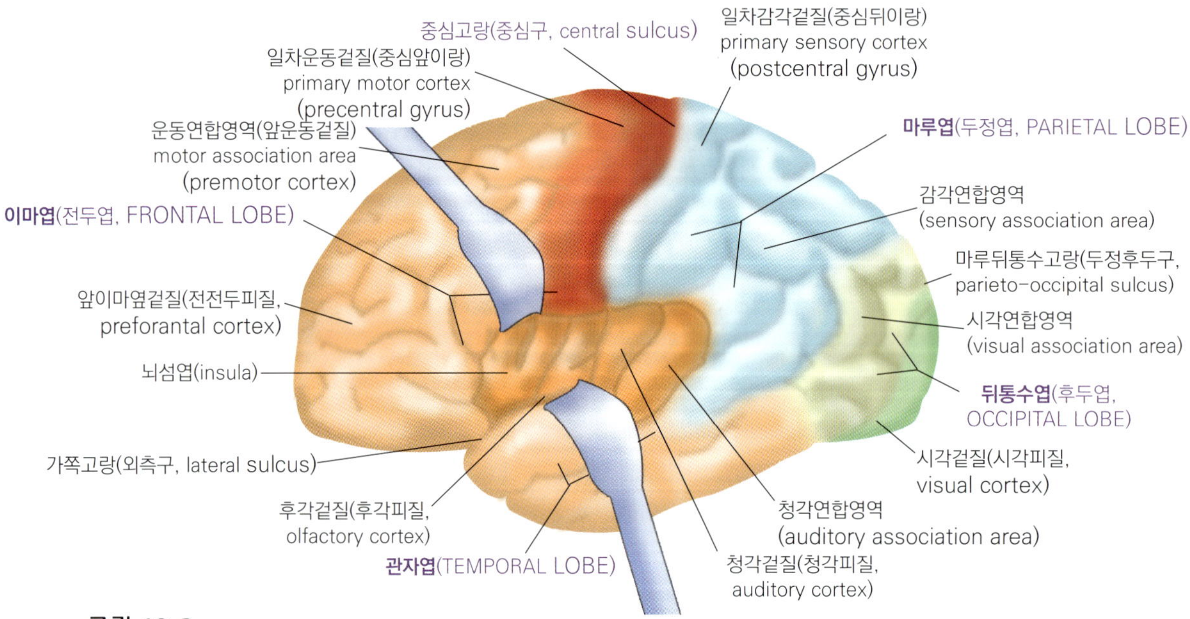

그림 10-3

대뇌반구의 구분

a. 투사섬유 projection fibers

대뇌겉질의 운동영역에서 시작하여 하위의 뇌, 척수, 전신말초 신경으로 흥분을 내려 보내는 섬유가 이에 속한다.

b. 연합섬유 association fibers

뇌의 같은 쪽 대뇌반구의 겉질을 연락하는 섬유이다.

c. 교차연결섬유 commissural fibers

좌·우의 대뇌반구의 겉질세포를 연락하는 섬유이다.

② 대뇌겉질의 기능

대뇌기능은 모든 정신적인 기능과 주요 운동, 감각, 내장 기능을 담당하고 있다.

a. 운동영역 motor area

운동 중추에는 뼈대근의 수의운동을 지배하는 피라밋로 중추 pyramidal center와 무의식적 운동이나 긴장을 지배하는 피라밋밖로 중추 extrapyramidal center가 있다.

피라밋로중추의 지배를 받는 운동영역은 이마엽과 마루엽을 분리하는 중심고랑 central sulcus 바로 앞에 있는 중심앞이랑(중심전회) precentral gyrus인 제1차운동구역 primary motor area에 있다(Brodmann의 제4구역).

또한 제1차 운동영역 바로 앞 부분을 점유하고 있는 제6, 제8영역도 운동에 관여하는데 이곳을 전운동영역 premotor area이라고 한다(그림 10-4 참조). 이곳을 자극하면 자세의 조정, 또는 다리의 관절을 굽히는 것과 같은 근육의 협력작용이 일어나고 있다. 구역별 기능은 다음과 같다.

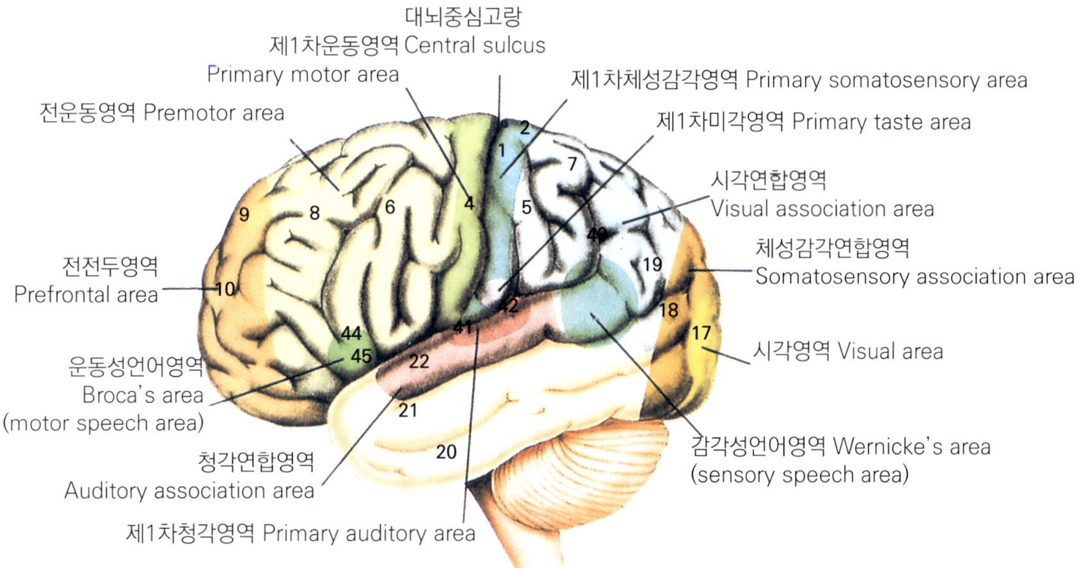

그림 10-4
대뇌겉질의 Brodman 구역

첫째, 1차운동영역은 수립된 운동 프로그램을 순서대로 실행에 옮기는 역할을 담당한다.

둘째, 운동을 담당하는 영역은 전운동영역과 보조운동영역인 대뇌반구 안쪽부위(얼굴, 팔)와 띠고랑(대상구) cingulate sulcus 뒤쪽(몸통과 다리)이다. 운동영역의 일부나 그곳에서 기시하는 신경로가 손상을 받으면 반대편에 해당하는 신체부위의 정교한 운동을 할 수 없게 된다. 지배영역은 위·아래가 반대이며 위쪽에서 아래쪽으로 다리, 몸통, 팔, 머리와 목 부위로 배열되어 있고 좌·우의 지배도 반대로 왼쪽의 근육운동은 오른쪽 중추의 지배를 받는다(그림 10-5).

b. 감각영역 sensory area

감각영역은 중심고랑 뒤쪽 중심뒤이랑(중심후회) postcentral gyrus에 있는데 제1, 2, 3, 5 그리고 제7영역의 일부가 체성감각영역에 해당된다. 1, 2, 3영역을 제1차 체성감각영역 primary somato sensory area이라 하고 5, 7영역을 제2차 체성감각영역 secondary somato sensory area이라고 한다. 이들 감각영역에서는 주로 피부의 일반감각인 온각, 냉각, 촉각 및 압각 등의 감각흥분이 감지되며 그외 근육감각, 근육의 장력상태 및 공간에서의 팔과 다리의 위치감 등을 주재한다. 지배영역은 운동중추 중 피라밋로 중추의 지배영역과 같이 위·아래관계나 좌·우 관계가 반대이다(그림 10-6).

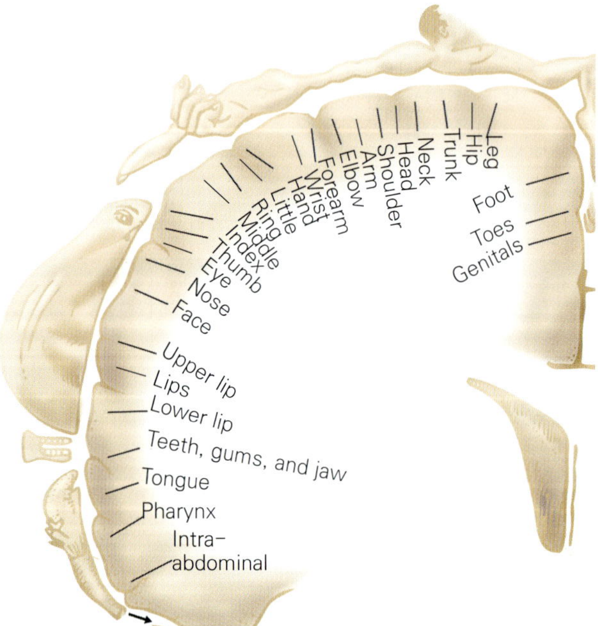

그림 10-5

운동영역의 지배부위

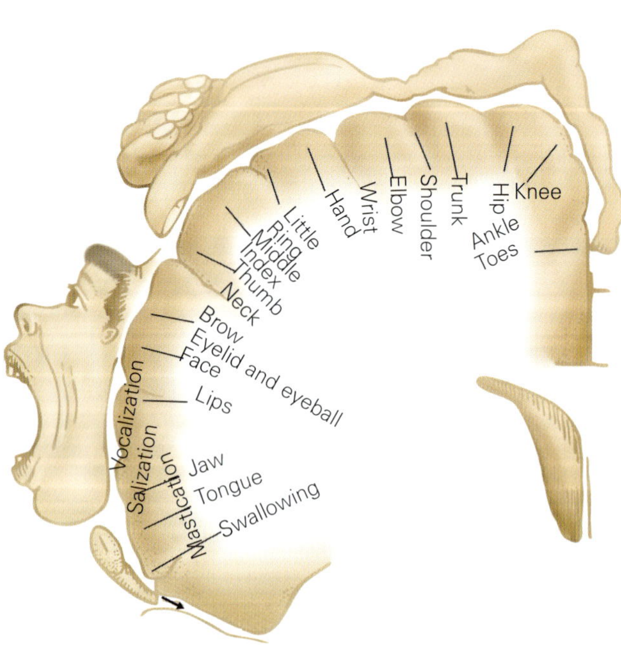

그림 10-6

감각영역의 지배부위

- 청각영역 auditory area : 청각영역은 관자엽의 가로관자이랑에 있는데 Brodmann의 제41, 42 영역을 제1차 청각영역 primary auditory area이라고 하며 제22영역을 제2차 청각영역 secondary auditory area이라고 한다(그림 10-4).
  주로 소리의 높고 낮음, 소리의 조율 등을 나타낸다. 음파에 의해 속귀의 달팽이관에서 받은 자극으로 유발된 흥분은 청각신경 auditory nerve과 그 전도로를 거쳐 관자엽의 대뇌겉질에 투사된다.
- 시각영역 visual area : 시각영역은 뒤통수엽에 있는데(그림 10-4) 제17영역을 제1차 시각영역, 제18영역을 제2차 시각영역, 제19영역을 제3차 시각영역이라고 한다. 눈에 빛이라는 자극원에 의해 물체가 비치면 안구의 굴절체를 통과하여 망막에 있는 시각신경을 자극한다. 이어 흥분이 전도로를 거쳐 뒤통수엽의 대뇌겉질에 유발전압을 일으켜 물체의 색, 크기, 모양, 운동 등을 인지하게 된다.
- 후각영역 olfactory area : 후각영역은 관자엽 안쪽면(해마)의 일부이며 Brodmann 50영역에 해당된다.
- 미각영역 taste area : 미각영역은 마루엽의 뒤쪽 중앙고랑 아래부위의 영역인 Brodmann 51 영역이 이에 해당된다.

c. 연합영역 association area

대뇌겉질의 3/4 이상이 이 구역으로 운동영역과 감각영역 등 앞서 설명된 모든 영역을 제외한 나머지 대뇌겉질을 모두 연합영역에 포함시킨다. 고등한 정신기능과도 관련이 있어 의지, 이해, 판단, 기억, 언어, 상상, 학습, 이성, 인격 등의 기능을 주재하고 여러 가지의 감각을 통합 integrate 하여 이 자극의 정체가 무엇인가를 인식케하는 등 모든 기능을 총괄적으로 발휘하기도 한다.

이 영역의 대뇌겉질에 손상이 생기면 어떤 행동을 하고자 마음속에 계획하고 실천에 옮기려 할 때 혼란이 생겨서 수의적인 동작을 질서있게 전개할 수 없다. 그러나 명령에 따라 하나하나 혹은 간단한 동작은 순차적으로 수행할 수 있다. 연속적인 동작이 불가능한 상태에 있을 때 이러한 증상을 실행증 apraxia이라고 한다. 예를들면 양말을 신기전에 신발을 신는다든지, 편지내용을 봉투에 넣기전에 미리 봉투를 봉해버리는 동작이 이에 속한다.

연합영역의 일부가 병적으로나 실험적으로 파괴되면 여러 가지 특징을 분석하는 것과 다른 감각경험과의 차이점을 알아내지 못함으로써 감각의 내용을 파악하지 못하는데 이런 증상을 실인증 agnosia이라고 한다.

실인증의 종류에는 시각영역 근처의 연합영역인 제18, 19영역이 양측성으로 크게 파괴되면 시각적으로 대상을 인식하지 못하여 아무것이나 입에 넣어 씹어보는 시각성 실인증 visual agnosia과 청각영역 근처에 양측성으로 손상을 받으면 소리는 듣지만 청각 경험의 의미를 인식하지 못하는 청각성 실인증 auditory agnosia 등이 있다.

③ 기억 memory

학습의 결과 얻어진 지식을 그대로 보유하여 저장하는 과정으로 감각과 운동 등을 되풀이하면서 어떤 자극에 대하여 이를 감각하고 이것을 머리에 아로새겨 두었다가 자극이 없어진 후 그 정보를 다시 되새기는 정신기능을 기억 memory이라 한다. 사람이 다른 동물과 구별되어지는 것도 이런 지적 성장의 발전이 큰 몫을 차지한다. 실로 생각하고 판단하며 학습을 진척해 가는 것도 기억을 바탕으로 한 대뇌의 기능이라고 할 수 있다.

기억은 획득된 지식의 종류에 따라 서술성 기억 declarative memory와 비서술성 기억 non-declarative memory로 대별할 수 있다.

서술성 기억은 의식적으로 노력하여 얻은 지식을 저장한 후 의식하여 회상할 수 있는 기억을 말한다.

비서술성 기억은 어떤 지식이 습득되었는지 모르는 사이에 무의식적, 자동적 또는 반사적으로 기억하는 것을 말한다.

기억에는 짧은 기간동안 머리에 간직되었다가 사라지거나 비교적 불안정하여 머리부위의 외상이나 충격에 의해 사라지는 성질의 단기기억 short-term memory과 오랫동안 머리속에 간직되며 여러 변형을 통해 확고해지고 머리부위의 외상이나 충격에 의해서도 사라지지 않는 성질의 장기기억 long-term memory이 있다.

단기기억이 비록 짧은 기간 동안 지속되지만 전화번호의 기억과 같은 것은 얼마동안 적은 양의 정보를 기억할 수 있게 된다. 한편 장기기억은 정보의 반복적인 회상과 되풀이되는 감각경험에 의해 만들어지기 때문에 사람의 이름, 생년월일, 문자의 철자 등 언어에 쓰이는 낱말의 저장된 정보는 재빨리 다시 회상해 낼 수 있다.

④ 바닥핵 basal ganglia

대뇌반구 속질부내에 있는 백색질 white substance에 신경핵들이 집단을 이루고 있는 회색질 gray substance 덩어리를 바닥핵(기저핵) basal ganglia(대뇌에 있을때 대뇌핵 cerebral nuclei)이라고 한다. 바닥핵에는 꼬리핵(미상핵) caudate nucleus, 렌즈핵 lenticular nucleus, 대상핵 claustrum, 편도체 amygdaloid body 등 4쌍이 있다(그림 10-7).

꼬리핵 caudate nucleus은 가쪽뇌실 바로 바깥쪽에 있으며 가쪽벽을 따라 가는 긴 핵이다.

렌즈핵 lenticular nucleus은 렌즈형의 핵으로 안쪽에 창백핵 globus pallidus과 바깥쪽의 조가비핵 putamen으로 구성되어 있다. 두핵은 가느다란 신경섬유로 중간뇌의 흑색질이나 다리뇌 pons의 교핵과 연락하고 있다. 이부분이 손상을 받으면 근육의 강직이나 불수의운동(무도병, 파킨슨증후군)이 일어난다.

대상핵 claustrum은 뇌섬엽(도) insula 안쪽에 있는데 그 기능은 불분명하다.

편도핵 amygdaloid nucleus은 렌즈핵의 배쪽에서 자율기능과 피라밋로계통에 관여하고 있다.

사람에게서 바닥핵이 손상을 받으면 운동기능의 통합이 불완전해지고 자발적 이상운동이 일어나는데 이런 증상을 파킨슨병 Parkinson's disease이고 한다.

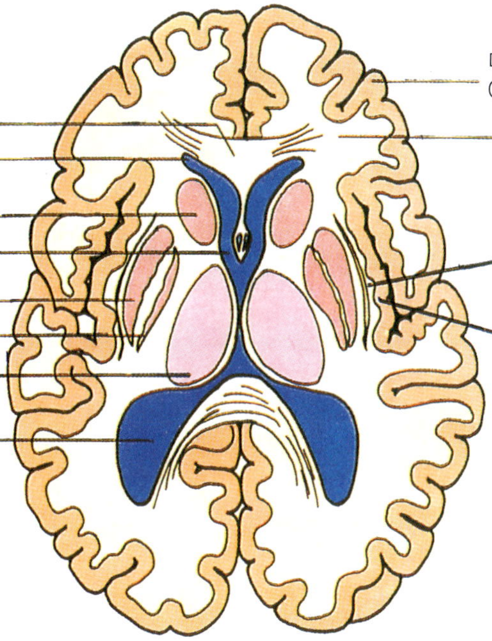

그림 10-7
대뇌의 바닥핵

이 병은 줄무늬체(선조체) corpus striatum(꼬리핵과 조가비핵)와 창백핵(담창구) globus pallidus의 변성에 의해 일어난다.

파킨슨병의 증상은

a. 얼굴근육과 손가락 그리고 다리에 빠른 빈도의 떨림 tremor이 자발적으로 일어나는 운동장애로 떨림의 빈도는 매초 4~8회 정도이다.

b. 근육경직으로 팔다리의 경직과 함께 표정이 굳어진다.

c. 자세와 근육의 긴장도에 변화가 나타나는데 걸음걸이는 앞으로 구부린 자세를 한채 작고 빠른 설음 폭으로 넘어질듯이 발을 끌며 걷는다. 이들 질환은 신경흥분 전달물질의 결핍이 원인이 된다.

줄무늬체의 변성 후에는 근육의 긴장이 떨어짐과 더불어 무도병 chorea과 무정위운동증 athetosis 등의 불수의적 운동과다 hyperkinesia 현상이 일어난다. 무도병은 주로 꼬리핵이나 조가비핵에 위축 또는 손상에서 오는 과잉운동성 증세로 억제할 수 없는 일련의 근육운동이 팔다리와 얼굴근육에서 일어나서 되풀이되는 질환으로 심해지면 춤추는 듯한 상태까지 빠지게 된다. 깨어있는 동안 거의 연속적인 질환이다.

무정위운동증 athetosis은 렌즈핵에 손상부위가 있는 질환으로 팔말단의 근육수축이 서서히 물결치듯 팔로 퍼져나가는 운동으로서 마치 벌레가 꿈틀거리는 것처럼 보인다. 처음에는 손과 손가락을 편 채 전신운동을 하고 심한 경우는 팔, 얼굴, 혀 등으로 파급되며 이어서 한쪽으로 꼬이게 된다. 이 운동은 매우 느리게 나타나며 이 운동도 잠자면 사라지고 흥분하면 촉진된다.

⑤ 변연계 limbic system

대뇌는 변연계 limbic system와 새겉질(신피질) neocortex로 구성된다.

변연계라 함은 1878년 P. Broca가 포유동물 뇌에서 공통적으로 볼 수 있는 사이뇌를 둘러싸고 있는 가장자리 겉질구역을 변연계라 부른데서 연유되었다.

새겉질이란 대뇌의 표면에서 발생학적으로 가장 늦게 발생된 부위이기 때문에 붙인 이름이다. 변연계는 동기유발의 기본이 되는 기억 memory과 학습 learning, 각성에 대한 특별한 기능 그리고 감각을 그대로 전달 중계하고 정서표현에 관여한다. 동기유발과 정서의 조절을 위해 자율신경계통과 내분비계통의 조절을 통한 내장장기의 직접적인 영향을 받으며 그물체조직과 세동이(삼조체)를 통해 체성신경계에 직접 영향을 행사한다.

변연계의 기능으로는 동물이 생존하기 위한 섭식행동, 음수행동, 투쟁, 개체보존과 종족보존을 위한 집단행동과 성행위 등 본능행동에 깊이 관여한다. 본능행위가 이행될 때 쾌감을 느끼나 장애받게 되면 불쾌감을 유발하게 된다. 불쾌감을 느끼면 본능적으로 공포와 도피반응을 나타내는데 분노 또는 공격반응 등 정서반응에도 관여한다. 그래서 변연계를 정서뇌라고도 한다.

⑥ 뇌전도 electroencephalogram

뇌는 심장과 같이 주기적이고 조직적인 전압을 생성하는데 대뇌겉질의 기능은 단일신경세포의 활동이 아니라 수많은 신경세포들의 활동에 의한다. 이와 같은 신경세포 집단의 행동을 관찰하는 지표로 겉질표면 또는 머리피부 표면에 여러개의 전극을 설치하고 이들 전극사이에서 발생되는 모든 전기적 변동을 기록하는 방법을 사용한다.

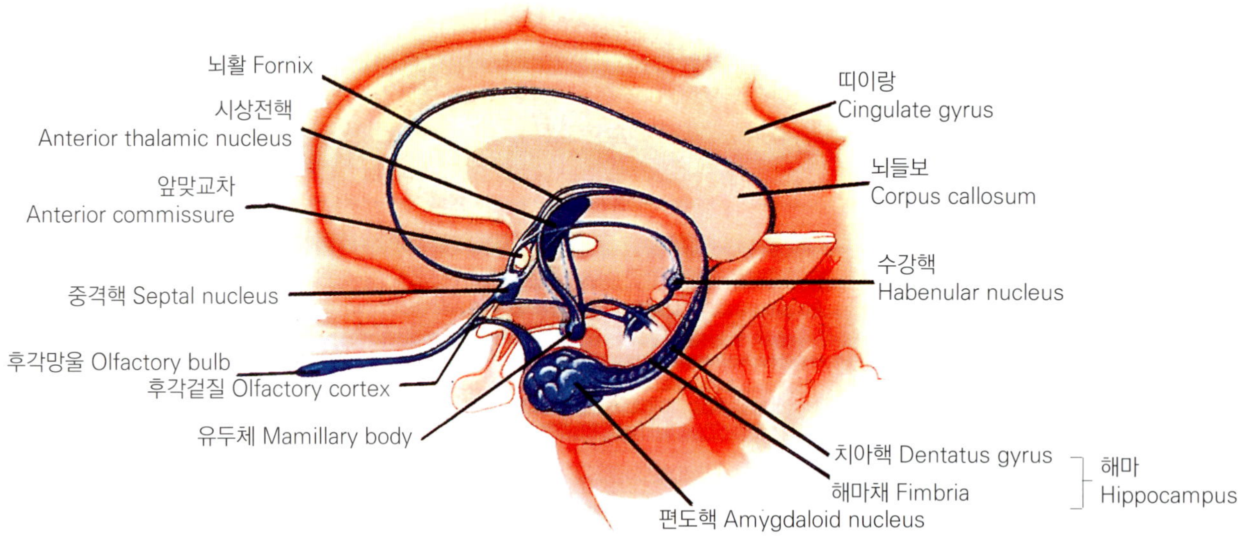

그림 10-8

대뇌변연계

겉질표면에서 기록하는 경우를 겉질전기도 electrocoriticogram(ECo-G)라 하고 머리의 피부 표면에서 기록하는 경우를 뇌전도 electroencephalogram(EEG)라 한다. 이때 기록되는 곡선은 대체로 정형곡선 sine curve에 가까운 파형이며 주파수에 따라 α, β, θ, δ파의 4가지 파로 분류한다(그림 10-9). 이러한 EEG는 임상적으로는 주로 수면의 단계를 구분하고 뇌기능의 이상을 진단하는데 사용된다.

a. 알파파 α-wave

중간속파로 주파수가 8~13cps이고 파고 amplitude는 50μV 정도이다. 마루엽과 뒤통수엽에 걸쳐 시각영역에 해당하는 부위에서 잘 포착되며 일반적으로 눈을 감고 조용히 쉬고 있을때 잘 기록된다. 뇌파의 변동은 나이에 따라서 다르게 일어난다. 즉 생후 2~3개월에는 2~3cps, 1년에는 4~7cps, 4~5세 경에는 8cps, 14~19세에 완전한 성인의 α-파가 된다.

b. 베타파 β-wave

속파로 주파수가 14~30cps이고 파고가 5~10μV이다. 이마엽과 마루엽 부위에서 관철되며 진폭이 가장 작은 뇌파로 주위를 집중하여 정신활동을 할때는 뇌전체에 광범위하게 나타난다.

c. 씨타파 θ-wave

서파에 속하며 강한 흥분상태의 어른이나 어린이에게 나타난다. 주파수는 4~7cps이고 파고는 50μV 이상 진폭이 크고 규칙적이다. 특히 쥐었던 물건을 뺏겨 불쾌하고 낙담한 어린이나 실망한 젊은 여성에게서 잘 나타난다. θ파를 포함하여 주파수가 8cps 이하의 뇌파를 서파 slow wave라고 한다.

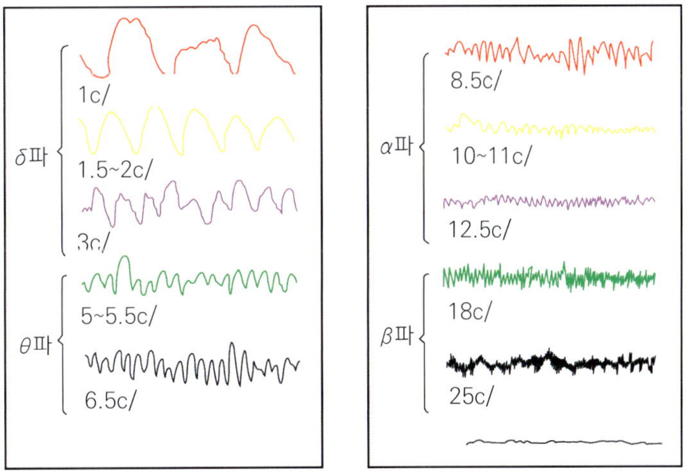

그림 10-9

뇌전도의 파형

d. 델타파 δ-wave

불규칙한 서파로 주파수가 0.5~3.5cps이고 파고가 200μV 가량이며 정상시 어린아이에게서, 어른에서는 수면 sleep시 나타난다. 어른의 경우 뇌에 종양 tumor, 중독, 정신박약, 간질 등 이상이 있을 때는 각성시에도 나타난다. 수면시에도 수면상태에 따라 변동이 일어나는 데 졸린 drowsy 상태에서는 4~6cps, 수면시에는 10~12cps가 된다.

(2) 소뇌 cerebellum

소뇌는 대뇌의 뒤통수엽 아래쪽, 다리뇌와 숨뇌의 등쪽에 위치하며 넷째뇌실의 지붕역할을 하고 있다. 소뇌는 정중앙부의 소뇌벌레(충부) vermis와 좌·우소뇌반구 L. R. cerebellar hemisphere로 구성되어 있다. 발생학적으로 보면 소뇌벌레는 하등동물에 발달되었고 소뇌반구는 고등동물에 잘 발달된 기관이다. 소뇌는 대뇌와 척수사이에 있으면서 피라밋밖로계 중추로 신체운동의 협조와 평형 및 자세조정 그리고 근육의 긴장에 의한 운동의 조정에 관여하고 있다.

① 소뇌의 구조

소뇌의 표면에는 가로방향으로 소뇌틈새 cerebellar fissures가 달리고 틈새와 틈새 사이에 좁은 소뇌이랑 cerebellar gyrus이 형성되어 뇌중에서 가장 많은 주름을 이루고 있다(그림 10-10). 소뇌는 위, 중간, 아래에 세쌍의 소뇌다리 cerebellar pedunceles에 의하여 뇌줄기와 연락하고 있다.

아래소뇌다리(하소뇌각) inferior cerebellar peduncles는 다리나 관절과 같은 활동적인 몸의 여러 부위와 연관된 감각정보를 척수나 숨뇌를 통해 소뇌로 받아들인다. 중간소뇌다리 middle cerebellar peduncles는 대뇌겉질로부터 다리뇌핵에서 중계된 섬유를 받는다. 소뇌는 아래·중간 뇌다리로부터 정보를 통합 분석한 다음 위소뇌다리 superior cerebellar peduncles를 통해 중간뇌로 보낸다. 반응에 있어서 운동충격은 다리뇌와 숨뇌 그리고 척수를 통해 밑으로 전도되며 몸이 원하는 운동을 하기 위해 뼈대근육을 자극하거나 억제한다.

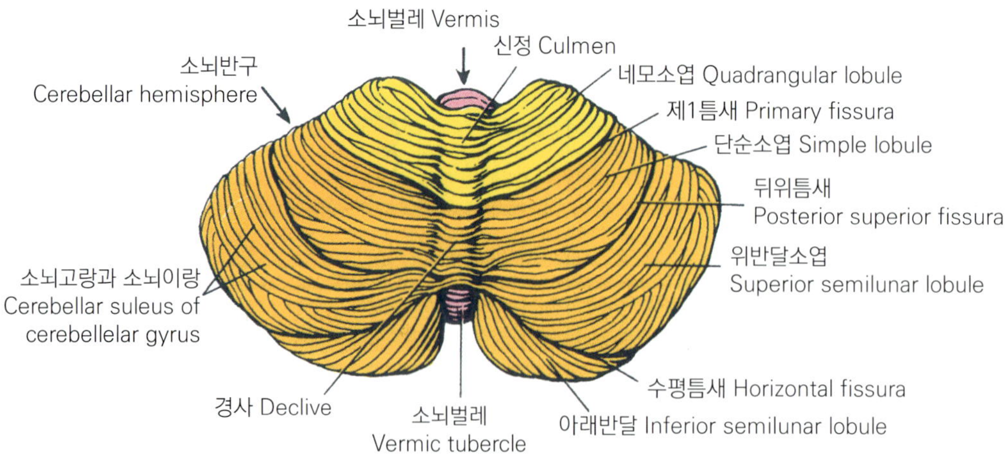

그림 10-10

소뇌(위에서 본 것)

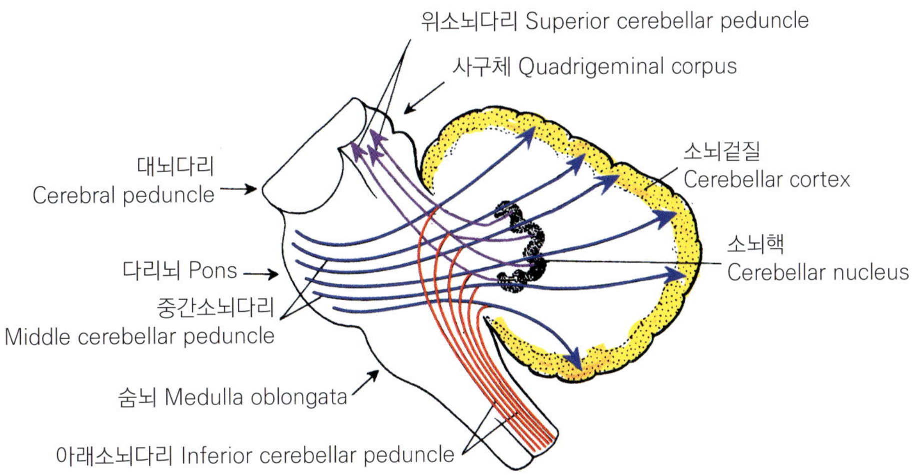

그림 10-11

소뇌다리의 주행방향

② 소뇌의 기능

소뇌는 속귀의 안뜰기관, 시상, 대뇌바닥핵, 대뇌겉질의 운동영역과 직접 혹은 간접적으로 연관을 맺으면서 신체의 자세와 근육 긴장도를 정밀하게 교정한다든지, 느린 목표지향성 운동이 진행하는 동안 진로교정 등을 뼈대근의 조절과 협조로 이루어내는 자세유지중추로서 역할을 담당하고 있다.

한편 소뇌에 손상이나 적출했을 때 나타나는 증상은

첫째, 근육의 긴장이 떨어져 근력이 약해지고 쉽게 피로 현상이 나타난다.

둘째, 정지된 상태에서 나타나는 정지떨림 static tremor과 동작 때 나타나는 동작떨림 kinetic tremor이 나타난다.

셋째, 겨냥이상 dysmetria이 나타나 발을 내디딜 때 필요이상으로 내딛어 앞으로 간다든지 혹은 손을 펴서 물건을 잡으려 할 때 목적물건에 닫기 전에 멈추는 현상 등이 나타난다.

넷째, 언어장애 speech defect가 일어나 말을 하려 할 때 소리의 강도와 기간을 조절하지 못하여 소리의 높고 낮음, 길고 짧음 그리고 강약이 정상인과 다르게 나타난다.

(3) 사이뇌 diencephalon

사이뇌는 대뇌와 중간뇌사이의 부분이며 셋째뇌실의 양쪽벽을 이루고 있다.

대뇌반구로 덮여 있어 밖에서는 관찰이 불가능하며 그 중요한 부분은 시상 thalamus, 시상하부 hypothalamus, 시상상부 epithalamus, 시상후부 metathalamus로 이루어져 있다.

① 시상 thalalmus

사이뇌의 윗쪽부위로 대뇌겉질 바로 아래쪽에 있으며 사이뇌를 구성하는 부분 중 가장 크고 20~50여개의 많은 신경핵군을 이루면서 셋째뇌실 양쪽벽이 되는 회색질이 주체이다(그림 10-12).

시상 내부에 있는 여러 핵은 감각전도로에 관여하며 전신의 피부감각을 비롯하여 시각, 청각 등 모든 감각전도로의 중계소가 된다. 또한 감각을 통합하기도 한다. 시상은 대뇌, 소뇌, 시상하부로부터 신경섬유를 받으며 시상에서 받은 정보를 대뇌겉질에 전달하는 중계역할을 한다. 그러므로 대뇌겉질의 많은 구역은 시상과 연결이 단절되면 완전히 기능을 상실하게 된다. 대뇌겉질이 발달되지 못한 뇌에서는 감각의 최고 중추이다. 대뇌겉질이 없는 하등동물의 경우 시상에서 모든 정보를 처리하고 있다.

a. 시상의 기능

- 감각에 관한 기전 : 수용체로부터 임펄스가 들어오면 통각, 온각, 촉각을 약간 느끼게 된다. 한편 시상핵내에 있는 신경세포는 후각을 제외한 모든 종류의 감각을 대뇌에 연결시켜 준다.
- 즐거움이나 불쾌감 등을 느끼게 하는 정서적인 기전에 관여한다.
- 잠에서 깨어나게 하든지 정신을 차리게 하는 기전에 관여한다.

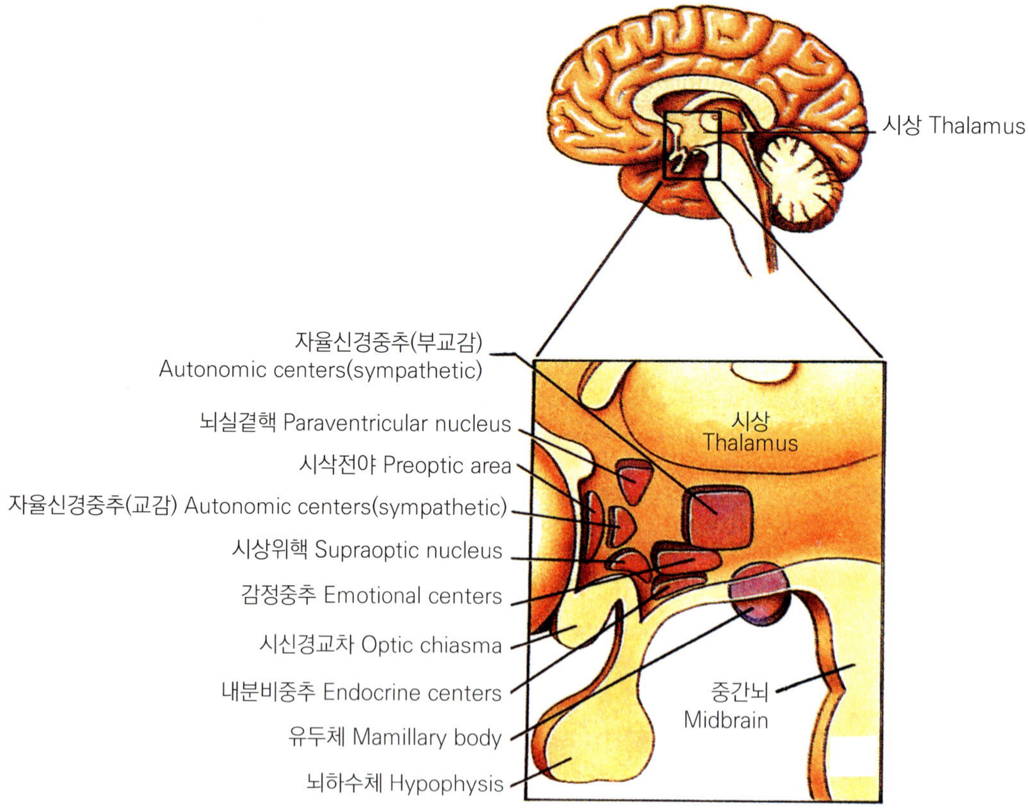

그림 10-12

시상하부

- 복잡한 반사운동을 일으키는데 관여한다.
- 시상에 손상이 생기면 동통, 온도의 변화, 촉각에 대한 인식이 강화되거나 감소된다.
- 감각에 대한 정보를 대뇌에 전달하는 중계역할을 담당하고 있기 때문에 통각에 대한 예민성이 커지든지 혹은 의식상실에 까지 갈 수 있다.
- 기분이 매우 좋은 자극으로 전환될 수도 있고 기쁨의 감각을 정서적으로 느끼게도 한다. 반면 불쾌감이 극도에 달하여 성격의 괴팍성도 나타날 수 있다.

② 시상하부 hypothalamus

시상의 아래부위를 가르키며 시상아래고랑 hypothalamic sulcus에 의해 시상과 구분된다. 여기에는 여러개의 신경핵이 집단으로 있으며 셋째뇌실의 바닥을 이루고 있다.

시상아래부위는 시상으로부터 많은 신경섬유와 척수 및 숨뇌로부터 오는 흥분을 받을 수 있는 많은 신경섬유들이 있다. 사람에 있어서는 약 5g 정도의 작은 구조며 척추동물에서는 생체의 내부환경을 조절하는데 가장 중요한 역할을 한다. 한편 신체의 항상성을 관장하는 중추로 대뇌가 제거된 동물은 별 어려움없이 살아갈 수 있지만 시상하부를 제거한 동물을 생존시키려면 세심한 주의를 요하게 된다.

a. 시상하부의 중요기능

- 자율신경 중추가 있어 체내의 내장 효과기(호흡, 심장기능, 혈관운동)에 대하여 교감신경과 부교감신경의 흥분을 촉진 혹은 억제하는 기능을 담당한다.
- 대뇌겉질과 하위 중추와의 중계 역할을 한다. 즉 정신적 감정을 행동으로 나타내며 육체에서의 정신적 영향을 중성으로 유도함으로써 마음이 인체에 영향을 미치게 된다.
- 신경뇌하수체를 통해 배설하는 vasopressin과 oxytocin 등의 호르몬을 합성하며 이들 호르몬들의 분비도 조절한다.
- 음수중추 drinking center가 있어 수분평형 유지를 담당한다. 시상하부의 바깥쪽을 파괴하면 물을 마시지 않게 된다. 이것은 식욕감퇴에 해당하며 또 이곳에 고정성 식염수를 주입하면 많은 양의 물을 마시게 된다. Anderson과 McCann(1955)에 의하면 시상하부에 삼투압 수용기가 있어 혈액의 삼투압이 높아지면 갈증현상이 나타난다고 한다.
- 각성상태 유지와 주의집중력, 식욕과 음식물 섭취조절 중추가 있다. 시상하부의 복외측핵 ventrolateral nuclei에는 섭식중추 feeding center가 있고 복내측핵 ventromedial nuclei에는 포만중추 satiety center가 있는데 이들 중추는 상호길항적이다. 복외측핵을 파괴하면 먹이를 보고도 먹지 않고 몸무게가 감소되고 마지막에 가서는 굶어죽는 식욕감퇴증 anorexia이 나타난다.

  한편 복내측핵을 파괴하면 과식증 hyperphagia이 나타나 피부밑지방이 축적되고 비만증 obesity이 되는데 이는 포도당으로부터 지방의 전환이 촉진되기 때문이다.
- 시상하부에는 체온조절 중추가 있어 체온의 정상화를 유지하고 있다. Magoun(1938)은 시상하부의 앞부분인 시각로와 앞맞교차사이를 가열하면 발한, 혈관확장, 헐떡거림이 나타나며 반

대로 시상하부의 뒷부분이 흥분됐을 때에는 털이 서고 혈관이 수축되며 떨림이 일어나는 체열 조절중추를 이룬다고 보고하였다.

- 먹고 마시고 성교 등의 기본욕망에 대한 기쁨과 충족 등의 보람중추가 있어 이를 원만하게 조절하고 있다.
- 공포, 분노와 같은 기본적인 정서반응과도 밀접한 관련이 있으며 그밖에 동공확대, 침분비 증가와 같은 현상에도 관계하고 있다. 시상하부에 이상이 생기면 소화관기능, 혈관운동, 체액량 조절, 신진대사 및 정서반응에 지장을 초래하게 된다.

(4) 중간뇌(중뇌) medbrain

중간뇌는 끝뇌와 다리뇌 및 소뇌를 연결하는 뇌줄기 brain stem 중의 잘룩한 곳으로 등쪽의 중간뇌덮개(중뇌개) tectum, 중앙의 피개 tegmentum, 배쪽의 대뇌다리 cerebral peduncle로 되어 있다(그림 10-13).

① 중간뇌덮개 tectum

등쪽의 중간뇌덮개에는 2쌍의 위·아래둔덕인 사구체 quadrigeminal bodies가 있다. 위둔덕(상구) superior colliculus은 시각전도로의 중개소로 시각반사, 동공반사, 수정체의 초점 조절 기능을 갖고 있다. 아래둔덕(하구) inferior colliculus은 청각전도로의 중계소로 청각반사를 나타내며 환경에 대한 신체의 정방향반사가 있어 갑작스런 폭음에 대한 놀램과 동시에 그 쪽으로 몸을 돌리는 현상을 나타내기도 한다.

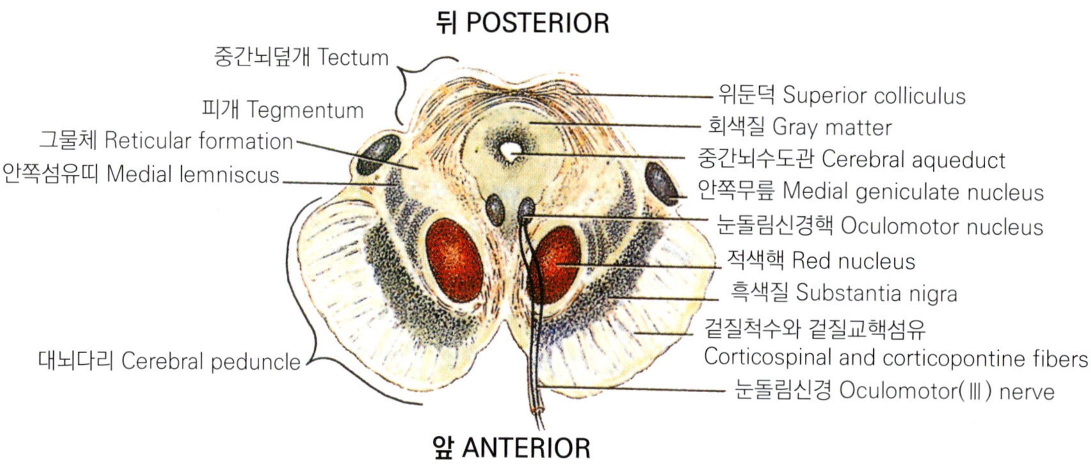

그림 10-13

중간뇌단면

② 피개 tegmentum

중앙부위의 피개는 대뇌로 들어가는 들신경섬유, 즉 감각섬유들이 지나는 곳으로 계란모양의 적갈색의 회색질로 된 1쌍의 적색핵 red nucleus이 있다. 적색핵은 소뇌 및 척수의 중추와 연락을 취하며 또 자세를 유지하는 것과 연관된 반사의 기능을 갖는다. 대뇌, 소뇌, 척수 사이의 중요한 운동핵이 되며 짙은 회색을 띤 활모양의 흑색질 substantia nigra이 있어 피개와 대뇌다리의 경계를 이루고 있다.

③ 대뇌다리 cerebral peduncle

배쪽의 대뇌다리는 대뇌의 운동명령을 원심성으로 내려보내는 신경로로 1쌍의 기둥 모양의 백색질이며 그 중앙부는 피라밋로 pyramidal tract가 차지하고 있다.

④ 중간뇌수도관 cerebral aqueduct

또한 피개와 중간뇌덮개 연결사이에는 셋째뇌실과 넷째뇌실을 연결하는 가느다란 중간뇌수도관 cerebral aqueduct이 있다. 그 내부에는 뇌척수액 cerebrospinal fluid이 채워져 있고 그 주위에 있는 회색질 부위에는 눈돌림신경의 세포체가 있어 눈돌림신경 oculomotor nerve의 기시부가 된다.

(5) 다리뇌(교뇌) pons(그림 10-14)

중간뇌와 숨뇌를 연결하며 숨뇌 바로 윗쪽에 위치한다. 다리뇌에는 대뇌와 숨뇌로 달리는 신경섬유가 숨뇌보다 많고 소뇌에서 받은 신경섬유 다발이 포함되어 있기 때문에 숨뇌보다 더 큰 부피를 이룬다. 앞으로 팽윤된 상태로 있기 때문에 마치 뇌줄기를 둘러싸고 있는 모양을 하고 있다. 다

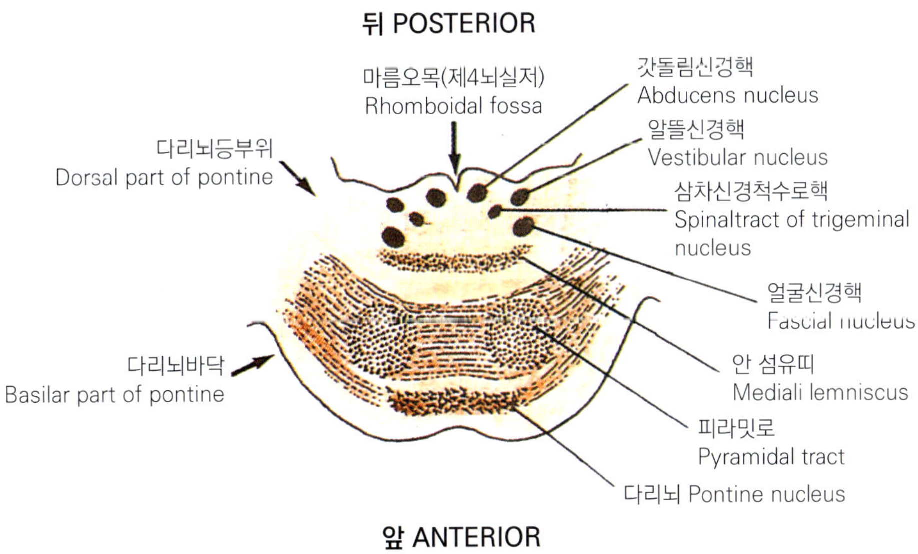

그림 10-14

다리뇌의 가로단면

리뇌의 윗쪽에는 호흡조절중추 pneumotaxic center가 있고 다리뇌의 1/3 뒷쪽에는 지속성 흡식중추 apneustic center가 있어 호흡의 정상적인 율동성을 유지한다. 또한 그물체의 일부가 있어 의식과도 관계가 있다. 다리뇌의 등쪽부분은 종신경섬유로 구성되며 충격을 숨뇌 및 대뇌로 또한 대뇌 및 숨뇌로 주고 받는다. 배쪽부분은 가로신경 섬유로 대뇌로부터 소뇌의 중추에 충격을 전달해준다.

다리뇌에는 여러개의 핵들이 있어 감각충격을 말초로부터 상위중추에 전달하는 기능도 갖는다. 이곳은 4쌍의 뇌신경 즉 제Ⅴ뇌신경(삼차신경 trigeminal nerve), 제Ⅵ뇌신경(갓돌림신경 abducens nerve), 제Ⅶ뇌신경(얼굴신경 facial nerve), 제Ⅷ뇌신경(속귀신경 acoustic nerve)의 기시부가 된다.

(6) 숨뇌(연수) medulla oblongata

숨뇌는 뇌의 끝부분을 이루는 부위로서 다리뇌와 척수를 연결하며 척수와는 명확한 경계가 없지만 뇌줄기의 가장아래쪽의 신경조직으로서 척수와 같이 회색질이 속질부에 있고 겉질부는 백색질로 둘러싸여 있다.

양쪽에는 1쌍의 팽대된 피라밋 pyramid이 있고 그 내부에는 운동을 지배하는 운동전도로인 피라밋로 pyramidal tract가 뻗어 있다. 그 아래쪽에 있는 섬유는 대부분 피라밋교차(추체교차) pyramidal decussation에 의해 좌·우로 교차되어 있다(그림 10-15).

피라밋 바깥쪽에는 각각 올리브 olive라 불리우는 부푼부위가 있는데 그것은 신경섬유의 큰 다발이 소뇌로 들어가는 곳이다.

회색질 부분에는 생명현상에 직접 관여하는 많은 중추들이 있다.

① 호흡중추

숨뇌에는 호흡운동을 조절하는 중추가 있어 혈액내 CO_2의 농도가 높아지면 이 중추가 자극되어 호흡운동이 활발해지며 기침이나 재채기에 관한 중추도 있다.

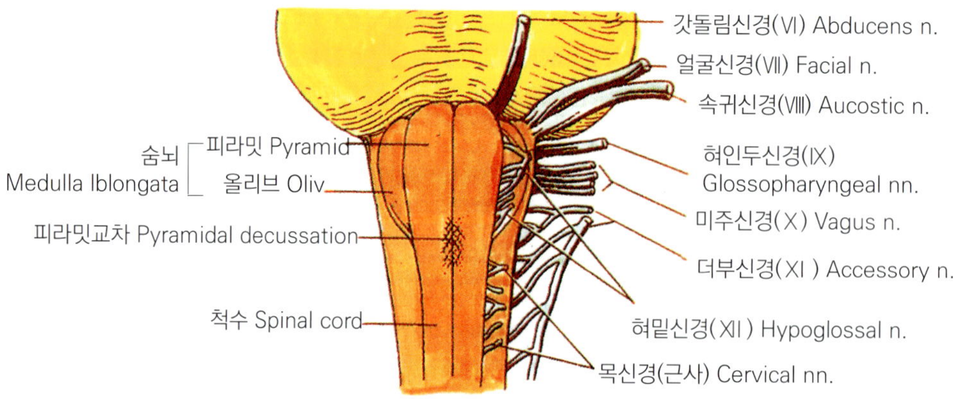

그림 10-15

연수

② 심장중추 및 혈관운동 중추

대동맥활이나 목동맥팽대에 있는 압력수용기가 흥분을 받으면 그에 따라서 혈압이 과도하게 올라간다든지 내려가는 것을 막도록 심장의 활동을 조절하게 된다.

③ 소화기에 관한 중추

숨뇌에는 침분비중추, 씹기반사중추, 흡입반사중추, 연하중추, 구토중추, 위액분비 중추가 있어 소화에 지배적으로 관여하고 있다.

④ 발한중추

발한중추가 있어 땀의 분비조절에도 관여하고 있다.

⑤ 눈의 보호작용을 하는 중추

각막이나 결막 등의 자극에 의해 눈을 감는 반사(폐안반사, 각막반사)중추나 눈물분비 중추가 있다. 특히 각막반사는 마취시 숨뇌의 기능을 조사하는데 쓰이고 있다.

2) 척수 spinal cord

척수는 뇌의 연장이며 척주관 vertebral canal 내부에 보호되어 있다. 윗쪽은 큰구멍 foramen magnum 높이에서 숨뇌에 연결되고 아래쪽은 첫째~둘째 허리뼈 사이에 있는 척수원뿔 medullary conon에서 끝난다. 셋째 허리뼈 밑에 있는 엉치뼈와 꼬리뼈 부위에는 척수에서 갈라지는 척수신경 spinal nerve만이 들어 있다.

(1) 척수의 구조 structure of the spinal cord

척수의 길이는 약 40~45cm이며 직경은 약 1cm, 무게는 약 30g의 원주상의 연한 백색 신경섬유나발이나. 척수원뿔의 끝은 가느다란 종말끈 terminal filum으로서 약 20cm나 되며 꼬리뼈의 뒤면에까지 연결되어 있다. 굵기는 일정하지 않으며 위·아래 두곳에 팽윤되어 있다. 목부위쪽 팽대부를 목팽대(경팽대) cervical enlargement라 하며 팔에 신경을 보내고 아래쪽의 허리팽대(요팽대) lumbar enlargement는 다리에 신경을 보낸다(그림 10-16).

척수의 외부에는 뇌 brain와 마찬가지로 3겹의 막이 있는데 이를 척수막 spinal meninges이라고 한다. 그중 바깥층을 경질막(경막) dura mater이라고 하는데 섬유질로 된 질기고 단단한 두꺼운 막으로 척주관 내면을 덮고 있으며 뇌의 경질막과는 달리 명확한 내외층막이 있다. 중간층의 막을 거미막(지주막) arachnoid membrane이라고 하는데 이 곳에는 뇌의 거미막에서 볼 수 있는 수조 cistern가 없다. 맨 안층의 막으로 척수의 표면을 싸고 있는 막을 연질막(연막) pia mater이라고 하는데 매우 섬세하고 혈관이 풍부한 얇은 막이다. 이 막은 모두 뇌막에 연속되어 있으며 거미막밑공간(지주막하강) subarachnoid space에는 뇌척수액 cerebrospinal fluid이 들어 있다.

임상의학에서는 뇌막내 병적상태를 진단할 목적으로 허리뼈천자 lumbar puncture를 실시하여 얻은 뇌척수액으로부터 세균이나 바이러스를 검색하거나 성분변화를 검사하게 된다. 임상에서 뇌

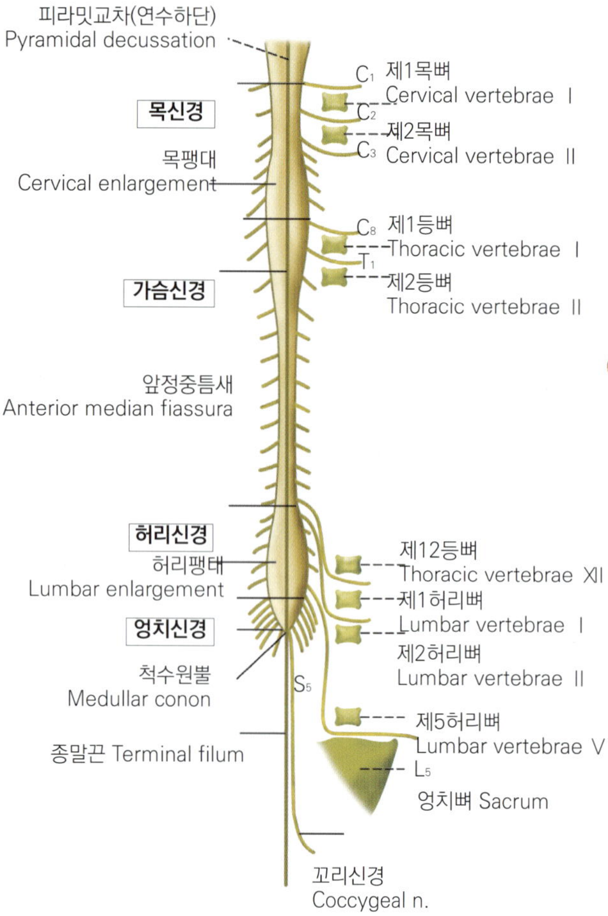

그림 10-16

척수분절과 척수신경의 구분

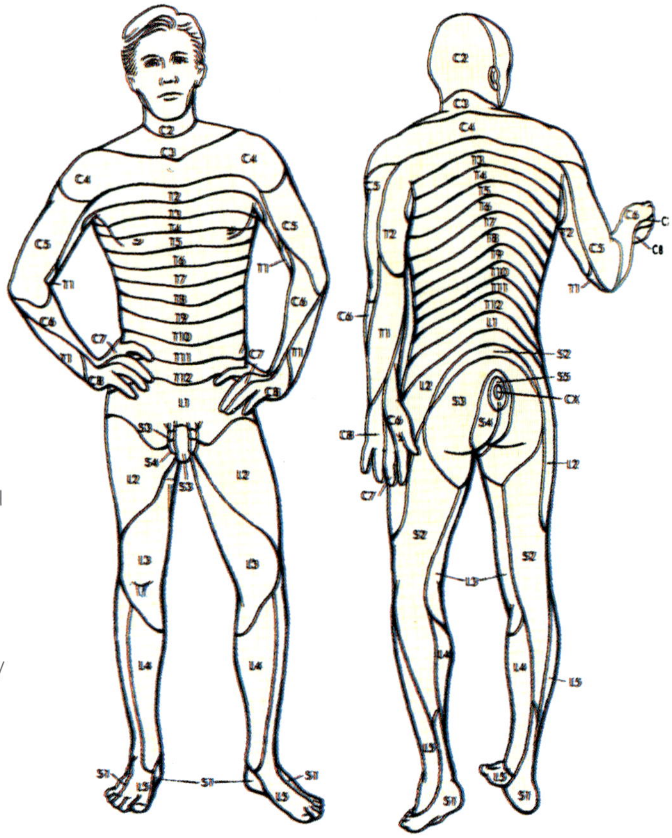

그림 10-17

척수신경의 피부지배

척수액이 필요하여 천자할 경우나 하반신에 대한 외과적 수술시 마취제 주입부위는 셋째~넷째허리뼈 사이를 선택하되 뇌척수액을 얻고자 할 경우 거미막밑공간에서 실시하고 마취제를 주입코자 할 경우는 경질막의 내·외층막 사이에 실시한다(그림 10-18).

겉질부의 백색질 white matter은 주로 말이집신경섬유로 되어 있고 속질부의 회색질 gray matter은 신경세포체로 구성되어 있다. 신경세포체가 있는 회색질부는 H형 날개로 좌·우의 앞뿔(전각) anterior horn과 뒤뿔(후각) posterior horn 및 이들을 연결하는 중앙부의 백색질 맞교차(회백교련) gray commissure으로 구성되어 있다. 앞뿔에는 주로 운동성의 운동섬유로써 뼈대근으로 향하며 뒤뿔에는 지각성 신경세포나 여러가지 중개세포가 밀집되어 있고 피부나 근육 관절 등으로부터 감각 섬유가 뒤뿌리에 의해 접속되어 있다.

날신경섬유(운동섬유)인 앞뿌리(전근) anterior root는 운동신경 motor nerve이며 들신경섬유(감각섬유)인 뒤뿌리(후근) posterior root는 감각신경 sensory nerve으로 되어 있다고 100년전

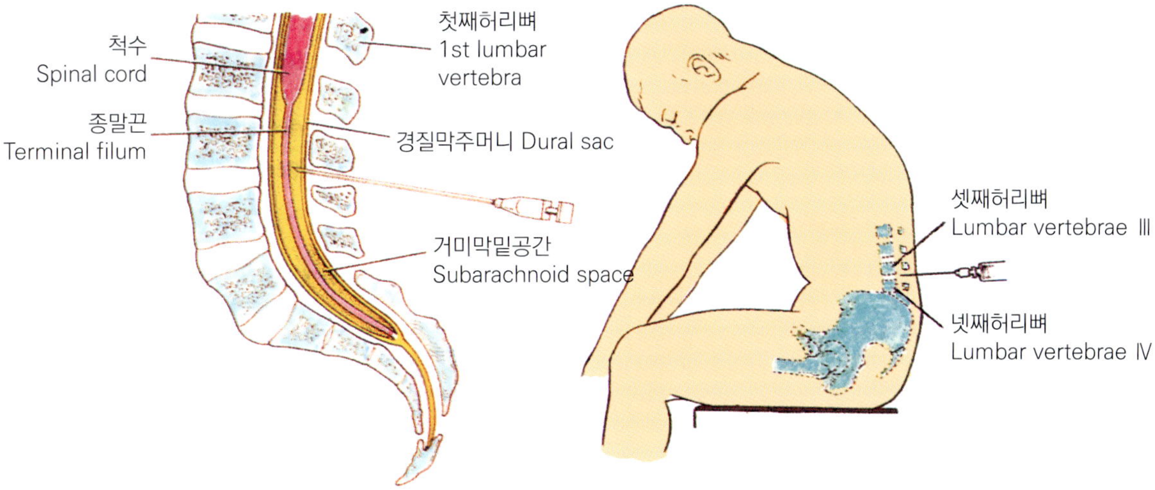

그림 10-18

요추천자부위

스코틀랜드의 C. Bell과 프랑스의 F. Magendie가 실험결과를 발표하여 벨 - 마쟌디의 법칙 Law of Bell-Magendie이라고 하였다.

한편 뒤뿔과 앞뿔 사이에 회색질의 불룩한 부분을 가쪽뿔(외측각) lateral horn이라 한다. 척수의 백색질은 회색질 양쪽에서 3개의 부분으로 나눠어진다. 이들 부분을 각각 앞섬유단(전삭) anterior funiculus, 뒤섬유단(후삭) posterior funiculus, 그리고 그 사이 섬유단을 가쪽섬유단(측삭) lateral funiculus이라 한다. 백색질의 신경섬유는 기능에 따라 분리되어 있으며 어떤 것은 오름성 들신경섬유의 다발로 되어 있는 것도 있고 어떤 것은 내림성 날신경섬유의 다발로 되어 있는 것도 있다.

(2) 척수의 기능 functions of the spinal cord

척수는 2가지 중요한 기능을 갖고 있다. 첫째는 신경의 충격을 전도하며 둘째는 척수반사의 중추로써 역할을 담당하고 있다.

척수의 신경전도로는 상반된 2가지 방식에 의하여 전달되고 있다. 몸의 여러부분으로부터 충격을 받아 지각정보를 뇌에 전달하는 오름신경로(상행로) ascending tracts와 운동충격을 뇌로부터 근육이나 샘 gland에 전도해 주는 내림신경로(하행로) descending tracts를 통해 신경의 자극과 흥분이 전달되고 있다.

① 척수의 중요 오름신경로(그림 10-19)

a. 가쪽척수 시상로 lateral spinothalamic tracts : 가쪽섬유단에 위치하며 충격과 통증 그리고 온도감각을 뇌에 전달한다.

b. 앞척수 시상로 ventral spinothalamic tracts : 앞섬유단에 위치하며 촉각과 압각 등 수의운동 흥분파를 뇌에 전달한다.

c. 널판다발(박속) fasciculus gracilis과 쐐기다발(설상속) fasciculus cuneatus : 뒤섬유단에 위치하며 의식적운동감각, 진동감각, 실체감각, 촉각, 압각, 식별감각을 뇌에 전달한다.

d. 척수소뇌로 spinocerebellar tracts : 뒤척수소뇌로와 앞척수소뇌로가 있다. 이들은 척수의 가쪽섬유단에 위치하며 무의식운동감각을 소뇌에 전달한다.

② 척수의 중요 내림신경로(그림 10-19)

a. 가쪽겉피질척수로 lateral corticospinal tracts : 가쪽섬유단에 위치하며 숨뇌아래쪽에서 교차하고 운동의 충격을 뇌로부터 척수신경에 전달한다. 그리하여 수의운동을 조절한다.

b. 앞겉질척수로 ventral corticospinal tracts : 앞섬유단에 위치하며 교차하지 않고 수의운동 충격을 뇌로부터 척수신경에 전달한다.

c. 적색척수로 rubrospinal tracts : 가쪽섬유단에 위치하며 운동충격을 뇌로부터 뼈대근육에 전도하여 근육협조 및 자세조절에 관여한다.

d. 가쪽그물척수로 lateral reticulospinal tracts : 가쪽섬유단에 위치하며 뼈대근의 운동뉴론을 내림시켜 근육의 긴장조절과 땀샘의 활동을 증진시킨다.

(3) 척수반사 spinal reflex

① 반사 reflex

일반적으로 피부, 눈, 귀 등에 자극이 가해지면 이들 기관에서 나오는 감각신경에 충동 impulse이 생겨서 대뇌겉질에 전해진다. 이때 충동을 받은 대뇌겉질은 충동에 대한 판단을 내리고 운동신경을 거쳐 충동이 근육으로 가서 목적에 알맞는 운동을 나타내게 한다.

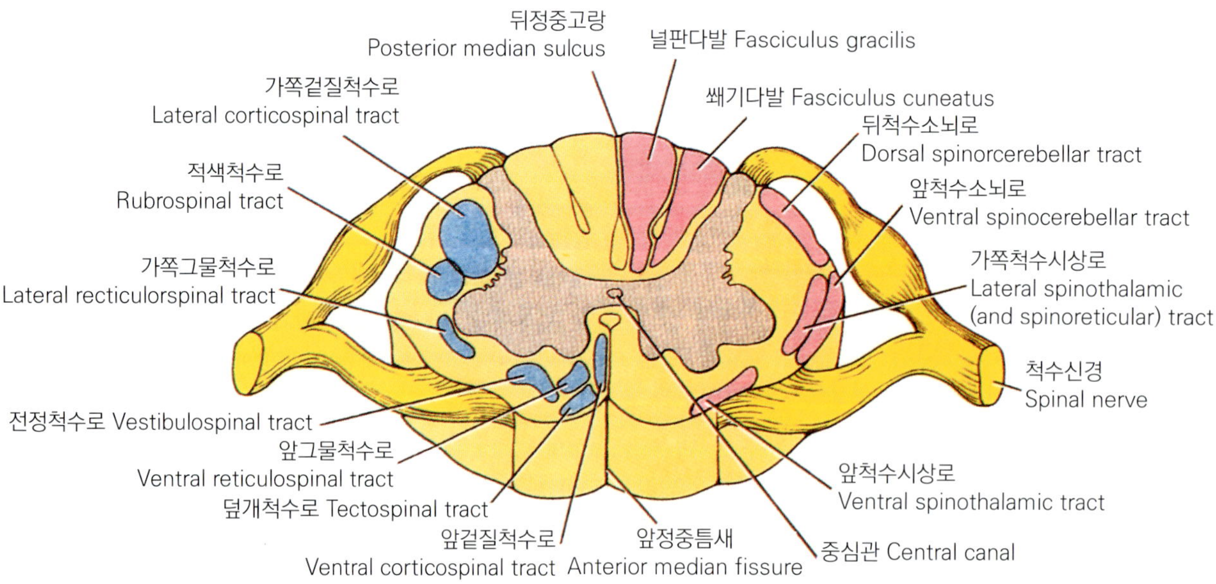

그림 10-19

척수(경수)의 주요전도로

그런데 신맛을 나타내는 물질을 입안에 넣거나 뜨거운 것에 손이 닿았을 경우 무의식적으로 침분비가 일어나거나 손을 떼는 반응이 나타난다. 이 반응은 자극에 의하여 감각신경에서 생긴 충동이 대뇌겉질에 도달하는 도중에 침분비신경(자율신경)이나 운동신경으로 전해지기 때문이다. 이와 같이 대뇌겉질의 작용과 관계없이 무의식적으로 어떤 자극에 대해 반응을 나타내는 것을 반사 reflex 라고 한다.

반사는 본래 감각이나 의식과는 관계없이 생기는 현상이다. 반사가 감각이나 의지 등의 정신작용과 무관하다는 것은 수면중이거나 뇌 장애로 인하여 의식을 잃고 있는 환자나 머리가 단절된 상태로 척수만 남아 있는 동물의 경우에도 반사가 나타나고 있기에 알 수 있다.

② 반사활 reflex arc

중추신경계통의 활동중에서 가장 기본이 되는 것이 반사작용이며 신경세포를 신경계통의 구조적 단위라고 한다면 반사활은 척수의 기능적 단위가 될 수 있다. 즉 반사활이란 반사에 관련된 일련의 구조를 말한다.

반사작용은 신체의 안팎에서 일어나는 변화에 자율적이고 무의식적으로 반응을 나타낸다. 즉 심장박동률, 호흡률, 혈압, 소화활동과 같은 무의식적인 과정을 조절하여 항상성을 유지하는데 도움을 주는 기전을 가지고 있다. 또한 음식물이나 침등을 삼킨다든지, 재채기, 기침, 구토 등의 자율적인 작용도 포함된다. 간단한 반사활은 신경통로 중에서 몇개의 신경세포만을 갖고 있다. 반사활에서 반사활동이 일어나려면 최소한 다음과 같은 5가지 요소에 의해 이루어진다(그림 10-20).

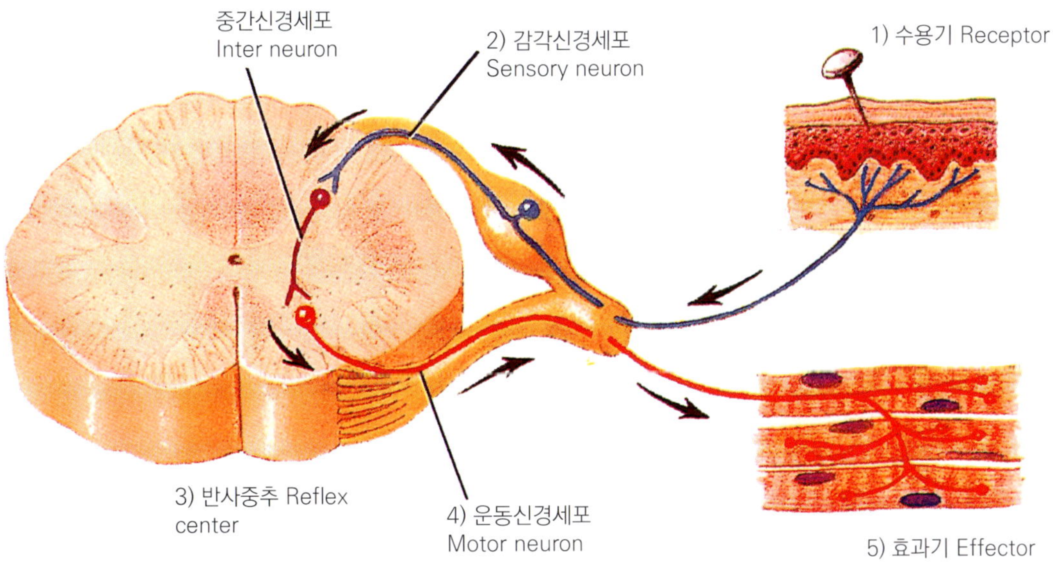

그림 10-20

척수반사궁의 모형도

a. 제1요소 : 수용기 receptor이다. 체내외의 환경변화에 반응하여 감각의 흥분을 감수하는 곳을 말하며 피부나 뼈대근에 있는 체성수용기 somatic receptor와 내장에서 자율신경계통 반응을 일으키는 장기수용기 visceral receptor가 있다.
체성수용기는 신체밖에서 오는 자극을 받아 이에 대한 주의집중, 신체보호 또는 섭식 등의 반응을 나타내는 바깥수용기 exteroceptor와 근육, 힘줄, 관절 및 바깥귀에 있으면서 스스로의 운동이 하나의 자극이 되어 평형 및 자세를 유지시키는 고유수용기 proprioceptor가 있다.

b. 제2요소 : 들 신경인 감각신경 sensory nerve이다. 이곳은 수용기에서 일어난 흥분을 척수의 뒤뿌리를 지나 뒤뿔에 들어가면서 반사중추에 전달하는 곳으로 이 신경세포의 세포체에는 척수신경절이 있다.

c. 제3요소 : 감각신경세포와 운동신경세포가 연결되는 반사중추 reflex center이다.
반사중추의 연결방식은 단일연결방식과 중복연결방식이 있다. 단일연결방식의 감각신경세포는 척수의 중간신경세포를 거치지 않고 운동신경세포와 직접적으로 시냅스를 이루며 단일시냅스반사활 monosynaptic reflex arc이라고도 한다. 주로 동측성이며 작은 범위의 반사운동에 속한다. 중복연결방식은 두 신경세포사이에 한개 이상의 중간신경세포가 끼여서 중개역할을 하는 경우인데 이것을 중간시납스반사활 multisynaptic reflex arc이라고 한다. 비교적 복잡하고 광범위한 반사운동에 속한다.

d. 제4요소 : 날 신경인 운동신경 motor nerve이다. 이것은 중간신경세포가 운동신경세포에 충격을 일으킨다. 운동신경세포의 신경세포체는 척수의 앞뿔에 있는데 반사중추에서 통합처리된 흥분을 근육에 전도하게 된다.

e. 제5요소 : 효과기 effector이다. 이것은 신경의 충격파가 운동뉴론과 근육사이의 접합부에 도달하게 되면 근육이 수축하게 되며, 샘 gland의 경우 샘세포가 흥분하여 분비물을 배출하게 된다.

③ 척수반사 spinal reflex

척수뒤뿌리에 들어가는 들신경섬유(지각(감각섬유))와 앞뿌리에서 나오는 날신경섬유(운동섬유)가 직접 또는 간접적으로 척수내에서 연락하여 외계의 자극에 응답하는 반응을 총칭하여 척수반사라고 한다. 이것은 대뇌겉질을 거치지 않고 근육운동과 분비샘의 분비 등을 직접 조절한다.

척수반사는 간단한 것으로 부터 점차 복잡하게 이루어지는데 그중 대표적인 것이 무릎반사(슬개건반사) knee jerk reflex이다. 이 반사는 근육이 늘어날 때 일어나므로 폄반사(신전반사) stretch reflex라고도 한다. 또한 무릎반사는 단일 시납스 반사활의 대표적인 예가 될 수 있는데 그 기전은 다음과 같다(그림 10-21).

즉, 반사용 망치 reflex hammer로 넙다리네갈래근 아래쪽에 있는 무릎인대를 가볍게 때리면 넙다리네갈래근 quadriceps femoris이 순간적으로 늘어나면서 근육에 분포된 근방추 muscle spindle를 자극하게 되면, 여기에서 발생된 흥분이 들신경을 거쳐 허리신경부위의 척수에 들어가

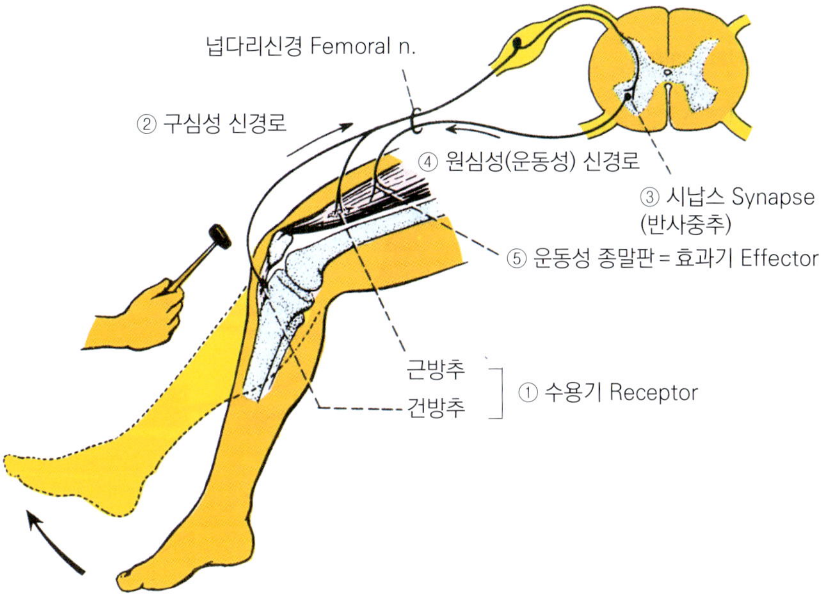

그림 10-21
척수반사(슬개건반사)

단일 시납스를 지나 같은 쪽의 앞뿔 세포에 전달되어 원심적으로 운동신경을 흥분시킨다. 이때 폄근육이 반사적으로 수축하면서 다리가 갑자기 펴지게 되는 것이다.

④ 굽힘반사 flexion reflex

굽힘반사는 중복 시납스 반사활로 이루어진 광범위 반사기구로서 척추동물의 발바닥을 아프게 자극하면(꼬집기, 강한 전기자극, 뜨거운 열) 순간적으로 발목, 무릎 및 엉덩관절을 구부려 자극으로부터 다리를 멀리 피한다. 이 반사에 관여하는 수용기는 피부에 있으며 이 굽힘반사는 유해자극으로부터 피하려는 전형적인 도피반사 withdrawal reflex에 속한다.

이 기전은 유해자극이 다리에 기해지면 피부에 있는 통각수용기에서 시작되는 구심성 흥분이 들신경을 거쳐 척수로 들어가 중간 신경세포의 여러개의 사슬을 지나, 날신경을 거쳐 다리에 있는 굽힘근들이 협동적으로 수축을 일으키면서 동시에 관절을 굽히게 한다. 굽힘반사중에 근육을 만져보면 폄근육은 이때 이완하고 있음을 느낄 수 있으며 구부리는 다리의 펴짐 운동뉴론은 억제되고 있음을 추측할 수 있다.

3. 말초신경계통 peripheral nervous system

중추신경계통 central nervous system은 외부로부터의 자극에 반응하여 정보를 분석하고 이에 신체반응을 일으키게 한다. 그러나 이러한 조직적인 활동은 중추신경계통 밖에 있는 신경계통, 즉 말초신경계통이 있으므로 이루어지는 것이다.

말초신경계통 peripheral nervous system은 크게 두가지로 구분한다. 즉 중추신경계통을 체벽, 피부, 뼈대근 등에 연결시켜 주어 의식적인 활동을 하게 하는 체성신경계통 somatic nervous system과 중추신경계통을 심장, 혈관, 위, 창자, 샘 gland과 같은 내장기관에 연결시켜 주어 무의식적인 행동을 하게 하는 자율신경계통 autonomic nervous system이 있다.

1) 체성신경계통 somatic nervous system

체성신경계통은 뇌에서 시작하는 뇌신경 cranial nerve과 척수에서 시작되는 척수신경 spinal nerve으로 일명 뇌척수신경 craniospinal nerve이라고 한다.

(1) 뇌신경 cranial nerves(그림 10-22, 표 10-1)

뇌신경은 뇌에서 직접 출발하는 말초신경을 말하며 머리뼈를 빠져 나와서 주로 머리부위에 분포되어 운동과 감각을 맡는다.

뇌신경은 12쌍으로 각각의 고유명칭이 명명되는데 제Ⅰ, Ⅱ, Ⅷ뇌신경은 감각신경 sensory nerves, 제Ⅲ, Ⅳ, Ⅵ, XⅠ, XⅡ 뇌신경은 운동신경 motor nerves, Ⅴ, Ⅶ, Ⅸ, Ⅹ뇌신경은 혼합신경 mixed nerves으로 구분되고 있다.

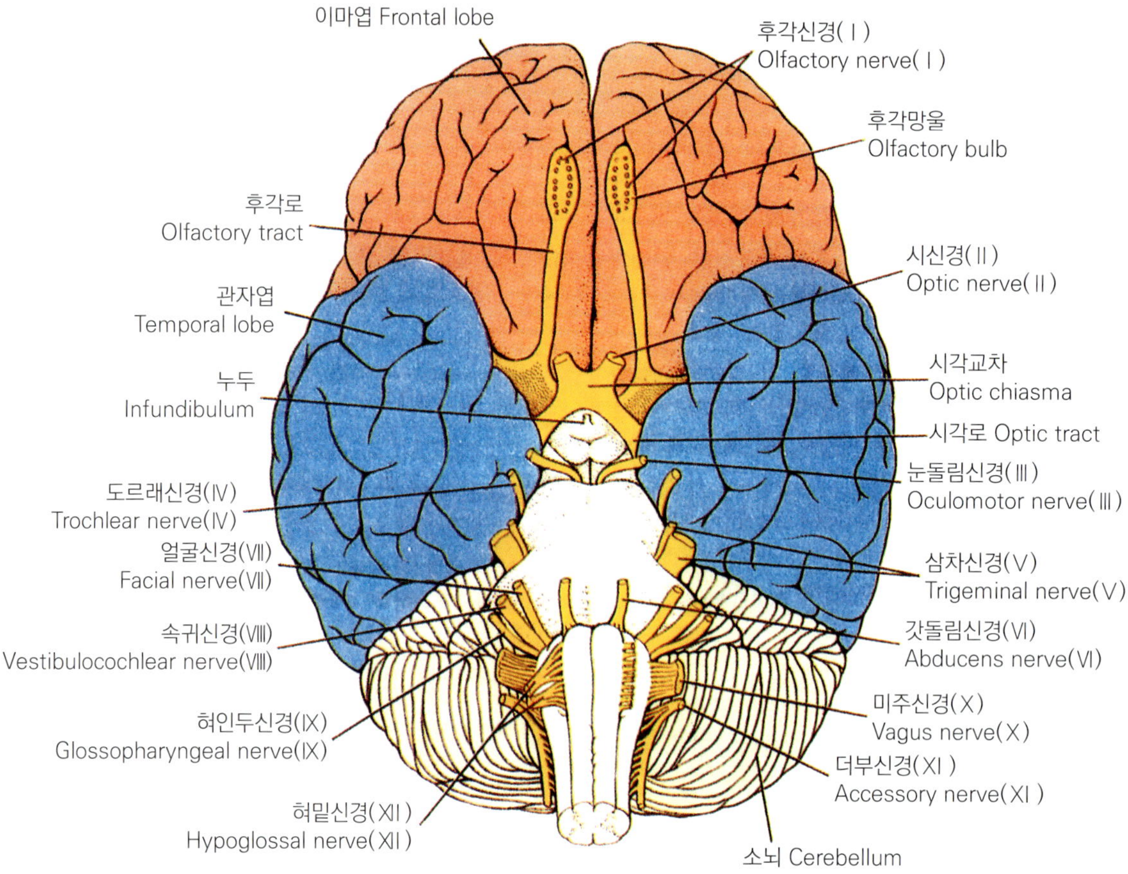

그림 10-22

뇌신경이 보이는 뇌의 아래면

표 10-1. 뇌신경의 종류

신경명	주작용	주요분포역	두개저 통과부위
제 I 뇌신경=후각신경	감각성:	코안(후점막)	벌집체판
제 II 뇌신경=시각신경	감각성:	안구(망막)	시각신경관
제 III 뇌신경=눈돌림신경	운동성: 일부자율성	안구근육	위눈확틈새
제IV뇌신경=도르래신경	운동성:	안구근육	위눈확틈새
제 V 뇌신경=삼차신경	혼합성: 주로지각성	얼굴	
제1지=눈신경	지각성:	눈확, 이마	위눈확틈새
제2지=위턱신경	지각성:	위턱부위	원형구멍
제3지=아래턱신경	지각성: 일부운동성	아래턱부위 씹기근	타원구멍
제VI뇌신경=갓돌림신경	운동성:	안구근육	위눈확틈새
제VII뇌신경=얼굴신경	혼합성: 일부미각 분비:	표정근 혀, 침샘	속귀길
제VIII뇌신경=속귀신경	감각성:	속귀	속귀길
제IX뇌신경=혀인두신경	혼합성:	혀근육,인두	목정맥구멍
제 X 뇌신경=미주신경	혼합성:	내장	목정맥구멍
제XI 뇌신경=더부신경	운동성: 일부미주신경과 교통	근육	목정맥구멍
제XII 뇌신경=혀밑신경	운동성:	혀근육	혀밑신경관

① 후각신경(후신경) olfactory nerve(제 I 뇌신경)

냄새를 전달하는 감각신경으로 후점막에 있는 후각세포 olfactory cell에서 시작하여 후각망울(후구) olfactory bulb에 이어지며 후각망울로부터 전달된 자극충격은 후각로(후삭) olfactory tract를 통해 대뇌겉질의 후각영역에 전달된다. 그 결과 냄새를 감지하게 되며 뇌신경 중 가장 짧은 신경이다.

② 시각신경(시신경) optic nerve(제 II 뇌신경)

시각을 전달하는 감각신경으로 망막 retina에 있는 시각세포 visual cell에서 시작하여 시각신경관을 지나 머리뼈공간으로 들어가서 시각교차 optic chiasma를 만든다. 시각신경에 전달된 감각충격은 시각로(시삭) optic tract을 통해 시상 thalamus에 있는 중추에 이어지며 그 나음 뒤통수엽의 시각중추에 전달된다.

③ 눈돌림신경(동안신경) oculomotor nerve(제 III 뇌신경)

안구운동을 관장하는 안구근육 중에서 위곧은근 superior rectus m., 아래곧은근 inferior rectus m., 안쪽곧은근 medial rectus m., 아래빗근 inferior obliqus m.을 지배하는 운동신경이다. 도르래신경 그리고 갓돌림신경과 함께 안구의 운동과 동공수축, 섬모체근의 수축, 수정체의 초점 거리조절 등을 불수의적으로 지배하는 자율신경도 포함된다.

④ 도르래신경(활차신경) trochlear nerve(제Ⅳ뇌신경)

중간뇌에서 나와 안구를 외하방으로 회전시키는 윗빗근 superior obliqus m.을 지배하는 운동신경으로 뇌신경 중 가장 작은 신경이다. 특히 도르래신경만이 예외적으로 뇌줄기의 등쪽면에서 출발한다.

⑤ 삼차신경 trigeminal nerve(제Ⅴ뇌신경)

다리뇌에서 나와 얼굴과 머리 앞면의 감각신경과 씹는것을 지배하는 운동신경이 혼합된 혼합신경이다. 뇌신경 중에서 가장 크며 다리뇌 pons의 가쪽에서 뇌 밖으로 나온 후 삼차신경절 trigeminal ganglion을 만든다.

삼차신경의 첫째가지를 눈신경 ophthalamic nerve이라 하며 안구와 결막 등의 감각을 지배하는 감각신경이다.

삼차신경의 둘째가지를 위턱신경 maxillary nerve이라고 하며 위턱부위 피부, 위치아 및 점막에 분포하는 감각신경이다.

삼차신경의 셋째가지를 아래턱신경 mandibular nerve이라고 하며 운동 및 감각 섬유로 된 혼합신경이다. 운동신경은 씹기근육을 지배하며 감각신경은 관자부위, 바깥귀, 뺨, 아래입술, 턱, 입안점막, 아래치아의 감각과 혀의 앞쪽 2/3에 분포하면서 미각 등을 지배한다.

⑥ 갓돌림신경(외전신경) abducens nerve(제Ⅵ뇌신경)

숨뇌 근처의 다리뇌에서 나와 눈확에 들어가 운동성 충격을 가쪽곧은근 rectus lateral m.에 보내어 안구의 벌림운동을 지배하는 운동신경이다.

⑦ 얼굴신경(안면신경) facial nerve(제Ⅶ뇌신경)

다리뇌의 낮은 부위에서 시작하여 얼굴의 표정근을 지배하는 운동신경과 혀의 앞쪽 2/3의 점막에 분포하면서 미각을 관장하는 감각신경으로 이루어진 혼합신경이며 혀밑샘, 턱밑샘, 눈물샘에서의 분비를 자극하는 자율신경의 기능도 갖는다.

⑧ 속귀신경(내이신경) vestibulocochlear nerve(제Ⅷ뇌신경)

숨뇌에서 나오는 감각신경이다. 이 신경은 속귀의 달팽이관에 분포하면서 청각을 담당하는 달팽이신경 cochlear nerve과 속귀의 반고리관, 평형낭에 분포하면서 머리의 위치변화에 관여하면서 여기에서 일어난 충격을 소뇌에 전달하여 몸의 균형을 유지하는 안뜰신경(전정신경) vestibular nerve으로 분리되어 있다.

⑨ 혀인두신경(설인신경) glossopharyngeal nerve(제Ⅸ뇌신경)

숨뇌에서 나와 혀와 인두에 분포하는 혼합신경이다. 이 신경은 인두, 편도 및 혀의 뒤 1/3에서 오는 충격을 뇌에 보내는 감각신경과 인두벽근육을 자극하여 입속의 물질들을 삼키도록 하는 기능을 갖는 운동신경으로 혼합신경이며 귀밑샘으로 가는 침분비신경도 함유하고 있다.

⑩ 미주신경 vagus nerve(제X뇌신경)

숨뇌에서 나와 목을 통해 가슴부위와 배부위로 내려가면서 퍼져 있다. 머리부위를 벗어난 유일한 신경으로 그림 10-23과 같이 광범위한 부위를 지배한다.

운동, 감각 및 부교감신경이 혼합된 혼합신경으로 운동섬유는 후두근육과 물렁입천장 및 인두에 있는 근육을 지배한다. 일반감각 섬유는 인두, 후두, 식도, 기관지, 허파, 심장 및 배부위내장 점막의 감각을 감지한다. 특수감각 섬유는 후두덮개 근방의 혀에 분포하여 미각을 감지한다.

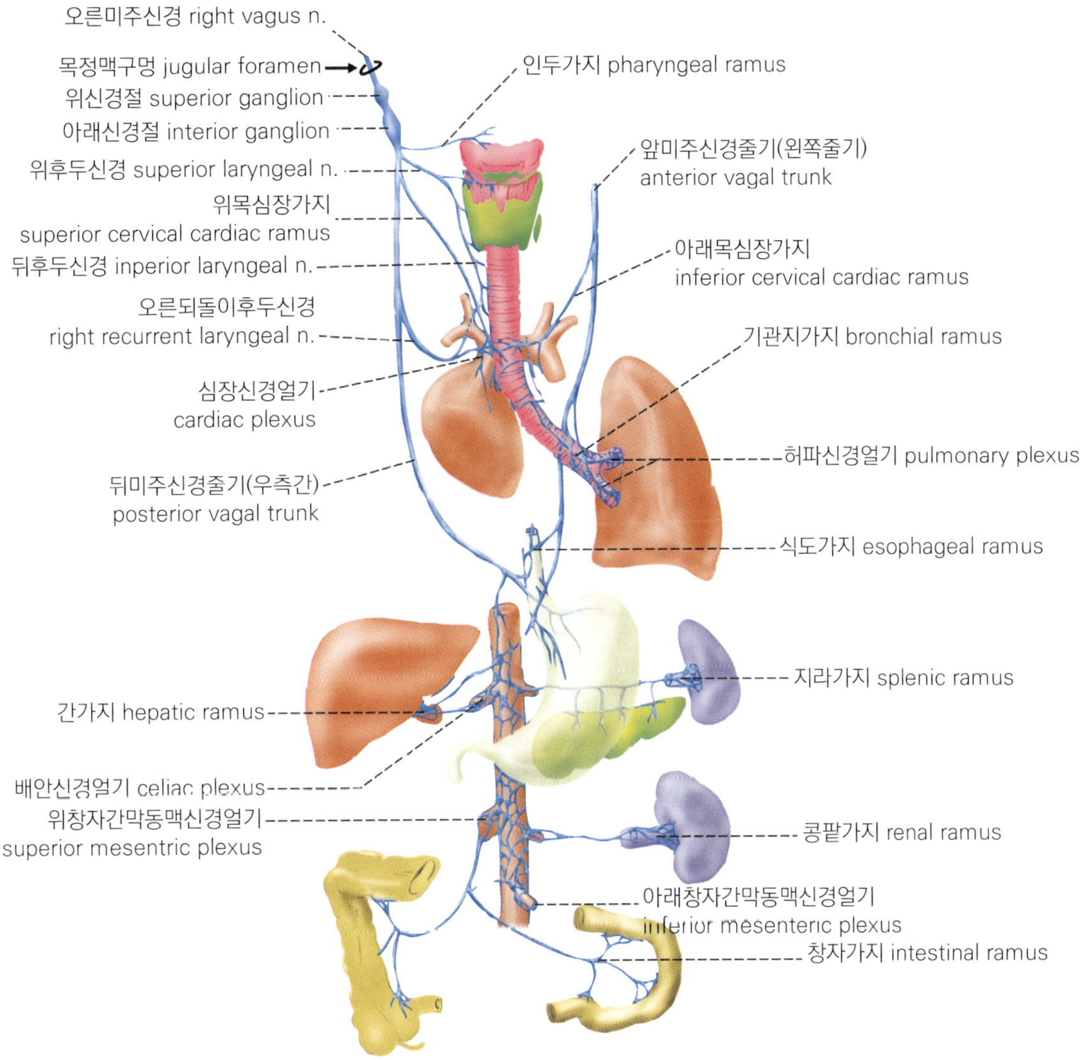

그림 10-23
미주신경(제X뇌신경)

⑪ 더부신경(부신경) accessory nerve(제XI 뇌신경)

숨뇌와 척수에서 나오는 운동신경이다. 숨뇌에서 시작하는 뇌뿌리(뇌근) cranial root는 미주신경과 만나 충격을 물렁입천장, 인두, 후두의 근육에 분포하며 척수에서 나온 척수뿌리(척수근) spinal root는 등세모근과 목빗근에 분포한다. 이 신경은 머리의 회전과 어깨운동을 지배하게 된다.

⑫ 혀밑신경(설하신경) hypoglossal nerve(제XII 뇌신경)

숨뇌의 앞가쪽고랑에서 나와 혀밑신경관을 통해 머리뼈공간 밖으로 나오며 혀근육에 분포하여 말하고 씹고, 연하시에 혀의 운동을 지배하는 운동신경이다.

(2) 척수신경 spinal nerve

척수신경은 척수의 양쪽을 출입하는 31쌍의 말초신경을 말한다. 뇌신경은 감각성, 운동성 및 혼합성으로 각기 그 작용이 다른데 비해 척수신경은 모두 운동성과 감각성 섬유가 혼합된 혼합 신경이다. 이들은 각각 운동에 관계하는 앞뿌리(전근) anterior root와 감각에 관계하는 뒤뿌리(후근) posterior root로 구분한다.

각 척수신경은 척추사이구멍을 나오면 곧 앞기지(전지) anterior ramus와 뒤가지(후지) posterior ramus로 갈라진다. 앞가지는 일반적으로 뒤가지보다 굵고 위·아래의 것과 문합되어 신경얼기(신경총) plexus를 형성한 다음 몸통의 가쪽부위와 배부위 및 다리로 분포한다. 뒤가지는 몸통의 등쪽부위의 피부와 척추를 움직이는 뼈대근에 분포된다.

척수신경의 분포는 규칙적이며 특히 피부의 감각신경분포에는 분절이 뚜렷하다.

척수신경은 위로부터

① 목신경 cervical nerves 8쌍(C_1~C_8)
② 가슴신경 thoracic nerves 12쌍(T_1~T_{12})
③ 허리신경 lumbar nerves 5쌍(L_1~L_5)
④ 엉치신경 sacral nerves 5쌍(S_1~S_5)
⑤ 꼬리신경 coccygeal nerve 1쌍(C_0)으로 구분된다.

척수신경의 배쪽가지는 얼기 plexus를 이루어 분포하는데

① 목신경얼기 cervical plexus C_1~C_4
② 팔신경얼기 brachial plexus C_5~Th_1
③ 허리신경얼기 lumbar plexus Th_{12}~L_4
④ 엉치신경얼기 sacral plexus L_4~S_5
⑤ 꼬리신경얼기 coccygeal plexus C_0로 구성된다.

한편 갈비사이신경은 신경얼기를 만들지 않는다. S_2~S_4를 음부신경얼기 pudendal plexus로 구별하는 경우도 있다(그림 10-24).

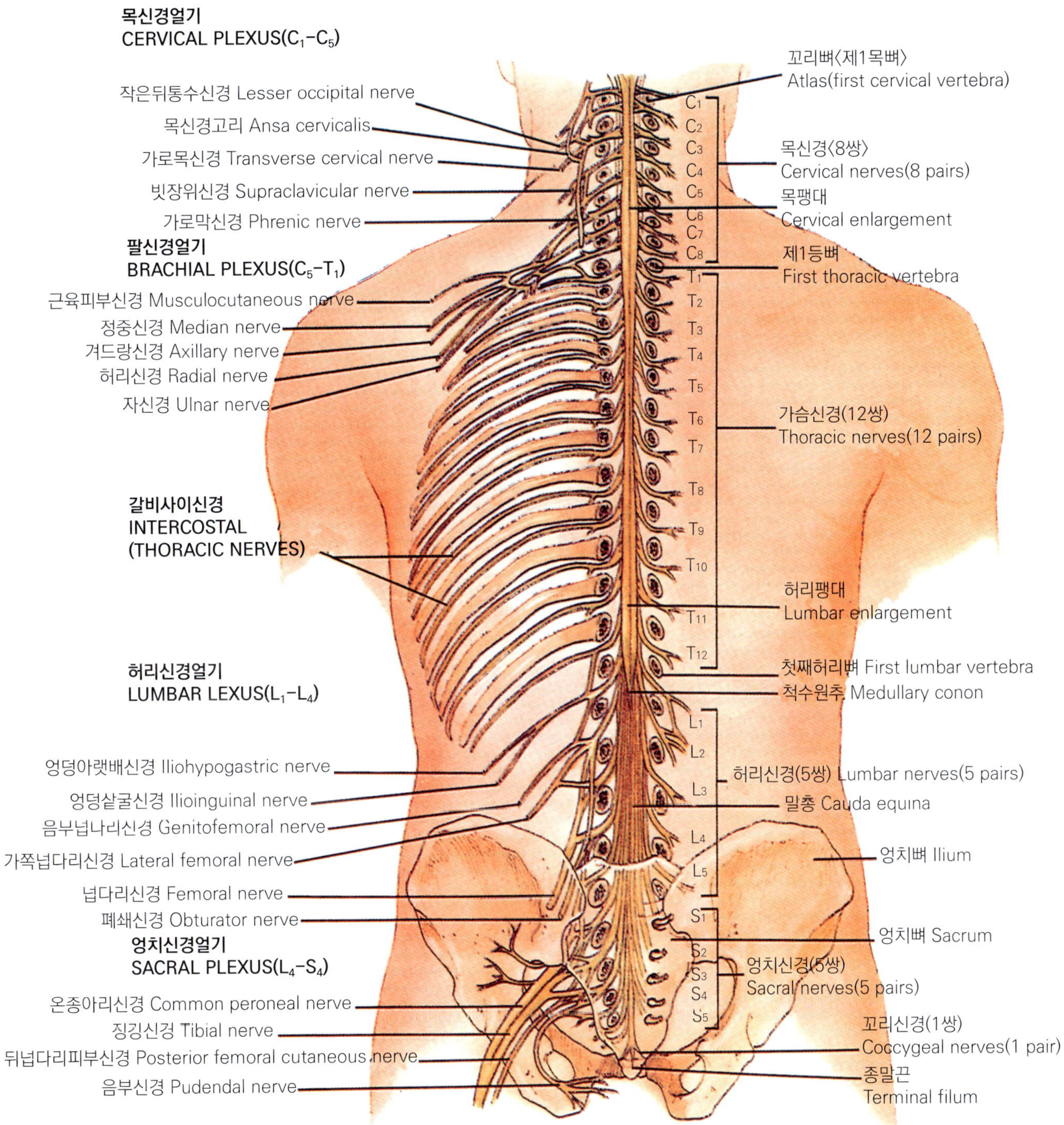

그림 10-24

척수와 척수신경

① 목신경(경신경) cervical nerves(C_1~C_8)

위끝의 C_1~C_4는 목신경얼기를 형성하여 뒤목부위의 근육과 피부에 분포하고 가로막신경 C_3~C_5을 내어 가로막을 지배한다. 한편 아래쪽의 C_5~T_1은 팔신경얼기 brachial plexus을 형성하여 팔을 지배한다(그림 10-24).

팔신경얼기는 팔 전체를 지배하는 강대한 신경으로서 다음과 같다.

a. 근육피부신경(근피신경) musculocutaneous nerve C_5~C_7은 위팔굽힘근육 전체를 지배한 후에 그 말초는 피부가지로서 아래팔의 가쪽부위 피부에 분포한다. 근육피부신경이 장해받으면 팔굽관절 elbow joint이 굽혀지지 않는다.

b. 자신경(척골신경) ulnar nerve C_7~Th_1의 근육가지(운동신경)는 위팔굽힘근육의 일부(자쪽손목굽힘근과 깊은손가락굽힘근의 일부)와 손바닥 안쪽부위(새끼두덩)의 근육무리를 지배하며 피부가지감각신경은 손바닥과 손등의 자쪽 1/2에 분포한다.

   자신경마비 ulna nerve palsy가 되면 손가락의 말절은 굽혀지나 손가락의 모음과 벌림이 불가능하게 되어 독수리손 claw hand이 된다(그림 10-25).

c. 정중신경 median nerve C_5~Th_{12}의 근육가지(운동신경)는 아래팔굽힘근육무리의 대부분과 손엎침근, 그리고 손바닥 가쪽부위(엄지두덩)의 근육을 지배하며 피부가지(감각신경)는 손바닥의 노쪽피부 1/2을 지배한다.

   정중신경 마비 median nerve plasy가 되면 손의 손엎침이나 손목과 손가락의 굽힘불능, 엄지벌림이 일어나는데 이러한 증상을 원숭이 손 apehand라고 한다(그림 10-25).

d. 노신경(요골신경) radial nerve C_5~Th_1은 위팔뼈의 노신경고랑을 따라서 위팔 뒤쪽의 깊은 부위로 달리고 나서 아래팔 노쪽을 따라 손으로 향하는데 팔의 모든 폐짐근을 지배하는 큰 신경이다. 근육가지는 위팔부위와 아래팔의 모든 펴짐에 분포하고 피부가지는 위팔과 아래팔의 등쪽 및 손바닥의 노쪽 1/2에 분포한다.

   노신경마비 radial nerve palsy가 되면 팔꿈치가 펴지지 않는 것 외에 손목과 손가락이 구부러지고 팔이 축 늘어지는 손목하수 wrist drop의 상태가 된다(그림 10-25).

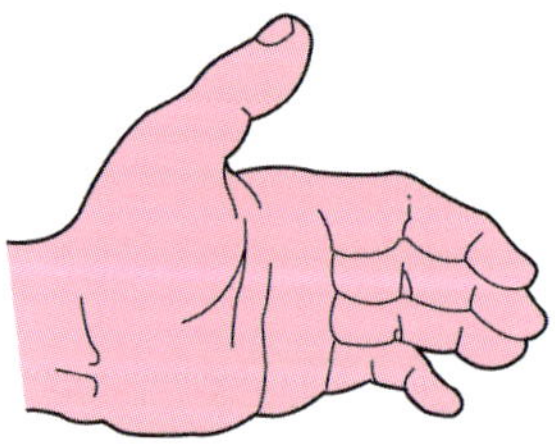

정중신경마비 Median nerve palsy
(원숭이 손 Ape hand)

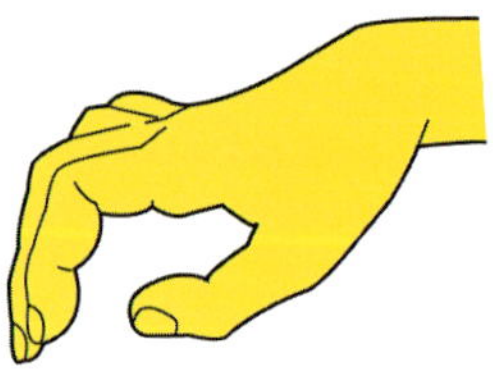

자신경마비 Ulnar nerve palsy
(독수리 손 Claw hand)

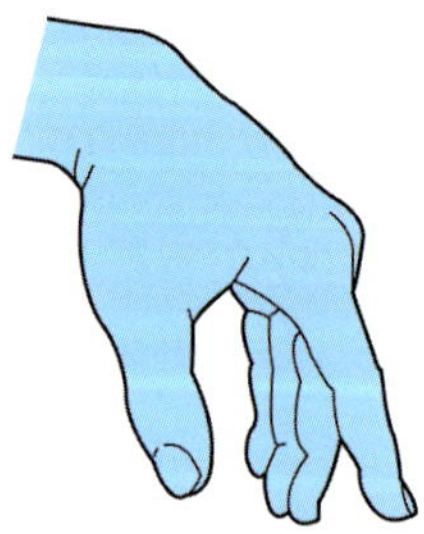

노신경마비 Radial nerve palsy
(수근하수 Wrist drop)

그림 10-25

각종 팔신경 마비 환자의 손

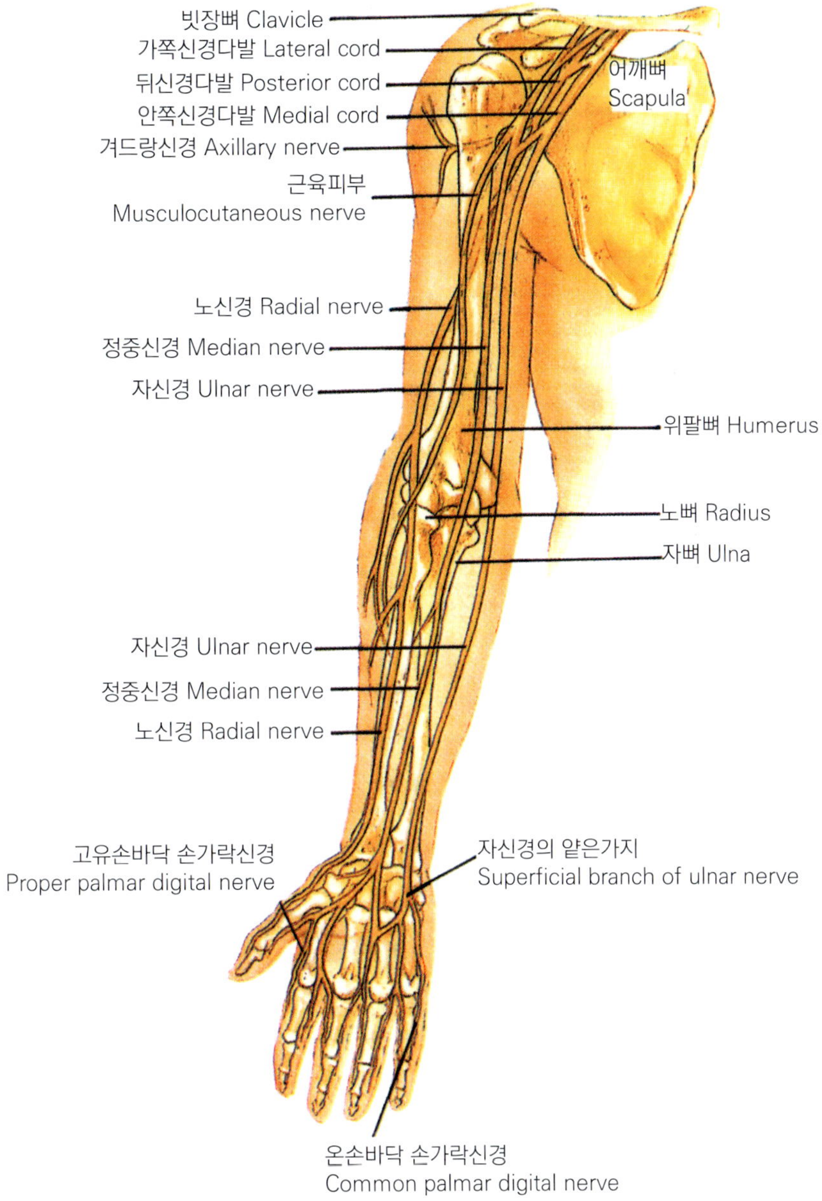

그림 10-26

주요 팔신경의 주행방향

e. 겨드랑신경(액와신경) axillary nerve $C_5 \sim C_7$은 어깨세모근육과 작은원근 지배, 일부는 피부가지로서 위팔가쪽부위의 피부에 분포한다. 팔신경얼기에 관련된 다른 신경은 다음과 같다(그림 10-27).

· 가쪽 및 안쪽 가슴신경 lateral and medial pectoral nerve : 큰가슴근과 작은가슴근에 분지한다.

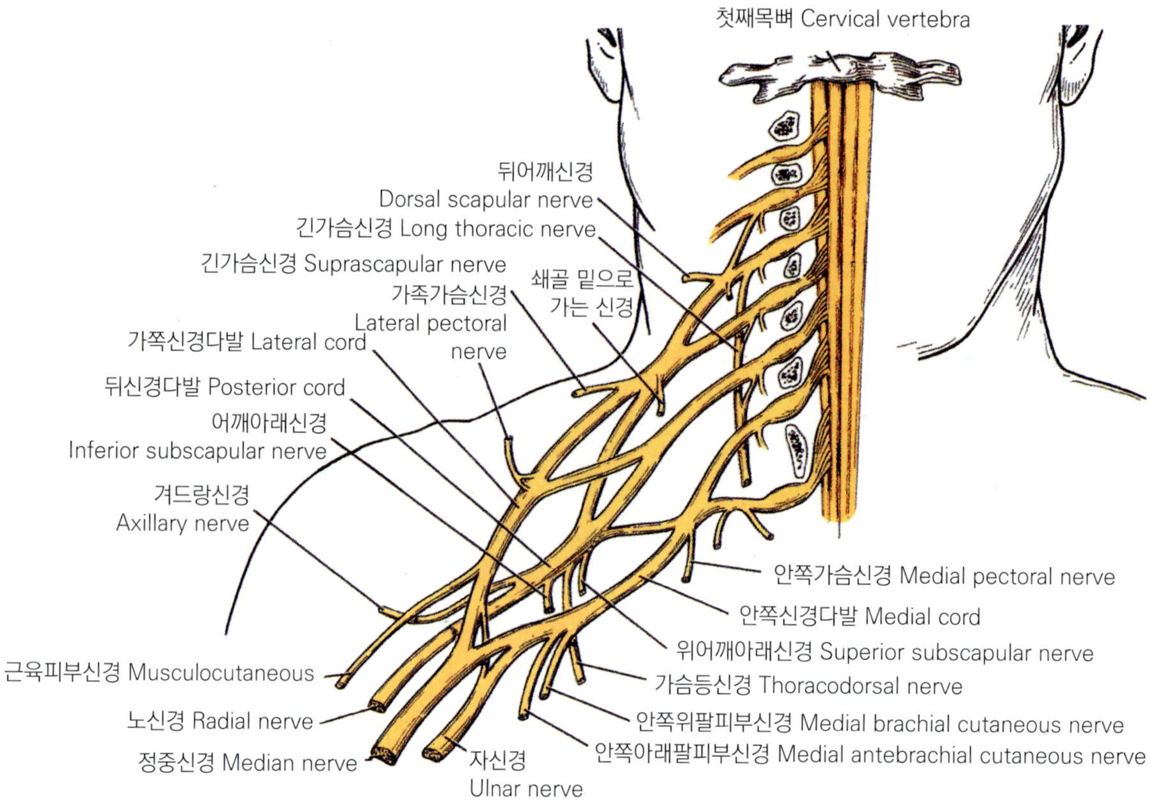

그림 10-27

팔신경얼기의 주요 가지

· 등쪽어깨신경 dorsal scapular nerves : 어깨올림근과 마름근에 분지한다.
· 긴가슴신경 long thoracic nerve : 앞톱니근육에 분지한다.
· 어깨위신경 suprascapular nerve : 가시위근, 가시아래근에 분지한다.
· 어깨아래신경 inferior subscapular nerve : 어깨아래근, 큰원근에 분지한다.
· 가슴등신경 thoracodorsal nerve : 넓은등근에 분지한다.

② 가슴신경(흉신경) thoracic nerve

Th_1~Th_{12}의 앞가지는 다른 척수신경과는 달리 신경다발을 만들지 않는 것이 특징으로 갈비사이신경(늑간신경) intercostal nerve이라 한다. 갈비사이신경은 길게 각 갈비사이공간을 앞으로 달려서 갈비사이근과 가슴부위피부에 분지하고 하위의 것은 배근육이나 아래배부위 피부까지 분포한다. 뒤가지는 가슴부위의 뒤벽을 구성하는 고유등군육무리(척주기립근)와 그 부위에 상당하는 영역의 피부에 분포한다.

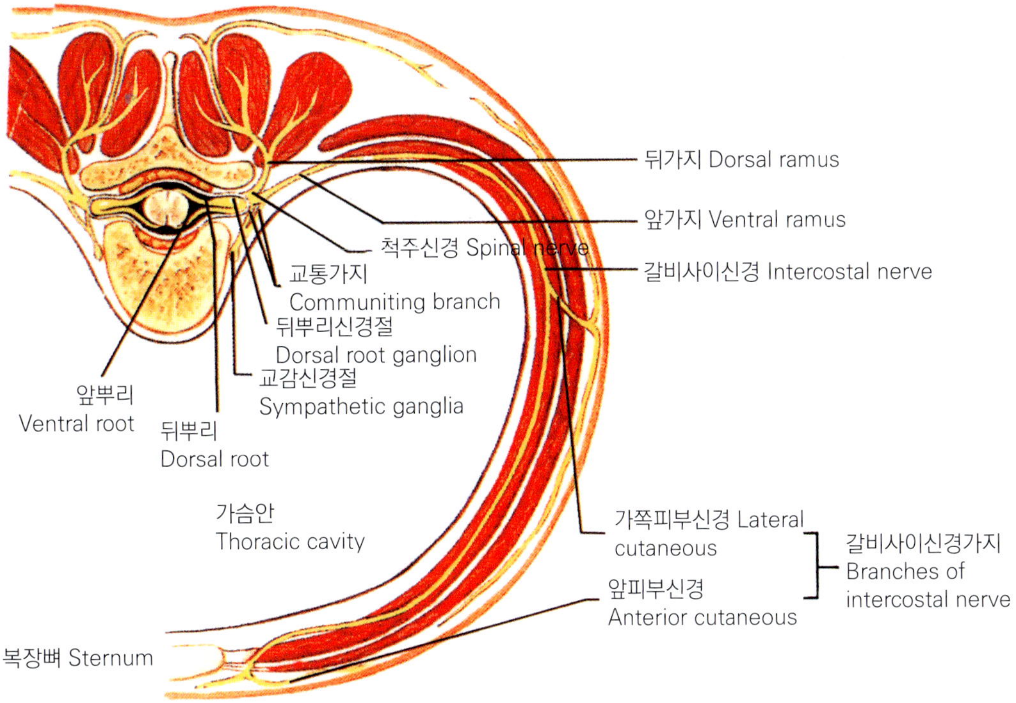

그림
10-28 가슴신경

③ 허리신경(요신경) lumbar nerve

L_1~L_5의 앞가지는 열두번째가슴신경부터 넷째허리신경까지가 허리뼈 양쪽에서 문합하여 허리신경얼기 lumbar plexus Th_{12}~L_4를 만든다. 여기에서 나온 가지 중에서 근육가지는 배근육아래부위, 골반근육, 넙다리 앞면과 안쪽의 근육무리에 들어간다. 피부가지는 샅굴부위, 바깥음부 및 넙다리의 앞면과 안쪽 그리고 종아리의 안쪽까지 분포한다.

허리신경얼기에서 나오는 주요 가지는 아래와 같다(그림 10-29).

a. 엉덩아래배신경(장골하복신경) iliohypogastric nerve(Th_{12}~L_1)과 엉덩샅굴신경(장골서혜신경) ilioinguinal nerve(L_1) : 배부위의 근육이나 피부 및 바깥음부에 분포한다(남자는 음낭, 여자는 대음순).

b. 음부넙다리신경(음부대퇴신경) genitofemoral nerve : 고환올림근을 따라 음낭내에 이르며, 여성은 자궁원삭을 따라 음순에 이른다.

c. 넙다리신경(대퇴신경) femoral nerve : 허리신경얼기중 최대의 것으로 근육가지는 넙다리네갈래근과 넙다리빗근에 분포한다. 피부가지는 그 표면의 피부에 분포한다. 넙다리근과 종아리근에 운동충격을 공급하고 넙다리와 종아리의 피부로부터 감각충격을 받는다.

d. 폐쇄신경 obturator nerve : 넙다리모음근육무리와 넙다리 피부에 분포한다.

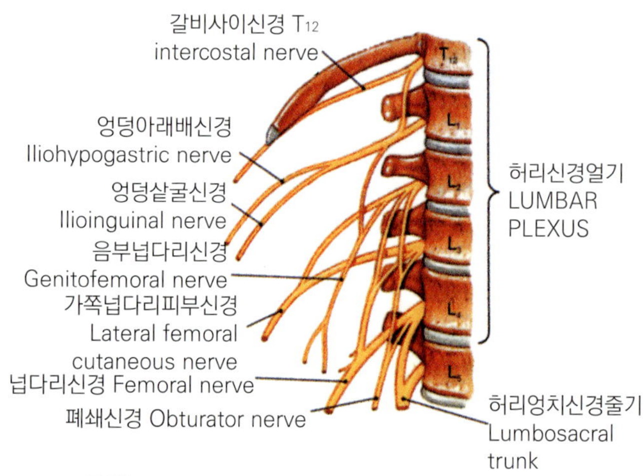

그림 10-29

허리신경얼기

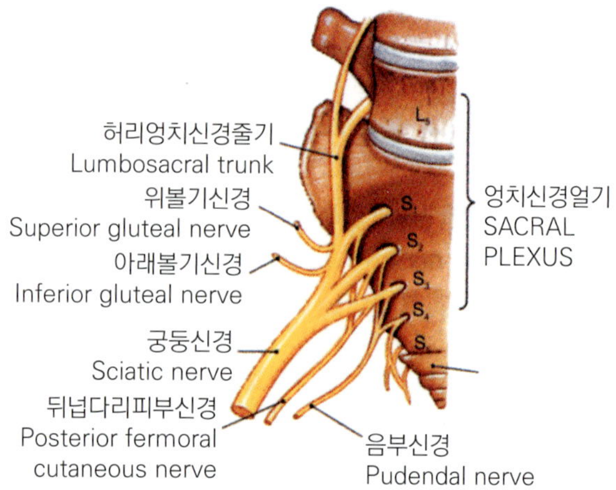

그림 10-30

엉치신경얼기

④ 엉치신경(천골신경) sacral nerves

S_1~S_5의 앞가지는 앞엉치뼈구멍에서 나와서 허리엉치신경줄기와 합쳐 강대한 엉치신경얼기 sacral plexus L_4~S_5을 만들어 따리의 전역에 분포하며 뒤가지는 엉치뼈의 뒤엉치뼈구멍을 나와서 엉치부위의 고유등근육과 엉치뼈, 꼬리뼈부위의 피부에 분포한다.

엉치신경얼기의 주요 가지는 다음과 같다(그림 10-30).

a. 궁둥신경(좌골신경) sciatic nerve : 궁둥신경 sciatic nerve L_4~S_3은 엉치신경얼기 중에서 가장 큰 가지이며 전신에서 가장 큰 말초신경으로 전장이 1m나 된다. 궁둥신경은 골반뒤벽의 큰궁둥구멍에서 넙다리 뒤쪽으로 나와 넙다리굽힘근육무리에 분지하고 하행하여 다리오금윗쪽에서 안쪽의 정강신경(경골신경) tibial nerve과 바깥쪽의 온종아리신경(총비골신경) common peroneal nerve으로 갈라진다. 정강신경은 다리굽힘근육을 지배한 다음 안쪽·가쪽발바닥신경 med & lat. plantar nerve으로 되어 발바닥의 근육과 피부에서 끝난다. 온종아리신경은 얇은·깊은종아리신경 superficial & deep peroneal n.으로 갈라져서 다리와 발등 펴짐근들을 지배한다.
특히 궁둥신경줄기의 마비는 골반근육과 넙다리굽힘근육무리의 마비를 일으켜 넙다리의 벌림작용이나 무릎의 굽힘이 불가능하게 된다. 정강신경마비는 뒤정강근육, 종아리세갈래근, 긴발가락굽힘근 등의 마비에 의해 발바닥의 옆굽힘이 불가능하게 된다.
종아리신경마비는 앞정강근, 긴발가락폄근,종아리근의 마비에 의해 발의 등굽힘이 불가능하게 된다.

b. 음부신경 pucdendal nerve : 항문부위, 샅부위, 바깥음부(음경, 음핵)에 분포한다. 음부신경의 마비에 의해 항문조임근의 폐쇄부전이 일어나 대변의 실금이 발생한다.

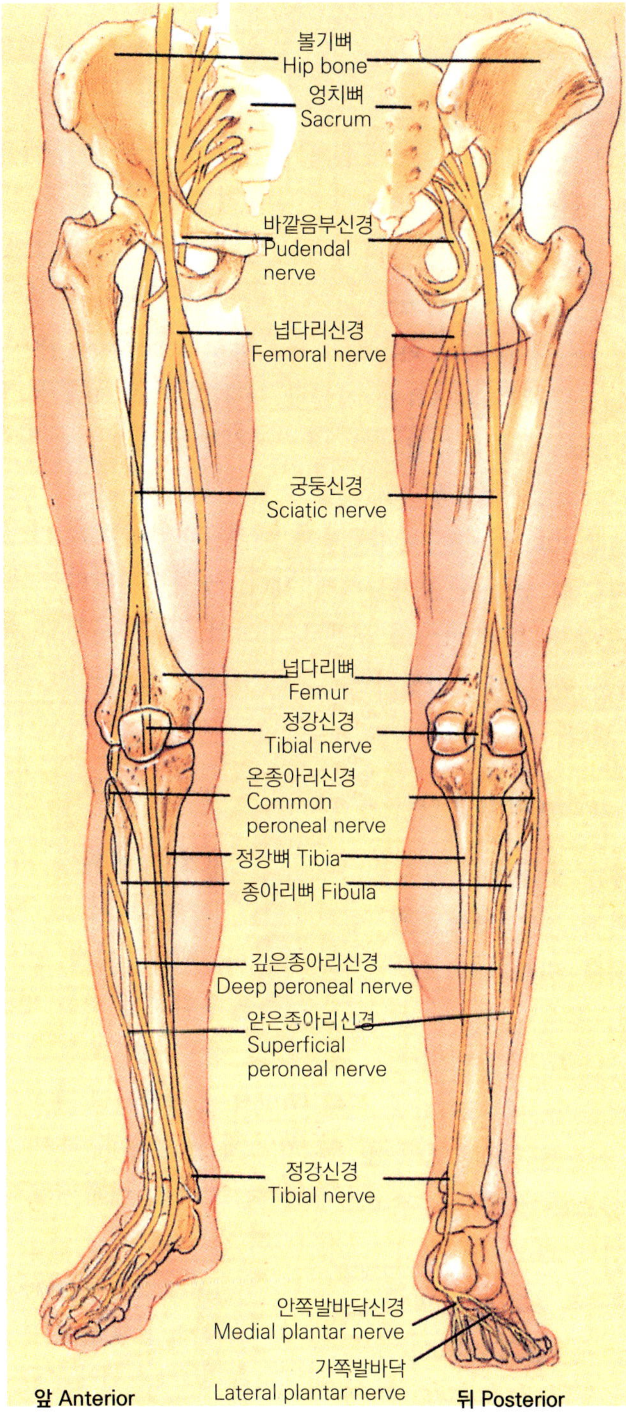

그림 10-31

주요 다리신경의 주행방향

c. 위·아래볼기신경(상·하둔신경) superior and inferior gluteal nerve : 궁둥신경과 함께 큰 궁둥구멍을 나와 볼기의 근육과 피부에 분포한다. 위볼기신경은 혈관과 함께 주로 중간·작은 볼기근에, 아래볼기신경은 큰볼기근에 분포한다.

⑤ 꼬리신경얼기(미골시경총) coccygeal plexus

넷째~다섯째 엉치신경과 꼬리신경으로 구성되며 가는 신경이 나와 항문주위의 피부에 분포한다.

2) 자율신경계통 autonomic nervous system

말초신경계통에는 운동이나 감각을 맡는 체성신경계통 somatic nervous system 외에 자율신경계통 autonomic nervous system이 있는데 이는 체내의 내장, 즉 허파, 심장, 자궁, 심장, 방광, 혈관 및 분비샘에 분포하면서 그 활동을 지배 조절함으로써 내장활동을 통제한다.

자율신경계통은 항상성을 유지하기 위해 심장의 활동, 혈압, 체온 및 내장활동 등을 조절하며 총괄함에 있어 무의식적 또는 반사적 활동에 관여한다. 자율신경계통은 그 이름과 같이 자율적으로 움직이며 보통 수의적 조정이 불가능한 신경계통으로 식물기능에 관여한다 하여 무의식 신경계통이라고 한다.

자율신경계통은 교감신경 sympathetic nerve과 부교감신경 parasympathetic nerve의 두종류가 있다. 대부분의 내장에는 이들 두 신경이 분포하여 기능을 조절하므로 이를 자율신경의 두중지배 double innervation라고 한다.

두 신경의 작용은 서로 길항적이어서 한쪽이 흥분을 촉진하도록 작용할 때 다른 쪽은 반대로 억제적으로 작용한다.

자율신경은 모두 날신경섬유이며 들신경섬유인 것은 없다. 체성신경계통과는 달리 중추신경계통을 나온 다음 목적하는 장기에 이르는 사이 도중에서 한번은 반드시 새 뉴론으로 교대하고 있다. 이 교대부위를 신경절 ganglion이라고 한다.

(1) 교감신경 sympathetic nerve

신경절이전섬유 preganglionic fiber가 가슴신경과 허리신경에서 시작되는 자율신경을 교감신경계통이라고 한다. 신경절이전섬유는 척수의 가쪽뿔 lateral horn에 있는 세포체에서 시작하여 체성운동 신경섬유들과 같이 척수에서 나온 후 척수 밖에서 교감신경줄기의 신경절 sympathetic ganglion에 이른다.

교감신경줄기 sympathetic trunk는 척주의 양쪽에 있는 교감신경계통의 본줄기이며 위로는 셋째목뼈의 가로돌기에서 아래로는 꼬리뼈 앞까지 세로로 염주알처럼 약 22~23쌍(목부위 2, 가슴부위 10~12, 허리부위 4~5부, 엉치부위 4)이 연쇄한다. 이곳에서 일부의 교감신경의 신경절이전섬유는 신경세포를 교체하여 신경절이후섬유가 되어 지배장기에 이른다. 다른 일부의 교감신경절 신경절이전섬유는 신경세포를 교체하지 않고 그대로 내장신경을 이룬다. 특히 배부위내장에 분포되는 교감신경은 교감신경절을 통과하여 배안신경절 celiac ganglion, 위창자간막신경절 suf. mesenteric ganglion, 아래창자간막신경절 inf. mesenteric ganglion에서 신경세포를 바꾸고 있다(그림 10-32).

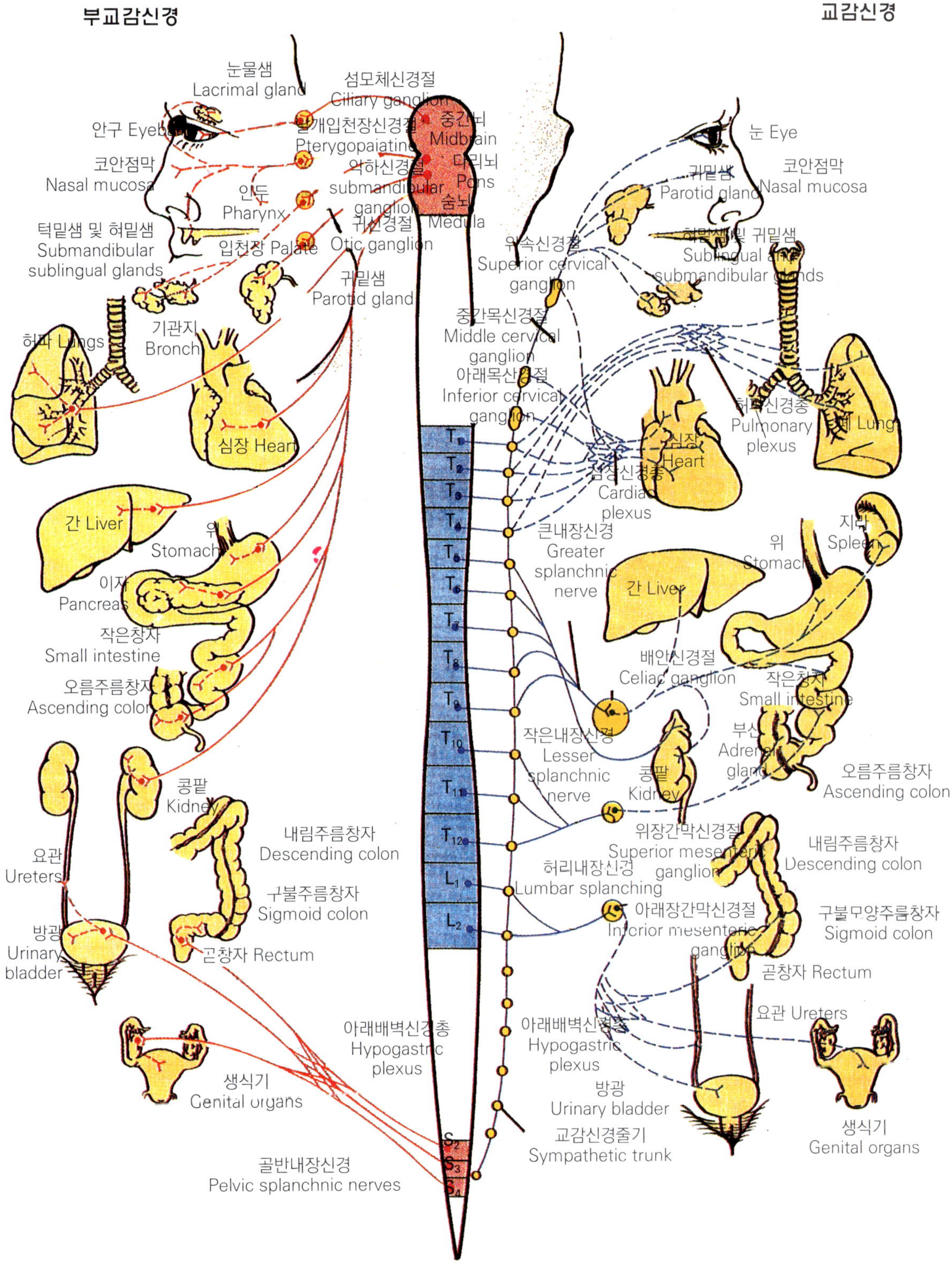

그림 10-32

교감 및 부교감 신경지배

교감신경의 작용은 심장에 대해서는 심박동수의 증가, 박출량의 증가 등 심장기능을 촉진한다. 혈관에서는 수축을 촉진하여 혈압을 높이지만 관상혈관만은 반대로 확장시켜 혈액량을 증가시키고, 소화관의 근육을 이완시켜 소화액의 분비를 억제한다. 또한 동공을 확대시키고 땜샘의 분비를 촉진하나 털세움근은 수축을 하게 한다(표 10-2 참조).

(2) 부교감신경 parasympathetic nerve

신경절이전섬유 preganglionic fiber가 뇌줄기 brain stem와 엉치신경 sacral에서 시작되는 신경을 부교감신경이라고 한다(그림 10-32).

신경절이전섬유는 눈돌림신경 oculomotor n.(Ⅲ), 얼굴신경 facial n.(Ⅶ), 혀인두신경 glossphary ngeal n.(Ⅸ) 및 미주신경 vagus ngeus(Ⅹ)에 포함되거나 골반내장신경 pelvic splachnic nerve으로 달리다가 대부분 지배장기조직 또는 이와 연접한 곳에 놓인 종말신경절 terminal ganglion에서 뉴론을 교체한 후 매우 짧은 신경절이후섬유 postganglionic fiber를 민무늬근육 또는 샘세포에 보낸다.

부교감신경의 분포영역과 작용을 살펴보면 눈돌림신경 oculomoter nerve은 섬모근, 동공조임근에 분포하면서 동공과 섬모체근을 수축시켜 수정체 lens의 두께를 조절한다. 얼굴신경 facial nerve은 눈물샘, 코점막, 목젖샘, 턱밑샘, 혀밑샘에 분포하여 점액을 분비시킨다. 혀인두신경 glossopharyngeal nerve은 귀밑샘에서 침의 분비를 촉진한다. 골반내장신경 pelvic splanchnic nerve은 골반내의 장기인 내림주름창자, 곧창자, 방광, 내부생식기의 근육을 촉진하지만 속항문 조임근과 방광조임근을 이완시킨다.

미주신경 vagus nerve은 목부위, 가슴부위, 배부위내장 등 광범위하게 분포하는 부교감신경의 대표적인 신경으로써 분포분야의 장기에 대한 촉진 및 억제에 관여하고 있다(표 10-2 참조).

표 10-2. 자율신경 흥분에 대한 효과기 반응

효과기	교감신경작용	부교감신경작용	효과기	교감신경작용	부교감신경작용
동굴심방결절	박동수 증가	박동수 감소	위·작은창자·이자의분비샘	억제	촉진
심방	수축력 증가	수축력 감소	쓸개주머니 쓸개관	이완	수축
동굴심방결절과전도계	전도속도 증가	전도속도의 감소	큰창자근	이완	수축
관상동맥	확장	수축	돌막창자조임근	수축	이완
뼈대근혈관	수축	확대	식도근	이완	수축
얼굴혈관	수축, 안면창백	확대	침샘	소량분비	대량분비
동공	산대	축소	방광의 배뇨근	이완	수축
섬모체근	원점을 위한 이완	근점을 위한 축소	방광의 세모근과 조임금	수축	이완
기관지근	확장	수축	남성생식기	사정	발기
기관지 분비샘	억제	자극	자궁	수축	이완
위·작은창자의민무늬근	이완	수축	외음부 혈관	수축	확대
위·작은창자의조임근	수축	이완	땀샘	분비촉진	없음

제 11 장 심장과 순환
Heart and circulation

1. 심장 Heart

1) 심장의 일반구조

심장은 두겹의 심장막(심낭) pericardium에 싸여서 가슴안속(세로칸중앙부 middle mediastinum)에 있는 근육으로 된 중공성기관 hollow organ으로, 그 속안은 4개의 방으로 구획되어 있다. 심장의 위치는 2/3가 정중선에서 왼쪽으로 치우쳐 있다. 무게는 성인의 경우 평균 250~300g이고, 그 크기는 길이가 약 14cm, 폭이 10cm, 직경은 8cm 정도로 자신의 주먹보다 약간 크다.

심장은 세로칸(종격) mediastinum안에 있으며 좌·우 허파의 측면으로 경계지어 있고 앞으로는 복장뼈 그리고 뒤쪽으로는 척추와 경계하고 있다. 심장바닥부위는 둘째 갈비뼈 높이에 있으며 이곳에는 심장으로 큰 혈관이 출입하고 있다. 끝부분은 다섯째 갈비사이공간으로 심장끝(심첨) apex이라 하며 심장끝은 심장끝박동(심첨박동) apex beat of heat의 촉지부위로 이용된다(그림 11-1).

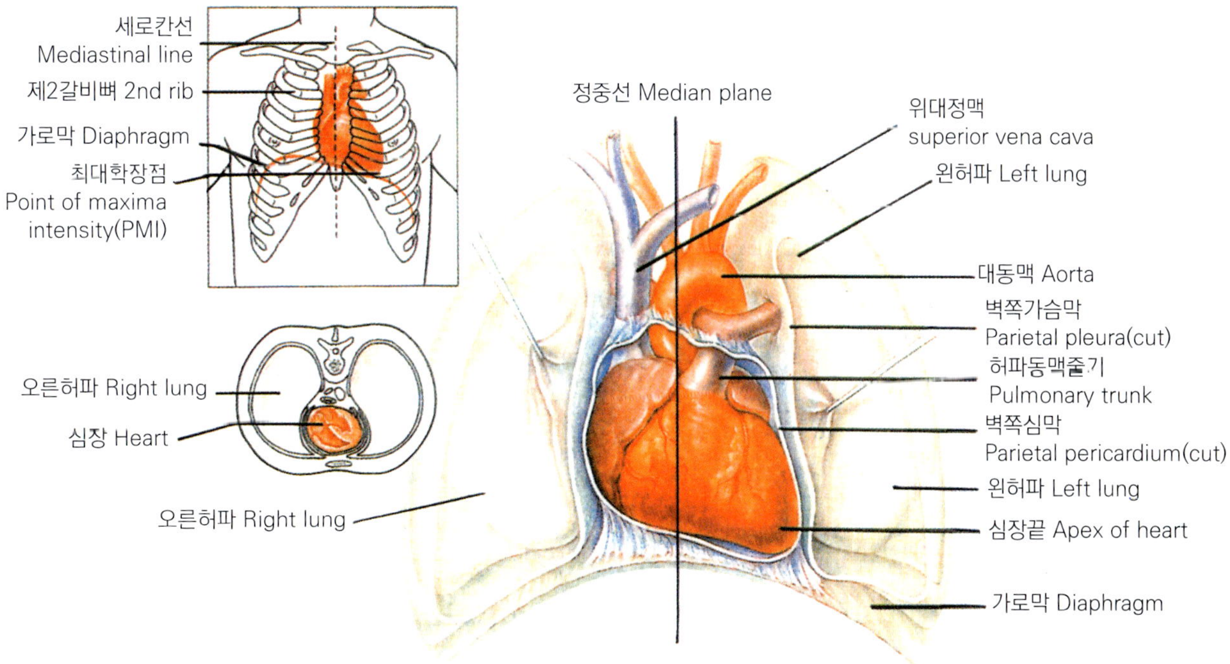

그림 11-1
심장의 위치

2) 심장의 내강과 판막 lumen and valve of heart

심장 속은 빈방 cavity으로 되어 있다. 이 빈방은 심방사이막(심방중격) interatrial septum에 의해 각각 왼·오른심방 left·right atrium, 심실은 심실사이막(심실중격) interventricular septum에 의해 왼·오른심실 left·right ventricle로 나누어진다.

심방사이막과 심실사이막은 직접 연결되어 방실사이막 atrioventricular septum이 됨으로써 심장은 좌·우쪽으로 구분된다.

태생기에는 좌우 심방사이의 사이막에 타원구멍(난원공) foramen ovale이라 불리우는 작은 구멍이 뚫려 있어서 어머니의 태반을 통해서 충분한 가스교환이 이루어지므로 혈액이 허파를 거치지 않고 직접 오른심방에서 왼심방으로 흘러 들어가도 지장이 없다. 이 타원구멍은 출생과 동시에 폐쇄되면서 타원오목(난원와) fossa ovalis이라는 오목한 흔적으로 남게 된다.

출생후에는 전신에 흐르는 혈액을 오른심방으로 받아들이는데 그 혈액은 산소의 함량이 적고 CO_2의 함량이 많은 정맥혈 venous blood이다. 이에 반해서 왼심방은 허파에서 가스교환이 이루어진 혈액으로 O_2가 많고 CO_2의 함량이 적은 동맥혈 arterial blood을 받는다.

심장은 심장막 pericardium이라고 하는 섬유성의 질긴막으로 된 주머니 안에 들어 있는데 심장과 심낭 사이에는 심낭액 pericardial fluid이라는 액체가 들어 있어서 심장이 움직일 때 심장과 심낭 사이에서 윤활액 구실을 한다. 심방과 심실 사이에는 판막 valve이 있는데 왼심방과 왼심실 사이에는 2개의 첨판으로 이루어져 있기 때문에 왼방 실판막(이첨판) bicuspid valve 또는 승모판 mitral valve이라 부르며 오른심방과 오른심실 사이에는 3개의 첨판으로 이루어져 있어 오른방실판막(삼첨판) tricuspid valve이라고 부른다.

방실고랑에 있는 왼방실판막과 오른방실판막은 모두 힘줄끈(건삭) chordae tendineae에 의하여 심실의 속공간에 돌출되어 있는 꼭지근육(유두근) papillay muscles에 연결되어 있다. 방실구멍의 판막은 심방에서 심실로 흐르는 혈류는 통과시키나 심실에서 심방으로의 역류를 막는 작용을 한다.

또한 동맥고랑에는 반달판(반월판) semilunar valve이라는 3장의 첨판이 있다. 왼심실과 대동맥 사이에 있는 대동맥판막(대동맥판) aortic valve과 오른심실과 허파동맥 사이에 허파동맥판막(폐동맥판) pulmonary valve은 동맥에 있는 혈액이 심실로 역류하는 것을 막고 있다(그림 11-2).

3) 심장의 혈관과 신경 blood vessel and nerves of heart

심장은 생명이 살아 있는 동안 끊임없는 심장박동을 통해 혈액을 전신에 공급하고 있다. 한편 심장은 다른 기관과는 달리 독자적인 혈관을 지니고 있다. 심장의 혈관을 심장동·정맥(관상동·정맥) coronary arteries and veins이라 한다.

(1) 심장의 동맥 arteries of heart

심장의 동맥은 오름대동맥이 시작되는 부위에서 왼·오른심장동맥 coronary arteries으로 분지된 후 방실사이고랑 coronary sulcus를 따라 지방조직에 싸여 달린다.

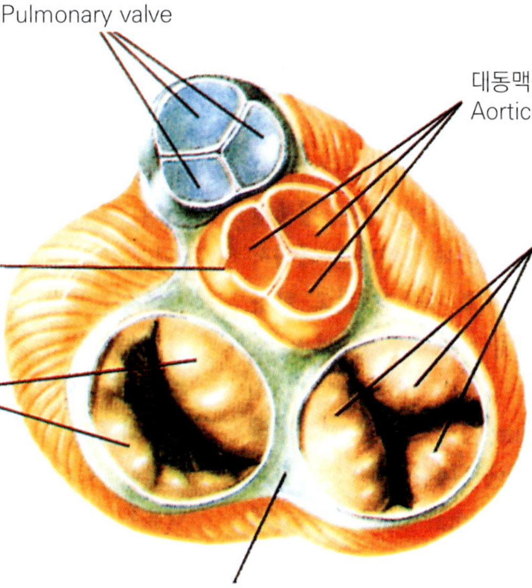

그림 11-2
심장의 판막

① 왼심장동맥(좌관상동맥) left coronary artery

왼대동맥동굴에서 분지하여 허파동맥 (간)사이를 앞방향으로 가서 앞면으로 향하고 여기서 둘로 갈라져서 하나는 앞심실사이고랑(전실간구) anterior interventricular sulcus를 따라 심장끝 apex으로 내려가는 앞심실사이동맥(전실간동맥) anterior interventricular a.으로서 주로 심장의 복장갈비면에 분포한다. 나머지 하나는 휘돌이가지(회선지) circumflex branch로서 심장 뒷면으로 향한다.

② 오른심장동맥(우관상동맥) right coronary artery

오른대동맥동굴에서 분지하여 심장을 오른쪽으로 돌아 뒤심실사이고랑(후실간구) posterior interventricular sulcus를 따라 심장끝으로 가는 뒤심실사이동맥(후실간동맥) posterior interventricular a.으로서 주로 가로막면에 분포한다.

심장동맥은 기능적으로 종말동맥 end artery이기 때문에 혈전증 thrombosis 등 급격한 순환장애가 일어났을 때 이에 대응할 만한 혈액량이 되지 못하여 심근경색 myocardial infarction을 일으킨다. 심장근육조직은 그 활동을 위해 대량의 산소를 필요로 하므로 심장동맥가지의 일시적인 협착 또는 폐쇄에 의해서도 혈액량의 부족 때문에 협심증 angina pectoris이 나타난다.

(2) 심장의 정맥 veins of heart

심장정맥은 심장끝에서 앞심실사이동맥을 따라 되돌아오는 큰심장정맥 great cardiac vein, 뒤심실사이정맥을 따라 오는 중간심장정맥 middle cardiac vein 및 방실사이고랑 우편으로 돌아 뒤로 가는 작은심장정맥 small cardiac vein 등이 방실사이고랑 뒤쪽에 있는 심장정맥동굴 coronary sinus에 모여서 오른심방으로 들어간다.

(3) 심장의 신경 nerves of heart

심장의 신경은 교감신경과 부교감신경인 미주신경의 지배를 받는다. 미주신경은 심장활동을 억제하고 교감신경은 심장의 활동을 촉진한다.

4) 심장의 작용 actions of the heart

(1) 심장의 자극전도계 impulse conducting system of heart(그림 11-3)

심장의 특정부위에는 심장근육세포와 흡사하지만, 근육 미세섬유가 적고 가로무늬 구조도 분명하지 않는 근육 세포가 있다. 이를 특수심장근육이라고 한다.

특수심장근육은 일반적인 심장근육과는 달리 심장의 수축을 일으키는 흥분을 자동적으로 발생하여 심장전체에 전하는 작용을 하고 있는데 이것을 자극전도계 impulse conducting system라 한다.

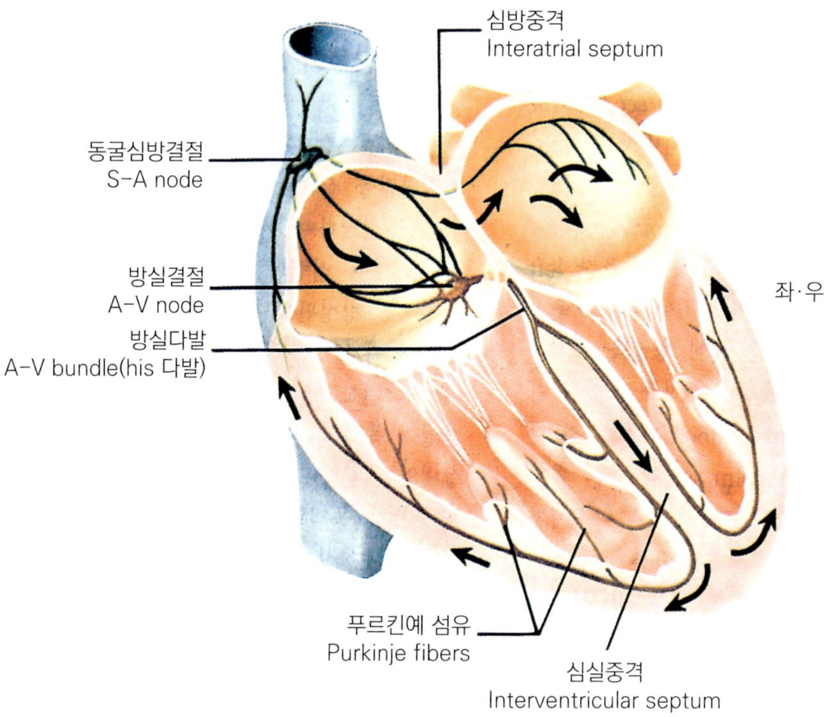

그림 11-3
심장의 자극전도계

이 과정에서 심장이 수축하면 심방이 먼저 수축하고 그 다음에 심실이 수축한다. 이때 오른심방의 특수한 부위를 가열 heating하면 심장주기가 빨라지고 반대로 그 부위를 냉각 cooling 시키면 심장박동의 속도가 느려지는 것을 볼 수 있다. 그러나 이 특수한 부위를 제외한 다른 부위의 조직은 온도를 가하든 냉각을 시키든 아무런 반응이 없었다.

한편 심방의 특수 부위에 대해 연속 절편을 만들어 조직학적 검색을 해보면 심장의 다른 부위와는 다른 조직으로 되어 있다는 것을 발견할 수 있는데 이 부위를 동굴심방결절(동방결절) sinoatrial node(S-A node)이라 한다. 이 부위가 심장의 박동을 주재하는 곳이라 하여 이곳을 향도잡이 pacemaker라고도 부른다(그림 11-3).

동굴심방결절의 흥분이 심장근육에 전도되는 과정은 잔잔한 수면에 돌을 던졌을 때 수면 위에 파장이 퍼져 가는 것처럼 맨처음 발생한 활동전압은 심방세포에 전달된다. 활동전압은 심방을 향해 세갈래(전방, 중간, 후방)를 통하여 전달되고 심방 세포는 거의 동시에 모두 수축을 하게 된다. 이때 흥분이 오른심방으로부터 왼심방으로 전도되면 심방이 수축되지만 심실은 수축되지 않은 이완상태를 유지한다. 따라서 심방근육과 심실근육의 흥분전도 방식은 완전히 다르다고 생각된다.

동굴심방결절에서 발생된 자극은 왼·오른심방을 수축시키며 나아가 오른심방의 심장정맥동굴고랑에 있는 방실결절 atrioventricular node(A-V node)에 형태학적인 연결없이 전달된다. 심방으로부터 심실로 흥분이 전달되는 길은 방실결절 뿐이며 방실결절에서의 흥분전도속도는 0.05m/sec로서 심방근육이나 심실근육에서의 전도속도인 1m/sec에 비하면 매우 느린 편이다. 방실결절은 심내막 밑에 있으며 여기서부터 자극전도 섬유다발인 방실다발(방실속) atrioventricular bundle(A-V bundle ; His's bundle)이 나와 심실사이막 위쪽에서 왼·오른가지 left and right crus로 나뉘어져 오른심실의 꼭지근육까지 뻗어 있다. 흔히 방실다발 이하의 자극전도 섬유가 심장근육에 분포된 가지를 통틀어 푸르킨예 섬유 Purkinje's fibers라고 한다.

자극전도계의 전도속도는 동굴심방결절에서 0.8~1m/sec, 방실결절에서 0.05m/sec, 방실결절에서 4m/sec,의 속도로 장실다발을 지나 푸르킨예섬유에 이른다. 푸르킨예섬유에서 5m/sec의 속도로 심실근 전체에 전도된다.

(2) 심장주기 cardiac cycle(그림 11-4)

심장의 수축과정에서 심장속의 심방과 심실의 변화과정을 살펴보면 심장의 수축이 동굴심방결절부근에서 시작하며 이때 왼·오른 심방도 수축을 하게 된다. 이때 심방수축에 의하여 심방내압이 높아지면 방실판막이 열리면서 심방속의 혈액이 심실로 들어가 심실속에 혈액이 충만하게 되고 흥분이 자극전도계를 거쳐 심실 전체로 퍼져서 왼·오른 심실이 동시에 수축을 하게 된다.

이로 인하여 심실내압이 심방내압보다 높아지면 방실판막이 닫혀지게 되며 허파동맥판막과 대동맥판막이 아직 열리지 않는 상태에서는 심실내압이 갑자기 높아진다. 심실내압이 대동맥압과 허파동맥압 이상으로 높아지면 대동맥판막과 허파동맥판막이 열리면서 심실속의 혈액이 대동맥과 허파동맥으로 밀려나가는 현상이 전개된다.

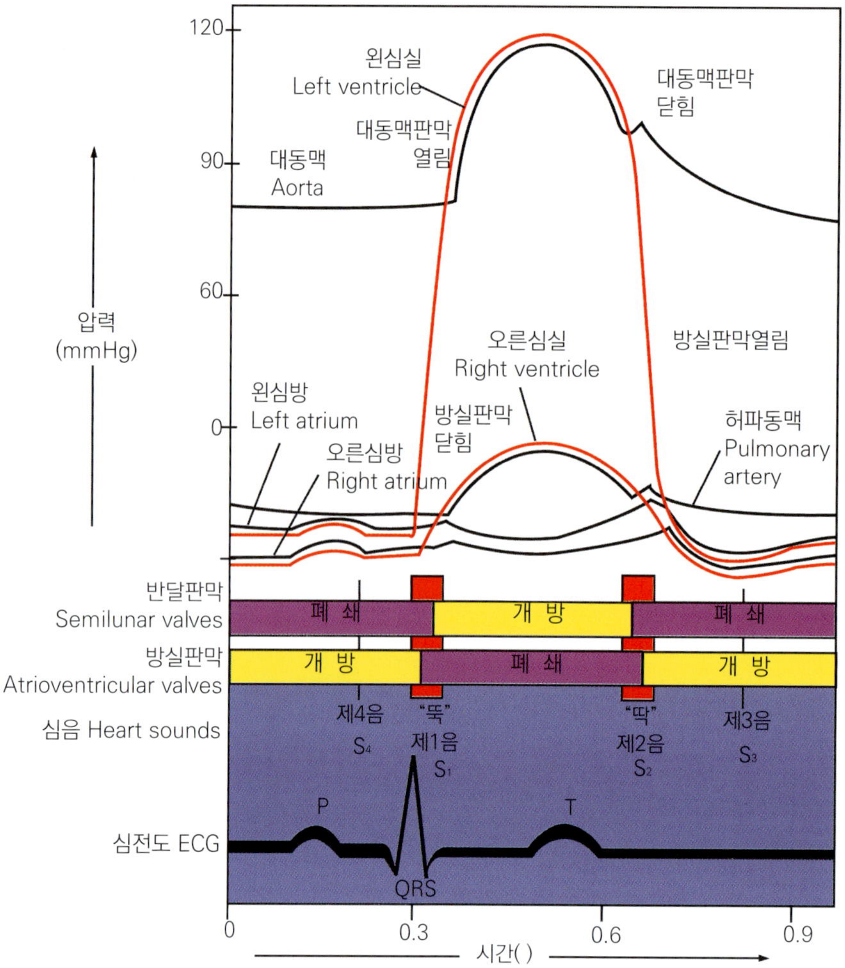

그림 11-4

심장주기

이 과정에서 심방의 수축개시에서 심실의 수축 종료까지를 심장수축 systole이라 한다. 심실의 수축이 끝나기 전에 심방이 이완되고 이어서 심실이 이완되면서 심장 전체가 잠시 휴지상태가 되는 것을 심장확장 diastole이라 한다. 확장기에는 심실내압이 내려가므로 대동맥판막과 허파동맥판막은 폐쇄되어 혈류의 역류를 막는다.

또 심방이 이완되었을 때 대정맥과 허파정맥에서 혈액이 심방속으로 들어가서 다음의 수축에 대비한다. 확장기에는 심장동맥속으로 들어가는 혈액량을 증가시켜 심장에 산소나 영양물질을 공급하게 된다.

심방수축의 시작부터 다음 심방수축 시작까지를 심장주기 cardiac cycle이라 한다. 심장주기는 심방(왼·오른)의 수축기 atrial systolic period와 심실(왼·오른)의 수축기 ventricular systolic period 그리고 심방과 심실의 확장기 diastolic period의 합을 의미한다.

심장주기는 안정상태에서 진행될 때 소요되는 시간은 0.8초이다. 이것을 시기별로 살펴보면 심방수축기가 0.11초이고 심실의 수축기는 0.27초이다. 심방과 심실의 확장기에 소요되는 시간은 0.42초이고 심장의 수축기에 소요되는 시간은 0.38초로, 심장의 확장기에 소요되는 시간 0.42초보다 짧게 나타난다.

(3) 심장음 heart sounds

심장 근처의 가슴벽에 청진기 stethoscope를 부착시켜 들어 보면 심장이 뛸 때마다 독특한 소리를 들을 수 있다. 심장이 뛸 때에 가청범위의 음파(15~400Hz)가 심장에서 가슴으로 전달되는데 이 소리를 심장음 heart sound이라 한다.

청진기를 통하여 소리를 들어보면 "둠 탁" "둠 탁" 하는 소리가 나는데 처음 소리의 "둠"하는 저음이면서 길고 둔한 소리를 제1심장음 first cardiac sound이라 하고 "탁"하는 뒤 소리의 고음이면서 짧고 날카로운 소리를 제2심장음 second cardiac sound이라 한다.

심장음의 발생기전은 심장근육의 수축, 판막의 폐쇄, 혈액흐름의 진동에 의한다. 제1심장음은 심실근육의 수축초기에 방실판이 닫힘과 동시에 혈액이 판막벽에 부딪침으로서 지금까지 열렸던 방실판막들이 갑자기 닫히면서 막 자체와 그 부근 심장벽 및 혈액덩이의 진동음이다.

사람에서는 왼방실판막이 오른방실판막보다 약간 먼저 닫히나 두 판막의 진동은 보통 한 소리로 합쳐서 나타난다. 심장의 이상에서 오는 방실판막의 폐쇄부전이나 협착증이 있을 때는 제1심장음이 제2심장음의 청취시까지 계속 들리기도 한다. 지속시간은 평균 0.1초이며 소리의 진동수는 30~45Hz로 방실판막에 이상이 오면 제1심장음이 달라진다. 제1심장음의 최적 청취부위는 심실 바로 위로서, 다섯째갈비사이와 복장뼈의 오른쪽 모서리가 만나는 부위에서 오른방실판막 소리를, 그리고 다섯째갈비사이의 심장끝 위에서 왼방실판막(승모판) 소리를 가장 잘 들을 수 있다.

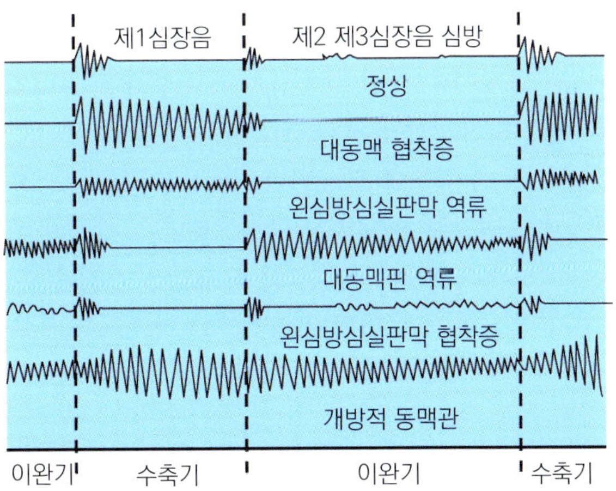

그림 11-5

정상 및 비정상(심장질환)때의 심음 그림

제2심장음은 심실 확장기의 초기에 대동맥 판막과 허파동맥 판막이 닫히면서 일어나는 진동음이다. 사람에서는 대동맥 판막이 허파동맥 판막보다 약간 먼저 닫히는데 그 이유는 불분명하다. 지속시간은 평균 0.08초이며 소리의 진동수는 50~70Hz로 대동맥판막과 허파동맥 판막의 손상이 있을 경우 제2심장음에 이상이 나타나며 다음 심장주기의 제1심장음이 일어날 때까지 지속한다. 제2심장음의 최적 청취부위는 두번째갈비뼈사이 위치에서 오른쪽에서는 대동맥 판막, 왼쪽에서는 허파동맥 판의 소리가 잘 들린다. 심전도에서는 청진기에 들리지 않는 제3, 4심장음이 기록된다. 심장박동소리는 심장판막들의 상태와 관련된 정보를 제공해 주기 때문에 임상에서 관심의 대상이 된다. 즉 심장속막의 염증은 판막의 상태를 변화시킬 수 있다는 것이다.

판막이 닫혔을 때 닫힘이 불완전하면 혈액이 판막을 통해 역류한다. 이때 잡음 murmur이 들리며 잡음의 정도는 판막손상 상태에 따라 결정된다.

(4) 심장의 기능조절

심장기능은 활동여하에 따라 다르고 화학물질이나 호르몬 그리고 신경성 조절에 따라 영향을 받게 된다. 즉 생체가 운동을 하고 있다면 그 운동의 정도에 따라 뼈대근은 안정시보다 많은 영양물질과 산소를 필요로 하게 된다. 이때 세포속에서 일어나는 산화과정에 따라 노폐물 역시 다르게 나타나며 심장근육의 수축 정도에 따라 박동과 박출량도 다르게 나타나게 된다.

① 박출량 cardiac output 조절

박출량이란 심장이 1분 동안에 혈액을 동맥내로 밀어내는 혈액량을 말한다. 즉 박출량=박동량×박동수(1분)이다.

박동량 stroke volume은 1회 박동할 때 나갈 수 있는 혈액량(약 60~70ml)이며, 최고의 기능을 발휘하여 수축하는 경우 150~200ml까지 늘어날 수도 있다고 한다. 박동수는 심장이 1분동안 박동하는 수를 말하며 약 70회를 평균치로 하고 있다. 따라서 안정상태에서 남자의 박출량은 약 5ℓ(70ml×70회=5000ml) 정도이며 여자는 남자보다 약 10%가 낮아 4.5ℓ가 된다.

박동량의 증감에 영향을 주는 요인은 첫째로 지배신경의 영향을 받는다. 즉, 교감신경이 흥분하게 되면 심장근육의 수축력이 증대하여 박동량이 증가하고 반대로 부교감신경이 흥분하면 심장근육의 수축력이 감소하여 박동량이 감소하게 된다.

둘째 박동량은 심장근육의 섬유의 길이에 좌우된다. 즉 심장근육의 섬유가 유입되는 혈액량에 의하여 어느 한도까지 늘어나게 되면 섬유의 길이가 늘어난 만큼 비례하여 수축력이 증대되어 심실속에 있던 혈액이 남김없이 동맥속으로 나가게 된다. 이와같은 성질을 Starling의 심장법칙 Starling's heart law 또는 Frank-Starling의 법칙이라 부른다.

② 심장 박동수의 조절

박동수 heart beat는 주위환경, 운동여하, 정신상태 및 건강상태 등에 따라서 개인차이가 많으나 안정상태일 때 평균하여 성인은 매분 약 70회 정도이며 여자는 남자보다 약간 많은 편이다.

박동수를 결정하는 요인은 한두가지가 아니다. 그 중 박동수를 조절하는 요인 가운데 몇 가지만을 소개하면 체온 temperature, 화학물질 및 신경의 활동 등이 박동수에 영향을 나타내고 있다.

a. 체온의 효과

생체의 모든 생리반응은 체온이 높아지면 촉진되는데 이는 신경계통과 관계없이 심장자체 특히 동굴심방결절에 대하여 작용함으로써 효과를 나타낸다. 개구리의 생체 실험에서 개구리의 심장을 적출하여 이것을 더운 식염수로 관류하면 박동수가 증가하나 찬 식염수로 관류하면 박동수가 감소하는 예를 볼 수 있다. 사람이 심한 운동이나 질병으로 체온이 높아지면 박동수가 증가하는 것을 볼 수 있다.

b. 화학물질의 효과

화학물질 가운데 에피네프린 epinephrine과 노르에피네프린 norepinephrine은 심장의 박동수에 영향을 미치고 있다. 사람이 정신적 흥분, 위급한 상태, 공포, 심한 운동 및 각종 스트레스에 놓이게 되면 에피네프린과 노르에피네프린이 분비된다. 이로 인하여 박동수가 증가되고 수축력이 강화되면서 박출량이 증가하며, 더 나아가 혈압을 높이는 결과가 된다. 그러나 아세틸콜린 acetylcholine은 심장의 박동수와 박출량을 감소시키는 효과를 나타내기도 한다.

c. 신경성 효과

심장에 분포하여 효과를 나타내고 있는 신경은 교감신경과 부교감신경으로써 교감신경의 흥분은 심장활동을 촉진시킨다. 이 신경이 흥분하면 박동수가 증가되고, 심장근육의 수축력이 강화되며, 심장근육의 흥분 전도속도가 빨라지고, 심장 순환계통의 혈류량을 증가시킨다. 그러나 부교감신경의 흥분은 교감신경 효과와는 반대로 박동수가 감소되고, 심장근육의 수축력이 약화되며, 심장근육의 흥분 전도속도도 떨어지고, 심장순환계통의 혈류량 역시 감소하는 등 심장활동의 억제효과를 나타낸다. 우리 몸에서는 이 두 신경 즉 교감신경과 부교감신경이 언제나 일정한 긴장도를 유지하면서 상호 평형을 이루고 있기 때문에 박출량, 박동량, 박동수가 일정하게 유지되고 있다.

2. 혈관 blood vessels(그림 11-6)

심장에서 배출된 혈액은 혈관을 통해 신체의 여러 조직에 운반되어지며 대사에 의해 만들어진 노폐물은 다시 혈관에 의해 심장으로 운반되는 폐쇄된 순환을 형성한다.

혈관에는 심장으로부터 신체 여러 조직으로 혈액을 운반하는 동맥 artery과 조직으로부터의 혈액을 심장으로 운반하는 정맥 vein 그리고 동맥과 정맥사이에서 물질교환에 관여하는 모세혈관 capillary이 있다.

1) 동맥 arteries

정맥이나 모세혈관에 비해서 벽이 두껍고 탄력성이 있어서 높은 압력에도 견딜 수 있다. 동맥의 벽은 3층으로 바깥층은 섬유성의 질긴 막으로 된 바깥막 tunica externa, 중간층은 탄력성의 가장 두꺼운 섬유와 민무늬근 섬유가 윤상으로 달리는 중간막 tunica media, 그리고 가장 안쪽은 내피세포로 이루어진 속막 tunica intima으로 구성되어 있다.

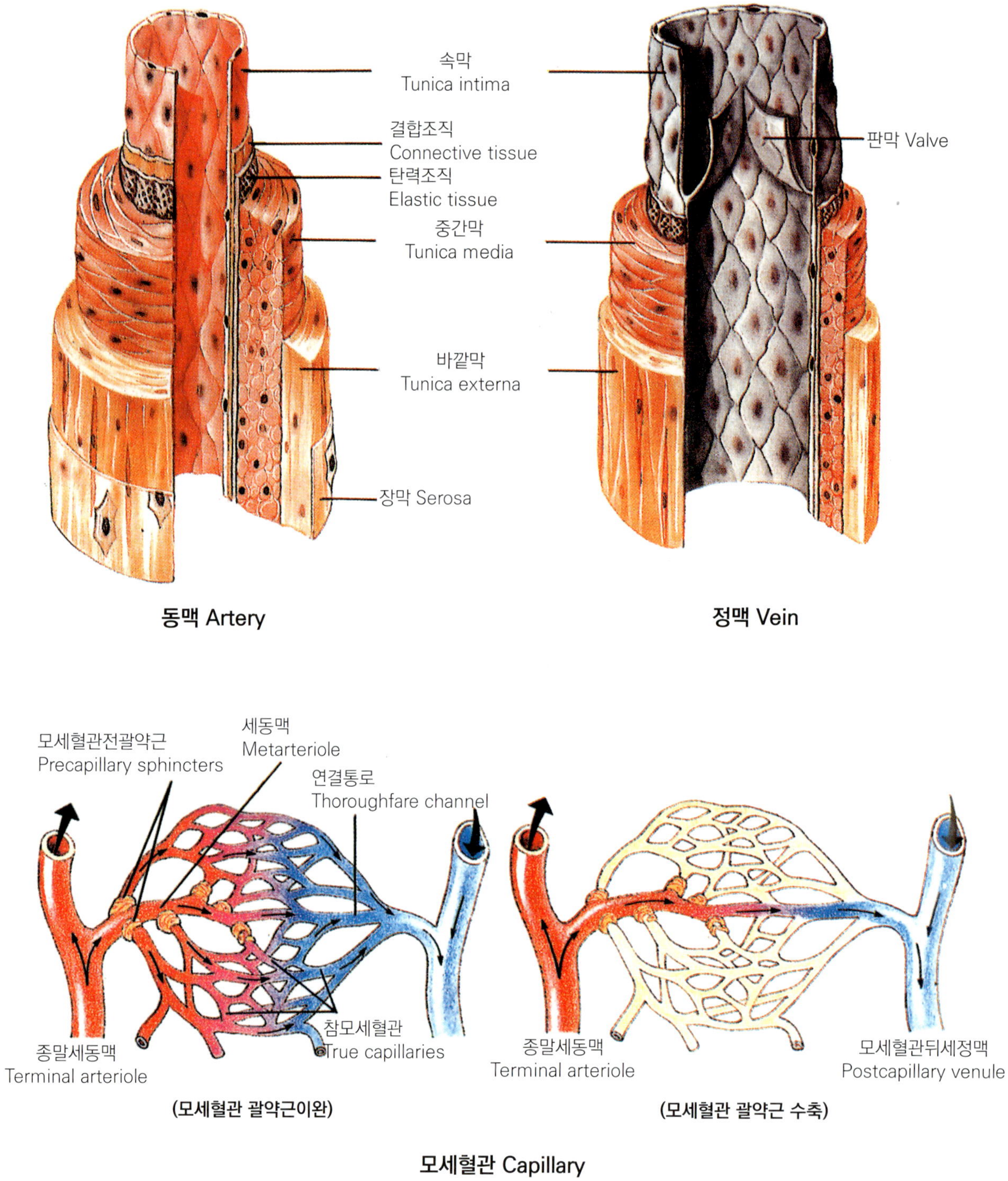
속막
Tunica intima
결합조직
Connective tissue
탄력조직
Elastic tissue
중간막
Tunica media
바깥막
Tunica externa
장막 Serosa
판막 Valve
동맥 Artery
정맥 Vein
모세혈관전괄약근
Precapillary sphincters
세동맥
Metarteriole
연결통로
Thoroughfare channel
참모세혈관
True capillaries
종말세동맥
Terminal arteriole
종말세동맥
Terminal arteriole
모세혈관뒤세정맥
Postcapillary venule
(모세혈관 괄약근이완)
(모세혈관 괄약근 수축)
모세혈관 Capillary

그림 11-6

혈관계

동맥계통은 심장으로부터 혈액을 말초로 운반하는 도관으로서 그 역할을 효과적으로 수행하기 위하여 다음과 같은 특성을 지니고 있다.

동맥벽은 탄력성이 있어 왼심실에서 박출할 때 혈액을 수용할 수 있도록 팽창되며 동시에 압력의 손실을 최소화 하는 특성을 가지고 있다. 탄력성은 연령이 증가할수록 감소됨이 빨라져 말초혈관의 저항을 증가시킴으로써 안정시에도 혈압이 상승하는 결과를 낳게 된다.

동맥은 혈액저장량이 적으나 높은 관류압을 유지시킬 수 있으므로 이를 압력혈관 pressure reservoir이라고 부른다. 대동맥이 높은 혈압을 유지하는 것은 왼심실의 수축에 따른 심박출량과 함께 말초의 순환저항이 있기 때문이다.

특히 세동맥에는 민무늬근 섬유가 많고, 교감신경의 지배를 받아 수축상태를 유지한다. 교감신경이 억압받을 경우 세동맥이 이완되고 속지름이 커져 말초저항이 감소되므로 혈류량이 많아지고 따라서 혈압이 떨어지는 경우가 발생하게 된다.

2) 정맥 veins

동맥보다 얇은 벽층을 가지고 있으며 3층으로써 동맥벽과 같으나 중간층의 민무늬근 층이 얇아 탄력성이 낮으며 정맥속 혈액이 없어지면 주위 조직의 압력으로 쉽게 납작해진다.

관의 곳곳에 판막 valve이 있어 혈액의 역류를 막아 한쪽 방향으로만 흐르게 한다. 특히 정맥의 역할은 혈액의 운반이 중요하지만 그외 많은 양의 혈액을 수용하는 혈액 저장역할을 한다.

정맥은 동맥보다 많은 혈액을 저장하면서도 혈압이 낮기 때문에 혈액을 심방까지 운반하기 위해 정맥에 판막 valve이 발달되어 있으며, 아울러 정맥벽에 있는 중간층의 민무늬근 섬유도 세로로 배열되어 있음이 정맥구조의 한 특징이라고 할 수 있다(그림 11-6).

3) 모세혈관 capillaries

그림 11-6에서 보는 바와 같이 내피세포로만 된 지름이 6μm 정도의 속막구조이다. 적혈구 지름보다 속지름이 더 작은 것도 있어서 적혈구가 접혀진 상태로 통과하는 경우가 있다.

모세혈관의 대표적인 기능이라고 하면 소화기관에서 흡수된 영양물질을 혈액을 통해 여러부위의 조직으로 운반하고 그 대신 조직에서의 신진대사에 의해 발생한 노폐물을 역시 혈액을 통해 조직으로부터 이동시켜 체외로 배출시키는 것이다. 그런데 모세혈관을 이루고 있는 내피세포는 매우 얇고 좁아서 혈액속의 액체성분을 모두 확산작용에 의하여 쉽게 통과할 수 있으나 단백질보다 큰 것은 통과하지 못하고 능동적 운반에 의하여 상호 물질이 운반 교환되고 있다.

살아 있는 생체는 생명현상을 유지하기 위하여 세포가 요구하는 만큼 혈액이 공급되고 더불어 물질의 교환이 이루어져야 하므로 모세혈관수가 많아야 한다. 그래서 모세혈관은 생체 조직내에 그물망처럼 넓게 퍼져 가능한 최대한으로 표면적을 넓히게 되는데 Krogh에 의하면 총모세혈관의 면적은 무려 6,300m^2나 된다.

3. 허파순환 pulmonary circulation

1) 허파동맥(줄기) pulmonary trunk

오른심실에서 나오는 1개의 허파동맥(줄기)은 왼·오른허파동맥 left, right pulmonary artery으로 갈라지고, 허파문을 통해 허파속으로 들어간다. 허파동맥은 오른심실에서 나오는 정맥혈을 허파까지 운반하여 가스교환을 하도록 하는 동맥이다. 동맥의 말초는 허파꽈리벽에서 모세혈관이 되며 정맥은 점차 모여서 굵어지고 왼·오른 각각 2개(4가닥)의 허파정맥 pulmonary veins이 되어 허파문을 나와서 왼심방으로 들어간다(그림 11-7).

① 오른허파동맥(우폐동맥) right pulmonary artery

왼허파동맥보다 더 길고 크며 오름대동맥 ascending aorta과 위대정맥 superior vena cava의 뒤쪽을 지나 오른쪽 허파문 hilus of right lung에서 3개의 가지로 나누어져 오른허파정맥의 뒤쪽과 허파동맥동굴의 앞쪽에서 오른허파의 위엽, 중간엽, 아래엽 superior, middle and inferior lobe으로 들어간다.

② 왼허파동맥(좌폐동맥) left pulmonary artery

내림대동맥 descending aorta의 앞과 왼기관지 left bronehus의 위를 넘어 왼허파문에서 분지하여 왼허파의 위엽, 아래엽 superior, inferior lobe으로 들어간다.

2) 허파정맥(폐정맥) pulmonary veins

허파정맥은 왼·오른쪽에서 각각 2가닥씩(4가닥) 되어 있고 허파문에서 나와 거의 수평으로 안쪽으로 가서 왼심방의 위부위에 들어간다.

① 오른허파정맥(우폐정맥) right pulmonary vein

왼허파정맥보다 길고 위대정맥과 오른대동맥 뒤가쪽을 지나 오른허파동맥의 아래를 거쳐 왼심방으로 들어간다.

② 왼허파정맥(좌폐정맥) left pulmonary vein

왼허파동맥의 밑, 가슴대동맥의 앞을 지나 왼심방으로 들어간다.

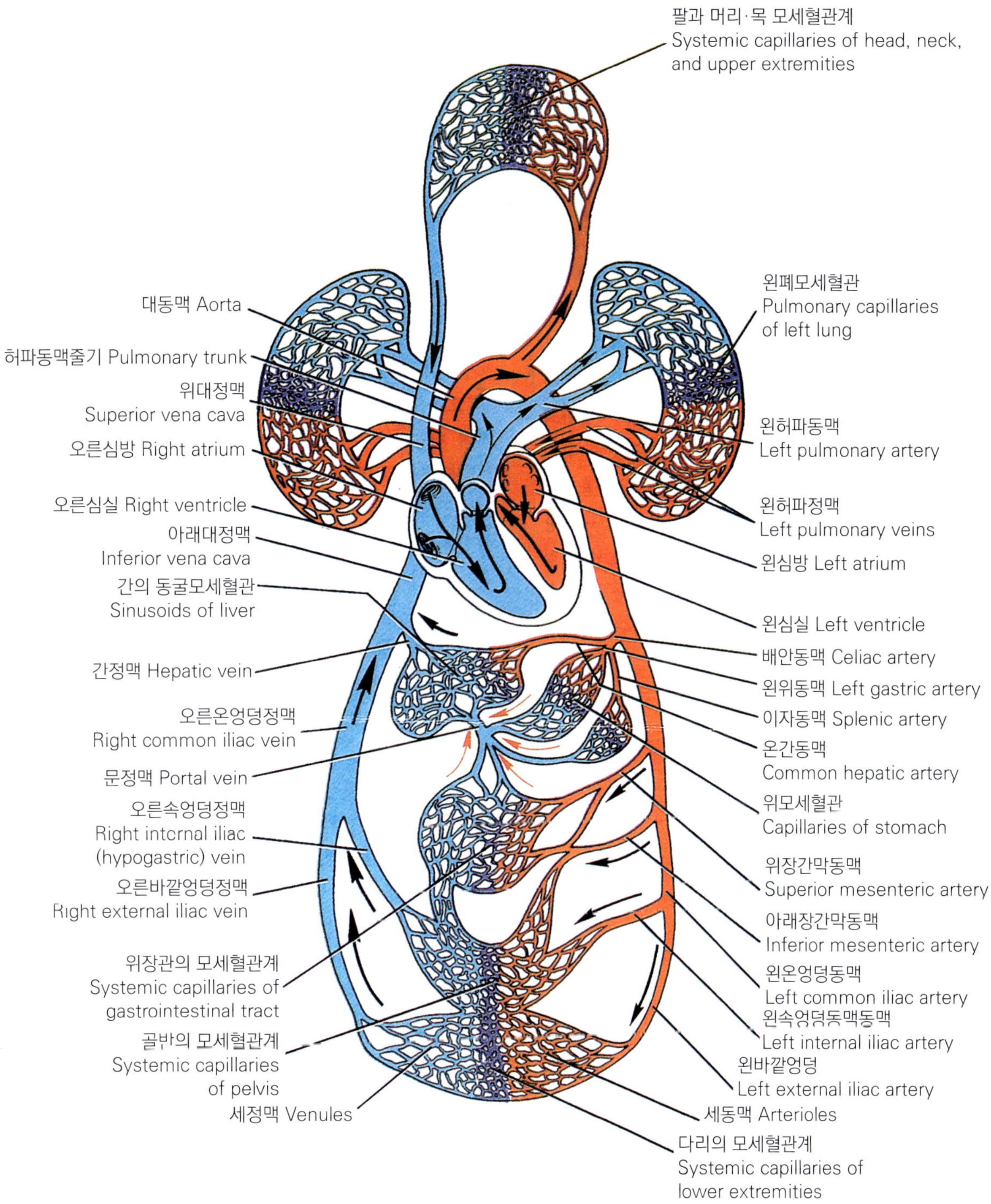

그림 11-7

허파순환과 전신순환

4. 전신순환 systemic(greater) circulation

1) 신체의 주요동맥

대순환의 동맥은 하나의 큰 줄기, 즉 대동맥에서 시작된다. 대동맥은 왼심실에서 나오며 전신순환에서 가장 중요한 혈관이다. 대동맥은 부위에 따라 오름대동맥 ascending aorta, 대동맥활 aortic arch, 내림대동맥 descending aorta 가슴대동맥 thoracic aorta+배동맥 abdominal aorta)으로 나눌 수 있다.

(1) 오름대동맥(상행대동맥) ascending aorta

대동맥판막 바로 위에서 시작되는 혈관으로 직경 2~3cm, 길이 5cm이며 대동맥활로 이어가는 부분을 말하고 대부분 심장막공간 pericardial cavity 속에 들어 있다. 여기에서 갈라지는 가지는 심장에 분포하는 왼·오른 심장동맥 left and right coronary artery 뿐이다.

(2) 대동맥활(대동맥궁) aortic arch

오름대동맥에 이어지는 아치 모양의 부위로서 두번째갈비뼈 높이에서 왼위쪽으로 굽어 넷째등뼈 몸통에 이르는 혈관이다.

대동맥활은 오른쪽으로부터 왼쪽으로 팔머리동맥(줄기) brachiocephalic trunk, 왼온목동맥 left common carotid artery, 왼빗장밑동맥 left subclavian artery 순으로 3개의 큰가지가 나와 있다. 분포구역은 머리, 목, 팔, 가슴벽 및 세로칸부위 등이다.

① 팔머리동맥(완두동맥) brachiocephalic trunk

3개의 가지 중에서 가장 굵고 기관 앞쪽과 오른쪽위부위 방향으로 달려서 오른복장빗장관절 부위에서 오른온목동맥 right common carotid artery과 오른빗장밑동맥 right subclavian artery으로 갈라진다. 온목동맥은 머리의 주간동맥이며 빗장끝동맥은 팔의 주간동맥으로 팔머리동맥이라 한다. 길이는 4~5cm되는 굵은 동맥으로 일명 무명동맥 innominate artery이라고도 한다.

② 온목동맥(총경동맥) common carotid artery

온목동맥은 곁가지가 없으며 기관과 식도의 왼쪽을 따라 수직으로 상행하여 방패연골의 위 경계에서 속·바깥목동맥으로 나뉘어진다.

a. 속목동맥(내경동맥) internal carotid artery

목부분에서는 곁가지를 내지 않으며 머리뼈공간 속에서 가지가 나와 있으므로 속목동맥이라 한다. 인두의 왼쪽을 따라 상행하여 관자뼈의 목동맥관 carotid canal을 통해 중간머리뼈오목으로 들어간다. 손목동맥의 분포구역은 주로 뇌 brain에 있으며 뇌에 분포된 중요가지는 앞 그리고 중간대뇌동맥으로 나뉜다. 일부는 눈확 orbit 속에서 안구, 안구근육, 앞뒤부위 피부에 분포한다.

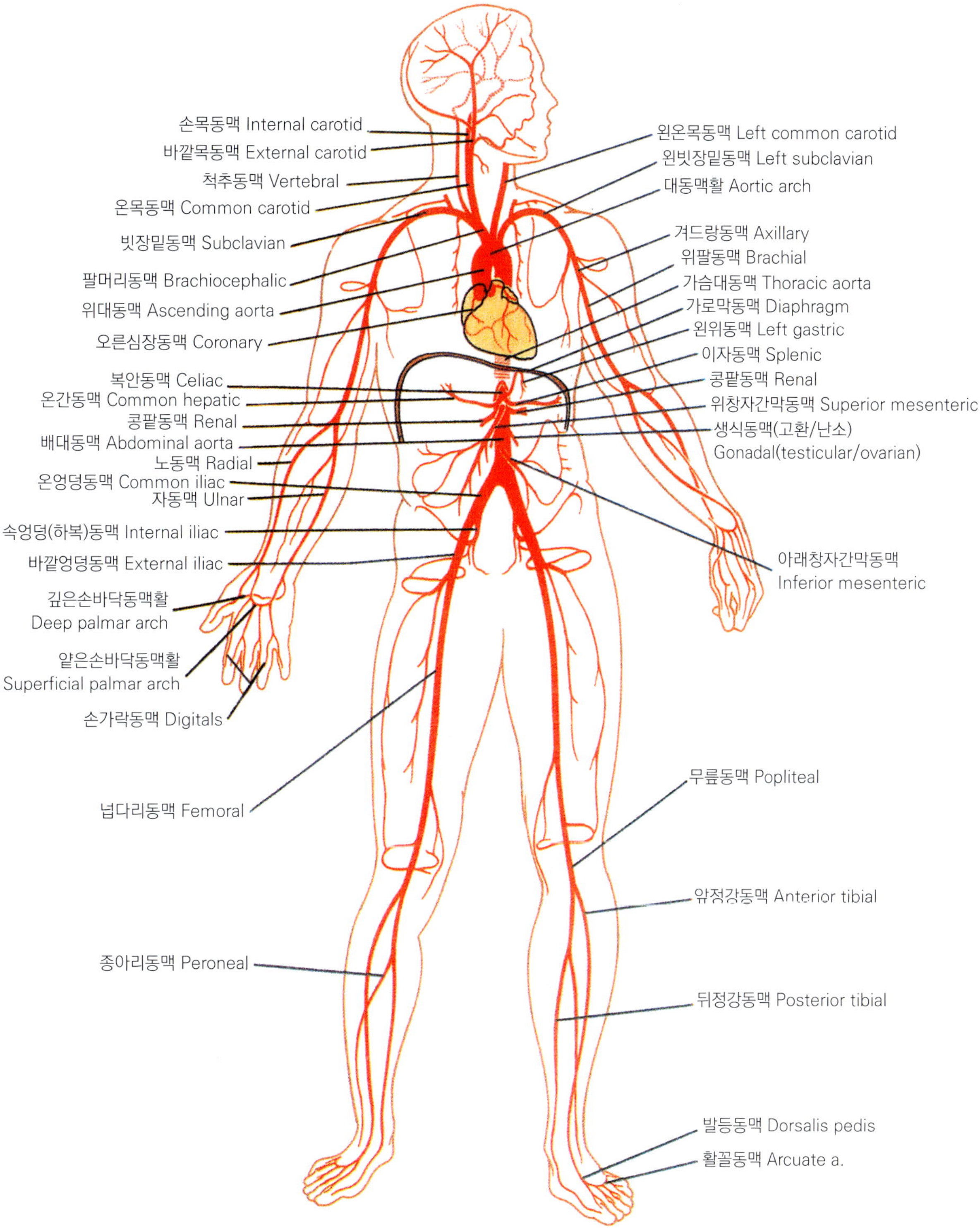

그림 11-8

전신순환의 주요 동맥

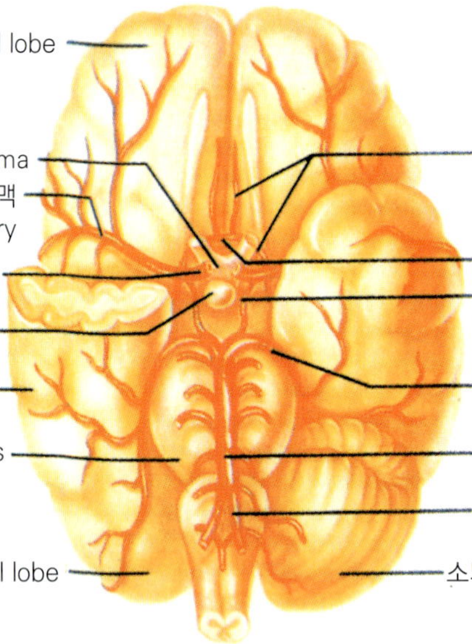

그림 11-9

대뇌동맥고리

★ 대뇌동맥고리(대뇌동맥륜) cerebral arterial circle(일명 circle of Willis)

뇌바닥에서 손목동맥과 척추동맥이 연결되어 이루어지는 연결고리로서 뇌하수체가 들어있는 말안장 주변을 에워싸고 있다. 즉 속목동맥의 가지인 앞대뇌동맥, 앞교통동맥, 중간대뇌동맥, 뒤교통동맥과 빗장밑동맥에서 나온 척추동맥→뇌바닥동맥을 거쳐 온 뒤대뇌동맥사이에서 이루어진 것이다. 이것은 뇌의 혈액순환을 고르게 조정하는데 기여하는 동맥의 연결고리로써 뇌의 혈액순환 장해에 대비한 거의 완벽한 곁부분이라 할 수 있다(그림 11-9).

b. 바깥목동맥(외경동맥) external corotid artery

속목동맥과 갈라져서 아래턱가지 ramus of mandible의 속을 오름하여 턱관절 근처에서 갈라진 2개의 종말지이다. 즉 얼굴 깊숙히 향하는 위턱동맥 maxillary artery과 관자부위 얕은 쪽을 향하는 얕은관자동맥 superficial temporal artery이다. 바깥목동맥은 목·머리의 대부분에 분포하며 갑상샘, 혀, 인두, 머리피부, 바깥귀길, 고막, 치아, 뇌경질막, 깨물근, 코, 구개 등에 분포한다.

(3) 팔(상지)의 동맥(그림 11-10)

대동맥활에서 시작한 빗장밑동맥 subclavian artery은 앞가슴벽에 분포하는 속가슴동맥 internal thoracic artery, 목뼈의 가로구멍을 지나 머리뼈공간으로 들어가는 척추동맥 vertebral artery, 갑상샘 및 목의 근육에 분포하는 갑상목동맥 thyrocervical trunk, 목뒷부분의 근육 및 첫째~둘째갈비사이에 분포하는 목갈비동맥 costocervical trunk 등의 가지를 낸 후 겨드랑동맥 axillary artery으로 이어진다.

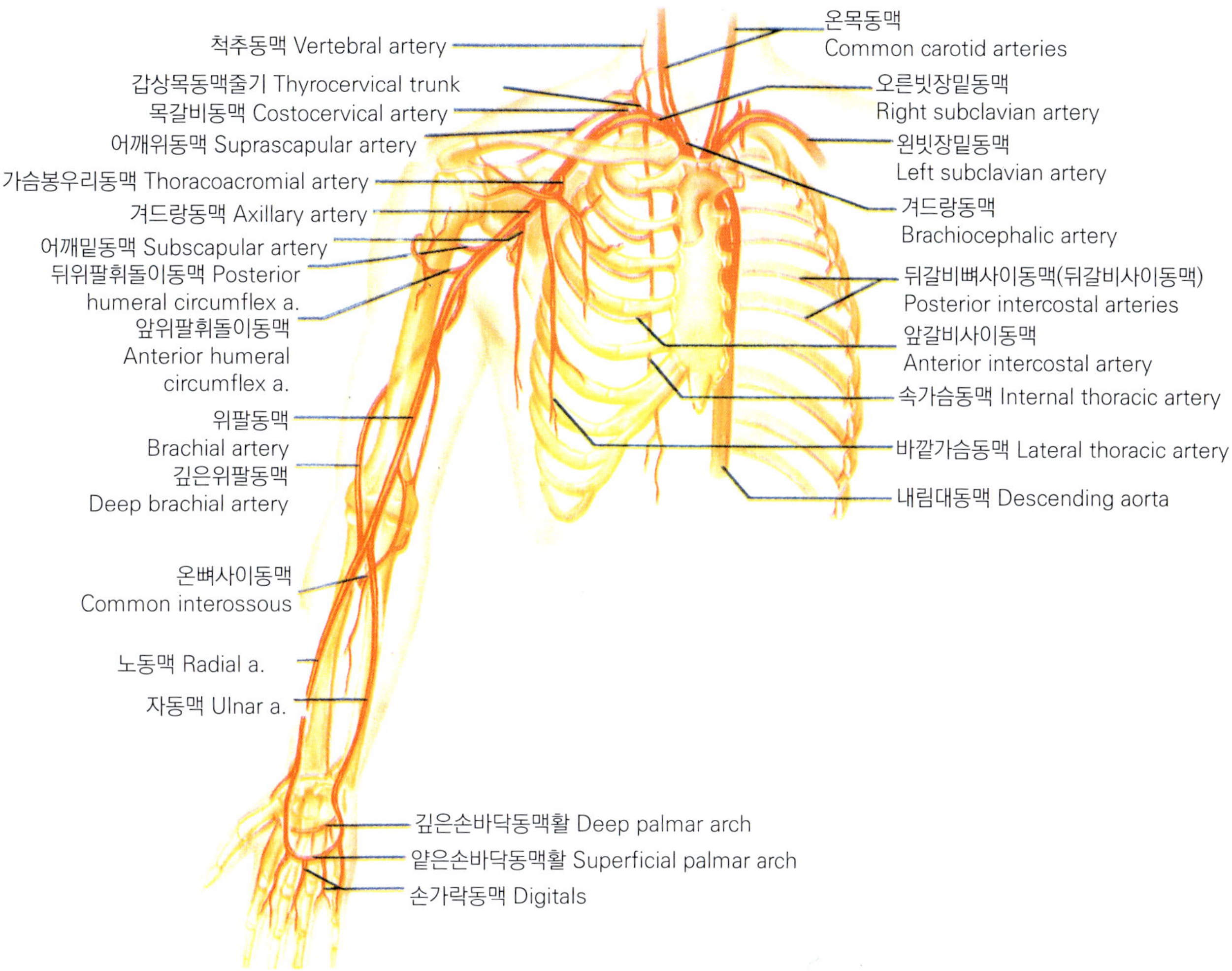

그림 11-10
오른팔동맥과 가슴우리의 동맥

① 겨드랑동맥(액와동맥) axillary artery

빗장밑동맥의 연속이며 위팔동맥에 이어지는 혈관이다. 곁가지는 가슴벽부위, 어깨세모근, 봉우리에 분포하는 가슴봉우리동맥 thoracoacromial artery, 여성의 유방으로 가는 바깥가슴동맥 lateral thoracic artery, 겨드랑동맥 중 가장 크며 가슴우리 뒤벽에 분포하는 어깨밑동맥 subscapular artery, 외과목을 앞·뒤로 돌며 어깨관절, 위팔 및 부위근육에 분포하는 앞, 뒤위팔휘돌이동맥 anterior and posterior humeral circumflex artery 등이 있다.

② 위팔동맥(상완동맥) brachial artery

겨드랑동맥의 연속인 위팔동맥은 깊은위팔동맥(상완심동맥) deep brachial artery이란 큰 가지를 내고 이어서 위자쪽곁동맥 superior ulnar collateral artery, 아래자쪽곁동맥 inferior ulnar collateral artery 등의 가지를 낸 후 팔오금 cubital fossa에 이르러 노동맥 radial artery과 자동맥 ulnar artery으로 나뉜다.

③ **노동맥(요골동맥) radial artery**

위팔동맥의 노뼈쪽 종말가지로서 팔오금에서 활모양으로 잇는 선상을 따라 주행하며 팔목에 이어진다. 팔목에서는 위팔노근과 노쪽손목굽힘근의 힘줄사이에서는 피부로만 덮혀 있어 맥박을 촉지하기 쉽다. 이어서 손바닥에서 깊은손바닥동맥활(심장동맥궁) deep palmar arch을 형성한다.

④ **자동맥(척골동맥) ulnar artery**

위팔동맥의 자뼈쪽 종말가지로서 윗부분에서는 근육밑을 깊게 내려가나 아래부분에 이르면 점차 얕은 곳으로 나온다. 팔목에 이르면 굴근지대를 지나 손바닥에 이르러 얕은손바닥동맥활(천장동맥궁) superficial palmar arch을 형성한다.

(4) 가슴대동맥(흉대동맥) thoracic aorta(그림 11-11)

넷째등뼈 높이에서 시작하여 척주의 왼쪽을 따라 내려가 열두번째등뼈 높이에 있는 가로막의 대동맥구멍에 이르는 큰 동맥이다.

중요가지는 가슴벽을 양육하는 갈비사이동맥 intercostal arteries이며 좌·우쪽에서 셋째~열한번째 갈비사이공간 9쌍이 분포하고 있다. 맨 아래의 1쌍은 제12 갈비뼈 밑에 분포하는 갈비밑동맥 subcostal arteries라고 한다. 맨 위의 첫째~둘째갈비사이공간에는 빗장밑동맥에서 분지한 맨위갈비사이동맥(최상늑간동맥) highest intercostal artery이 분포한다.

가슴대동맥에서 시작하여 가슴부위 내장으로 향하는 가지는 식도에 영양을 공급하는 식도동맥 esophageal arteries과 기관지벽을 따라 허파실질 pulmonary parenchyma에 분포하는 왼·오른 기관지동맥 left, right bronchial arteries이 있다.

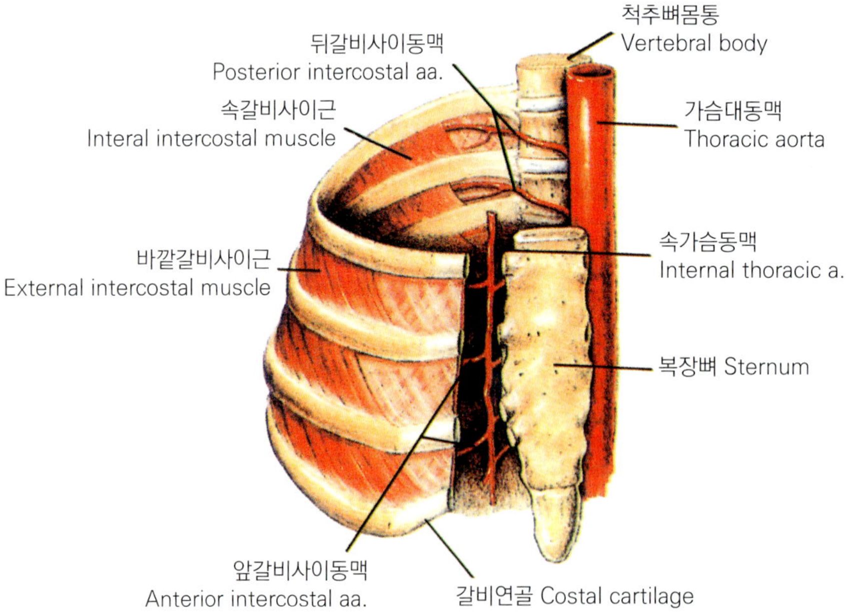

그림 11-11

가슴대동맥

(5) 배대동맥(복대동맥) abdominal aorta(그림 11-12)

열두번째 등뼈 높이의 대동맥구멍에서 시작하여 넷째허리뼈 높이까지 내려가 왼, 오른온엉덩동맥으로 나뉘어지기까지의 큰동맥이다.

배대동맥도 가슴대동맥과 마찬가지로 허리, 배벽으로 가는 벽쪽가지 parietal branches와 배부위내장으로 가는 안쪽가지 visceral branches로 나뉘어진다. 배부위내장으로 가는 내장쪽 가지는 윗쪽으로부터 아래쪽에 걸쳐서 복강동맥(1개) celiac artery, 위창자간막동맥(1개) superior mesenteric artery, 콩팥동맥(2개) renal artery, 고환(난소)동맥(2개) testicular(ovarian) artery, 아래창자간막동맥(1개) inferior mesenteric artery 순으로 기시한다.

① 복강동맥 celiac artery

배동맥의 가장 큰 가지이지만 길이는 1~2cm 가량의 짧고 굵은 동맥으로 ⓐ 왼위동맥(좌위동맥) left gastric artery은 온간동맥에서 분지한 우위동맥과 연결하여 식도위, 아래, 작은굽이 주위에 분포한다. ⓑ 온간동맥(총간동맥) common hepatic artery은 간장, 쓸개주머니, 위, 샘창자, 이자머리 등에 분포한다. ⓒ 지라동맥(비동맥) splenic artery은 복강동맥 중 가장 큰 가지로 지라, 위, 이자(몸통, 꼬리), 큰굽이 등에 분포한다.

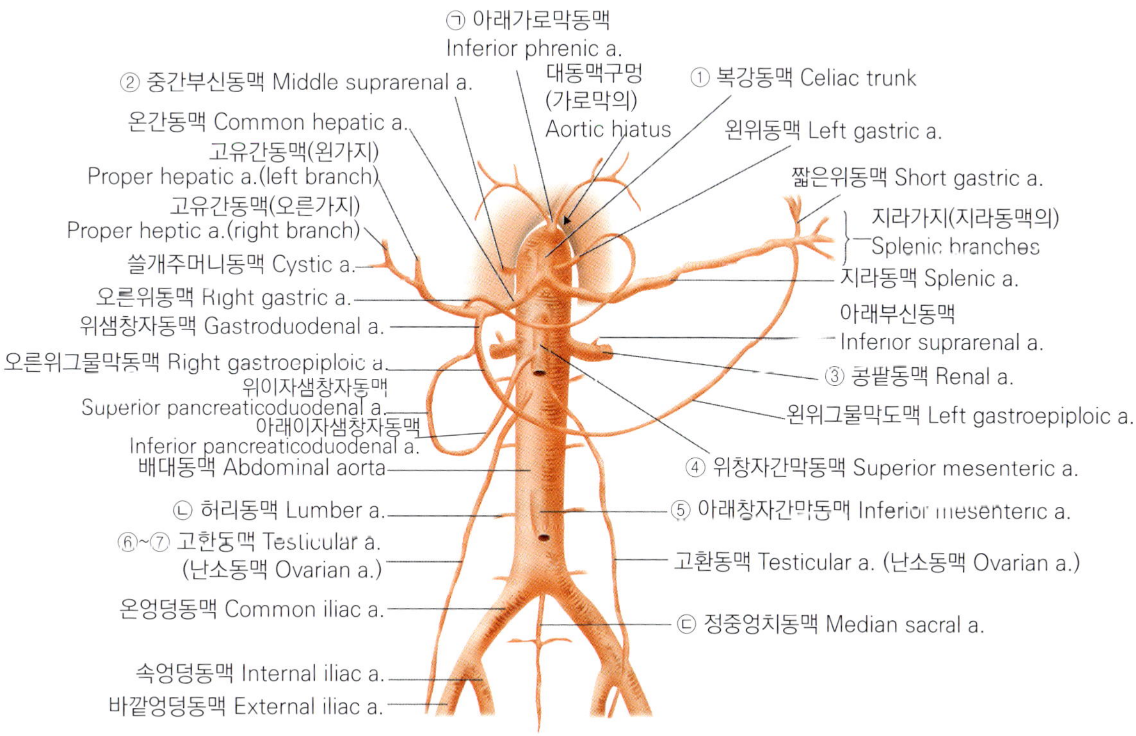

그림 11-12

복대동맥의 분지

② 무릎동맥(슬와동맥) popliteal artery

다리오금 popliteal fossa에 위치하며 무릎관절, 넙다리뼈 아래쪽, 정강뼈, 종아리뼈의 윗쪽 근처의 근육에 가지를 낸 다음 다리오금 근육 밑에서 앞정강동맥과 뒤정강동맥을 낸다.

③ 앞정강동맥(전경골동맥) anterior tibial artery

다리오금동맥에서 기시하여 종아리뼈사이막의 위모서리위에 있는 구멍을 통하여 종아리의 전면으로 나와 종아리뼈사이막 전면을 따라 내려간다. 발목에 이르러 발등으로 내려가는 발등동맥으로 이어진다. 발등동맥 dorsalis pedis artery은 발목 앞을 지나 바깥쪽으로 뻗는 활꼴동맥(궁상동맥) arcuate artery이 된다.

④ 뒤정강동맥(후경골동맥) posterior tibial artery

다리오금동맥의 종말지인 뒤정강동맥은 장딴지근육과 가자미근육 깊숙한 곳에서 장딴지동맥 peroneal artery을 낸다. 장딴지동맥은 장딴지뼈를 따라 발꿈치 heal의 바깥쪽에 이른다.

「참고」전신의 동맥 중 체표에서 맥박 pulsation을 촉지하기 쉬운 곳을 그림 11-14에 표시했다.

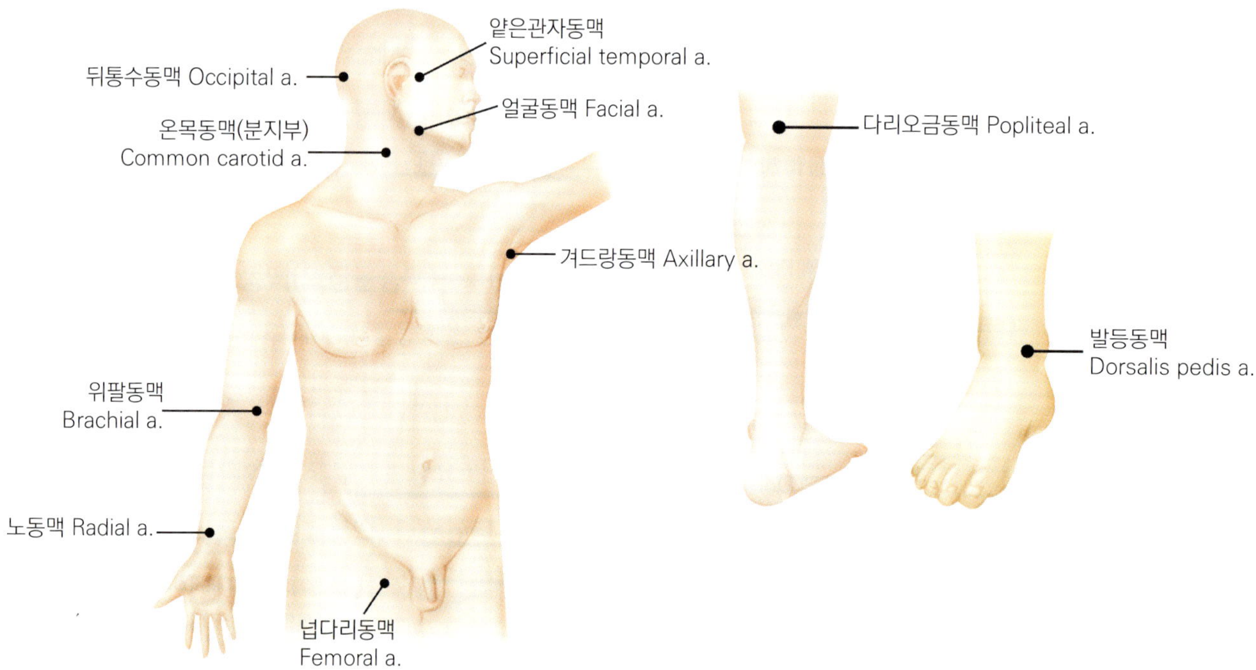

그림 11-14

맥박을 촉지할 수 있는 동맥

1. 머리부위에서 박동이 촉지되는 동맥
   ① 얕은관자동맥 : 귀바퀴 바로 앞
   ② 얼굴동맥 : 깨물근육의 앞면과 아래턱뼈 바닥의 만나는 교점
   ③ 뒤통수동맥 : 바깥뒤통수뼈융기 가쪽 약 1cm(뒤통수 동맥고랑)
2. 목부위에서 박동이 촉지되는 동맥
   ④ 온목동맥 : 목동맥삼각(기관 양쪽에서 몰뿔뼈와 방패연골 위모서리높이)
3. 팔에서 박동이 촉지되는 동맥
   ⑤ 위팔동맥 : 위팔안쪽 두갈래근육고랑
   ⑥ 노동맥 : 손목부위에서 노쪽손목굽힘근육과 위팔노근육의 힘줄 사이 피부
4. 다리에서 박동이 촉지되는 동맥
   ⑦ 넙다리동맥 : 넙다리삼각(넙다리의 앞모서리에서 샅부위 근처)
   ⑧ 오금동맥 : 다리오금(무릎의 뒤)
   ⑨ 발등동맥 : 발등에서 긴엄지폄근힘줄과 긴발가락폄근힘줄 사이(발목)
   ⑩ 뒤정강동맥 : 정강뼈의 안쪽복사 뒤아래방향

2) 신체의 주요정맥(그림 11-15)

정맥은 전신순환의 혈액을 심장으로 운반하는 모든 혈관을 말하며 분포구역에 따라 3계통, 즉

① 심장벽의 정맥혈을 받는 심장정맥 cardiac veins

② 가로막 윗쪽구역에서 정맥혈을 받는 위대정맥 superior vena cava

③ 가로막 아래쪽에서 정맥혈을 받는 아래대정맥 inferior vena cava으로 나뉘어진다.

정맥은 동맥과는 달리 신체의 깊은 곳을 동맥과 나란히 주행하여 위·아래정맥으로 유입되는 깊은정맥 deep vein(동반정맥 accompanying vein)과 신체의 표면을 흐르며 체온조절에도 관여하는 얕은정맥 superficial vein이 있다.

(1) 위대정맥(상대정맥) superior vena cava

위대정맥은 신체의 윗부분의 정맥혈을 모아 오른심방으로 운반하는 지름 2cm, 길이 7cm인 대정맥으로서 오른쪽 첫째갈비뼈 안쪽뒤부위에서 왼·오른 팔머리정맥 left·right brachiocephalic vein이 합류하여 형성되고 도중에 홀정맥 azygous vein이 유입된다.

(2) 팔머리정맥(완두정맥) brachiocephalic vein

머리, 목부분 및 팔에서 오는 정맥혈을 모아 위대정맥으로 운반하며 왼팔머리정맥은 오른팔머리정맥보다 현저하게 길며 거의 3배나 되는 6~7cm에 이른다. 특히 속목정맥과 빗장밑정맥이 합류되는 부분을 정맥각 jugular subclavian angle이라고 하며 이곳으로 가슴림프관 thoracic duct과 오른림프관이 유입된다.

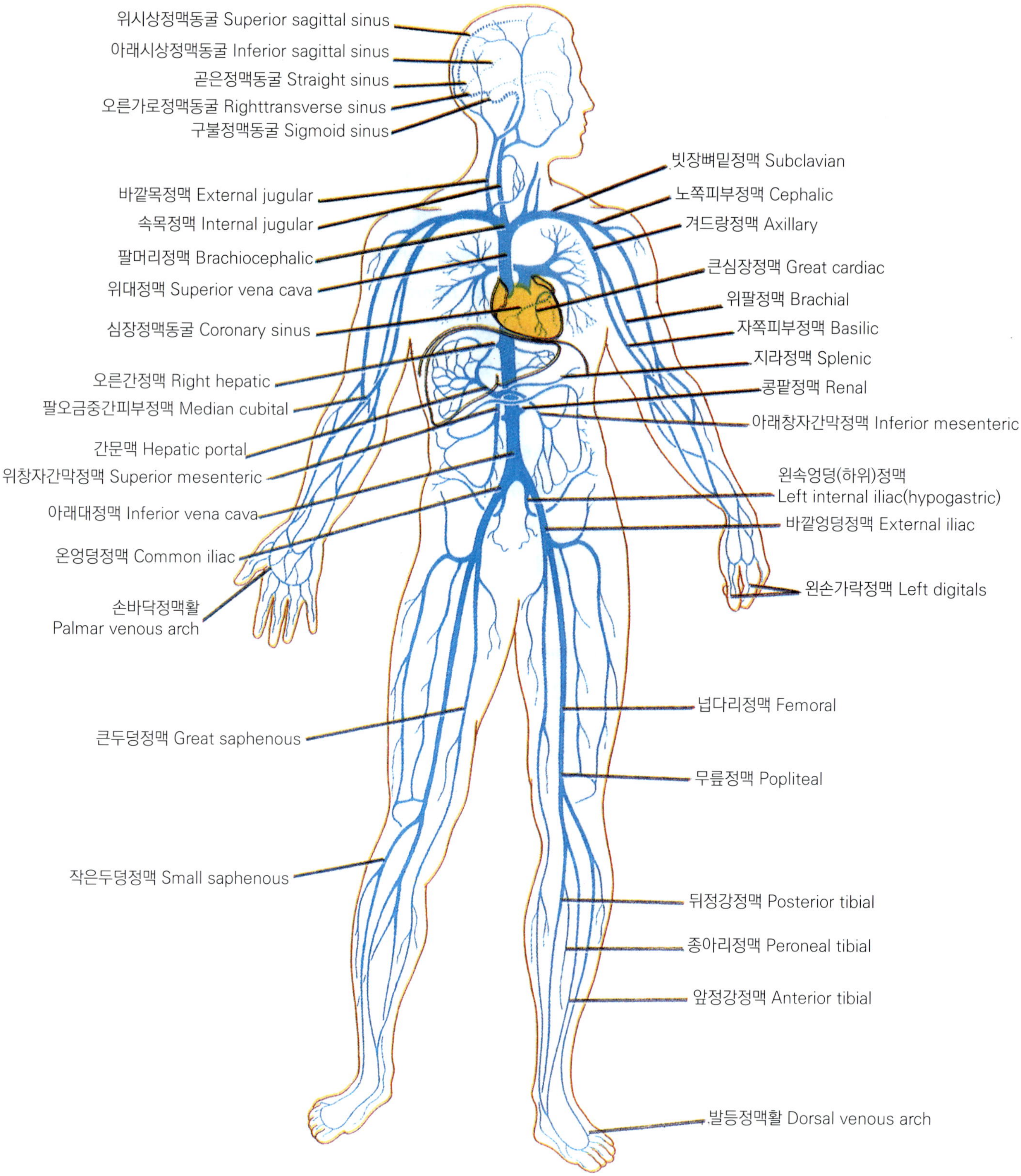

그림 11-15

전신순환의 주요 정맥

(3) 머리·목정맥(두·경부 정맥) veins of head and neck

머리·목부위의 주요 깊은정맥 deep vein에는 머리뼈공간 속의 정맥혈을 운반하는 경질막정맥동굴 dural venous sinuses, 속목정맥 internal jugular vein, 판사이정맥 diploic vein 그리고 이끌정맥 emissary vein 등이 있고 얕은정맥 superficial vein으로는 얼굴정맥 facial vein, 턱뼈뒤정맥 retromandibular vein 그리고 바깥목정맥 external juglar vein 등이 있다.

(4) 경질막정맥동굴(경막정맥동) dural venous sinuses

뇌의 정맥을 모아 속목정맥으로 보내는 2겹의 뇌경질막속에 형성되는 정맥동굴로 근육층과 정맥판막이 없이 내피세포로만 이루어져 있다.

주요한 경질막정맥동은 ⓐ 위시상정맥동굴 superior sagittal sinus, ⓑ 아래시상정맥동굴 inferior sagittale sinus, ⓒ 가로정맥동굴 transverse sinus, ⓓ 구불정맥동굴 sigmoid sinus, ⓔ 곧은정맥동굴 straight sinus, ⓕ 해면정맥동굴 cavernous sinus, ⓖ 정맥동굴합류 confluence of sinus 등이 있다.

(5) 이끌정맥(도출정맥) emissary veins

이끌정맥은 머리뼈의 여러 구멍을 통하여 머리뼈공간속정맥계 intracranial veins와 머리뼈공간바깥정맥계 extracranial veins를 결합하는 중요한 것이다. 즉 머리뼈벽을 뚫고 머리뼈공간 속·바깥에 있는 정맥을 연락하는 정맥으로서 짧은 문합로에 불과하다. 주된 것은 마루뼈구멍, 꼭지구멍, 타원구멍, 파열구멍, 목동맥관, 혀밑신경관 등을 지니고 있다.

(6) 팔의 정맥(상지의 정맥) veins of upper limb(그림 11-16)

팔의 정맥은 깊은정맥과 얕은정맥으로 나뉘어진다.

① 깊은정맥(심정맥) deep vein

깊은정맥은 동반정맥 accompanying vein으로서 그 경로와 명칭은 동맥과 같다. 즉 깊은정맥은 손의 손가락정맥 digital veins 및 얕은·깊은손바닥정맥활 superficial, deep palmar venous arch에서 시작되고 이어서 자정맥 ulnar veins과 노정맥 radial veins에 합류하여 위팔정맥 brachial veins이 되고 다시 겨드랑정맥 axillary vein, 빗장뼈밑정맥 subclavian vein이 된다.

빗장밑정맥은 속목정맥과 합류하여 팔머리정맥을 구성한다.

② 얕은정맥(천정맥) superficial vein

팔의 얕은정맥은 동맥을 동반하지 않고 독자적인 경로를 취하고 있는 피부정맥 cutaneous vein이다. 정맥주사나 채혈은 보통 팔오금 cubital fossa에서 보이는 얕은정맥에서 선택된다. 팔의 얕은정맥은

a. 노쪽피부정맥(요측피정맥) cephalic vein : 아래팔·위팔 및 위팔두갈래근을 따라 올라가 어깨세모근과 큰가슴근사이를 지나 빗장뼈 바로 밑에서 겨드랑정맥 axillary vein에 합류한다.

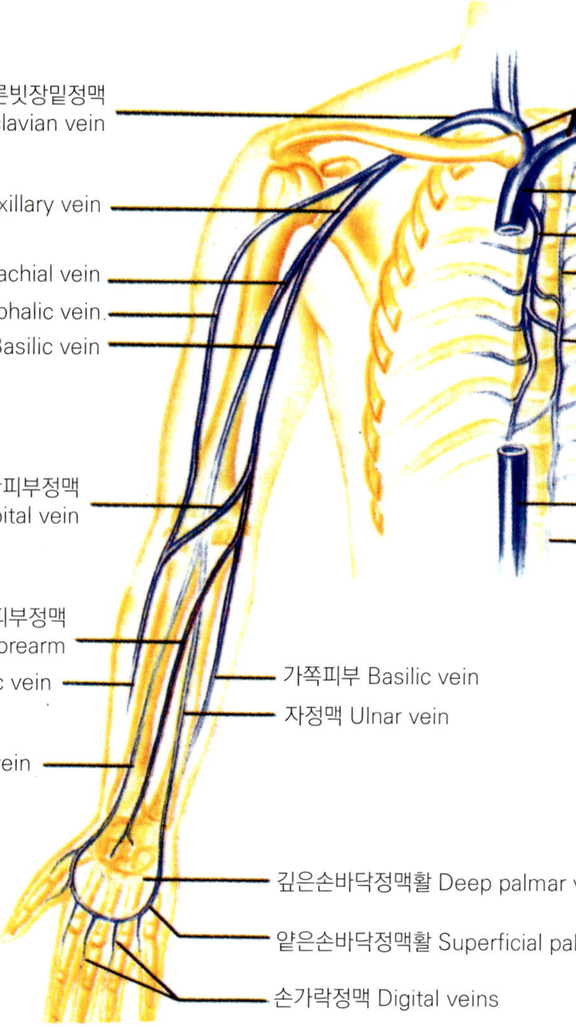

그림 11-16

오른팔과 가슴우리정맥

b. **자쪽피부정맥(척측피정맥) basilic vein** : 아래팔자쪽을 올라가서 위팔 아래쪽 약 1/3 부근에서 위팔정맥 brachial v.에 들어간다.

c. **팔오금중간피부정맥(주정중피정맥) median cubital vein** : 팔오금에서 노쪽피부정맥과 자쪽피부정맥이 서로 연결하여 이루어진다.

d. **아래팔중간피부정맥(전완중피정맥) median vein of the forearm** : 아래팔의 거의 정중부를 올라가 노쪽피부정맥 cephalic v. 혹은 자쪽피부정맥 basilic v.에 합류하거나 팔오금중간피부정맥 median cubital v.에 들어간다.

(7) 홀정맥계통(기정맥계) azygos system

쌍으로 된 홀정맥은 척주의 앞에 세로로 내림대동맥의 오른쪽에 있고 위대정맥에 유입하며 아래로는 뒤배벽의 정맥과 교통하고 있기 때문에 아래대정맥과 위대정맥을 연결하는 곁부순환계로 오른쪽을 홀정맥, 왼쪽을 반홀정맥이라 한다. 가슴우리에 있으므로 가슴벽과 갈비사이공간에서 정맥을 받는다.

① 홀정맥(기정맥) azygos vein

첫째~둘째 허리뼈 높이에서 오른쪽을 따라 올라가는 오른오름허리정맥 right ascending lumbar vein에서 시작하여 가로막의 대동맥구멍을 지나 가슴안으로 들어가는 넷째등뼈 높이에서 위대정맥에 유입된다. 가슴안 속에서 갈비뼈사이정맥 intercostal vein, 식도정맥 esophageal vein, 기관지정맥 branchial vein 등이 합류된다.

② 반홀정맥(반기정맥) hemiazygos vein

왼오름허리정맥 left ascending lumbar vein에서 시작하여 허리뼈 왼쪽을 따라 올라가 가로막을 뚫고 가슴안으로 들어간다. 이어서 아홉째등뼈 높이에서 척주를 가로질러 홀정맥에 유입된다. 왼쪽의 둘째~다섯째갈비뼈사이정맥이 모인 덧반홀정맥 accessory hemiazygos vein은 여덟째등뼈 높이에서 홀정맥에 유입된다.

(8) 아래대정맥(하대정맥) inferior vena cava

아래대정맥은 배안·골반 및 다리에서 오는 정맥들을 받아 오른심방에 개구하는 인체에서 가장 큰 정맥이다. 즉 다섯째허리뼈 오른쪽에서 왼·오른온엉덩정맥 left·right common illiac vein이 합류하여 이루어지고 이로부터 척주 오른쪽을 따라 올라가면서 4쌍의 허리정맥 lumbar vein, 고환정맥 testicular vein 또는 난소정맥 ovarian vein, 콩팥정맥 renal vein, 부신정맥 suprarenal vein, 아래가로격막정맥 inferior phrenic vein 및 간정맥 hepatic vein 등의 유입으로 디욱 커지고 가로막의 대정맥구멍을 지나서 오른심방에 개구한다.

(9) 문정맥 portal vein(그림 11-17)

문정맥은 배안속의 장기, 즉 위, 작은창자, 큰창자, 이자, 지라 및 쓸개주머니 등의 정맥혈은 아래대정맥으로 직접 들어가지 않고 일단 간 liver을 거쳐 아래대정맥에 유입된다. 문정맥은 길이 약 7cm의 정맥이다. 문정맥을 구성하는 혈관은 작은창자, 막창자, 오름주름창자, 가로주름창자의 오른쪽 1/2의 정맥혈을 운반하는 위창자간막정맥(상장간막정맥) superior mesenteric vein과 지라, 위큰그물망, 이자의 정맥을 운반하는 지라정맥(비정맥) splenic vein, 가로주름창자 왼쪽 1/2, 내림주름창자, 구불주름창자 및 곧창자 윗부분의 정맥혈을 운반하는 아래창자간막정맥(하장간막정맥) inferior mesenteric vein은 지라정맥에 유입된다. 한편 위 stomach의 정맥혈을 운반하는 위정맥 gastric veins과 쓸개주머니에서 오는 정맥혈은 직접 문정맥으로 유입되어 간으로 들어간다.

외계로부터 섭취되어 소화관의 흡수작용에 의해 창자사이막정맥에 들어간 영양물질과 지라속에서 파괴된 적혈구성분은 모두 문맥을 통해 간장속으로 운반되어진다. 문맥은 간장내에서 모세혈관

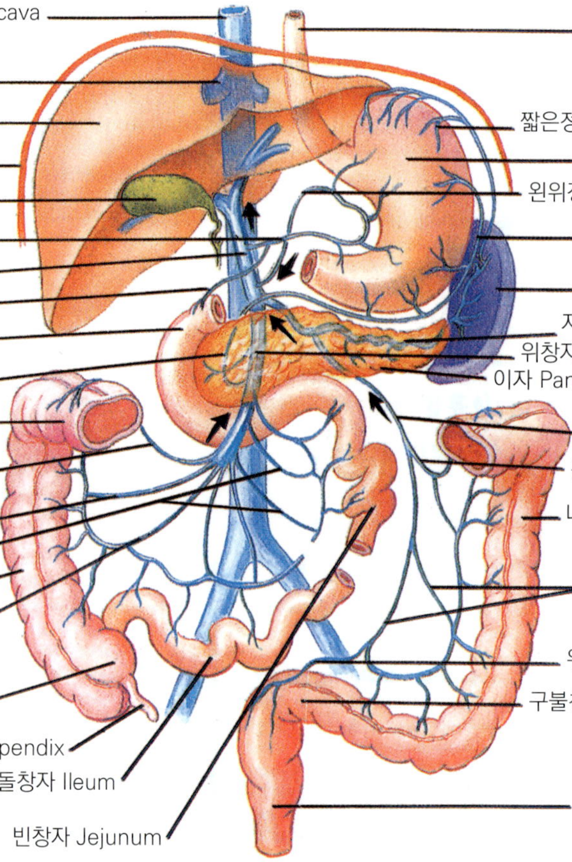

그림 11-17
문맥순환

망을 만든 후에 합류하여 간정맥 hepatic vein이 되고 아래대정맥에 유입된다. 순환하는 동안 체내에 들어간 유해물질은 간의 해독작용을 받으며 여분의 포도당은 당원질 glycogen로서 간장내에 축적된다.

(10) 다리의정맥(하지의 정맥) veins of lower limb(그림 11-18)

다리의 정맥은 동맥과 같은 이름의 깊은정맥과 동맥과 동반하지 않고 독자적인 경로를 취하는 얕은정맥으로 구분된다.

① 깊은정맥 deep veins

발가락에서 오는 발바닥쪽발가락정맥(족척지정맥) plantar digital vein은 발바닥쪽발허리정맥(족척중족정맥) plantar metatarsal vein을 거쳐 발바닥쪽정맥활(족척정맥궁) plantar venous arch에 이른다. 발바닥쪽정맥활에서 속 및 바깥발바닥정맥 medial and lateral plantar vein이 시작되어 뒤정강정맥으로 들어간다. 앞정강정맥 ant. tibial v.은 발등의 발등정맥 망에서 시작하여 뒤정강정맥 posterior tibial v.과 합쳐져 다리오금정맥(슬와정맥) popliteal vein이 되며 넙다리정맥 femoral vein을 거쳐 샅인대 밑을 지나 바깥엉덩정맥 ext. iliac v.으로 이어진다.

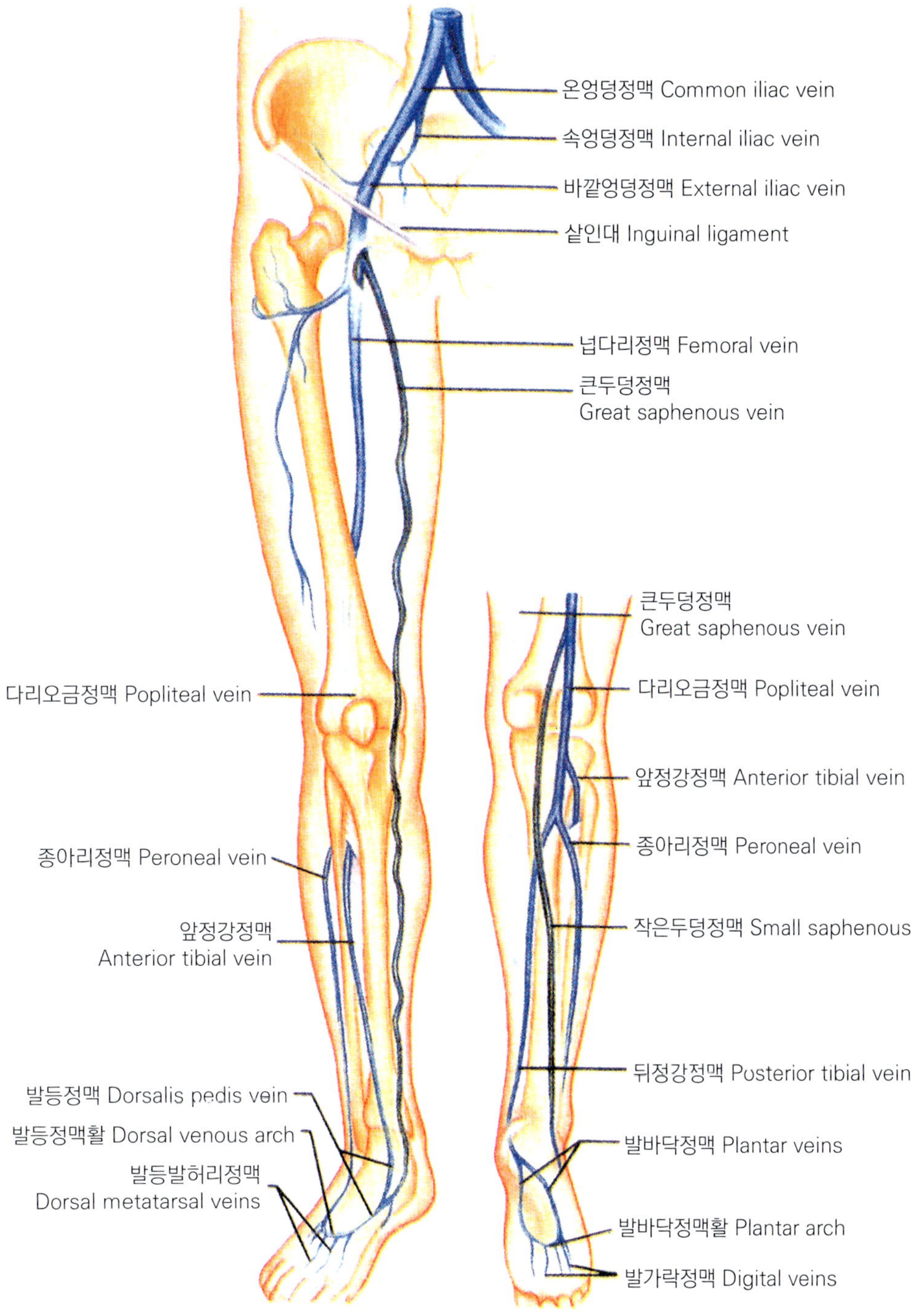

(A) 다리의 전면 **(B) 종아리와 발의 뒤면**

그림 11-18

오른 다리의 정맥

② 얕은정맥 superficial veins

다리의 얕은정맥 즉 피부정맥은 주로 발등정맥활에서 시작되는 큰두덩정맥 greater saphenous v.과 작은두덩정맥 small saphenous v.이 있다(그림 11-18).

a. **큰두덩정맥(대복재정맥) great saphenous vein** : 발등정맥활의 안쪽에서 출발하여 안쪽복사 앞을 거쳐 종아리 및 넙다리의 안쪽을 올라가 두덩정맥구멍에서 넙다리정맥 femoral v.에 합류하게 된다.

b. **작은두덩정맥(소복재정맥) small saphenous vein** : 발등정맥활의 가쪽에서 출발하여 가쪽복사 뒤를 돌아 종아리의 뒷면으로 올라가서 다리오금정맥 popliteal v.에 합류한다. 이들 두개의 피부정맥에는 정맥판막이 많이 있어 정맥류 varicose가 빈발한다.

5. 혈압 blood pressure

심장으로부터 박출된 혈액의 흐름에 의해 혈관벽이 받는 압력을 혈압이라 한다. 혈압은 심장에 가까운 곳일수록 높고 혈관의 위치에 따라 차이가 나타난다. 그 순서는 대동맥, 동맥, 세동맥, 모세혈관, 세정맥, 정맥으로 가면서 점차 낮아져서 대정맥에서는 거의 zero가 된다. 그 명칭을 대동맥혈압, 세동맥혈압이라 붙여지며 일반적으로 혈압이라고 부르는 것은 동맥속의 혈압, 즉 동맥혈압 arterial pressure을 의미한다.

심장의 활동 중 혈액이 대동맥으로 밀려 나가는 수축기에 혈압이 가장 높아져서 이때를 최고혈압 maximal blood pressure, 혹은 수축기압 systolic pressure이라고 한다.

이완기 중에는 혈액을 밀어내지 않기 때문에 혈압이 낮아져서 이완기 끝에서는 가장 낮은 혈압을 나타내므로 이때를 최저혈압 minimal blood pressure, 혹은 이완기압 diastolic pressure이라 부르며 최고와 최저혈압차를 맥압 pulse pressure이라 부른다.

이완기에는 대동맥판막이 닫혀서 심장으로부터 혈액이 나오지 않으므로 혈압이 zero까지 내릴 것으로 생각되지만 실제로는 대동맥에 탄력성이 있어 수축기압이 이완기까지 유지되므로 최저혈압은 최고혈압의 2/3 정도로 머문다.

맥압은 최고혈압의 1/3 정도가 되며 동맥의 탄력성과 관계가 있어서 노인이 되거나 동맥경화 등이 생겨 탄력성을 잃으면 최저혈압이 낮아지게 되고 그 결과 맥압이 커진다.

1) 혈압의 정상치

성인의 혈압정상치는 최고혈압이 약 120mmHg(수은주 120mm에 해당하는 압력), 최저혈압은 약 80mmHg, 그리고 맥압은 약 40mmHg을 말한다.

$$\text{혈압의 정상치} = 120/80\text{mmHg} = \frac{120}{80}\ \text{mmHg로 표시한다.}$$

혈압이 표준치보다 높아지면 사람은 두통이나 피로감 등의 증상이 나타나게 되는데 이를 고혈압 hypertension이라 한다. 반대로 정상치보다 낮아져도 빈혈증상을 수반하게 되는데 이것은 저혈압 hypotension이라 한다.

우리는 혈압이 150/100mmHg일 때 임상적 고혈압증이라 하는데 WHO에서는 160/95mmHg를 말하고 미국심장협회 AHA(American heart association)에서는 40세 이하의 경우 140/90mmHg, 40세 이상일 때 160/95mmHg를 각각 임상적 고혈압증이라 한다. 가까운 일본에서는 150/90mmHg일 때를 임상적 고혈압이라 한다. 또한 우리는 100/60mmHg일 때 임상적 저혈압이라고 한다. 일본의 경우 수축기압이 남자의 경우 100mmHg 여자의 경우 90mmHg 이하일 때를 임상적 저혈압이라고 한다.

혈압의 변동은 정상적인 건강상태에서도 수면중에는 약 20mmHg가 낮아지고 운동, 생활환경, 인종, 식사, 서있을 때와 누워있을 때 변화가 있으며 아침보다 오후에는 약 15~20mmHg가 상승하는 것이 보통이다.

2) 혈압의 측정법

혈압계 sphygmomanometer에는 Riva-Rocci형 수은 혈압계, Tycos형 혈압계, 전자혈압계 등이 있다. 혈압계는 세 부분으로 나누어 팔에 감는 고무주머니인 커프스 cuffs, 압력을 나타내는 메타 meter와 고무 주머니에 공기를 주입시키는 핸드 밸브 hand valve로 되어 있다(그림 11-19). 측정할 때에는 사람이 의자에 앉은 자세에서 팔을 심장 높이로 취하게 한 다음 위팔부위 humeral region에 카프스를 감는다. 그리고 그 아래쪽을 지나가는 동맥혈관 위에 청진기를 대고, 핸드 밸브를 조작하여 공기 주머니에 카프스에 최고혈압보다 높은 수은주의 눈금 150~160까지 공기를 넣어 압력을 가한 다음 핸드 밸브를 잠근다. 그런 다음 핸드밸브를 열어 카프스의 공기를 서서히 새어나가게 하면 카프스의 압력이 낮아져 압박되었던 혈관이 풀리면서 혈액이 흐르기 시작하며, 혈관 위에 놓인 청진기를 통하여 아주 약한 소리가 들리기 시작한다. 이때 압력계에 나타난 압력보다 바로 그 위의 압력이 그 사람의 최고혈압이 되며, 그 이후 카프스의 압력이 계속 내려가면 점차 청진기에 들리는 소리는 커졌다가 다시 적어지면서, 드디어 소리가 들리지 않게 되거나 계속하여 같은 크기의 소리가 들리게 되는데 그 시점을 최저혈압이라 한다.

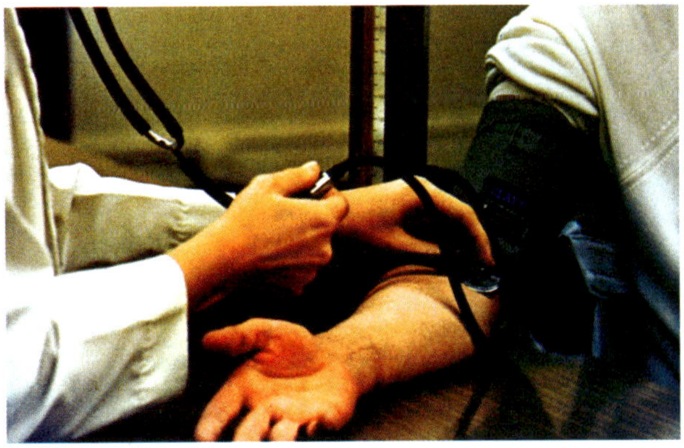

그림 11-19

혈압측정 방법

제 12 장

림프계통

Lymphatic system

1. 림프계통 lymphatic system

림프계통은 조직액을 혈액순환으로 운반하는 보조계통 accessory system로서 순환계의 일부이다. 림프계통은 조직공간에서 조직액이 이동할 수 있는 통로를 제공하며 림프구의 활동을 도와 감염으로부터 조직을 보호해준다.

림프계통은 모세림프관 lymphatic capillaries, 림프관 lymphatic vesseles, 림프관줄기(림프본간) lymphatic trunk, 림프절 lymph node로 구성된다.

림프순환도 순환계의 일부로서 혈액이 전신의 모세혈관에서 압력의 차이에 의하여 모세혈관벽을 통하여 조직간극 또는 세포간극으로 들어가서 조직액 tissue fluid의 기초가 된다. 조직액 중 일부는 다시 모세혈관으로 되돌아오지만 나머지 일부가 모세림프관 lymphatic capillaries으로 들어간 간질액(조직액)을 의미한다.

1) 림프 lymph

(1) 림프 형성 lymph formation

림프관속을 흐르는 림프 lymph는 혈상과 비슷한 단백질 농도가 낮은 액상성분으로 혈액순환 중 모세혈관에서 재흡수되지 못한 액체가 간질에 남게 되므로 간질액량이 증가된다. 동시에 간질액압의 증가로 간질액의 일부분이 모세림프관에 스며들어가 신체의 모든 곳에 널리 퍼져 간다. 림프기 모세림프관에서는 투명한 액체이나 중심부로 갈수록 지방성분을 흡수하여 다소 혼탁해지며 많은 림프구 lymphocyte를 함유하게 된다. 림프도 혈액처럼 응고성이 있으나 혈소판이 없으므로 매우 느리게 응고하는 성질을 갖는다.

(2) 림프의 기능

모세혈관에서 세어나온 물이나 단백질 분자 등은 림프에 의해 운반되고 혈액으로 되돌아간다. 그러나 림프관이 폐쇄되면 단백질의 환류가 장애를 받아 혈장단백질의 농도 및 혈액의 교질삼투압이 정상이하로 떨어지며 체액의 불균형에 의한 부종 edema이 나타날 수 있다. 한편 림프는 조직액에 들어갈지도 모르는 박테리아나 바이러스 같은 물질을 림프절로 운반하여 정맥에 유입되기 전에 걸러내는데 박테리아는 쉽게 걸러내지만 바이러스는 대부분이 그대로 통과된다.

(3) 림프의 순환

혈액내의 물, 기타 물질들은 모세혈관에서 세포간질로 계속 여과되어 나갔다가 그 중 40% 정도는 모세혈관으로 재유입된다. 나머지 60%는 림프계통의 순환에 의하여 빗장밑정맥 subclavian vein으로 유입된다.

림프액은 천천히 그리고 지속적으로 림프관을 따라 흘러서 정맥으로 이동하는데 이 림프액 흐름의 원동력은 호흡운동과 뼈대근의 수축에 의한 압력차에서 기인한다. 즉 흡식운동 inspiration movement시 가로막이 수축하여 내려가면 배안내압이 증가하는 동시에 가슴안내압은 감소한다. 이때 가슴우리(외림프관)의 배안부위 압력이 증가하고 가슴안부위의 압력이 감소하게 되므로 배안속의 림프액이 가슴안속으로 이동하여 오르막길을 따라 흐르게 된다. 또 뼈대근 수축시 림프관의 판막이 림프관을 폐쇄하여 림프액의 역류를 막아 림프관이 압박당하므로 림프관내의 림프액이 압출되어 올라간 후 정맥으로 이동 유입되게 된다.

2) 림프계통의 구성

림프계통은 모세림프관, 림프관, 림프관줄기 및 림프절, 지라, 가슴샘, 편도로 구성된다.

(1) 모세림프관 lymphatic capillaries

림프의 경로는 모세림프관으로부터 시작된다. 림프관속을 흐르는 림프 lymph는 혈장과 비슷한 액체로 조직액에서 맹종관 blindend vessel인 모세림프관에 스며들어가 신체의 모든 곳에 널리 퍼져 간다. 림프가 모세림프관에서는 투명한 액체이나 중심부로 갈수록 지방성분을 흡수하여 다소 혼탁해지며 많은 림프구 lymphocyte를 함유하게 된다.

모세림프관의 벽도 모세혈관처럼 단층편평상피로 되어 있다. 한편 체액이 일단 모세림프관내에 유입되면 림프 lymph라고 한다. 전신의 조직에 망상으로 분포하며 구조는 모세혈관과 유사하나 많은 판막을 가지고 있다. 맹종관인 모세림프관은 세포간극에서 시작되며 형태는 혈액순환의 모세관과 같으나 다만 한쪽 끝, 즉 세동맥과 연결되는 부위가 맹관으로 되어 있다.

① 모세림프관의 기능

모세혈관에서 새어나온 대부분의 단백질분자는 림프에 의해 혈류로 운반된다. 특히 단백질이나 이물질은 모세혈관에 쉽게 들어가지 못하지만 모세림프관에서는 이들을 쉽게 받아들이도록 되어 있다.

(2) 림프관 lymphatic vessel

모세림프관의 연속으로 모세림프관이 나무 줄기처럼 모이고 또 모여서 림프관이 되는데 정중선을 경계로 오른쪽 머리, 목, 가슴부위와 오른쪽 팔에 분포하는 림프관을 오른림프관 right lymphatic duct 영역 그리고 나머지 상반신의 왼쪽주위와 하체에 분포하는 림프관을 합쳐서 가슴림

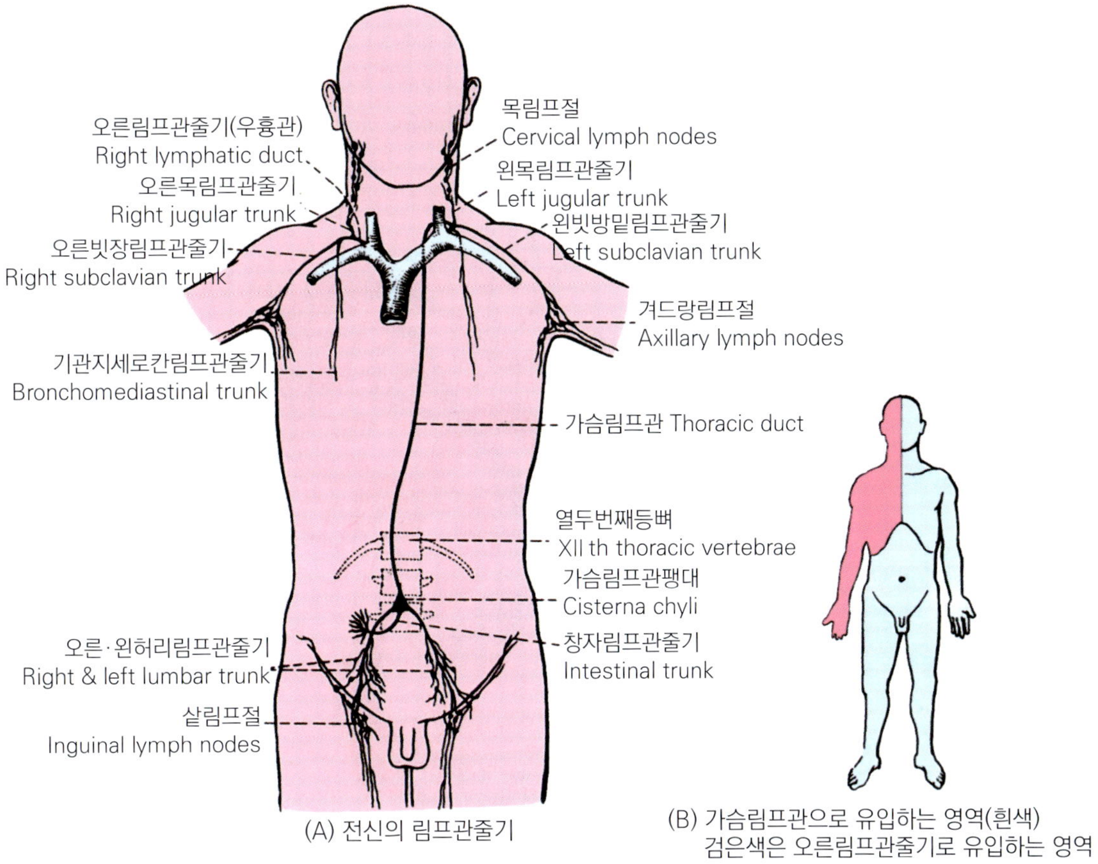

그림 12-1

림프관줄기(가슴림프관과 오른림프관줄기)

프관(흉관) thoracic duct 영역 혹은 왼림프관 left lymphatic duct 영역이라 한다(그림 12-1).

수환경로는 오른림프관 right lymphatic vessle에 유입되는 림프액은 오른빗장밑 정맥 right subclavian v.으로 유입한다. 왼림프관 left lymphatic vessle(가슴림프관)으로 유입되는 림프액은 왼속목정맥 left internal jugular v.과 문합하는 왼빗장밑 정맥 left subclavian v.으로 유입하며 가슴림프관(좌림프관)은 림프관중 가장 굵으나 대정맥보다는 작다.

한편 림프관은 성맥관의 벽과 비슷한 벽을 갖고 있다. 그리고 정맥관처럼 수많은 판막 valve이 있어 림프의 역류를 막아준다.

① 림프관의 기능

림프관은 세포간질내의 물이나 단백질 기타 물질들을 혈액으로 환류시키는 작용을 갖고 있는데 만약 림프관이 폐쇄되면 단백질의 환류가 장애되어 혈장단백질의 농도 및 혈액의 교질 삼투압이 정상이하로 떨어지므로 체액의 불균형이 야기되어 부종 edema, 수종 등이 나타난다.

(3) 림프관줄기(림프본간) lymphatic trunk

림프관은 림프절 lymph nodes이라는 특정화된 기관에 이르고 이 조직들을 떠난 후에는 합병되어 더 큰 림프관줄기 lymphatic trunk을 형성한다.

신체의 비교적 큰 부위에서 림프를 끌어들이는 림프관줄기는 있는 부위에 따라 명명되어졌다. 즉 허리림프관줄기 lumbar trunk는 다리와 아래배벽 그리고 골반기관에서 림프를 흡수하며 창자림프관줄기 intestinal trunk는 배부위내장기관에서 림프를 흡수하며 갈비뼈사이, 기관지세로칸 림프관줄기 bronchomediastinal trunk는 가슴벽과 가슴부위내장(심장, 허파, 기관)에서, 빗장밑림프관줄기 subclavian trunk는 팔에서, 목과 머리부위의 림프는 목림프관줄기 jugular trunk에 흡수된다. 이들 림프관줄기는 오른림프관과 가슴림프관이라는 2개의 집합관 collecting duct 중 하나와 연결된다.

관줄기 중에서 오른쪽의 목림프관줄기 jugular trunk와 빗장밑림프관줄기 subclavian trunk 및 기관지세로칸림프관줄기 bronchomediastinal trunk의 셋은 하나로 합류하여 약 1cm 정도의 짧은 관줄기를 만들어 오른림프관줄기(오른가슴림프관 right lymphatic duct)가 되며 오른쪽의 속목정맥과 빗장밑정맥이 만나는 곳에 주입한다. 한편 왼쪽에서는 가슴림프관팽대(유미조) cisterna chyli에서 시작하는 긴 가슴림프관(흉관) thoracic duct(왼림프관줄기)이 형성되고 왼쪽의 정맥각 jugulosubclavian angle(속목정맥과 빗장밑정맥의 합류부)에 유입되는 림프관으로 정맥관과 같이 곳곳에 반달판의 판막 valve이 있어 림프액의 역류를 막아준다. 가슴림프관에는 허리림프관줄기 lumbar trunk와 창자림프관줄기 intestinal trunk가 합류한다.

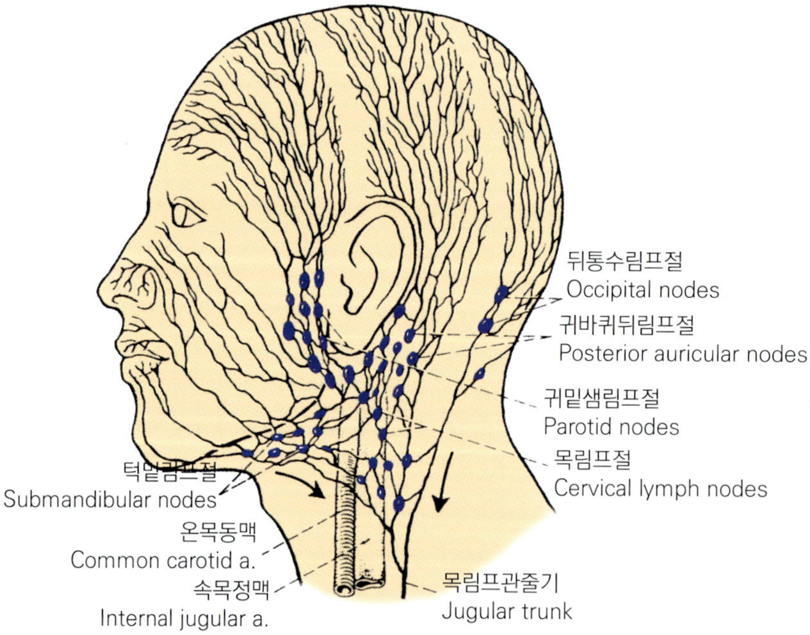

그림 12-2

머리목부위의 림프절

① 목림프관줄기(경림프본간) jugular trunk

머리, 얼굴 및 목부위의 림프가 모인다. 소속림프절은 뒤통수림프절 occipital nodes(바깥뒤통수융기부 부근에 있다), 뒤귀바퀴림프절 posterior auricular nodes(귀바퀴의 뒤부위), 귀밑샘림프절 paroid nodes(귀바퀴 앞에서 귀밑샘부위에 걸쳐서), 턱밑림프절 submandibular nodes(턱밑샘 부근), 얕은목림프절 superificial cervical nodes(옆목부위 피부밑에서 바깥정맥을 따라 간다) 및 깊은목림프절 deep cervical nodes(속목정맥을 따라 간다)이 있다.

얕은·깊은림프절무리에는 머리, 얼굴(눈확·코안·입안) 및 목부위로부터의 모든 림프관이 유입되므로 임상상의 촉진이 중요시된다.

② 빗장밑림프관줄기(쇄골하림프본간) subclavian trunk

빗장밑정맥유역 즉 팔에서 오는 림프가 모이는 곳이며 같은 이름의 정맥을 따라가고 있다. 경과중에 팔오금림프절 cubital nodes, 겨드랑림프절 axillary nodes을 경유한다. 겨드랑림프절에는 팔림프관 외에 가슴벽으로부터의 림프관도 유입하는데 특히 유방으로부터 오는 림프도 흘러 들어오므로서 유방암의 전이 경로로서 중요시된다(그림 12-3).

소속림프절은

a. **가슴근림프절(흉근림프절)** pectoral nodes(anterior group) : 큰·작은가슴근육 사이와 그 깊은부위에 있다. 가슴근육과 젖샘 깊은부위부터 수입관을 받는다.

b. **가쪽(겨드랑)림프절(외측(액와)림프절)** lateral nodes(lateral group) : 가쪽가슴동·정맥을 따라간다. 앞가슴벽, 젖샘가쪽으로부터 수입관을 받는다.

c. **어깨아래림프절(견갑하림프절)** subscapular nodes(posterior group) : 어깨아래동·정맥을 따라간다. 가슴우리뒤벽으로부터 수입관을 받는다.

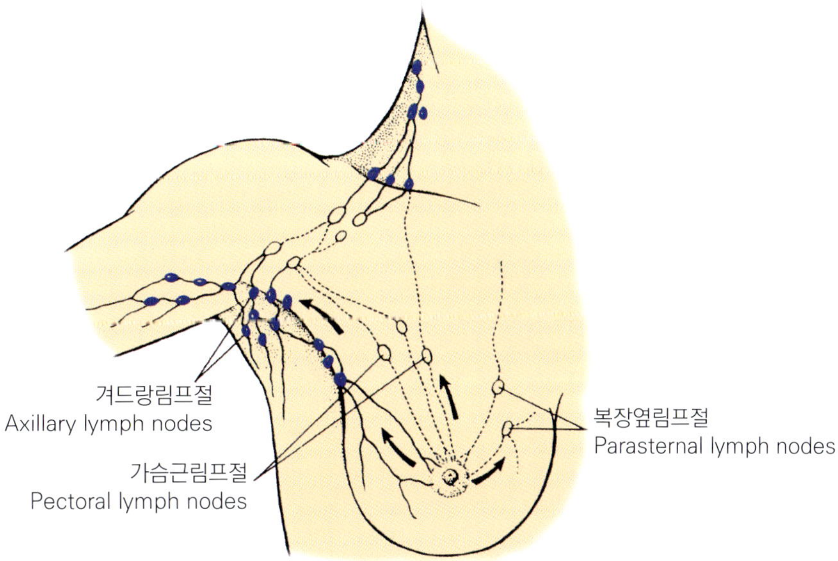

그림 12-3

유방의 림프관로

d. 중심(겨드랑)림프절(중심(액와)림프절) central nodes : 겨드랑의 중앙부에서 겨드랑동·정맥 뒤 아래쪽에 있는 최대의 림프절무리이며 체표에서도 촉지하기 쉽고 협의의 겨드랑림프절이라고 한다. 상기한 a.b.c.군으로부터 수출관을 받는다.

③ 기관지세로칸림프관줄기(기관지종격림프본간) bronchomediastinal trunk

홀정맥계의 유역에 해당하며 짧은 관줄기이며 척주(등골부위) 좌우를 상행하여 가슴벽과 가슴부위내장 즉 심장, 허파, 기관 등으로부터 림프가 모인다. 왼쪽에서는 이 본줄기가 형성되지 않는 경우가 많고 그 때에는 이 부위의 림프관은 각각 독주하여 개별적으로 가슴림프관에 유입한다. 소속림프절은 복장옆림프절(흉골방림프절) parasternal nodes(앞가슴내면), 갈비사이림프절 intercostal nodes(갈비사이공간), 기관기관지림프절 tracheobronchial nodes(기관분기부), 기관지허파림프절 bronchopulmonary nodes 등이 있다(그림 12-4).

④ 창자림프관줄기(장림프본간) intestinal trunk

문맥 portal v.유역 배부위내장(위장 및 이자)으로부터 오는 림프를 받는다. 소속림프절은 배안의 기부를 에워싸는 배안림프절 celiac nodes에서 나오는 짧은 본줄기로서 가슴림프관팽대 cisterna chyli에 개구하고 있다. 창자간막림프절 mesenteric nodes(위·아래창자사이막정맥을 따라서 100~200개 있다), 이자(지라)림프절 pancreaticolienal nodes(지라동·정맥을 따라간다), 위림프절 gastric nodes(작은굽이와 큰굽이를 따라간다), 간림프절 hepatic nodes(간문부터 작은그물막내에 이른다) 등이 있다.

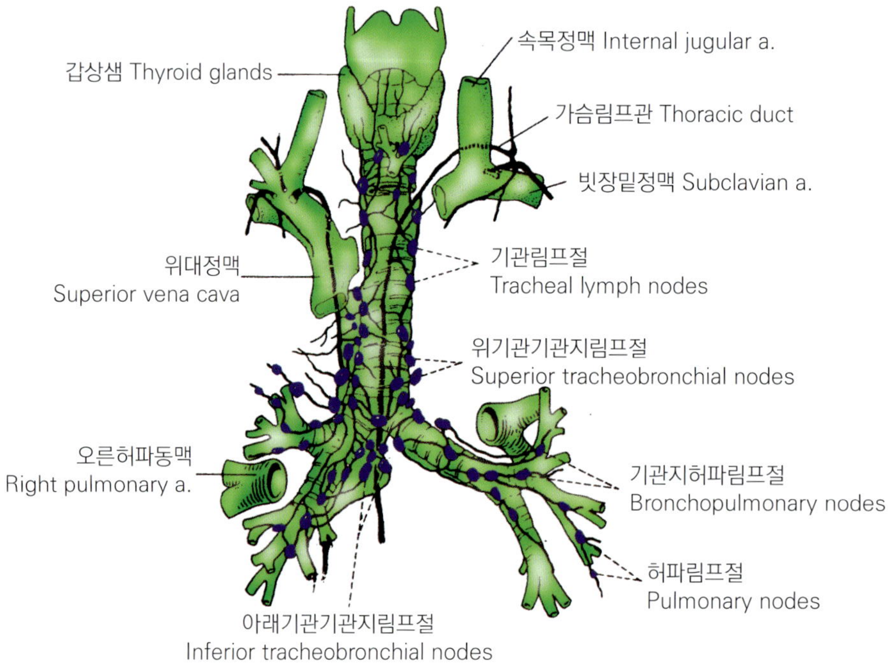

그림 12-4

기관·기관지 및 폐의 림프절

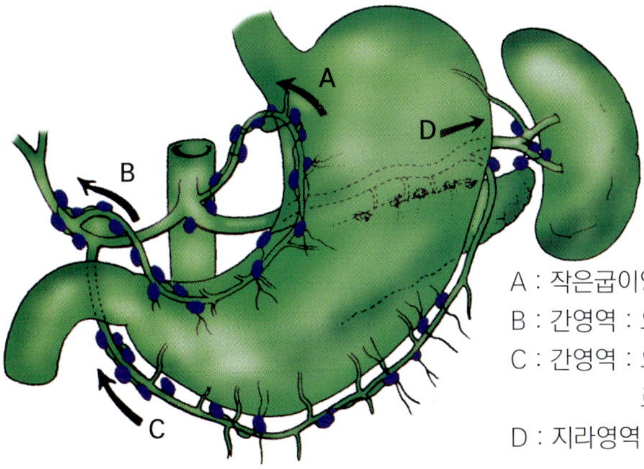

A : 작은굽이영역 : 왼위동맥을 따라 배안 림프절로 향한다.
B : 간영역 : 오른위동맥을 따라 간 림프절로 향한다.
C : 간영역 : 오른위큰그물망동맥을 따라 배안 림프절과 간 림프절로 향한다.
D : 지라영역 : 지라동맥을 따라 지라문부 림프절로 향한다.

그림 12-5

위의 림프절

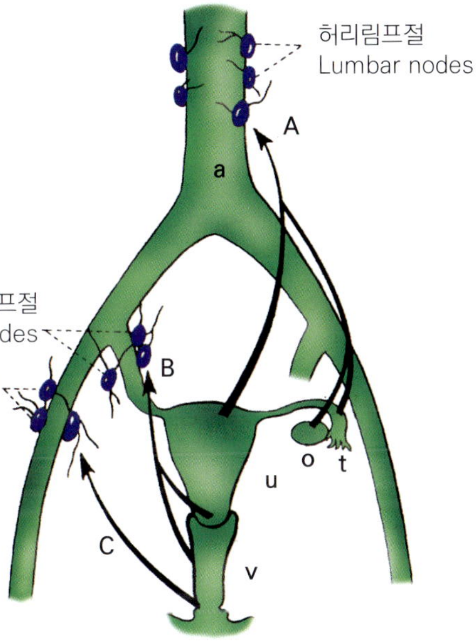

a : 배대동맥　　o : 난소
u : 자궁　　t : 난관
v : 질
A : 자궁저바닥부위,
난소, 난관→허리림프절로 향한다.
B : 자궁목부위,
질위부위→속엉덩 림프절로 향한다.
C : 질아래부위→샅림프절로 향한다.

그림 12-6

여성 생식기의 림프관

⑤ 허리림프관줄기((좌·우) 요림프본간) lumbar trunks

골반, 다리, 배벽 및 콩팥의 림프를 나르는 것이며 위·오른온엉덩동·정맥을 따라가며 다시 배대동맥과 아래대동맥벽 주변을 달리고 최종적으로는 창자림프관줄기와 함께 가슴림프관팽대에 주입되는 좌·우 짧은 관줄기이다. 소속림프절은 온엉덩림프절 common iliac nodes(온엉덩 동·정맥을 따라간다), 속·바깥엉덩림프절 internal external iliac nodes(속·바깥엉덩 동·정맥을 따라간다), 샅림프절 inguinal nodes(샅인대 직하에서 큰두덩정맥의 근부주변의 피부밑조직 속에 있는 얕은샅림프절 superficial inguinal nodes과 넙다리동·정맥을 따라가는 깊은샅림프절 deep inguinal nodes이 있다.)(그림 12-7), 다리오금림프절 popliteal nodes(다리오금부위) 등이 있다.

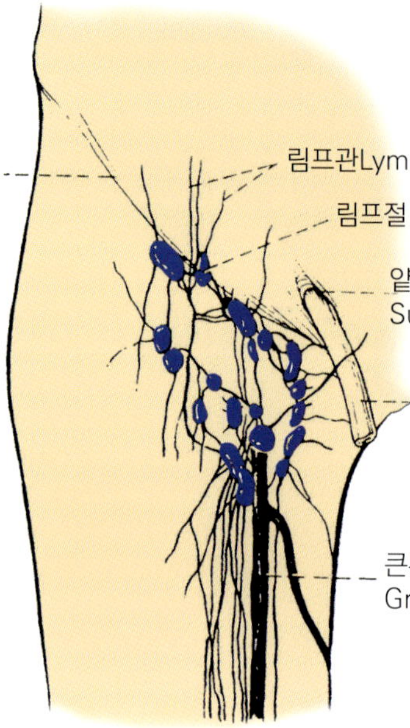

그림 12-7

샅림프절과 림프관(남성, 우측)

⑥ 가슴림프관(흉관) thoracic duct

가슴림프관은 왼쪽 상반신 및 양쪽 하반신으로부터 모든 림프관이 모이는 곳이며, 전체 길이는 35~40cm, 굵기는 색연필의 심 정도(3~5mm)의 가장 큰 림프관줄기이다. 둘째허리뼈 앞면에서 왼·오른허리림프관줄기와 1개의 창자림프관줄기가 합류하여 시작되지만, 그 합류부는 약간 부풀어서 가슴림프관팽대(유미조) cisterna chyli라고 한다. 이것은 창자림프관줄기가 창자벽에서 흡수한 지방 방울에 의해 혼탁해진 림프, 즉 유미 chyle가 들어있기 때문이다. 가슴림프관의 위쪽은 대동맥과 함께 가로막을 가로질러 가슴안에 들어가고, 세로칸의 심부를 상행하여 목부위에 이르고 왼쪽의 정맥각 jugulosubclavian angle(속목정맥과 빗장밑정맥의 합류부)에 개구하고 있다. 경과중에 세로칸부위에서는 왼기관지 세로칸림프관줄기를 받고, 정맥각 유입점 가까이에서는 왼쪽 목림프관줄기와 빗장밑림프관줄기를 받고 있다. 가슴림프관에는 10~20개의 판막이 있다. 특히 정맥으로의 유입부에 있는 판막은 혈액이 림프관으로 역류하는 것을 방지하고 있다. 그리고 그 개구부 부근에는 깊은목림프절 소속의 림프절이 다수 밀집하고 있어 Virchow의 림프절이라고 하며, 위암 등의 전이 때 종창을 일으키므로 임상에서 중요시된다.

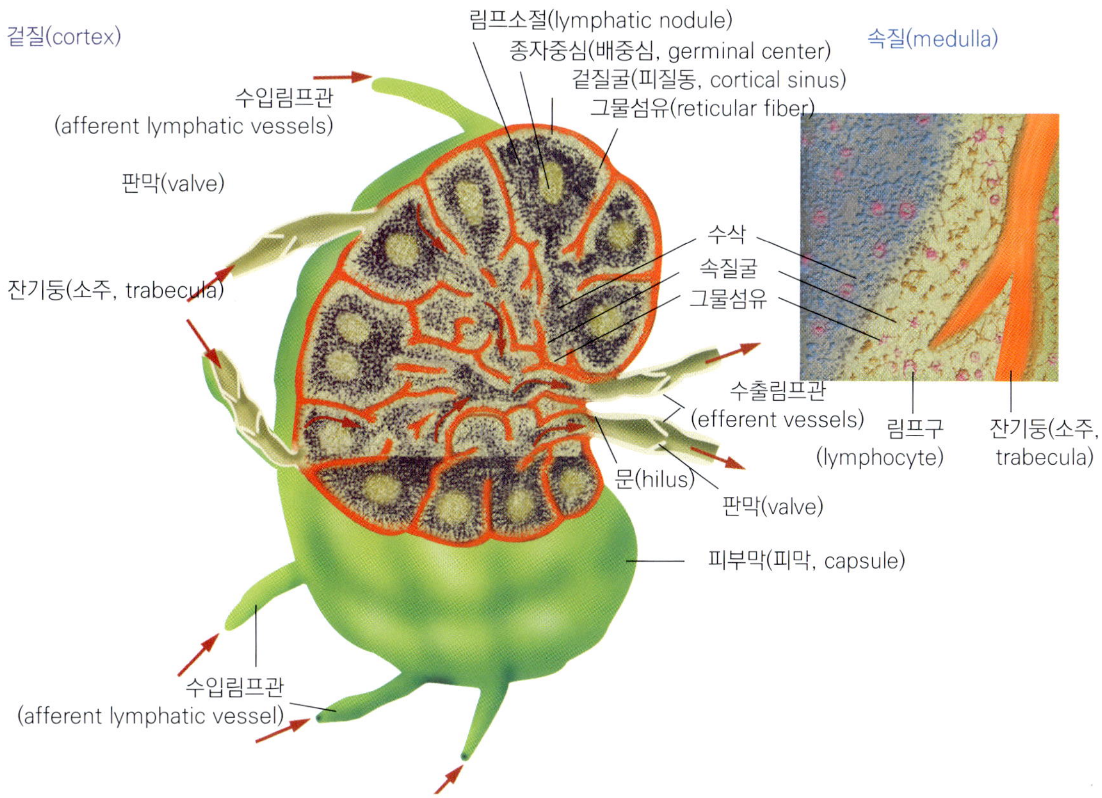

그림 12-8

림프절의 단면

3) 림프절 lymph nodes

(1) 림프절의 구조

림프관 경과 중에 존재하며, 전신에 널리 분포되어 있다. 림프 속의 유해물질을 거르고 림프구 lymphocyte를 생산하며 식작용이 왕성한 방어장치로 생각되고 있다. 림프절은 세망조직으로 구성된 타인형 또는 콩팥형의 기관이며, 크기는 쌀알부터 완두콩 크기이다(직경 2~30mm). 주요한 것은 대혈관벽 혹은 내장기관의 혈관출입부에 국소적으로 집단을 이루며, 부근의 일정 부위에 림프를 모으고 있으므로 소속림프절이라고 총칭한다(겨드랑림프절, 샅림프절, 기관지허파림프절 등). 림프절에는 그 주위로부터 여러 개의 수입림프관 afferent vessels이 들어가고, 그보다도 수가 적은 수출림프관 efferent vessels이 나와 있다.

림프절에 있는 다수의 세망내피세포 reticuloendothelial cell 또는 청소세포 scavenger cells에 의해 살균 또는 포식되므로 림프절은 임상적으로 아주 중요한 구조물이다.

(2) 림프절의 기능

① 방어기능 defense function

여과 및 식작용을 하는데 질병, 손상, 흡입, 음식물 섭취 등에 의해서 체내에 들어온 미생물이나 이물질, 손상된 세포, 세포부스러기 등이 림프절의 도관벽을 이루고 있는 많은 세망내피세포나 식균세포들에 의해 살균 또는 포식된다. 따라서 림프계를 신체의 방어기전이라고 생각한다.

그러나 많은 양의 미생물이 침입하였을 때에는 림프절염 adenitis이 되며 악성종양의 암세포들에 의해 림프절 종양이 생길 때에는 혈액으로 림프액의 환류장애가 생긴다.

② 조혈기능 hemopoiesis function

림프절은 많은 양의 림프구 lymphocyte를 생산하고 있다. 림프구는 림프관에 의해 림프절로 운반되어 온 세균이나 바이러스에 대하여 제거작용을 하며 림프조직안에 있는 큰세포가 항체를 생산하거나 형질세포로 변형하여 순환항체를 만들어 유출한다.

4) 지라(비장) spleen

(1) 지라의 구조

지라는 가로막의 왼하방부위 왼콩팥 및 내림주름창자의 위쪽과 위바닥부위의 뒤쪽에 위치하며 외형은 3각형 또는 타원형에 가깝고 무게는 약 170g, 평균길이 12cm, 폭 5cm, 두께 3cm로 되어 있다(그림 12-9). 크기는 개체 또는 연령차에 따라 각양각색이다. 질병시에는 비대해지나(열병시) 노인의 경우에는 위축된다. 지라의 크기는 필요에 따라 매우 변하기 쉬우며 제거하더라도 생명에는 별 지장이 없다.

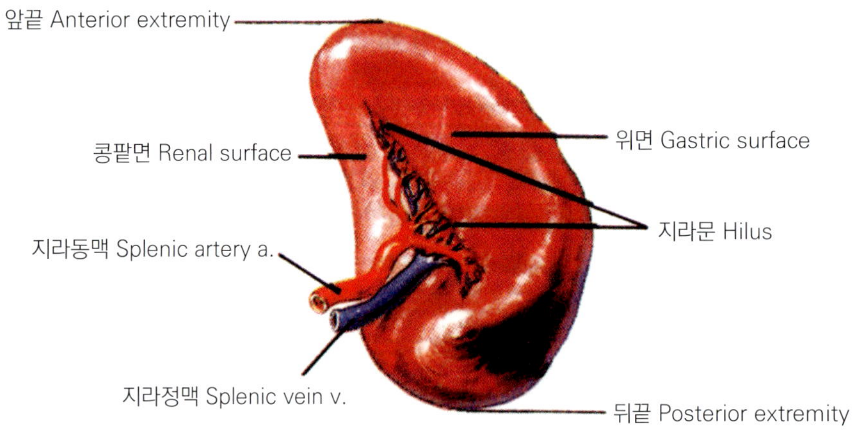

그림 12-9

비장의 외형

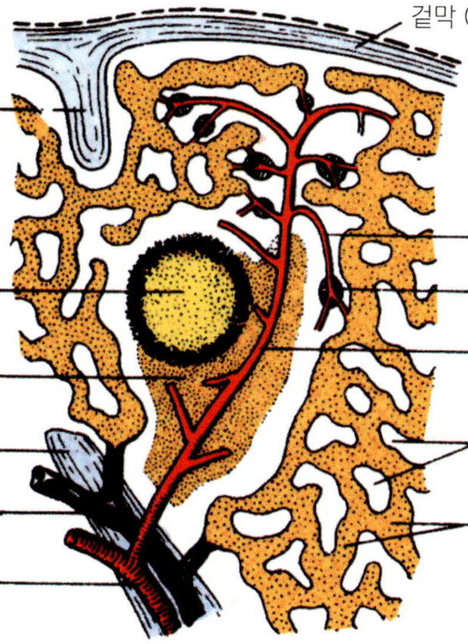

그림 12-10

지라의 조직도

지라동맥가지의 일부는 지라속질소체를 뚫고 직접 지라정맥동굴 안으로 들어가고 일부는 지라소체속 모세혈관과 합쳐져 지라동굴(비동) splenic sinus에 들어간다.

지라의 방안에 있는 공간(정맥동)은 림프가 아닌 혈액으로 가득 차 있다. 지라는 조직학적 구조가 림프절과 같고 인체에서 가장 큰 림프기관에 속한다. 지라의 내부에 있는 지라잔기둥(비주) splenic trabeculae은 혈관의 통로인 동시에 지라실질의 지주 역할을 하고 있다. 지라잔기둥 사이는 세망조직으로 되어 있고 혈액이 차 있는 지라속질(비수) splenic pulp이 된다. 지라속질은 적혈구로 차 있는 적색속질 red pulp과 림프구의 집단인 백색속질 white pulp로 구분된다. 적색속질에서는 노쇠한 적혈구를 파괴하고 혈액 중의 이물질을 제거하며 백색속질에서는 림프구를 생산한다(그림 12-10).

(2) 지라의 기능

① 방어작용

지라 실질에는 망상내피세포(대식세포 macrophage)가 풍부하여 혈액내 미생물에 대하여 식작용을 하고 혈액의 여과기로 작용하기 때문에 감염된 경우 활동이 왕성하게 되어 지라종대 splenomegaly나 지라염 splenitis을 일으킨다.

② 조혈작용

무과립 백혈구인 림프구 lymphocyte와 형질세포를 생산한다. 출생전에는 지라에서도 적혈구를 생산하나 출생 후에는 극심한 용혈성 빈혈이 있을 때에만 소량의 적혈구를 생산한다. 그리고 혈액 중의 노후된 적혈구나 불완전한 혈소판을 파괴, 식작용도 한다. 파괴된 적혈구는 철분과 globin으로 분해하여 혈행에서 회수처리한 후 간, 골수에 저장한다.

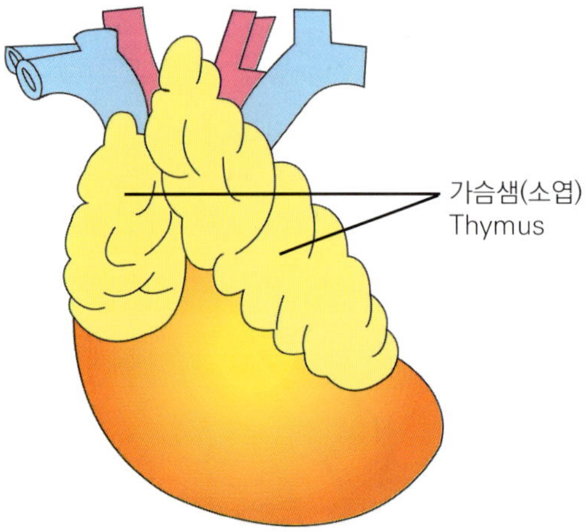

그림 12-11

가슴샘의 전면

③ 혈액의 저장

지라는 문맥계 안에 있어 문맥순환 portal vein circulation의 일부에 속하며 지라내에 약 350ml 정도의 혈액을 저장하는 저장고 역할을 하고 있다. 운동시, 실혈시, 산소 결핍시, 심한 스트레스에 의하여 교감신경이 자극을 받을 경우 단시간내에 지라 외피의 민무늬근이 수축하여 간직하고 있던 혈액 중 150~200ml 정도가 순환혈액으로 유출되어 이용된다.

5) 가슴샘(흉선) thymus

가슴샘은 세로칸 앞부분이 있는 쌍엽의 부드러운 림프성기관으로 주로 림프구를 생산한다. 위치는 복장뼈 뒤면 세로칸 위부위에 있으며 사람마다 크기가 다양하다(그림 7-5). 출생시 12~15g이나 2~3세가 되면 급속히 성장하여 25~30g에 이르며 사춘기까지 점차적으로 자라서 30~40g까지 커진다. 그러나 15~16세부터 퇴축하기 시작하여 60세가 되면 10~15g이 된다.

전염병이나 기아 starvation, 소모성질환 때는 퇴화가 빨라지는데 이것을 우발성퇴축 accidential involution이라고 한다. 이와는 반대로 때로는 심한 근무력증 myesthenia, 갑상샘종 goiter 등에서 비대되는 수도 있다.

가슴샘의 기능은 림프구의 생성, 항체생산에 관여하며 형질세포 plasma cell 및 골수세포 myelocyte도 생산한다. 가슴샘속에 있는 상피세포는 Thymosin이라는 단백질호르몬을 분비한다. Thymosin은 가슴샘을 떠나 다른 림프조직으로 옮아간 후에 T림프구의 숙성을 돕는 것으로 생각된다.

6) 편도 tonsils

편도는 호흡기 입구와 소화관 주위에 3군의 림프양 조직으로 되어 있으며 배치상황이 고리모양으로 되어 있기 때문에 이것을 편도륜 Waldeyer's ring이라고 한다.

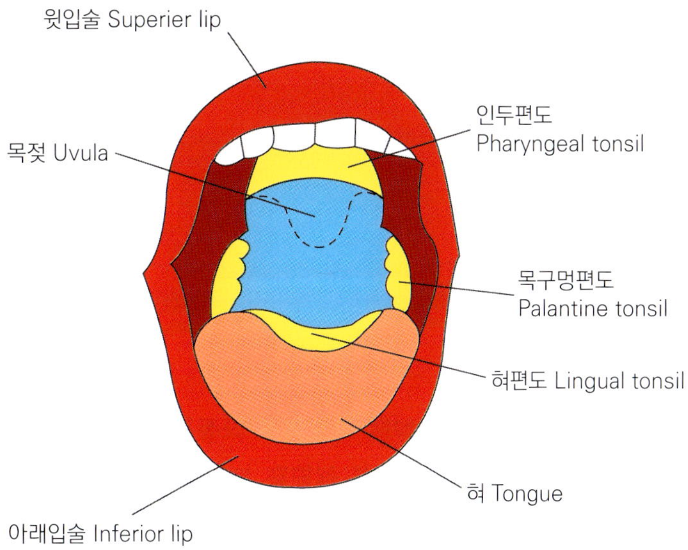

그림 12-12

편도의 위치

(1) 편도의 구성

편도를 구분해 보면 목구멍편도(구개편도) palatine tonsil, 인두편도 pharyngeal tonsil, 혀편도(설편도) lingual tonsil 및 배편도(복편도) abdominal tonsil 등이 있다(그림 12-12).

a. 목구멍편도는 입안과 인두사이의 입천장활 가쪽벽에 위치하는 림프조직이며 편도절제술 tonsillectomy을 실시할 경우 이 부위를 제거하게 된다.

b. 인두편도는 코인두 뒤벽에 위치하는 림프조직이며 이 부위가 비대되었을 경우를 선양증식 adenoids이라 한다.

c. 혀편도는 혀뿌리부위 주위에 위치하는 림프조직이다.

d. 배편도는 막창자꼬리부위에 위치하는 림프조직이다. 림프조직의 실질은 섬유성 결합조직으로 된 피막에 싸여 있으며 편두의 표면은 중층편평상피로 덮여 있고 상피의 함몰된 곳을 편도움(편도음와) tonsilar crypt이라고 하는데 이곳은 박테리아가 집중되어 있어 자주 염증이 유발하기도 하며, 림프조직에서 생성된 림프구가 배출되기도 한다.

(2) 편도의 기능

편도의 기능은 인두 주위의 조직액을 여과하며 림프구의 생성과 병원미생물의 침입을 방어하기 위한 항체도 생성한다. 또한 편도의 염증으로 편도가 비대하게 되면 호흡곤란과 연하곤란을 일으키게 된다.

최근 연구보고에 의하면 편도와 선양증식이 소화기와 호흡기의 감염으로부터 방어의 역할을 한다고 하여 편도절제술이나 선양절제술을 가급적 삼가하고 있다.

유형성분인 혈구는 적혈구 erythrocyte(RBC), 백혈구 leukocyte(W-BC) 및 혈소판 platelet(thrombocyte)으로 되어 있다.

일반적으로 혈액을 채혈하여 공기 중에 그대로 방치해 두면 두층으로 분리되는데 이런 현상은 혈액내의 각 성분의 비중차이에 의한다.

정상성인의 혈액비중은

전 혈 남(♂) 1.052~1.063 평균 1.059
여(♀) 1.050~1.058 평균 1.056
혈 장 1.023~1.032 평균 1.027
적혈구 1.090~1.100 평균 1.097이다.

혈액을 3000rpm에서 15분 동안 원심분리하게 되면 비중이 무거운 유형성분은 밑으로 가라앉아 두 층을 형성하게 된다. 이때 적혈구가 차지하는 용적을 헤마토크리트 hematocrit(HCT)라고 부르며 그 정상값은 약 45%이다. 그리고 윗층액의 녹황색 액체를 혈장 plasma이라고 하며 혈액이 응고된 후 얻어지는 윗층액을 혈청 serum이라고 한다.

일반적으로 혈장 plasma과 혈청 serum을 혼동하여 사용하고 있지만 혈청은 혈장에서 섬유소원 fibrinogen을 제거한 상태를 말한다. 전혈의 점성도는 물 water에 비하여 남 4.3~5배로 평균 4.7배, 여 3.9~4.9배로 평균 4.4배나 되며 혈장은 1.9~2.6배로 평균 2.3배가 된다.

혈액량은 체중의 약 1/12~1/13 또는 약 6~9%(평균 8%)로 60kg의 몸무게인 사람의 혈액량은 약 5ℓ 정도가 된다. 한편 혈액량과 연령별 관계는 그림 3-2와 같다.

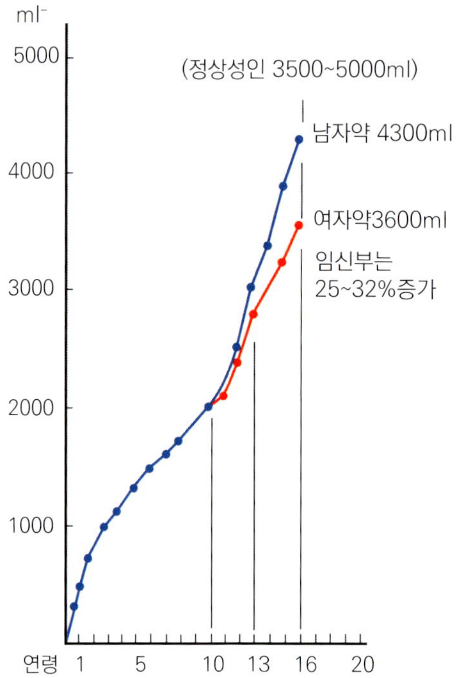

그림 13-2

혈액량과 연령과의 관계

2. 혈액의 일반기능

혈액의 일반기능은 다음과 같다.

1) 운반작용

(1) 영양소의 운반

소화기관으로부터 흡수된 영양소를 받아 필요로 하는 전신의 여러 장기 조직으로 운반한다.

(2) 가스의 운반

허파로부터 받아들여진 O_2를 각 조직에 운반하며 음식물의 산화나 에너지 생산과정에서 발생된 CO_2를 허파로 이동하여 외계로 배출한다.

(3) 노폐물 운반

각 조직의 대사과정에서 생산된 요소, 요산, 크레아티닌 creatinine과 같은 노폐물을 혈액내로 흡수한 후 이들을 제거하기 위하여 콩팥이나 기타 배설기관으로 운반한다.

(4) 호르몬 운반

일정부위(샘 gland)에서 만들어진 호르몬을 혈액을 통해 표적기관 target organ으로 운반한다.

2) 조절작용

(1) 수분조절

혈액과 조직사이 또는 혈장의 교질삼투압을 원활하게 유지하기 위한 조직내 수분의 일정량 유지에 관여하고 있다.

(2) 체온조절

사람은 항상 36.5℃의 체온을 유지하여야 한다. 이때 혈액은 체내 열생산 장기로부터 열을 받아 전신을 순환하면서 체온 차를 균등하게 하기 위해 주로 체표면에서 열방산을 통해 체온을 일정하게 유지되도록 조절한다.

(3) 체액의 pH 조절

대사과정에서 생산된 CO_2, 탄산, 인산, 유산, 황산, 염화암모늄 등은 조직이나 혈액내에서 pH를 상승 혹은 하강시키는 물질들인데 이들이 발생하더라도 혈액내의 pH를 정상으로 유지시키기 위한 완충계 buffer system가 있어 적은 범위의 pH를 변화 조절한다.

3) 방어 및 식균 작용

백혈구에는 식세포가 있어 외부로부터 혈관과 조직내에 들어오는 박테리아 bacteria나 이물질을 잡아먹는 식균작용을 한다. 또 혈장 중에는 감마 글로불린 γ-globulin이라는 항체가 있어 독소, 박테리아, 바이러스 등에 대해 생체감염으로부터의 방어작용을 일으킨다.

4) 지혈작용

생체내외가 어떤 자극에 의해 출혈이 일어나면 혈액속에 있는 혈소판 platelet이 파열되면서 혈장속의 혈액응고 인자와 결합하여 지혈시키는 작용을 하게 된다.

3. 적혈구 erythrocyte

적혈구는 혈액의 유형성분 중 대부분을 점유하는 원반형의 세포로 핵을 가지고 있지 않으며 세포속에 다량의 혈색소 hemoglobin가 있어 전신에 산소를 운반하는 역할을 담당하고 있다.

1) 적혈구의 모양과 크기 및 수효(그림 13-3)

적혈구는 일반세포와는 달리 성숙세포에 핵이 없다. 그 이유는 모세포에서는 핵이 있으나 성숙하여 혈관내로 유입되기 전에 핵이 없어지기 때문이며 형태는 원반형으로 중앙부가 오목하게 들어가 있다(그림 13-3).

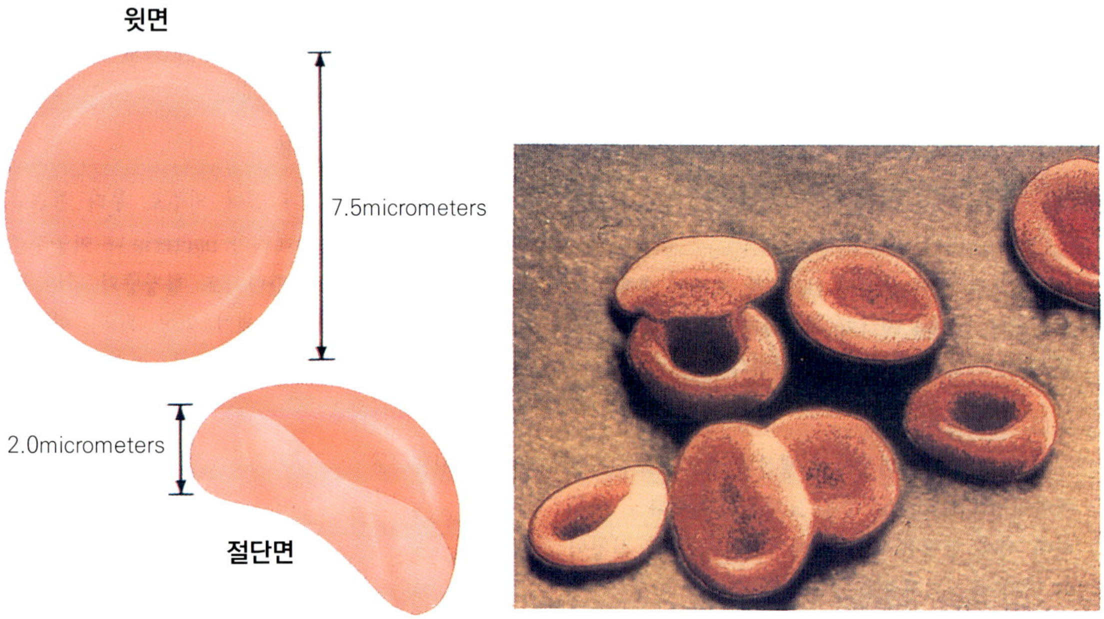

그림 13-3

적혈구의 모습

지름은 6.0~9.5μ로 평균 7.5μ이며 두께는 가장자리의 두꺼운 부분이 2.0~2.4μ(평균 2.2μ), 가운데 중앙부위는 약 1.0μ이다. 적혈구 표면적은 평균 120μ^2이며 부피는 평균 87μ^3이나 된다.

적혈구의 수효는 정상 성인남자의 경우 약 500만/mm^3이나 근년에 약간 감소 경향이 있어 410만~530만/mm^3으로 평균 472만/mm^3개로 보고된 바 있다. 정상 성인 여자의 경우 약 450만/mm^3이나 이것 역시 380만~480만/mm^3로 평균 430만/mm^3개로 보고된 바 있다. 그러나 유아의 경우 남여 모두 약 650만/mm^3나 된다.

한편 헤마토크리트 hematocrite값은 성인남자의 경우 43~52%로 평균 45%, 여자의 경우 35~48%로 평균 40%로 보고 있다.

2) 적혈구의 조혈

적혈구는 체내 항상성을 일정하게 유지하기 위하여 끊임없이 생성되고 끊임없이 파괴되는 현상이 일어나고 있다.

적혈구는 태아기와 출생후의 생성부위가 다른데 태아에서는 주로 난황낭, 간장, 자라, 적골수이나 출생후에는 척추뼈, 복장뼈, 갈비뼈, 골반, 넙다리뼈, 위팔뼈 등의 뼈 속에 있는 적색골수에서 조혈되어 순환계로 방출된다(그림 13-4).

적혈구의 조혈능력은 일반적으로 넙다리뼈이나 위팔뼈보다는 척추뼈, 갈비뼈, 복장뼈 및 골반의 적색골수에서 오랜 기간 계속된다. 적혈구수는 체중의 증가가 왕성한 14세~17세경에는 증가하나 그후에는 서서히 안정치를 유지한다.

적혈구의 조혈과정은 적색골수에 있는 세망세포 reticulum cell로부터 시작하여 혈구아(모)세포 hemocytoblast(유핵세포)→염기성 색소에 염색되는 호염기성 적아세포 basophilic erythroblast(이때 핵의 분출이 시작된다) 염기성 및 산성색소에 염색되는 다염성 적아세포 polychromatophile erythroblast→정상아세포 normoblast→세망아세포구 reticulocyte를 거쳐 성숙한 적혈구가 형성되며 핵이 완전 소실된 상태의 적혈구가 순환계로 유입된다(그림 13-5).

3) 적혈구의 조혈조절

적혈구는 골수에서 생산되는데 그 생산에 관여하는 생리적 기전과 조혈자극물질은 다음과 같다.

(1) 조직산화작용 tissue oxygenation 증가

빈혈 anemia, O_2의 조직속 소모의 증가, 골수 bone marrow의 기능장애, 고도에서 O_2가 부족할 때, 심장기능이상, 허파이상(질환) 등에 의한 조직의 내호흡이 증가할 때 혈액내 적혈구의 수를 일정하게 유지하게 된다.

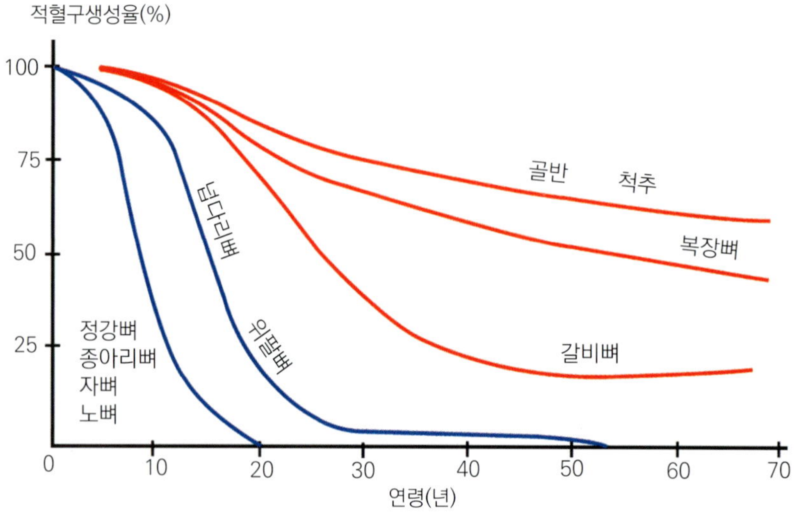

그림 13-4

적혈구의 생성부위

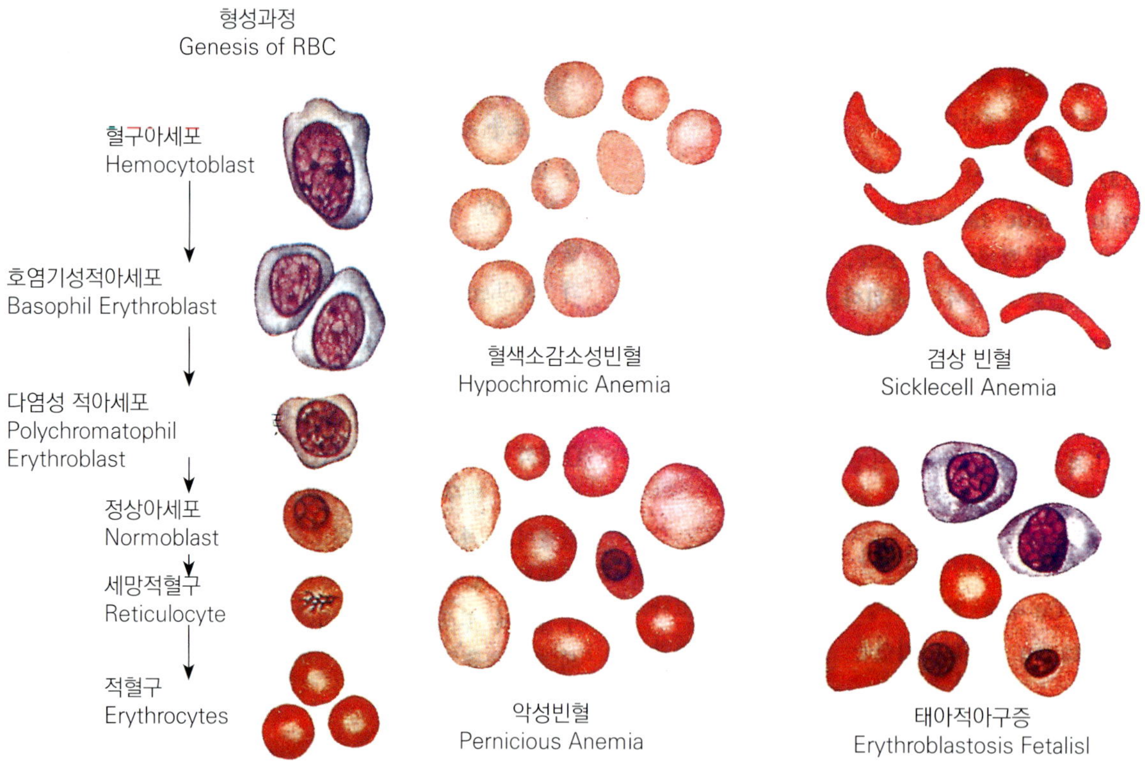

그림 13-5

적혈구의 형성과정과 비정상적 적혈구 적혈구

(2) 조혈자극물질

골수를 자극하여 조혈이 일어나도록 자극하는 물질은 erythropoietin(적혈구 조혈인자) 또는 ESP(erythropoietic stimulating factor)이다. 이 호르몬은 인체내 저산소증 hypoxia이 될 때 체액속에서 증가하여 조혈기관을 자극하는 물질이다.

erythropoietin은 콩팥이나 간에서 방출하는 데 저산소증의 경우 erythropoietin의 방출을 촉진시켜 혈액을 경유한 다음 적색골수로 들어가서 간세포를 증가시키고 분화시켜 적아세포 erythroblast에서 hemoglobin 생성을 촉진시켜 적혈구생성을 증가시키도록 자극한다. 며칠 후 새로 형성된 적혈구가 순환 혈액 중에 나타나 조직의 산소요구도를 만족시켜준다. 이와 같은 과정을 거쳐 산소분압이 정상으로 되돌아가면 erythropoietin의 방출이 중단되고 적혈구 생성속도는 점차 감소하게 된다.

erythropoietin의 작용이 강화되면 정상때보다 5배 정도의 적혈구량을 골수에서 생성하게 된다.

(3) 신성조혈자극물질

신성조혈자극요소(renal erythropoietic factor REF)는 실혈, 저산소증, 적혈구의 수명단축 등으로 산소공급에 장애를 받으면 콩팥의 토리에 분비되는 조혈자극요소로 간에서 globin과 결합해 erythropoietin이란 물질로 바꾸어 적혈구의 생성을 촉진하게 된다.

4) 적혈구 생성에 미치는 인자

적혈구 생성에 영향을 미치는 성숙인자들은 외인성인자 extrinsic factor와 내인성인자 intrinsic factor로 구분된다.

외인성 인자에는 철 Fe, 동 Cu, 코발트 Co, 비타민 등이며 비타민류에는 vitamin B_{12}, 엽산 folic acid, vitamin B_2(riboflabin), vitamin B_6(pyridoxine)이 있으며 단백질 또한 필요한 인자이다. 그리고 내인성인자에는 위장의 벽세포에서 뷰비되는 염산(HCl)과 같은 물질로 위의 중요한 기능에 속한다.

내인성인자는 당단백질 glycoprotein로 알려져 있으며 돌창자에서 vitamin B_{12}의 흡수가 필수적 요소이다. 그러나 내인성 인자가 분비되지 않으면 vitamin B_{12}의 흡수가 일어나지 않아 악성빈혈에 걸리게 될 뿐만 아니라 심하면 사망에 이르게 되기도 한다. 특히 철과 동은 hemoglobin의 구성요소가 되며 부족하면 적혈구의 용적이 작아지며 때로는 유핵적혈구 nucleated erythrocyte가 순환 중 나타나게 된다.

적혈구 생성을 자극하는 생리적 인자는 저산소증 hypoxia이다. 저산소증은 과다한 출혈, 산소가 부족한 환경에 노출될 때 나타나며 이 경우 콩팥에서 erythropoietin의 분비를 촉진하게 된다. 이상과 같은 요인들이 충족되지 않을 때 적혈구의 생성이 감소되고 결국에는 빈혈로 이어진다.

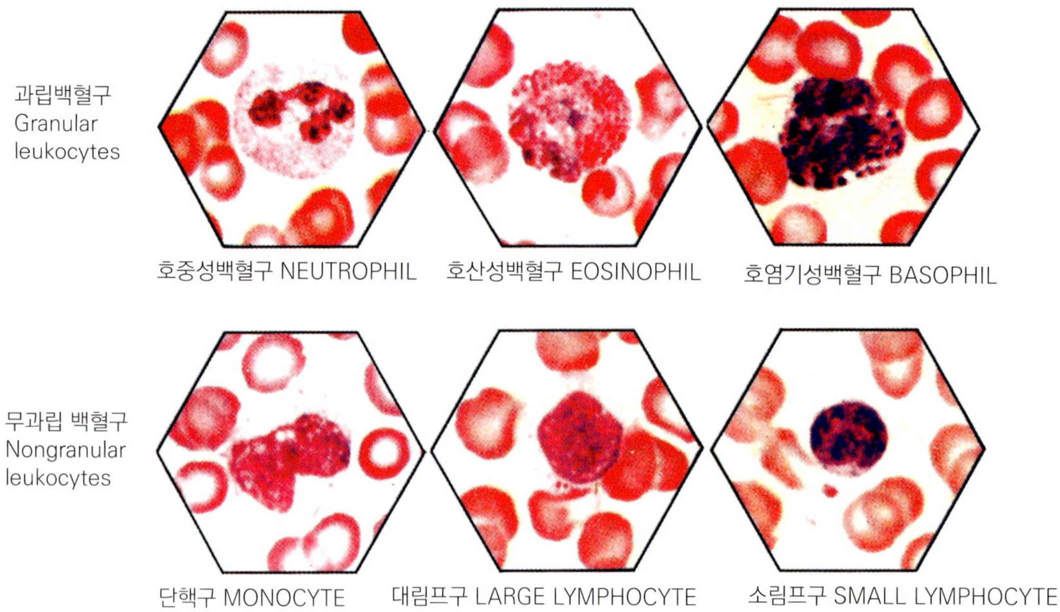

그림 13-6

혈구세포의 현미경사진

호중성백혈구는 급성염증의 주역이며 체내에 세균이 침입하게 되면 골수는 세균독에 자극을 받아 2~3시간내에 막대한 수효의 호중성백혈구를 생산하여 혈중으로 유리시킨다.

(2) 호산성백혈구 eosinophils

호산성백혈구는 거칠고 균일한 크기의 세포질 과립이 산성염색을 하면 진한 붉은색으로 염색된다. 호산성백혈구는 식균작용이 아주 약하면서도 큰 과립을 가진 백혈구로 양적 비율은 1~4%이며 크기는 10~14μ 정도이다. 수효는 자극 변동이 있어 이른 아침과 저녁에는 적고 한밤중에 많다.

주로 알레르기 반응 allergic reaction때 증가하며 항원항체 반응과 밀접한 관계가 있다. 회충이나 샘창자충과 같은 기생충이 있을때도 증가하며 그외 자궁, 나팔관 등의 만성염증시 증가한다. 반대로 stress, 즉 더위, 추위, 전기적 및 기계적 자극때에는 감소도 한다.

(3) 호염기성백혈구 basophils

호염기성백혈구는 호산성백혈구보다 불규칙한 형태의 세포질 과립이 염기성 염색에서 짙은 청색으로 염색된다.

백혈구에서 양적 비율은 0.5~1%로 가장 적은 양이며 크기는 8~10μ 정도이다. 강력한 응고제인 헤파린 heparin을 간 liver에서 유리한 뒤 함유하고 있어 혈액응고 방지 기능을 갖고 있다. 특히 염증부위의 치유를 촉진하나 특수한 경우를 제외하고는 탐식작용이 없는 것으로 알려지고 있다. 병적으로 histamin 유리가 증가되면 혈관확장과 같은 알레르기성 반응을 일으키기도 한다.

(4) 단핵구 monocytes

양적 비율은 2~8%나 되며 백혈구 중 가장 큰 세포로 크기는 12~15μ이다. 세포질내에 용해 물질인 lysosome 대신 proteolytic enzyme이란 효소가 있다. 만성염증시 주역을 맡고 있고 백혈구 중 가장 운동성이 크며 특히 결핵성 질환에 대해 특이하게 더 증가한다.

혈액내에 있는 단핵구는 미성숙세포라 할 수 있으며 혈액으로부터 조직으로 빠져나온 단핵구는 혈액속 단핵구보다 4~5배 정도까지 커지므로 큰포식세포(대식세포) macrophage라 한다. 큰포식세포는 탐식성이 강하며 호중성백혈구는 세균보다 더 큰 입자는 탐식하기가 어려운데 큰포식세포는 큰 대상물도 탐식할 수 있다.

(5) 림프구 lymphocytes

림프구는 골수에서도 생성된다고 하나 주로 전신에 분포되어 있는 림프양 조직 lymphoid tissue인 림프절 lymphatic node, 지라 spleen, 가슴샘 thymus, 편도선 tonsil, 인후편도선 adenoids, 막창자꼬리 appendix 등에서 생성된다. 양적 비율은 백혈구 중 두번째로 많은 20~30%나 되며 크기는 가장 작은 7~8μ 정도이다. 특히 림프구는 운동성이 없기 때문에 식균작용은 없으나 외부로부터 어떤 감염이 있을 때는 그 수가 증가한다. 생체 방어기전의 일환으로 면역체 immune body나 항체 antibody를 만들어 내며 면역활동에 중심적 역할을 담당하는 백혈구이다. 이물질에 대해서는 민감한 반응을 나타낸다. 전형적인 림프구는 크고 둥근핵이 얇은 테두리의 세포질로 감싸여 있다. 한편 다른 백혈구에 비교해 긴 생존기간을 가지고 있어 수명이 수년에 이르기도 한다.

3) 백혈구의 감소증과 과다증

(1) 백혈구 감소증 leukopenia

생체가 외부의 자극을 지속적으로 받게 되면 항상성이 무너져 각종 기능이 저하된다. 특히 화학물질(aminopyrine, sulfonamide, chlorampheni-col, thiouracil, benzene 등) 또는 X-선 과다조사, 장티프스 열 typhoid fever, 원폭병, 약물중독 등에 의하여 골수기능이 저하되면 백혈구 수효가 6000/mm^{3}개 이하로 감소하게 되는데 이것을 백혈구 감소증 leukopenia이라고 한다. 이때 우리 생체는 방어능력이 감소되어 몸속에 있던 연쇄상구균 streptococci, 폐렴성 구균 pneumococci 등이 증식한다. 이런 상태를 치료하지 않으면 발병 후 2일쯤 되면 점막에 염증이나 궤양이 생겨나고 주위조직이 세균에 감염되어 질병이 악화되며 심하면 생명을 잃기도 한다.

(2) 백혈구 과다증 leukocytosis

생체의 어떤 부위에 세균의 감염이 있을 때 백혈구 수치가 많아지는 것을 의미하며 이를 충당하기 위하여 백혈구의 생산이 증가된다. 그 수효가 폐렴 pneumonia, 충수염 appendicitis, 편도염 tonsillitis 등 감염성 질환에서는 15,000~25,000개/mm^3, 심지어는 50,000개/mm^{3}까지도 증가하게 되는데 이것을 백혈구 과다증이라고 한다. 특히 백혈병 leukemia의 경우 초기에는 백혈구 숫자가 500,000~600,000개/mm^3개 이상까지 증가하게 된다.

백혈병은 두가지 형태가 있다. 그 하나는 적색골수에서 비정상적인 과립구의 과다생성으로 나타나는 골수성 백혈병과 다른 하나는 림프절에서 림프구 생성의 증가로 나타나는 림프성 백혈병으로 구분한다. 양쪽 모두 생성된 혈구세포는 대개 기능성 세포로 성숙하지 못한다.

골수성 백혈병의 경우 비록 호중성백혈구가 많이 생성되더라도 미숙한 세포로 세균의 탐식성이 거의 없고 환자는 감염에 대한 저항성이 떨어지게 된다.

백혈병에 걸리게 되면 골수자체의 이상 증식으로 백혈구 모세포가 지나치게 빠른 속도로 백혈구를 과잉생산하게 되므로 미숙 백혈구가 증가된다. 시간이 경과함에 따라 골수와 림프절의 이상증식으로 골수가 파괴되면서 적혈구, 혈소판, 성숙 중성구 등의 생산이 감소되며 빈혈, 출혈, 세균감염 등의 증상이 나타나게 된다.

골수가 파괴되면 이자, 림프절, 간장 및 기타 혈관계에도 전이되어 조직이 파괴되기 때문에 일명 혈액암 blood cancer이라고도 한다.

5. 혈소판 platelet

혈소판은 핵이 없고 모양도 원반형에 가깝지만 불규칙형이며 과립체를 갖는 혈구로 크기는 지름이 2~5μm 정도이다. 정상순환 혈액내 20만~30만/mm^3개가 함유되며 수명은 3~5일이다. 중요한 기능은 출혈시 thromboplastin과 같은 물질을 생성시켜 혈장내에 있는 혈액응고인자를 동원하여 지혈 hemostasis에 관여하고 있다.

1) 혈액응고 blood clotting(그림 13-7)

혈관벽이 손상을 입으면 출혈이 일어나지만 1~3분이 지나면 혈액이 응고되어 출혈이 멈춘다. 이는 혈액의 외부 유출을 막아주는 능동적 작용으로서 이 과정을 지혈 hemostasis이라고 한다.

지혈은 손상부위의 혈관수축과 함께 혈소판이 모아져 혈전현상이 일어나 손상부위가 기계적으로 폐쇄되기 때문에 일어난다.

지혈기전은 다음의 3단계를 거쳐 일어난다. 첫째 반응은 국소적 혈관수축, 둘째 반응은 혈소판에 의한 지혈전색, 셋째반응은 혈액응고를 유도하여 혈괴형성이 일어난다.

(1) 국소적 혈관수축 blood vessle spasm

손상된 동맥 artery 또는 세동맥 arteriole을 중심으로 양쪽에서 수축이 일어난다. 수축은 혈소판에서 유리된 serotonin이란 물질과 다른 혈관수축제에 의해 일어난다.

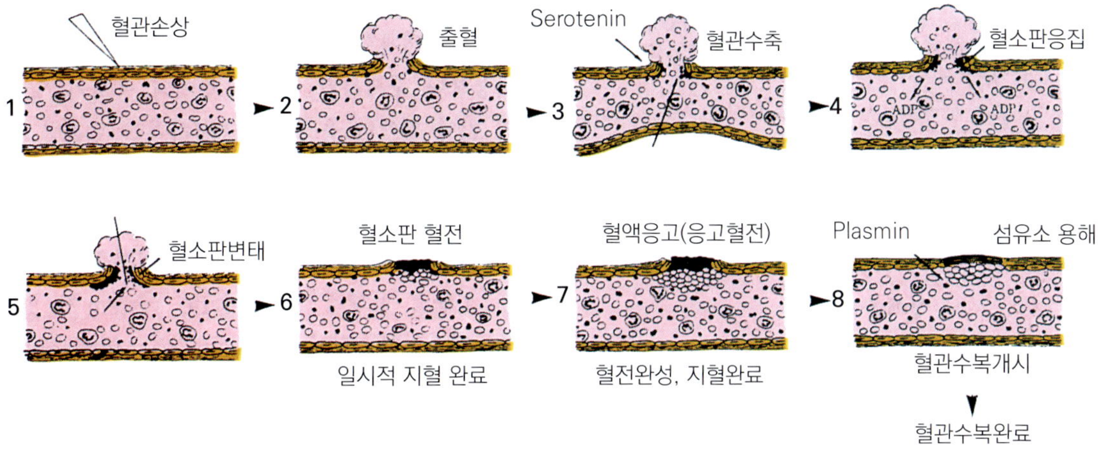

그림 13-7
혈액응고기전

(2) 손상된 혈관벽 부위에 혈소판 나열 platelet plug formation

혈관벽 내피세포가 파괴되면 혈소판은 노출된 혈관벽 말단에 달라붙는 성질이 있다. 이때 혈소판이 아교질과 접촉하게 되면 형태가 변형되고 수많은 가시같은 돌기가 나와 서로 달라 붙어 일시적 혈소판전색이 만들어지면서 손상된 혈관을 폐쇄시킨다.

(3) 혈액응고 유도와 혈괴형성 blood coagulation

혈액응고인자, 혈소판인자 등 혈액응고 기전에 관계하는 응고인자 clotting factor만도 13종이나 된다. 혈액응고는 이런 많은 물질이 관계하는 일련의 화학변화의 마지막 단계에 발생하는 섬유소 fibrin가 반고체의 성질을 가지고 유동성이 없어지는 현상인데 아직도 불분명한 요소가 많고 계속하여 새로운 반응이 발견되는 단계에 있다.

혈액응고 기전에 대하여 독일의 내과의사 Morawitz(1905)설을 소개하고자 한다. 그의 학설에 의하면 조직이 손상을 입거나 혈관이 파괴되면 출혈현상이 있고 출혈에 의해 혈소판이 파괴되면 thromboplastin이란 물질이 발생된다. thromboplastin은 혈장내에 있는 Ca^{++}인자를 활성화시켜 불활성응고인자인 prothrombin을 thrombin으로 thrombin 역시 불활성응고인자인 섬유소원 fibrinogen에 작용하여 섬유소 fibrin로 각각 활성화가 일어난다. 응고의 최종산물인 섬유소는 주위에 있는 물질들과 결합하여 혈병을 형성하는 등 지혈에 임한다.

혈액응고장애의 주요인은 선천적인 혈액응고인자의 결핍도 있겠지만 후천적으로 간장에 이상이 오면 혈액응고인자 Ⅱ, Ⅴ, Ⅶ, Ⅷ, Ⅸ, Ⅹ 등의 factor의 합성이 이루어지지 않기 때문이며 다음으로 골수가 손상을 받게 되면 혈소판의 생성이나 성숙에 결함이 있기 때문이다.

또한 혈액응고 과정에서 이상이 생기면 실혈이 생기는 출혈병 hemorrhagic disease과 혈관내에서 쉽게 혈액응고가 일어나는 혈전증 thrombosis이 발생하고 출혈병은 혈장 Ca^{++}의 부족, 혈액응고 인자 결핍 및 혈소판 수효부족 등으로 생기며 혈전증은 항응고인자 부족으로 생긴다. 실혈병의 대표적인 것은 혈우병 hemophilia이다.

2) 항응고 기전 anticlotting mechanism

체내에는 혈액응고 기전에 반하여 혈액응고를 방지하는 항응고 기전도 있기 때문에 혈액은 혈액의 응고를 촉진하는 향응고제 procoagulant와 응고를 방지하는 항응고제 anticoagulant 사이에 평형을 이루고 있다.

예를 들면 thromboxane A_2는 혈소판의 응집을 촉진하면서 혈관의 수축을 촉진하여 혈액의 응고를 유발하나 prostacycline은 혈소판의 응집을 방지하여 혈액의 응고를 억제한다.

응고방지기전은 응고하고 있는 혈액이 더이상 응고가 진행되지 못하게 하는 물질이 유리된다든지 활성화되어 있는 응고 요소를 제거하게 되면 응고요소의 공급이 감소되기 때문에 일어난다. 정상상태에서는 항응고제의 작용이 향응고제의 작용보다 우세하기 때문에 혈액의 응고가 일어나지 않아 혈액이 유동성을 유지하지만 혈관이 파손되면 향응고제의 작용이 항응고제의 작용보다 우세하게 되어 혈액응고를 일으킨다.

또 생체내에는 응고된 혈액의 혈전을 용해시키는 섬유소 용해계 fibrinolytic system가 있다. 그 대표적인 것이 plasmin, fibrinolysin, heparin, dicumarol 등이 있다.

체외에서의 항응고 기전은

① 혈액을 냉각시키면 응고되지 않는다. 그것은 thromboplastin의 활동을 억제함으로 Ca^{++}의 활성화가 되지 않기 때문이다.

② 각종 첨가물을 섞어도 혈액이 응고되지 않는다. 즉 구연산염 sodium citrate의 첨가나 수산염 sodium oxalate의 첨가로 Ca^{++}의 침착을 유도해서 thrombin의 생산을 억제하기 때문이다.

③ heparin을 첨가하면 prothrombin에서 thrombin의 생산을 억제하기 때문이다.

④ 시험관내 있는 혈액을 유리막대로 저어주어 섬유소 fibrin를 제거해도 응고현상이 일어나지 않는다.

6. 혈장 plasma

혈장은 혈액의 약 55%를 점유하는 액체 성분으로 90~92%의 물을 함유하고 있으며 혈액을 원심분리 할 때 윗층에 나타난 맑고 연한 딸기색의 액체를 말한다.

혈장에는 물이외에 7~9%의 유기물이 있다. 그중 가장 많은 것은 혈장단백으로 혈장단백의 농도는 6~8gm/100ml이고 나머지는 소량의 전해질과 영양물질로 포도당, 아미노산, 유지방이 있다. 대사산물로는 뇨산, 뇨소, 크레아틴, 젖산이 있고 호흡가스는 산소와 탄산가스가 있으며 조절물질(호르몬, 효소), 항체 등을 포함하는 0.9%의 무기물질로 되어 있다. 혈장의 비중은 1.025~1.029 사이에 있으며 pH은 7.3~7.4로 약 알카리성이다.

1) 혈장단백질의 생리기능

① 체세포의 영양물질에 관여

성인이 지니고 있는 혈장은 약 3ℓ로 하루에 약 200g의 단백질을, 필요로 하는 세포에 공급한다.

② 혈액량, 체액량 조절에 관여

혈액의 교질삼투압(25~30mmHg)을 일정하게 유지하며 혈액과 조직사이의 수분이동을 조절한다.

③ 혈압유지에 관여

혈액의 점성도를 일정하게 유지하여 혈류를 원활하게 한다.

④ 물질의 운반에 관여

호르몬, 쓸개즙색소, 각종색소, 금속류, 약물 등을 혈장단백질과 결합하여 체내로 이동시킨다.

⑤ 면역에 관여

globulin γ와 일부 β 등의 면역항체를 지닌다.

⑥ 혈액응고에 관여

혈장중 fibrinogen과 같은 혈액응고인자가 있어 출혈을 중단시키므로 혈액량 보존에 큰 몫을 담당한다.

⑦ 혈액의 산 – 염기 평형에 관여

혈장단백은 –COOH기와 $-NH_2$기를 지닌 양성 전해질로서 산이나 염기들과 결합하여 염을 형성하므로 혈액 pH 조절의 약 15%를 담당한다.

⑧ Ca^{++} 등의 이온과 결합하여 이들을 비확산형 상태로 잡아두기도 한다.

2) 혈장단백질의 종류

혈장 100ml 속에는 약 7gm 정도의 단백질이 녹아 있으며 그 중 albumin이 55%, globubin이 38%, fibrinogen이 7%를 차지하고 있다.

① 알부민 albumin

알부민은 간장에서 합성되며 혈장 100ml내에 4~5gm 정도 들어 있다. 분자량은 69,000 가량되는 단백질 분자로 혈장속에서 교질로서 존재하여 혈액 교질삼투압 colloidal osmotic pressure의 주된 요인이 된다. 혈액의 교질삼투압은 혈액 속의 수분이 모세혈관에서 조직으로 나가지 못하도록 붙드는 힘을 말한다.

혈장 알부민량이 감소하면 모세혈관에서 정상시보다 많은 수분이 조직내로 들어가 조직내 수분이 과다하게 되어 부종 edema 현상을 유발하게 된다.

없다고 하여 이를 Rh^-로 표시한다.

백인의 경우 83～87%가 Rh양성(Rh^+)이고 나머지 13～17%가 Rh 음성(Rh^-)이며 동양인의 경우 98～99%가 Rh^+로 나타나고 나머지 1～2%가 Rh^-으로 나타난다. 한국인은 99.6%가 Rh^+이고 Rh^-인 경우는 0.4% 정도이다. 흑인은 거의 전부가 Rh^+ 혈액을 갖고 있다.

Rh인자의 수혈에 있어서는 Rh^+인 사람에게 Rh^+, Rh^-인 사람에게 Rh^-, Rh^+인 사람에게 Rh^-의 수혈이 가능하나 Rh^-인 사람에게 Rh^+를 수혈하게 되면 부작용이 나타난다. Rh^-형 혈액에 Rh^+형 혈액을 수혈하였을 때 처음에는 응집반응이 없으나 재차 수혈을 받게 되면 응집반응이 일어나는 수혈 부작용이 일어난다. 한편 Rh^-인 어머니와 Rh^+인 아버지 사이에 임신이 되었을 때 유전적인 Rh 인자에 대한 우열관계는 Rh^+가 우성이므로 태아의 Rh 인자형은 Rh^+가 된다(그림 13-9).

이 경우 임신기간 중에 태아의 적혈구 단백질이 태반을 통해 어머니 혈액내로 들어가면 어머니의 혈장내에 Rh 인자에 대한 항체가 생기는데 어머니의 적혈구에는 Rh 인자가 없기 때문에 어머니 자신은 지장이 없다. 그러나 재차 임신하여 이미 어머니쪽에 생겼던 Rh 항체가 태반을 통하여 태아의 혈액내로 들어오면 태아는 Rh 인자의 반응이 나타나 태아의 적혈구 응집, 용혈, 빈혈, 혈중 적아세포의 출현, 중증신생아 황달, 전신부종, 핵황달을 일으키게 된다.

처음 임신한 Rh 양성인 태아는 어머니의 혈액내에 생긴 Rh 항체의 양이 적기 때문에 큰 지장은 없으나 임신이 거듭됨에 따라 혈장의 응집소 농도가 높아져 출산후 아이가 죽거나 출산전 사산 혹은 유산이 된다.

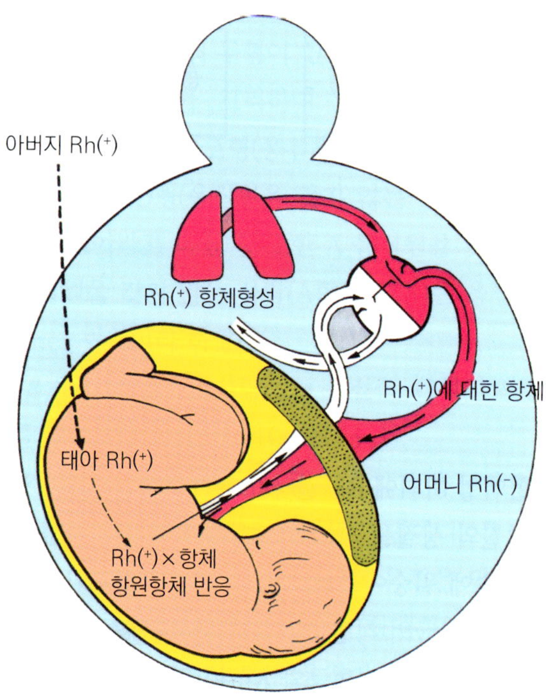

그림 13-9

태아에 미치는 Rh 인자

또 사망하지 않고 출생하더라도 중증인 황달이 나타나서 생후 얼마 안돼 사망하게 된다. 그런 경우는 출생후에 곧 수혈에 의하여 신생아의 혈액을 전부 Rh항체와 반응하지 않는 혈액, 즉 Rh 음성의 혈액으로 바꿀 필요가 있다. 이것을 교환수혈이라고 한다.

8. 수혈 transfusion

사람이 외상이나 외과적 수술로 많은 혈액을 잃게 되는 경우 수혈을 필요로 하게 된다.

생체는 어느 정도 실혈을 하여도 그것을 보상하려는 능력을 갖고 있다. 즉, 생명유지에 중요한 기관에 우선 혈액을 공급하기 위하여 덜 중요한 기관의 혈관을 수축시켜 혈압을 유지시킨다. 따라서 생명유지에 중요한 기관은 혈류량이 안정시와 같아지고 덜 중요한 기관의 혈류량은 현저히 감소하게 된다. 그러나 이와 같은 경우에 한계가 있다. 예를 들면 사람은 전혈액량 중 30~40% 이상의 혈액을 잃게 되면 혈압유지가 어려워서 쇼크 shock에 빠져 위험한 상태에 처하게 된다. 이와 같은 상황에서는 수혈을 하여야만 생명을 유지할 수가 있다.

수혈의 효과를 얻으려면 다음의 네가지, 즉 ① 수혈의 시기, ② 수혈속도, ③ 수혈량, ④ 수혈하려는 수액의 종류 등의 조건에 유의하여야 한다.

수혈 시기는 생명체가 실혈성 쇼크 hemorrhage shock에 빠지기 전이면 더욱 좋다. 수혈 속도는 실혈로 위험성이 큰 경우에는 빠른 속도, 즉 50~100ml/min로, 위험성이 적은 경우에는 느린 속도, 즉 100~200ml/hr로 수혈하여야 한다. 수혈량은 일반적으로 실혈량보다 많은 양을 수혈하여야 한다. 수혈의 종류는 그때그때의 상황에 따라 수액의 종류를 선택하여야 한다.

제 14 장 내분비계통

Endocrine system

생체는 내외부환경의 계속적인 변화에 적절하게 대처하며 내부환경을 정상으로 유지해가면서 생명현상을 지속해 가고 있다. 단세포생물은 세포 전체가 자극에 대하여 반응하지만 다세포 생물은 모든 세포의 작용을 신경계통과 내분비계통을 통하여 조절 통제한다. 신경계통은 조직과 기관사이 정보전달계로서 작용하며 정보전달방법으로서 신경섬유 및 신경전달 물질이 사용된다. 신경계통은 조절섬유가 신경섬유이기 때문에 유선적인 조절효과가 있으나 내분비계통은 무선적인 연결이기 때문에 고도로 특수화된 화학물질이 혈액을 따라 표적기관 target organ에 흡수되어 대사속도를 조절한다. 내분비계통은 전신적으로 광범위한 부위를 조절하나 조절효과는 비교적 느리며 장기적인 분비기관이다.

내분비계통의 종합적 기능은 내부환경에서 협동, 조절, 종합, 억제, 자극 등의 역할을 수행함으로써 계속적으로 변화하고 생명체 내부환경의 항상성을 유지하면서 한편으로는 성장, 분비, 생식 등 광범위한 세포기전에 관여하고 있다.

샘세포에서 분비된 물질들이 도관을 통하지 않고 혈액내로 직접흡수 또는 배출되어 표적기관에 보내지는데 여기에서 생산되는 물질을 호르몬 hormone이라고 한다. 분비되는 곳은 뇌하수체 hypophysis, 갑상샘 thyroid gland, 부갑상샘 parathyroid gland, 부신 adrenal gland, 성샘 sexual gland, 이자 pancrea, 태반 placenta, 창자점막 intestinal mucosa 등이 있다(그림 14-1).

호르몬의 생리적 특성과 작용을 종합해 보면 다음과 같다.

① 미량으로도 강력한 효력을 나타낼 수 있는 유기물질이다.
② 생체내 효력은 몇분 혹은 몇일에 걸쳐서 일어난다.
③ 과다 과소에 의한 특이 증상이 나타난다.
④ 성호르몬과 갑상샘 호르몬 이외의 호르몬은 경구투여시 효력이 없다.
⑤ 생체내 여러 대사과정을 변화 조절한다.
⑥ 신체의 성장과 발육 및 억제작용을 한다.
⑦ 생체의 내부환경에 대해 항상성을 유지한다.
⑧ 성에 대한 발현과 억제 그리고 자율운동의 특수성도 나타낸다.

호르몬은 유기화합물로 단순한 것으로부터 복잡한 것이 있으며 생체내에서 추출된 것과 인공적으로 합성된 것이 있다.

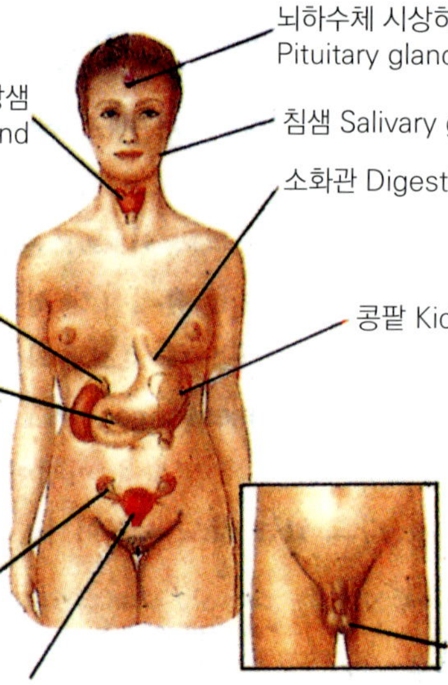

그림 14-1

내분비선의 위치(남·여)

호르몬을 분류해 보면 다음과 같다.

① **아민호르몬** amine hormone

구성인자는 아미노산 amino acid이며 부신속질 호르몬으로 norephinephrine과 epinephrine이 있다.

② **펩타이드호르몬** peptide hormone

구성인자는 비교적 짧은 아미노산의 고리로 되어 있으며 항이뇨 호르몬인 antiduretic hormone(ADH)과 자궁수축 호르몬인 oxytocin(OT)이 있으며 시상하부에서 생산되는 TRH, SS. GnRH가 있다.

③ **스테로이드호르몬** steroid hormone

구성인자는 콜레스테롤 cholesterol이며 성호르몬인 estrogen, testosterone, 또한 부신겉질호르몬인 aldosterone, cortisol, androgen 등이 있다.

④ **단백질호르몬**은 구성인자가 아미노산 amino acid이며 부갑상샘에서 분비되는 parathormone(PTH)과 뇌하수체 앞엽에서 분비되는 성장호르몬 growth hormone(GH), prolactin(PRL)이 있다.

⑤ **당단백질호르몬**은 단백질과 탄수화물이 결합한 것으로 뇌하수체 앞엽에서 분비되는 갑상샘자극호르몬 thyroid stimulating hormone (TSH), 여포자극호르몬 follicle stimulating hormone(FSH), 황체형성호르몬 luteinizing hormone (LH)이 있다.

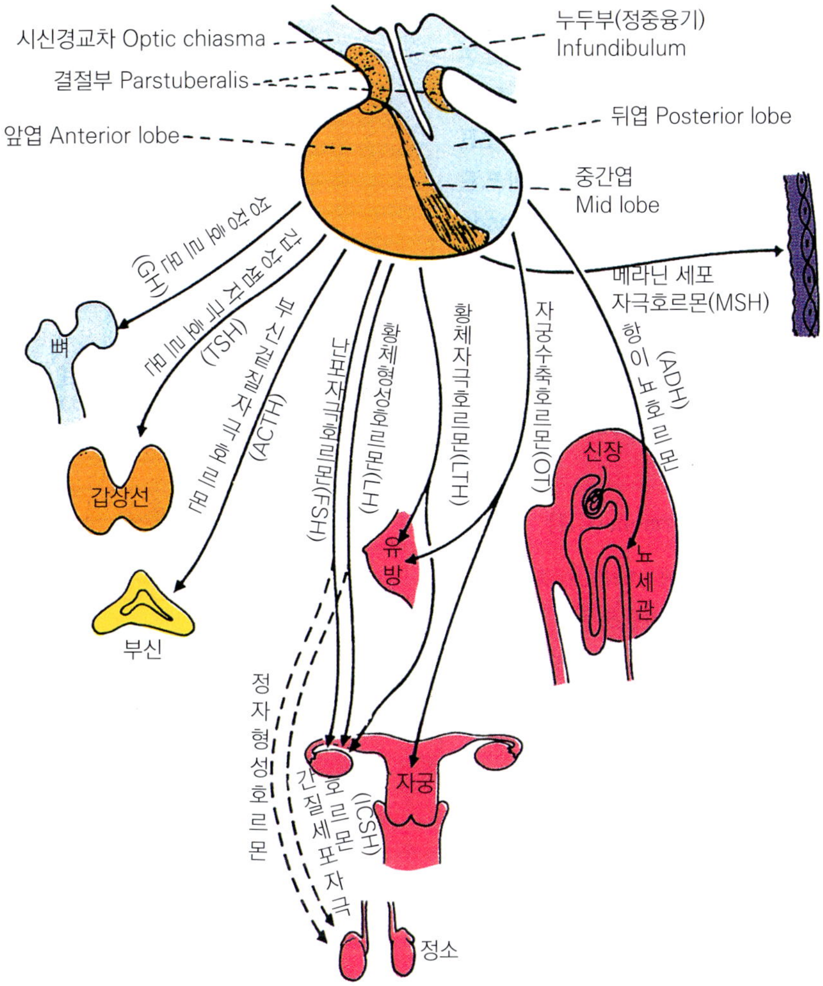

그림 14-2

뇌하수체 호르몬

1. 뇌하수체 pituitary gland

뇌하수체는 나비뼈 sphenoid bone의 터어키안 sella turcica의 중앙(뇌하수체오목 hypophysial fossa)에 들어 있는 0.5~0.6g 정도의 작은 샘 gland이다. 뇌하수체는 발생학적으로 다른 두 개의 부분으로 나뉘어지는데 그 하나는 샘뇌하수체 adenohypophysis로 앞엽 anterior lobe과 중간엽 mid lobe이 있으며 다른 하나는 신경뇌하수체 neurohypophysis로 뒤엽 posterior lobe이다(그림 14-2).

1) 뇌하수체 앞엽호르몬 anterior pituitary hormone

뇌하수체 앞엽은 샘뇌하수체의 75%를 차지하며 세포내 과립의 염색성에 따라 3종류로 구성된다. 즉 으뜸세포 chief cell(혐색소성 세포 chromo phobe cell 또는 γ세포 50%)는 중심부에 많은데 호르몬의 분비기능은 없는 것으로 생각되며, 호산성세포 acidophilic cell(α세포 38%)는 GH, PRL를 분비하며 호염기성세포 basophilic cell(β 세포 12%)는 TSH, FSH, LH, ACTH를 각각 분비한다.

이상과 같이 샘뇌하수체에서는 6종의 호르몬을 분비하는데 그 중 4종은 다른 내분비샘의 활동을 지배하는 자극호르몬 stimulating hormone인 TSH, ACTH, LH, FSH이며 나머지 2종은 종말 호르몬 end hormone의 구실을 하는데, GH, PRL이다.

(1) 성장호르몬 growth hormone(GH)

성장호르몬은 출생시부터 일생동안 분비되며 성인이 될 때까지는 많은 양이 생산되지만 성인이 된 후에는 분비량이 줄어들어 극히 소량만 생산된다. 이 호르몬의 생리작용은 첫째로 신체 각부의 발달과 성장을 촉진하는 호르몬이다.

한가지 예로 성장호르몬은 긴뼈의 뼈끝연골부의 연골세포를 증식시켜 연골형성을 촉진하기 때문에 긴뼈 long bone가 늘어나 길어진다. 따라서 신장도 커지게 된다. 한편 사람이 20세를 전후하여 성장이 정지되는 것은 긴뼈의 뼈끝연골이 쇠퇴하기 때문이며 성장호르몬의 분비가 완전 정지하는 것은 아니다.

둘째는 기질대사를 크게 변동시킨다. 성장호르몬은 성장에 필요한 단백질 합성을 항진시키고 필요한 에너지는 지방을 연소시켜 얻게 하며 지방조직에 작용하여 지방산의 유리와 체세포에서 acetyl-CoA 생성을 촉진시켜 성장에 필요한 단백질을 아끼게 하기도 한다. 또 당대사에도 관여하여 혈당치를 높이는 작용도 한다.

성장기에 이 호르몬의 분비가 정지 혹은 결핍되면 난장이 dwarfs가 된다. 이런 종류의 난장이를 뇌하수체성 왜소증 pituitary dwarfism이라고 하는데 체구가 작을 뿐만 아니라 어린아이 같은 발육상을 나타낸다.

즉 어른의 나이가 되어도 뼈의 발육이나 기관의 발달이 나쁘고 생식기의 발육도 어린아이의 형태를 갖게 된다.

반대로 성장기 중에 호산성 세포에 발생된 종양 tumor으로 인하여 성장호르몬의 분비가 많아지면 거인이 되는데, 이를 거인증 giantism이라고 한다. 뼈대, 근육, 신체내부기관 및 피부 등 신체의 모든 부분이 비정상적으로 커진다(그림 14-3).

성인이 된 후에는 호산성세포에 종양이 발생되어도 신체의 신장이 커지는 일은 없고 뼈대의 말단 연조직 부분만이 비대해지는 말단비대증 acromegaly이 나타난다(그림 14-4). 이때에는 턱끝이 길어지고 얼굴의 광대뼈 zygomatic bone가 튀어나오고 손, 발이 매우 커진다. 반면 성인의 경우 결핍현상때는 허약체질이 되는 시몬스병 Simmond's disease이 일어난다.

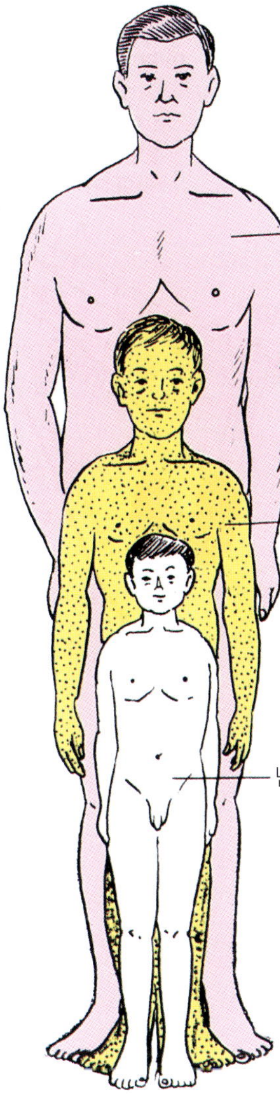

그림 14-3

성장기 호르몬 이상(13세 어린이)

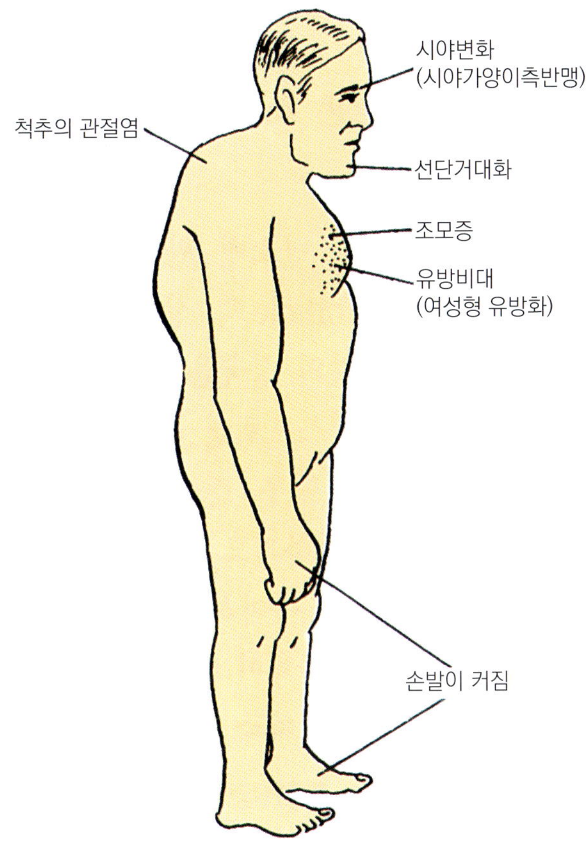

그림 14-4

성인의 성장호르몬 이상(말단비대증)

(2) 최유호르몬 prolactin(PRL)

이 호르몬은 호산성세포에서 분비되며 주요기능은 유방의 성숙과 유즙분비 촉진으로 성숙한 젖샘에 작용하여 젖의 분비를 조절하나 발달하지 않은 젖샘에는 별 효과가 없다.

최유호르몬은 임신 5주부터 분비가 시작되어 임신말기에 최고도에 달한다. 이와 같이 임신중 최유호르몬의 분비가 현저하게 큰데도 유즙분비가 일어나지 않는 것은 태반에서 estrogen과 progesterone이 다량 분비되어 유즙분비를 억제하기 때문이다. 그러나 분만을 하게 되면 태반으로부터 분비되는 estrogen과 progesterone이 단절되므로 최유호르몬은 estrogen과 progesterone으로부터 아무런 저항을 받지 않아 최유호르몬의 기능이 살아나 유즙을 분비하게 된다. 최유호르몬의 분비는 분만 후 수 주일이 지나면 임신하지 않았던 때의 수준으로 감소되지만 어린애가 젖을 계속 빨게 되면 이에 반응하여 최유호르몬의 분비가 증폭되어서 유즙분비를 촉진하게 된다. 한편, 최유호르몬의 분비가 계속되는한 난소주기가 억압되어 뇌하수체에서 분비되는 성샘자극 호르몬의 분비가 억제되므로 배란이 지연되지만 어머니가 어린애에게 젖을 주지 않게 되면 뇌하수체에서 성샘자극 호르몬을 분비시켜 배란이 일어난다.

(3) 갑상샘 자극 호르몬 thyroid stimulating hormone(TSH)

이 호르몬은 갑상샘에 작용하여 갑상샘 상피세포의 증식비대와 갑상샘 호르몬의 분비를 증가시킨다. 이 호르몬의 분비가 증가되면 갑상샘 조직내의 혈관분포가 풍부해지며 상피세포의 분열과 수가 많아지면서 갑상샘 호르몬의 분비가 촉진된다. 그러나 반대로 이 호르몬의 분비가 부족하게 되면 갑상샘이 위축하게 된다. 갑상샘자극호르몬의 분비는 시상하부에서 생성되는 갑상샘자극 호르몬 방출인자 thyrotropin releasing factor(TRF)가 뇌하수체 앞엽에 작용함으로써 일어난다.

(4) 부신겉질자극 호르몬 adreno cortico tropic hormone(ACTH)

부신겉질자극 호르몬은 부신겉질의 정상적인 성장과 발달을 촉진하고 부신겉질에 있는 샘세포를 자극하여 여러 가지 호르몬의 분비를 촉진한다. 부신겉질자극 호르몬의 방출은 시상하부에서 방출되며 부신겉질 호르몬이 감소하게 되면 방출호르몬의 분비가 증가하게 된다. 이 호르몬은 스트레스를 받게되면 다량 분비된다.

(5) 난포자극 호르몬 follicle stimulating hormone(FSH)

난포자극 호르몬은 난소내 원시 그레피안여포 primary Graffian follicle의 성숙을 촉진하여 배란 ovulation 때까지 성숙을 지속시키고 난포에서 여성 호르몬인 에스트로겐 estrogen의 분비를 촉진시킨다.

남성의 경우 사춘기에 고환 testis에서 정자가 처음으로 만들어지도록 자극을 한다. 한편 간질세포를 자극하여 정자의 성숙, 정세관의 발달도 촉진한다. 이 호르몬의 분비조절은 시상하부의 난포자극 호르몬 방출인자에 의하여 이루어진다.

(6) 황체형성 호르몬 luteinizing hormone

황체형성 호르몬은 황체 corpus luteum의 형성을 촉진하여 난포자극 호르몬(FSH)과 함께 난포의 완전성숙을 도모하여 배란을 시키고 배란 후의 황체형성을 촉진한다. 그 결과 황체호르몬인 progesterone의 분비가 증가된다. 남성에서는 고환의 간질세포를 자극하여 남성호르몬인 엔드로겐 androgen(testosterone)의 분비를 촉진한다.

2) 뇌하수체 중간엽 호르몬 mid lobe hormone

뇌하수체 중간엽은 멜라닌 세포자극 호르몬 melanocyte stimulating hormone(MSH)을 분비하는데 이 호르몬은 피부와 눈 그리고 뇌 부분에서 발견되는 색소인 멜라닌 형성을 조절한다. 생리작용은 MSH의 혈중농도가 높아졌을 때(예, Addison병) 피부에 색소침착을 일으키며 뇌하수체의 기능이 떨어지면 피부가 창백해진다.

3) 뇌하수체 뒤엽 호르몬 posterior lobe hormone(그림 14-5)

뇌하수체 뒤엽은 신경섬유와 신경교세포로 구성되어 있다. 뇌하수체 뒤엽에서 분비되는 호르몬은 항이뇨호르몬 antidiuretic hormone(ADH)과 옥시토신 oxytocin(OT)의 두종류가 있다. 이들 호르몬은 시상하부의 신경세포체인 시각교차위핵 supraoptic nuclei과 뇌실곁핵 paraven-

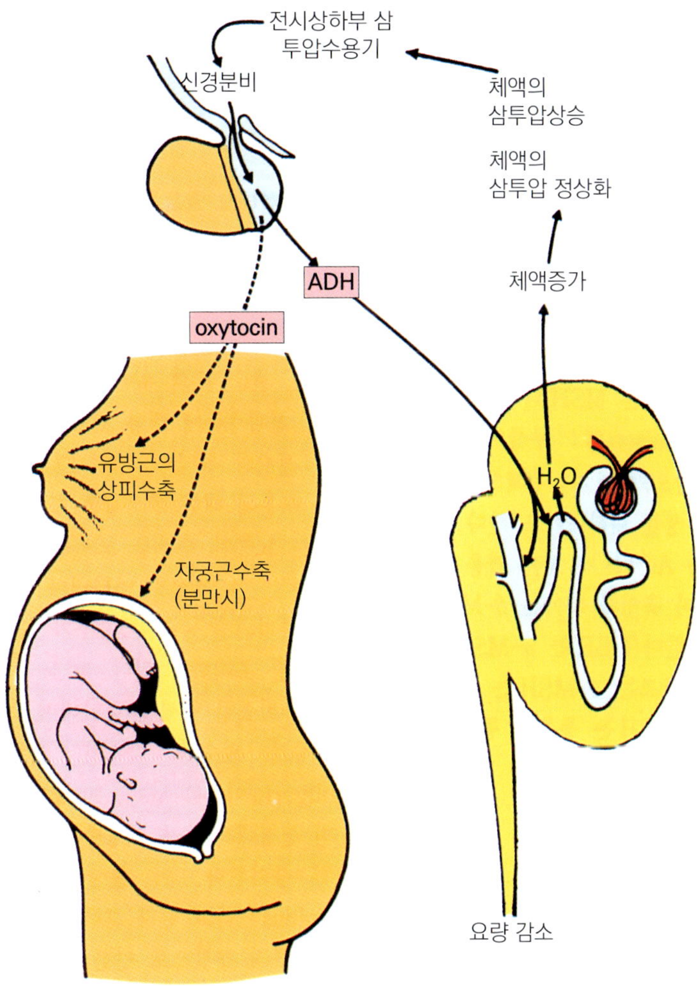

그림 14-5
뇌하수체 후엽호르몬

tricular nuclei에서 합성된 후 뇌하수체 줄기 hypophyseal stalk를 따라 뇌하수체 뒤엽에 도달하여 저장된다. 시상하부가 신경성 자극을 받게 되면 저장되어 있던 호르몬이 적시에 분비되어 혈액을 통해 표적기관에 도달하여 기능을 발휘하게 된다.

(1) 항이뇨 호르몬 antidiuretic hormone(ADH)

항이뇨 호르몬은 사이뇌 시상하부의 시각교차위핵에서 생산되며 생리적 활성은 항이뇨작용, 심장동맥수축, 장관수축에 대한 보고가 있다. 항이뇨호르몬은 콩팥의 먼쪽세뇨관과 집합관의 세포에서 뇨 중의 수분에 대한 투과성을 항진시키고 세뇨관 속에 있는 뇨 중의 수분을 모세혈관속 혈액으로 재흡수하는 항이뇨작용을 나타낸다.

그러므로 ADH의 분비가 증가되면 수분 재흡수가 증가되어 세포외액이 증가되며 따라서 오줌의 양이 줄어들고 부종 비슷한 현상이 나타난다. ADH가 높은 농도를 계속 유지하게 되면 세동맥의 민무늬근이 수축되어 혈압을 상승시키므로 일명 vasopressin이라고 하며 혈액손실이 심할 경우 ADH의 혈압상승 효과는 정상혈압을 회복하는데 도움이 된다.

반면에 이 호르몬의 분비가 감소되면 콩팥에서 수분 재흡수가 떨어져 뇨량이 현저히 증가하게 된다. 이 현상을 요붕증 diabetes insipidus이라고 한다. 또한 과량의 물을 마시게 되면 체액이 묽어지면서 ADH의 분비가 억제된다. 그 결과 콩팥이 체액의 농도가 정상을 이룰 때까지 더 많은 소변을 배출하게 된다.

(2) 분만 촉진 호르몬 oxytocin(OT)

옥시토신은 민무늬근의 수축을 돕고 자궁근육의 수축을 강하게 자극함으로써 출산과정의 후반기에 중요한 역할을 하기 때문에 진통이 약한 임산부에게 분만 직전에 투여하여 분만을 돕게 된다. 특히 자궁근육은 임신말기에 가까워질수록 oxytocin에 대한 감수성이 증가하게 된다. 그 원인은 임신기간 중 태아가 자람에 따라 자궁 uterus과 질 vagina의 조직이 늘어남으로써 시상하부에 신경충격을 촉발하는 것으로 믿어진다. 즉 시상하부는 뇌하수체 뒤엽에 신호를 보내 oxytocin을 방출하고 이것은 자궁수축을 돕게 된다.

성교시에도 시상하부에 대한 신경충격을 통해 oxytocin의 분비가 증가되어 자궁의 수축을 유발하여 성활동을 돕는 한편 질강안쪽으로 사출된 정자를 수정장소인 난관에 도달할 수 있도록 자궁의 수축운동을 유발시킨다.

또한 oxytocin은 유방에 있는 젖샘 mammary gland벽의 근육상피세포를 수축시킴으로써 젖의 분비를 촉진시킨다. 젖의 분비는 신경-내분비반사에 의하여 분비되는데 어린아이가 엄마의 젖꼭지를 빨면 촉각신경의 흥분이 구심성 흥분으로 발생하여 뇌줄기를 거쳐 시상하부에 있는 시각교차위핵 supraoptic nuclei과 뇌실곁핵 paraventricular nuclei이 흥분하게 된다. 이 흥분상태는 뇌하수체 줄기를 따라 뇌하수체 뒤엽에 작용하고 흥분상태는 원심적으로 유방의 도관 duct을 싸고 있는 근육상피세포를 수축시킴으로써 유즙 milk을 유관동 lactiferous sinus으로 짜내게 된다.

2. 갑상샘 호르몬 thyroid gland hormone

갑상샘은 목 앞쪽에 있는 방패연골 부위의 기관지 trachea를 앞쪽으로 싸고 있는 나비모양의 내분비샘으로 무게가 20~30g이나 되는 적갈색의 큰 내분비샘이다. 구성은 양쪽의 왼엽과 오른엽 그리고 중간부의 잘록부분 isthmus으로 되어 있다(그림 14-6).

갑상샘 조직은 수많은 여포 follicle or acini로 이루어졌으며 그 속에는 교질용액이라 불리우는 맑고 끈적끈적한 당단백질로 채워져 있다. 이 교질용액으로부터 thyroxine이 소량씩 계속적으로 유리되어 혈액 속으로 들어가 전신의 신진대사를 항진시키고 뼈나 생식샘의 발육 및 성숙을 촉진한다.

세포대사 속도에 영향을 미치는 갑상샘호르몬 중에 가장 중요한 것은 T4라고 하는 thyroxine이다. thyroxin은 tyrosine이라는 아미노산에 4분자의 요오드 iodine가 결합하여 만들어지고 triiodothyroxine은 3분자의 요오드가 결합하여 만들어진다. 이들은 모두 단백질, 지질, 탄수화물 대사에 관여하여 단백질의 합성속도를 증가시키고 지질의 분해와 이동을 자극하는가 하면 탄수화물로부터는 에너지 방출속도를 증가시키기도 한다. 이러한 작용때문에 이들 호르몬은 정상적인 성장과 발생 그리고 신경계통의 성숙에 필수적인 요소가 된다.

이 두 호르몬은 화학적 구조가 유사하며 조직에 대한 생리적효과는 완전히 같으나 차이점이 있다면 두 호르몬이 작용하는 속도이다.

thyroxine을 투여했을 때 나타나는 반응은 약 48시간 후에 시작하여 약 2주 후에 최고에 달하며 6주간 그 효과가 있다. 한편 triiodothyroxine은 몇 시간 이내에 효과가 나타나나 약 2주 이내에

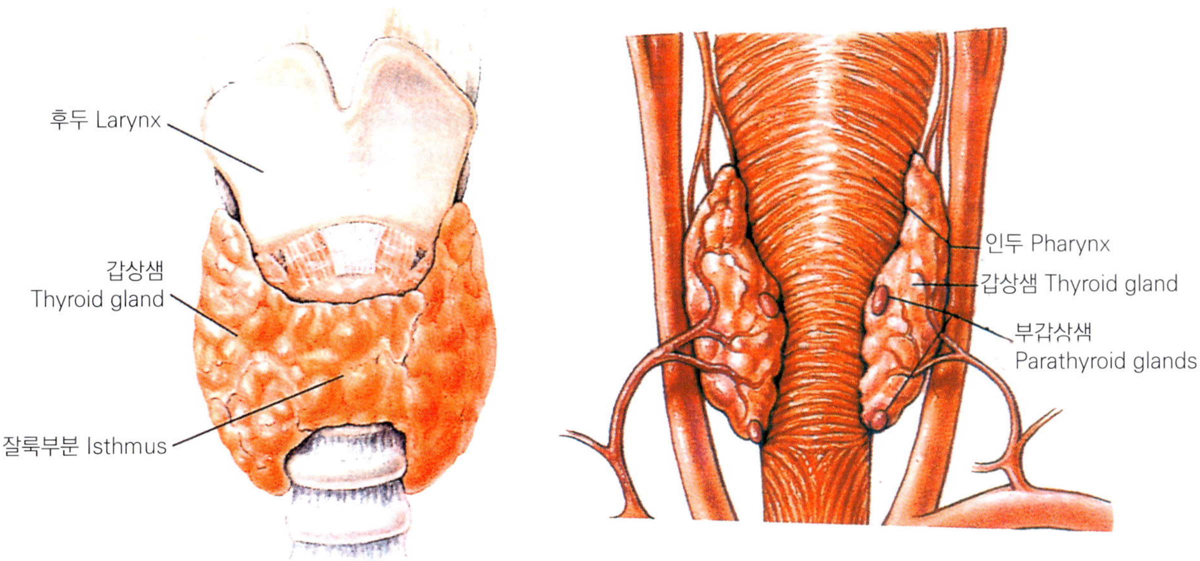

그림 14-6
갑상샘과 부갑상샘(상피소체)

효과가 없어진다. 그리고 효과의 강도에 있어서는 triiodothyroxine이 thyroxine보다 3~5배 가량 더 강한 효력을 나타내지만 순환하는 갑상샘호르몬의 95%는 thyroxine이다.

1) 갑상샘 기능저하 hypothyroidism

갑상샘 기능저하가 일생을 통하여 가장 심각하게 느껴지는 시기는 소아기로 발육과 성장이 활발하게 이루어져야 할 소아기 때이다. 기능저하가 나타나면 정상적인 얼굴 형태가 되지 않고 어린아이티를 벗지 못하는 난쟁이가 될 뿐만 아니라 중추신경계통의 발달이 부진하여 지각발달이 지연되어 백치가 되는 등의 크레틴병 Cretinism disease 증상을 나타낸다. 또한 정신적으로 매우 둔감하고 무감동적이며, 심장의 박동이 느려지고, 피부온도가 낮아 싸늘한 느낌을 나타내고, 피부가 건조되고, 탈모현상이 나타나며, 피부밑에 점액성 물질이 괴어서 전신적인 부종 edema 현상을 나타내는 점액 수종 Myxedema이 된다(그림 14-7).

이와같이 갑상샘 기능 저하는 정신적, 육체적, 성적 발육부진이 나타나기 때문에 발병 즉시 치료시기를 놓치지 말고 의사의 지시에 따라 호르몬 주사를 하면 치료가 가능하다.

2) 갑상샘 기능 항진 hyperthyroidism

갑상샘 호르몬의 분비가 이상적으로 항진되면 점액수종과는 반대현상으로 환자의 피부가 붉게 달아올라 땀이 많이 나고, 더위를 참지 못하고 피부가 축축해지며, 심장박동이 빨라지고, 맥압 puls pressure이 증기히고, 감정이 불안정하여 정신적으로 흥분하는 상태가 자주 일어난다.

특징적인 것은 안구가 돌출되고, 빈맥현상이 나타나며, 안구돌출성 갑상샘종 exophthalmic goiter이 나타나는데 이를 바세도우씨병 Basedow's disease이라고 한다(그림 14-8). 남성보다 여성에게서 많이 나타난다. 또한 기초대사가 증가되고 식욕이 증가되어 많이 먹지만 체중은 오히려 감소되는 경향이 있다. 갑상샘 기능항진을 치료하기 위해서는 갑상샘을 부분적으로 절제하거나 방사선 동위원소인 요오드(I^{131})을 사용하여 갑상샘 세포를 파괴시킴으로써 치료가 가능하게 된다.

3. 부갑상샘 호르몬 parathyroid gland hormone

부갑상샘은 갑상샘 뒤쪽에 상하좌우에 4개가 있다. 크기는 직경이 8mm, 무게는 0.2~0.5g 정도며 황갈색의 구조물이다. 이곳에서 분비되는 호르몬은 parathormone이다. 부갑상샘은 갑상샘 뒤쪽에 붙어 있으나 전혀 관계가 없는 독립된 기관임이 I. Sandstrm에 의해 발견되었으며 일명 상피소체 epithelial body라고도 한다.

parathormone의 기능은 뼈속에 들어있는 Ca^{++}을 유리시켜 혈액중의 칼슘농도를 높이는 작용을 하고 세뇨관에서 Ca^{++}의 재흡수 능력을 촉진시키는 반면 인산염 phosphate PO_4의 재흡수 능력을 저하시킨다. 부갑상샘 호르몬 분비의 촉진과 억제는 혈중 Ca^{++} 농도가 높아지면 분비가 억제되고 Ca^{++} 농도가 낮아지면 분비가 촉진되는 되먹이기 기전으로 분비가 조절된다.

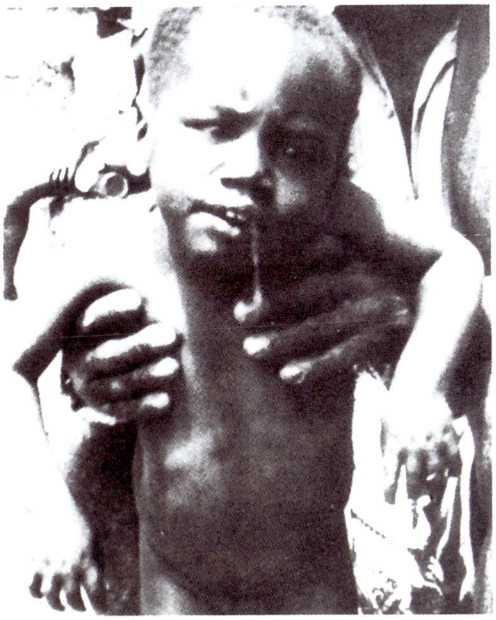

크레틴병 Cretinism disease

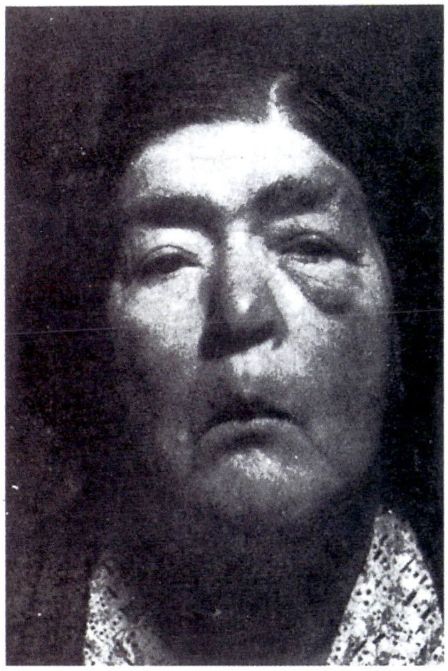

점액수종 Myxedema

그림 14-7

갑상샘 기능저하증

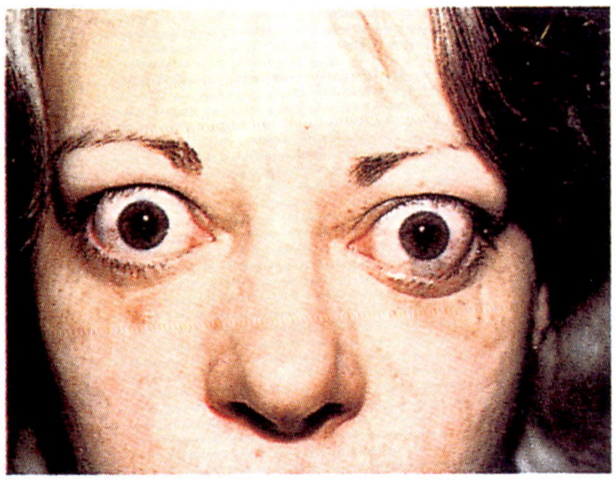

바세도우병 Basedow's disease

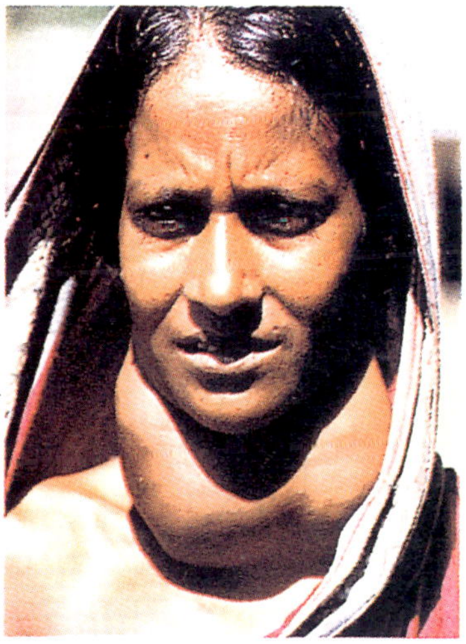

갑상샘종 Goiter

그림 14-8

갑상샘 기능항진증

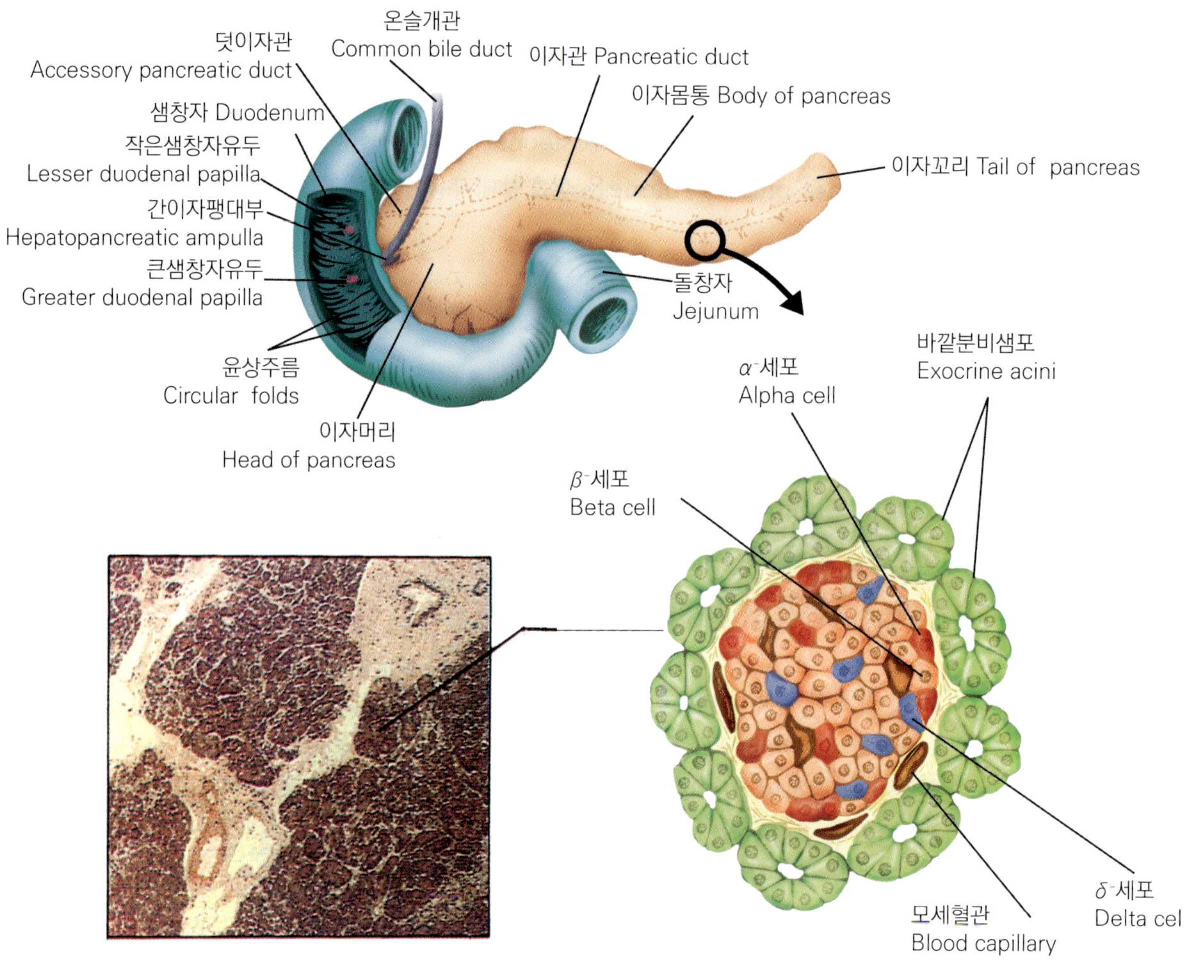

그림 14-10

이자의 구조

인슐린의 주작용은 포도당, 아미노산, 지방산 등을 세포막으로 이동을 촉진하여 세포내에서 당질형성 glycogenesis과 단백질합성 및 지방형성 lipogenesis 등을 촉진함으로써 혈당값을 감소시키는 결과를 가져오게 하는 것이다.

우리 주위에서 흔히 볼 수 있는 당뇨병 diabetes mellitus은 평상시 혈당값이 90~100mg/100ml을 유지하여야 함에도 불구하고 혈당값이 300~1200mg/100ml로 상승하게 되면 혈당값을 낮추기 위하여 수분공급을 요하게 되는데 과량흡수된 수분은 세뇨관에서 재흡수되지 않으므로 많은 양의 물(뇨 urine)을 배설하게 된다. 그러므로 당뇨병은 이자에서 분비되는 인슐린의 상대적 또는 절대적 결핍에 의하여 과혈당과 당뇨가 일어나는 동시에 복잡한 대사 이상을 수반하는 질환이다. 대사이상에는 여러 가지 합병증(동맥경화증, 망막출혈, 당뇨병성신장증, 말초의 신경염, 수족감각이상)을 유발하게 된다.

5. 부신 adrenal gland

부신은 왼오른 콩팥 kidney의 윗쪽에 고깔모자 모양으로 얹혀 있는 10g 정도의 무게를 가진 한 쌍의 기관이며 발생학적, 조직학적, 기능적면에서 콩팥과 전혀 다른 겉질 cortex과 속질 medulla로 구성된 기관이다.

1) 부신겉질 adrenal cortex

발생학적으로 중배엽성 체강상피에서 유래된 겉질은 부신의 대부분을 이루며 분비되는 호르몬은 steroids 계통의 화합물이다.

겉질의 세포는 표층으로부터 토리층(사구대) zona glomerulosa(외층), 다발층(속상대) zona fasciculate(중층) 및 그물층(망상대) zona reticularis(내층)라고 하는 3층의 배열을 이루며 이들 3층의 세포군은 각기 다른 성질의 호르몬을 분비한다(그림 14-11).

즉 토리층은 전해질 및 수분대사에 관여하는 염류겉질 호르몬 mineralocorticoids(대표 aldosterone)을 분비하며 (40여종의 steroid hormone 생산), 다발층은 당질대사에 관여하는 당류겉질호르몬 glucocorticoid(대표 cortisone)을 분비하고 그물층은 성호르몬 sex hormone인 androgen을 분비한다.

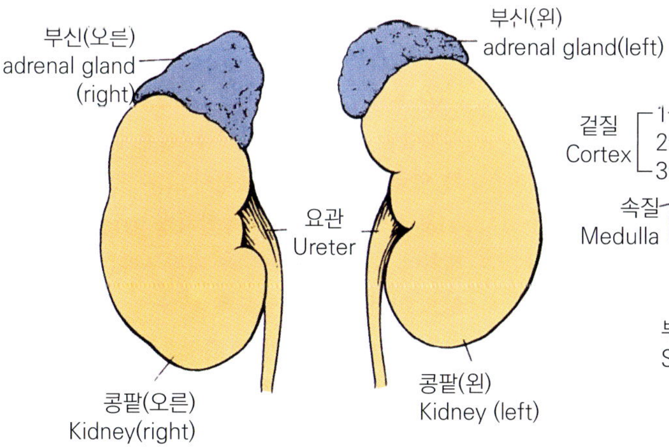

A. 콩팥의 부신

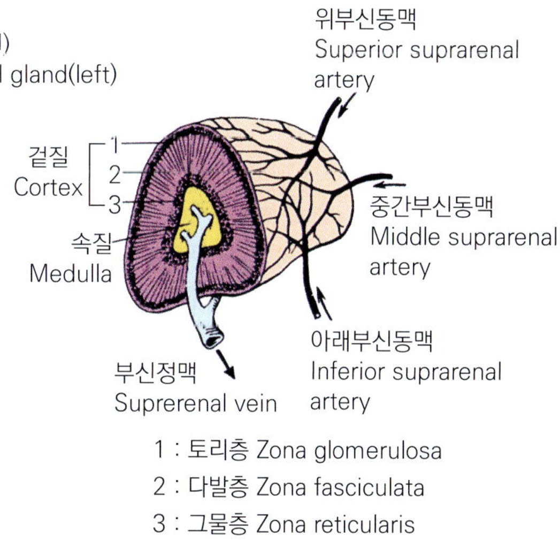

B. 부신의 단면상

그림 14-11
부신(신상체)

(1) 염류겉질호르몬 mineralocorticoids

염류겉질호르몬의 대표적인 것은 알도스테론 aldosterone이며 그밖의 코티코스테론 corticosterone과 데속시코티코스테론 desoxycorticosterone 들이 있다.

aldosterone을 분비하는 세포들은 나트륨이온 Na^+의 감소 혹은 칼륨 K^+이온의 증가에 의해 자극된다. 혈액중 Na^+ 농도가 정상이하로 저하되면 콩팥으로부터 renin이라는 효소가 분비된다. renin은 혈장단백의 일종인 angiotensinogen을 분해하여 angiotension Ⅰ을 생산하고 angiotensin Ⅰ은 허파에서 변환효소 converting enzyme의 작용으로 angiotensin Ⅱ로 전환된다.

angintensin Ⅱ는 말초혈관에 작용하여 aldosterone의 분비를 촉진시켜 콩팥에서 Na^+ 재흡수를 촉진시키는 등의 호르몬 생성을 통한 Na^+ 균형유지에 기여하고 있다. 한편 aldosterone은 Na^+과 물의 보존을 촉진함으로써 혈액 중 나트륨농도와 혈액량을 증가시킨다. 혈액량의 증가에 의해 혈압이 상승하게 된다. 그러므로 angiotensin Ⅱ의 농도가 상대적으로 높아지게 되면 강력한 혈관수축제로 작용하여 전신의 혈압이 높아지게 된다. aldosterone의 분비가 이상적으로 증가되는 것이 원인이 되어 고혈압 hypertension이 된다.

(2) 당류겉질호르몬 glucocorticoids

당류겉질호르몬의 대표적인 것은 cortisone과 cortisol인데 이들은 지방 lipid과 단백질 protein을 당질 glucose로 전환시키는 작용을 한다. 이 작용을 당신생 glyconeogenesis이라고 한다.

당의 신생자용의 기능은

첫째, 아미노산 amino acid의 동원이다. 이는 세포막에서 아미노산의 투과성을 높여 세포속에서 합성된 아미노산 농도를 높이는 한편 아미노산을 필요로 하는 세포에 보내어 에너지원으로 쉽게 이용할 수 있도록 한다.

특히 조직속에 저장되어 있는 단백질을 분해하여 아미노산을 유리시킨다. 그러므로 혈중 및 간세포속 아미노산 농도가 상승한다. 이때 cortisol은 간세포에 작용하여 아미노산의 포도당신생을 촉진한다.

둘째, 지방분의 동원이다. 이는 지방을 체내 저장소로부터 유리시켜 체내 여러 세포에서 에너지원이나 기타 목적에 이용되도록 하며 그 결과 지방의 체내 저장량이 감소하게 된다.

셋째, 혈액속의 포도당 농도를 높인다. 혈액속의 포도당 농도를 높이는 작용은 단독적인 작용이 아니고 앞서 설명된 첫째, 둘째의 작용의 결과 나타난 복합과정에 의하며 특히 간장에 저장된 당을 혈중으로 유리시켜 혈당량을 유지하는 역할을 들 수 있다.

cortisol의 분비가 과잉되면 체내단백질 결핍에 의한 근무력증, 근육발달의 미숙, 피부나 피부밑조직이 얇아짐을 볼 수 있다. 체내지방분포가 배부위, 얼굴, 어깨 뒤에 주로 축적되므로 얼굴과 몸통이 비대해지고, 목이 소처럼 굵어지며, 아래배부위에 적자색의 줄무늬가 피부에 생긴다. 또 골다공증, 여드름, 다모증, 우울증, 정신이상 및 당이 높아져 당뇨와 고혈압이 되는 쿠싱증후군 Cushing's syndrome이 일어난다(그림 14-12). 반면 결핵, 자가면역에 의한 염증, 암 전이 등으로 부신겉질이 파괴되어 만성적으로 기능이 저하되어 cortisol의 결핍이 오게 되면 에디슨병 Addison's disease이 발생하게 된다(그림 14-13). 이 병증은 피부에 멜라닌 색소가 증가되어 피부색소 변화가 일어나고, 육체적, 정신적 피로감을 느끼게 되며 식욕이 부진하고, 설사, 저혈압으로 신체가 쇠약해지며 아울러 정신상태까지 나약해진다.

(3) 안드로겐 androgens

이 호르몬은 주로 고환 testis에서 분비되는 것이지만 부신겉질의 그물층에서도 미약하나마 분비되는 남성의 제2차 성징을 발현하는 남성호르몬이다.

이 호르몬은 남성호르몬이지만 일부는 피부, 간 및 지방조직에 의해 여성호르몬(estrogen)으로 변한다. 그리하여 생식샘에서 성호르몬 sex hormone 공급을 보충해주며 생식기관의 조기발육을 촉진시킨다. 한편 여성의 성적충동을 조절하는 역할도 한다.

즉 여성에서 난소 ovary를 모두 적출해도 성적충동이 없어지지 않으나 부신겉질까지 제거하면 성적충동이 없어지는 것으로 보아 여성의 성적충동 유지에 이 호르몬이 필요하다고 느껴진다. 또한 이 호르몬이 여성에게서 과량 분비되면 남성화가 되고 여성 체모의 분포에 결정적인 요인도 된다.

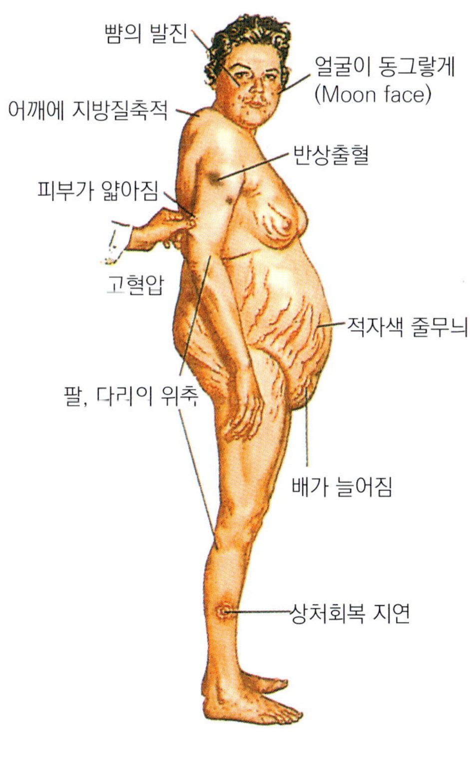

그림 14-12

쿠싱증후군 Cushing's syndrome

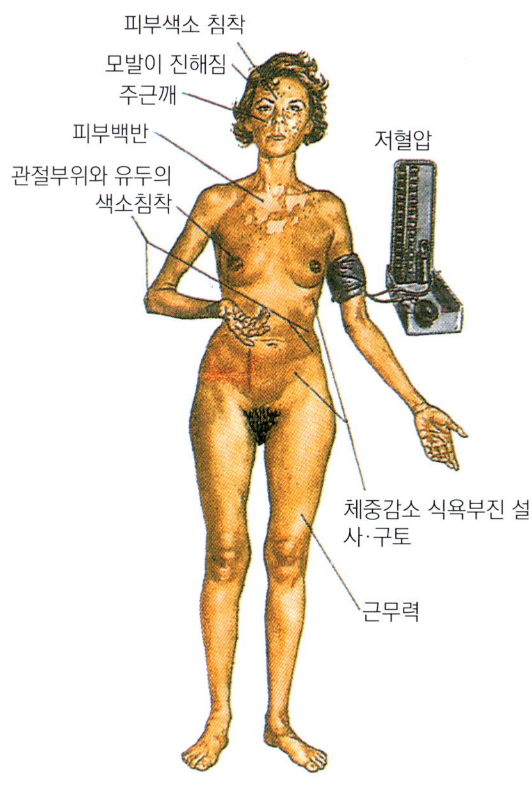

그림 14-13

에디슨 병 Addison's disease

2) 부신속질 adrenal medulla

부신속질은 내장조직의 신경조직(교감신경절 세포)과 긴밀한 관계에 있으며 75%의 epinephrine과 25%의 norephinephrine을 분비한다. 이 두 호르몬은 유사한 구조를 지니고 있으며 작용 또한 비슷하여 glycogen 당원질을 분해하여 혈당을 상승시키고 중추신경계통에 흥분작용을 일으켜 때로는 행복감도 느끼게 한다.

epinephrine의 주작용은 glycogen 분해를 촉진하여 혈당을 증가시키는 작용과 심장에 대한 심박동수를 증가시키는 작용이다. 당원질 분해작용은 norepinephrine보다 강력하고 심장에 대한 작용도 norepinephrine에 비교해 무려 20배나 강력하지만 혈관수축력은 약한 편이다.

호르몬 분비조절은 추위, 통각, 정신적흥분(공포, 분노, 걱정, 기쁨), 근육의 운동, 저혈당, 혈압하강, 혈중 CO_2 증가, O_2 감소 등으로 인해 시상하부를 자극하면 교감신경을 통해 분비되며 자극의 종류에 따라 epinephrine이나 norepinephrine 중에서 선택적으로 분비가 일어난다. 즉 한냉한 주위 환경에 처해 있는 동물이나 저혈당일 경우에는 epinephrine의 분비가 증가되나 출혈 등의 이유로 혈압이 떨어지면 norepinephrine의 분비가 촉진된다.

부신속질 호르몬의 분비는 안정시에는 낮으나 긴박한 사태에 처하게 되면 교감신경계가 작동하여 현저하게 분비를 촉진한다.

즉 운동을 시작하면 교감신경성 혈관 확장계가 흥분하여 부신속질호르몬을 분비시켜 운동수행 조건을 충족시켜 주기 위하여 심장활동이 증가되고 근육에 혈류량을 증가시켜 대사를 증진하기 위한 바탕을 만들어준다.

6. 난소 호르몬

난소 ovary는 골반안의 지궁넓은인대(자궁광간막) broad ligament of uterus에 부착되어 있는 기관으로 생식세포인 난자 ovum를 만드는 기관인 동시에 여성 호르몬을 분비하는 성샘 sexual gland이다. 난소속에서 내분비기능을 갖는 곳은 난포 ovarian follicles로 다른 내분비기관과 긴밀한 상호관계를 유지한다.

즉 뇌하수체 앞엽에서 분비되는 난포자극호르몬 follicle stimulating hormone (FSH)의 작용에 의하여 난포가 성숙하며 성숙한 삼차난포(포상난포) vescicular ovarian follicle의 내막에서 분비되는 estrogen이 다시 뇌하수체를 자극하여 황체형성호르몬 lutenizing hormone(LH)을 분비하도록 한다. 황체형성호르몬은 여성에서는 황체형성을 촉진시켜 progesterone을 분비케 한다.

이와 같이 난소에서는 스테로이드 여성 호르몬인 estrogen과 progesterone의 두가지 호르몬이 생산되는데 이 호르몬들은 자궁점막과 젖샘의 발육, 여성의 2차 성징발현, 성주기의 조절 및 임신 유지 등에 관여하는 중요한 호르몬이다.

1) 난포호르몬 estrogen

estrogen은 삼차난포에서 형성되는 steroid 호르몬이며 임신기간에는 태반 placenta에서도 분비되고 고환에서도 소량이지만 분비된다.

estrogen의 주요기능은 난포를 자극하여 난자의 성숙을 촉진시키며 모든 생식조직의 크기와 양을 증가시킨다.

부위별 기능은 다음과 같다.

① 자궁 : 상피세포를 증식시켜 자궁의 크기를 증대시키고, 월경 후 탈락된 자궁내막 상피세포의 재생 촉진, 배란전기 자궁내막의 비후촉진, 월경초기 자궁내막 상피비후에 따른 각질화, 자궁내막에 전해질 및 체액유지로 세뇨관에서 Na^{+}과 물의 재흡수를 촉진한다. 또한 발정 호르몬으로 배란을 촉진하고, 자궁내막 근육의 자발적 수축과 성욕을 촉진하기도 한다.

② 질 : 질점막을 비후시키고 표면의 세포를 각화시키며 점막세포에 젖산을 생성시켜 산성화가 일어나 외부감염에 대한 저항력을 크게 하기도 한다.

③ 자궁목부위 : 점액을 많이 분비시키는 수지모양이 나타난다.

④ 유방 : 젖샘관의 발달로 유방의 발달을 촉진한다. estrogen은 임신기간 동안 prolactin의 분비를 억제하나 출산 후 급격한 분비 감소로 prolactin의 분비가 증가되면서 젖의 분비가 촉진된다.

기타조직에 대한 estradiol은 전신적으로나 국소적으로 염분과 수분의 정체를 촉진시킨다. estradiol을 국소도포 local application 할 경우 세포내 염분과 수분함량을 증가시켜 국소부종 localized edema을 초래한다.

이와같은 작용 때문에 estradiol은 주름살을 펴기 위해 사용하는 일부화장품 크림의 성분으로 이용된다. 사춘기 때 estradiol은 뼈의 성장률을 지연시키고 뼈끝사이 연골세포의 폐쇄를 촉진시킨다. 또한 뼈발생세포를 자극하여 Ca^{++}이 침착하게 한다. 따라서 폐경 후에 여성은 골연화증 osteomalacia을 일으키기 쉽다.

피부에 작용하면 피부샘이 퇴행하게 되고 표피층이 점점 얇아지고 부드러워지며 피부 아래에 지방이 많이 침착된다.

2) 황체호르몬 progesterone

progesterone은 황체에서 분비되며 주요기능은 수정된 난자가 자궁에 착상하여 발육될 수 있도록 임신유지상태를 이룬다. 즉 자궁점막에서 점액의 분비를 촉진하여 착상되기 쉬운 상태로 만들며 자궁근육의 운동을 억제하여 자궁을 안정시켜 착상된 수정란을 유지보호하는 한편 배란을 억제하며 임신이 끝날 때까지 분비를 계속한다.

progesterone을 오랫동안 투여하면 자궁내막이 퇴행하게 되므로 자궁내 착상이 어렵게 되기도 한다.

수정이 안되면 황체호르몬의 분비가 갑자기 감소하여 월경 menstruation이 시작된다. 임신부에 progesterone의 분비가 결핍되면 유산이 되거나 조산아 premature를 낳게 된다. progesterone은 자궁근육에 대하여 자발수축을 억제시켜 유산을 방지한다. 유방에 대해서는 젖샘세포의 발육을 촉진하며 출산 직후 prolactin의 분비를 촉진하여 젖의분비를 돕는다.

7. 고환 호르몬

고환 testis은 남성의 생식세포인 정자 sperm를 만드는 기관인 동시에 남성호르몬을 분비하는 성샘 sexual gland이다. 고환에서 분비되는 호르몬은 정세관사이 사이질에 있는 사이질세포 interstitial cell에서 담당한다. 고환호르몬은 뇌하수체에서 분비하는 사이질세포자극호르몬 interstitial cells stimulating hormone(ICSH)에 의해 사이질세포가 자극될 때 분비되는 testosterone과 Sertoli 세포에서 분비되는 여성호르몬의 일종인 estrogen 등 2종류가 있다.

남자는 출생 후 사춘기 이전의 10~14세까지는 고환의 활동이 거의 없으나 사춘기에 다다르면 뇌하수체 앞엽에서 분비되는 난포자극 호르몬(FSH)과 황체형성 호르몬(LH)이 분비되면서 부터 고환의 발육이 촉진되고 기능이 활발해진다.

testosterone이 분비되면서 남성의 제2차 성징이 나타나고 생식기관의 발육이 촉진되면서 신체는 남성으로서의 여러 가지 특성을 갖게 된다. 대사면에서는 단백질 합성을 촉진하고 분해를 억제하며 사춘기에 뼈대나 근육의 성장을 촉진하면서 기초대사량이 증진된다. 한편 긴뼈 long bone에서는 뼈끝의 연골증식이 억제되어 뼈의 성장이 멈추게 되며 정자의 생성을 촉진시키고 성욕 libido을 증진시킨다.

여성호르몬의 일종인 estrogen은 Sertoli 세포에서 분비되며 난소에서 분비되는 estrogen의 기능과는 달리 정자형성에 관여하는데 정자세포에 대한 지지역할, 영양, 성장, 식작용을 통해 정자생산의 보호역할을 담당하고 있다.

성호르몬은 정상적인 건강을 유지하는 남·녀에게는 결핍이나 결핍증상이 없으나 특별한 경우 결핍증상이 나타난다. 즉 사춘기 이전 남자의 경우 고환을, 여자의 경우 난소를 제거(또는 거세)하면 남녀 모두 제2차 성징 발현이 나타나지 않고 긴뼈의 뼈끝부위의 뼈발생이 늦어져 다리가 길어지며 생식기의 발육이 나빠지고 성욕도 일어나지 않는다. 남성의 경우 피부밑지방층이 발달하여 여성처럼 신체가 부드러워지며 여성의 경우 월경이 없다.

사춘기 이후 고환이나 난소를 제거(또는 거세)하는 경우 남녀모두 제2차 성징이 쇠퇴해지며 생식기가 위축해지고 성욕이 감퇴하여 성생활을 할 수 없게 된다. 남성의 경우 수염이 없어지고 음성이 가늘어지며 피부밑지방이 전신 또는 특수부위에 분포 또는 축적이 일어나 여성의 체형을 나타낸다.

8. 태반 호르몬

태반 placenta은 모체와 태아 사이에 물질교환 장소가 되는 동시에 각종 호르몬이 분비되는 곳이다. 태반에서 분비되는 호르몬은 estrogen, progesterone, androgen, 당질 corticoid 등의 steroid외에 황체화 호르몬 등이 있다. 일명 융모 성샘자극호르몬 chorionic gonadotropic hormone이라고 하는데 여자가 임신을 하게 되면 처음 3개월 동안은 융모 성샘자극호르몬의 영향으로 황체는 계속하여 estrogen과 progesterone를 분비하여 임신을 유지한다. 그 이후부터는 태반이 발달하여 estrogen과 progesterone를 분비하여 임신을 유지하기 때문에 3~4개월 이후는 임신부에 있어서 황체를 제거해도 태아에 큰 영향은 없다. 그러나 임신 3~4개월 이내에 난소에서 황체를 제거하면 estrogen과 progesterone의 분비가 일어나지 않아 태아는 성장을 정지하고 4~5일 이내에 유산이 일어난다.

제 15 장 소화계통
Digestive system

소화계통은 음식물을 섭취한 후 이것을 배설할 때까지의 일련의 관 tube 계통과 경과중 음식물 속에 함유되어 있는 영양분을 소화·흡수하는데 필요한 물질을 분비하는 분비샘 gland으로 구성되어 있다.

전자를 소화관 digestive tube, 후자를 소화샘 digestive gland이라고 한다. 소화관은 입안→인두→식도→위→작은창자(샘창자→빈창자→돌창자)→큰창자(막창자→오름·가로·내림·구불주름창자→곧창자)→항문으로 이루어지고, 소화샘은 침샘, 간장, 이자 등으로 구성되어 있다(그림 15-1).

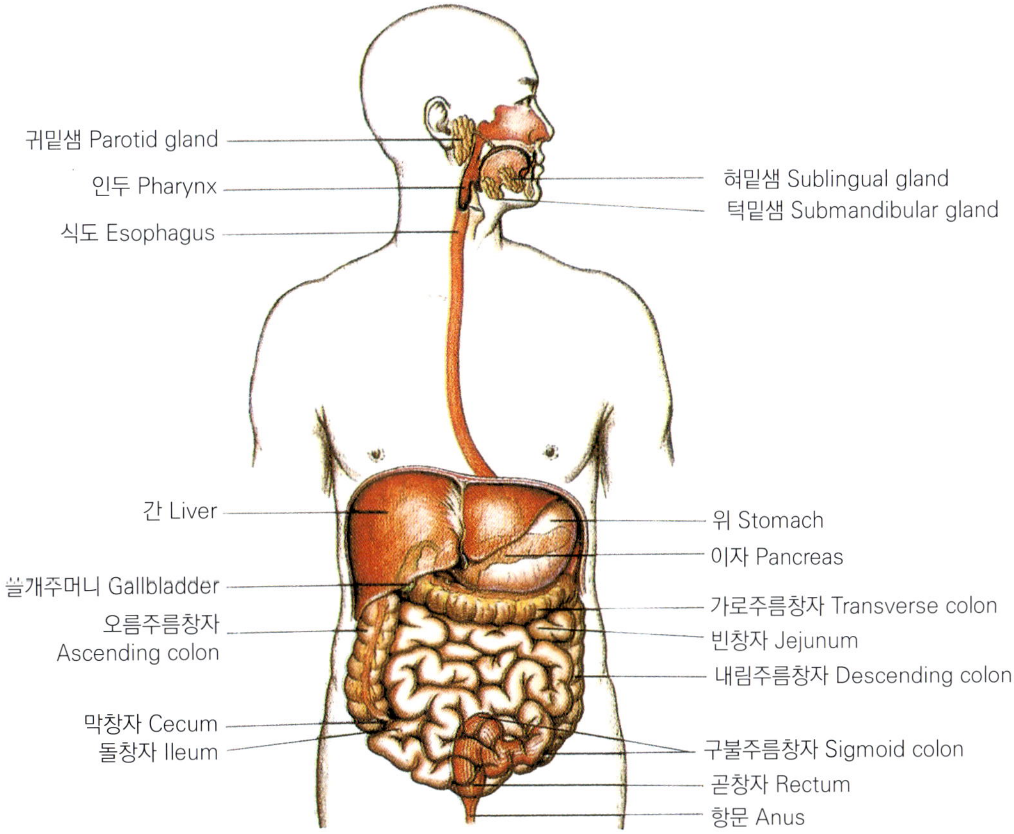

그림 15-1
소화기계통

사람은 생활에너지와 성장 및 재생 등 생활작용에 필요한 물질을 여러 가지 형태(동물성, 식물성, 고체, 유동체, 액체 등)의 식품을 통해 섭취하게 되지만 이들을 체내 세포와 조직에서 흡수 가능한 상태로 만들기 위해서는 물리적, 화학적 방법을 동원해야 한다.

소화 digestion란 섭취한 음식물 속에 함유되어 있는 각종 영양소를 흡수 가능한 상태로 분해하는 작용을 말한다. 소화가 이루어지기 위해서는 소화관의 운동, 소화액의 분비, 소화액의 효소작용, 영양소의 흡수과정이 효과적으로 잘 이루어져야 한다.

소화관벽의 점막으로부터 각종 영양소가 분해흡수되기 위해서는 고분자물질들이 저분자물질로 분해되야 한다. 단백질의 경우 아미노산으로, 지방의 경우 지방산과 글리세롤로, 탄수화물의 경우 단당류인 포도당으로 분해되어야 하며 물, 염류, 비타민 등은 그대로 흡수된다. 또한 소화과정은 기계적 소화과정인 씹기 mastication, 연하 swallowing, 연동 peristalsis, 분절 segmenting 운동과 화학적 소화 과정인 각종 영양소를 분해하는 효소 enzyme에 의하여 이루어지고 있다.

소화의 과정을 보다 더 잘 이해하기 위해서는 소화관벽의 구조와 기능을 알아둘 필요가 있다. 소화관벽은 4종의 뚜렷한 층으로 이루어져 있다.

① 점막 mucosa

가장 안쪽의 부드러운 층으로 흡수표면적을 넓혀주는 작은 융기와 주름 fold이 잘 발달해 있고 겉면은 점액으로 덮혀 있어 각종 분비물로부터 침식을 막아주고 아래에 있는 조직을 보호한다.

② 점막밑조직 submucosa

점막의 위층에 있는 결합조직층으로 혈관, 림프관, 신경을 볼 수 있으며 혈관이나 림프관은 주위 조직에 영양을 공급하고 흡수한 물질을 운반 조절한다.

③ 근육층 muscular layer

소화관의 운동을 맡고 있는 근육층은 안층에 돌림근육 circular muscle이 있어 돌림근육섬유가 수축할때 관의 직경을 줄이도록 배열되어 있으며 바깥층의 세로근육층 muscular layer은 세로근육섬유가 수축할때 관의 길이를 줄이는 역할을 한다.

④ 장막 혹은 섬유막 serous or fibrous membrane

가장 바깥막으로 장막의 세포들은 그 관의 바깥겉면을 부드럽게 하도록 장액을 분비한다. 장막은 운동성이 활발한 장기, 즉 허파, 간, 콩팥, 작은창자, 큰창자 등의 겉면을 싸고 있으며 섬유막은 운동성이 제한된 장기, 즉 식도에서 볼 수 있다.

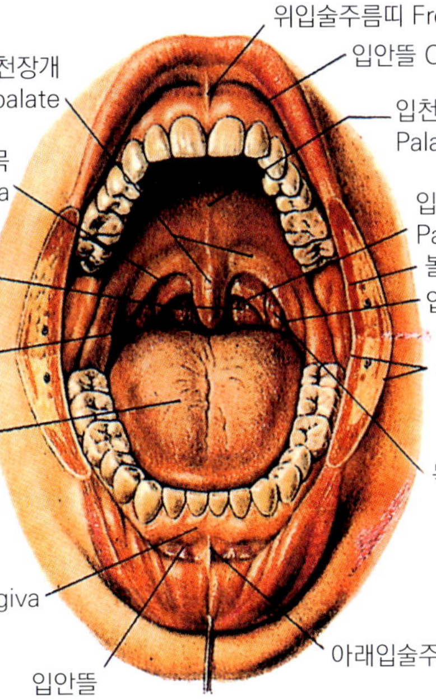

그림 15-2
입안을 앞으로 들여다 본 모양

1. 입안(구강) oral cavity(그림 15-2)

입 mouth은 위·아래입술과 볼 cheek로 구성되며 그 속 전체를 입안 oral cavity이라고 한다. 위·아래입술 사이에는 입술틈(구순열) rima of mouth이 있고 그 양쪽에는 입꼬리(구각) oral angle가 있다. 입은 음식물을 받아 기계적소화와 화학적소화를 통해 고분자 물질을 저분자 물질로 분해시키려는 준비와 함께 소화를 진행시킨다.

입안은 뒤쪽이 넓은 공간으로 위쪽은 입천장으로서 코안 nasal cavity과 경계하고 아래로는 혀 tongus와 목뿔뼈근, 위쪽은 좁은 목구멍(구협) fauces을 통해 인두 pharynx와 연결하고 있다.

1) 혀 tongus(그림 15-3)

혀는 음식물을 씹어 침과 혼합하여 인두로 보내고 맛을 느끼게 하며 활발한 운동성을 발휘하기도 할 뿐만 아니라 발음 등에도 관여하는 뼈대근육으로 구성된 기관이다. 길이는 7cm 정도로 혀등 dorsum of tongue에 형성된 V자 모양의 분계고랑 terminal sulcus를 경계로 앞을 혀몸통 body, 뒤를 혀뿌리 root라고 하며 혀몸통의 끝을 혀끝(설첨) apex이라 한다.

혀의 아래면은 평활하고 정중부와 입안바닥 사이에 혀주름띠(설소대) lingual frenulum가 연결되어 있다. 그 양쪽에는 혀밑언덕(설하소구) sublingual caruncla이 있으며 그곳에 혀밑샘과 턱밑

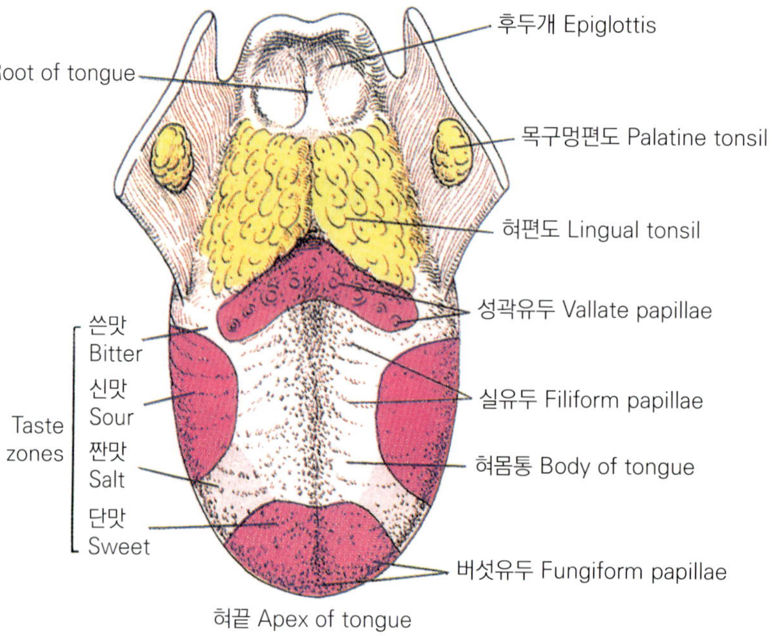

그림 15-3

혀의 구조

샘의 도관이 열려 있다. 혀뿌리 부위의 점막은 두껍고 자유로 움직이며 고유관 속에 많은 림프소절 lymph nodules이 모여서 혀편도 lingual tonsil를 형성하고 있다. 혀등면의 점막은 얇고 작은 점막주름인 혀유두 lingual papillae를 형성한다. 혀유두는 형태에 따라 4종으로 구분된다.

① 실유두(사상유두) filiform papillae

끝이 가늘고 혀몸통 전체에 고루 분포되어 있으며 수가 가장 많으나 맛봉오리(미뢰) taste bud가 없다.

② 버섯유두(심상유두) fungiform papillae

혀끝 부근에 많으며 육안으로는 불규칙한 붉은 점으로 보이고 가쪽벽 상피에 맛봉오리가 있다.

③ 입새유두(엽상유두) foliate papillae

혀의 가쪽모서리에 평행으로 배열되어 있으며 어린애들에게는 발달되어 있으나 성인이 되면서 퇴화한다.

④ 성곽유두(유곽유두) vallate papillae

분계고랑 앞쪽에 평행으로 8~12개의 가장 큰 유두로 가쪽벽 상피내에 가장 발달된 다수의 맛봉오리가 있다. 맛봉오리 taste bud는 맛세포 taste cell와 버팀세포 supporting cell로 구성되어 있으며 침에 용해된 물질에 의하여 맛세포가 자극을 받는다.

맛의 기본 미각은 4종류가 있으며 단맛 sweet은 혀끝, 신맛 sour은 혀의 가쪽 중간부, 쓴맛 bitter은 혀뿌리, 짠맛 salt은 혀의 앞쪽과 앞가쪽 중간부에서 각각 분포하면서 맛을 느끼고 있다.

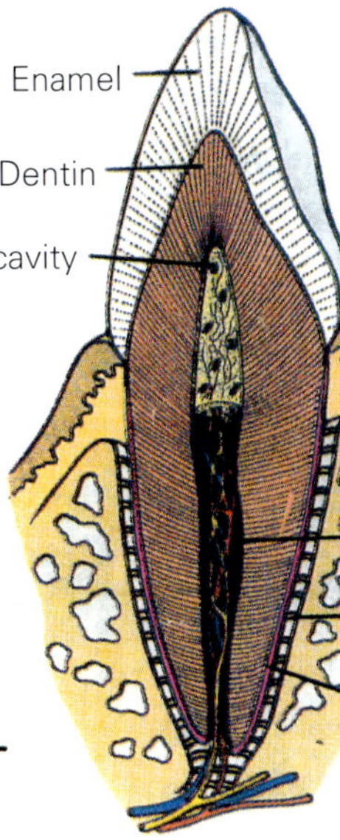

그림 15-4
치아의 구조

2) 치아 teeth

음식물을 씹는데 쓰이는 단단한 기관으로 위턱·아래턱뼈의 이틀돌기 속에 일렬로 배열되어 있다. 사람은 일생 동안에 2벌(set)의 치아를 갖는데 나타나는 시기에 따라 젖니 deciduous(milk) teeth와 영구치아 permanent teeth로 구분된다. 젖니는 20개로 앞니 incisors(8), 송곳니 canines(4), 유구치 molars(8)이며 영구치아는 32개로 앞니(8), 송곳니(4), 작은어금니 premolars(8), 큰어금니 molars(12)(셋째어금니=사랑니 serotinus, wisdom teeth)이다.

치아는 음식물이 입안에 들어오면 곧 바로 잘게 자르고 부수는 씹기운동이 일어나는데 이 운동은 치아가 담당하는 주된 기능이다.

치아는 잇몸 밖에 노출된 치아머리(치관) dental crown, 뼈에 박혀있는 치아뿌리(치근) dental root, 그리고 치아머리와 치아뿌리 사이의 치아목(치경) neck으로 구분한다. 치아머리의 바깥층은 체내에서 가장 단단한 조직인 에나멜질 enamel이 덮혀 있고 치아뿌리에서는 상아질 dentin의 겉면을 뼈조직과 비슷한 시멘트질 cementum이 덮고 있다.

치아의 주요부분은 상아질로 되어 있으며 상아질은 치수공간을 둘러싸고 있고 상아질모세포의 긴 돌기와 그 사이를 메꾸고 있는 세포사이질로 구성되며 뼈조직과 비슷하나 뼈조직보다 단단하다. 치아의 속부위에는 치수공간 dental cavity이 있으며, 이곳으로부터 혈관과 신경이 들어가는 치수 dental pulp가 들어 있다. 치아의 발생은 아랫니가 윗니보다 먼저 나온다. 젖니와 영구치아의 발생순서와 시기 및 치아식은 다음과 같다.

〈젖니〉

윗니 :	안쪽앞니…8~12개월	아랫니…6~8월
	가쪽앞니…12~24개월	아랫니…12~15개월
	제1유구치…12~16개월	아랫니…12~16개월
	송곳니…16~24개월	아랫니…16~24개월
	제2유구치…24~32개월	아랫니…24~32개월

〈영구치아〉

윗니 :	제1큰어금니…6~7년	아랫니…6~7년
	안쪽앞니…7~8년	아랫니…6~7년
	가쪽앞니…8~9년	아랫니…7~8년
	제1작은어금니…9~10년	아랫니…9~10년
	제2작은어금니…10~12년	아랫니…11~12년
	송곳니…11~12년	아랫니…9~10년
	제2큰어금니…12~13년	아랫니…11~13년
	제3큰어금니…17~21년	아랫니…17~21년

$$젖니치아식= \frac{2\cdot1\cdot2}{2\cdot1\cdot2}\times2=20$$

$$영구치아식= \frac{2\cdot1\cdot2\cdot3}{2\cdot1\cdot2\cdot3}\times2=32$$

3) 입안에서의 소화 digestion in the mouth

입안에서의 소화는 씹기와 연하운동을 주로 하고 있다.

(1) 씹기 mastication

씹기는 입안내에서 일어나는 기계적 소화과정으로 부피가 크거나 딱딱하거나 건조한 음식물 덩이가 입안에 들어오면 턱관절 운동과 씹기근육의 앞뒤운동 그리고 회전운동이 일어나 입안에서 식도 쪽으로 이동하기 쉬운 상태로 잘게 부수면서 침과 잘 혼합하는 과정을 말한다. 씹기운동에는 턱, 입술, 볼, 혀, 치아와 여러 신경이 참여하는 협동에 의해 이루어진다. 씹기를 조절하는 중추는 숨뇌 medulla oblongata에 있으며 이를 조절하는 고위중추는 대뇌겉질에 있다.

(2) 연하 swallowing

입안에서 씹은 음식물이 입천장활, 치아뿌리, 인두 뒤부분에 접촉되면 연하반사에 의해 식도를 따라 위 stomach까지 이동되는 과정을 말하며 3단계가 있다. 연하중추는 숨뇌에 있다.

① **입안기 oral stage**

음식물을 입안에서 인두를 거쳐 내려보내는 과정이며 수의적 과정이다.

② **인두기 pharyngeal stage**

음식물을 인두에서 식도입구까지 운반하는 불수의적 과정이다. 이때 코안과 후두가 차단되며 호흡이 1~2초간 정지되는데 이때의 호흡 정지를 연하성호흡이라 한다.

③ **식도기 esophageal stage**

음식물이 식도를 통과하여 위 stomach까지 운반되는 과정이며 음식물 이 식도내에 들어오면 식도에서 연동운동이 시작되어 식도하단까지 운반되어진다.

(3) 침분비 secretion of the saliva

침의 분비는 조건반사 conditioned reflex와 무조건반사 unconditioned reflex에 의하여 조절된다. 즉 음식물이 입안에 들어오기 전에 시각, 후각, 청각 및 생각을 통하여 분비되기도 하고 음식물이 입안에 들어온 후 음식물의 기계적 혹은 화학적 자극이 맛봉오리나 감각수용체를 자극함으로써 분비되기도 한다.

침의 반사중추는 숨뇌에 있다. 침을 분비하는 곳을 침샘 salivary gland이라 한다. 침샘은 큰침샘(대타액선) large salivary gland과 작은침샘(소타액선) small salivary gland으로 구분한다. 큰침샘은 순장액을 분비하는 귀밑샘 parotid gland, 점액을 분비하는 혀밑샘 sublingual gland 그리고 혼합액(장액+점액)을 분비하는 턱밑샘 submandibular gland으로 분류한다(그림 15-5). 작은침샘은 혼합샘인 입술샘과 볼샘 그리고 점액샘인 입천장샘과 혀샘으로 분류된다.

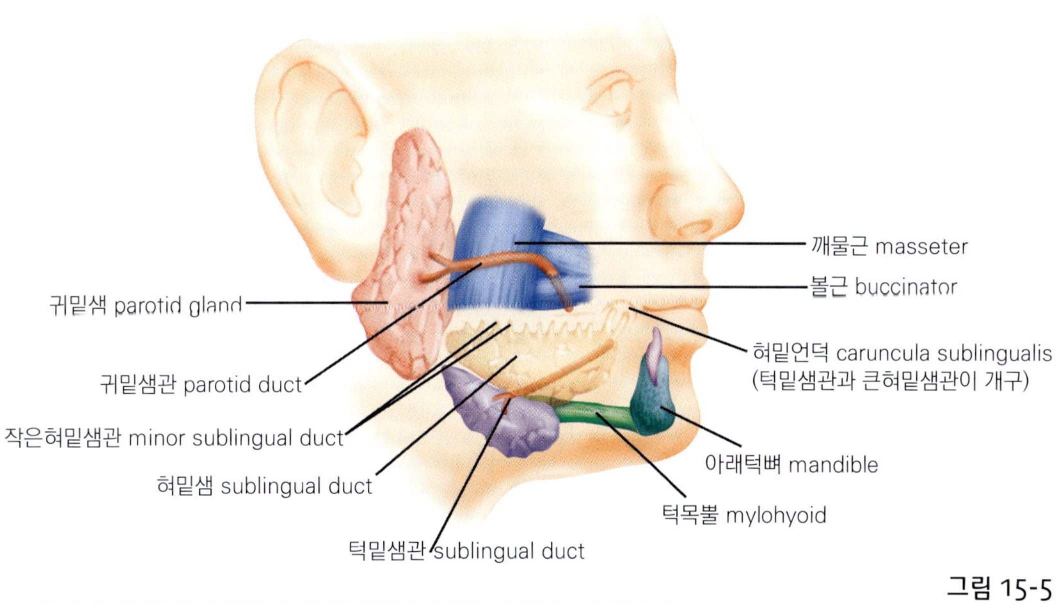

그림 15-5
큰침샘 위치와 개구부

침의 생리작용은 다음과 같다.

① 침에 포함되어 있는 ptyalin이란 효소는 다당류인 전분 starch을 2당류인 맥아당 maltose이나 호정 dextrin으로 가수분해한다.

② 침에 포함되어 있는 mucin이란 점액소가 있어 음식물을 부드럽게 그리고 매끄럽게 하여 잘 넘어가게 하는 윤활유 역할을 한다.

③ 자극성 음식물을 희석하여 입안점막을 보호하는 역할을 한다.

④ 음식물을 용해시켜 맛봉오리를 자극하여 맛을 느끼게 한다.

⑤ 입안내의 청정작용을 한다.

⑥ 말하는 것을 용이하게 한다.

2. 인두 pharynx

인두는 코안, 입안 및 후두의 뒤에서 머리뼈 바닥으로부터 시작하여 목뼈 앞을 아래로 내려가서 여섯째목뼈 높이에서 식도에 이어지는 12cm 길이의 기관으로 앞뒤가 납작하게 되어 있다.

인두는 위치에 따라

① 코인두 nasopharynx는 맨 윗부분으로 코안과 통하고

② 입인두 oropharynx는 목구멍 좁은 부분을 통하여 입안으로 통하며

③ 후두인두 laryngopharynx는 앞아래부위가 후두공간으로 통하고 뒤아래부위는 식도로 이어진다(그림 15-6). 인두의 뒤윗벽 점막에는 림프조직인 인두편도 pharyngeal tonsil가 있으며 인두는 소화관과 기도를 겸하고 있다(그림 15-6).

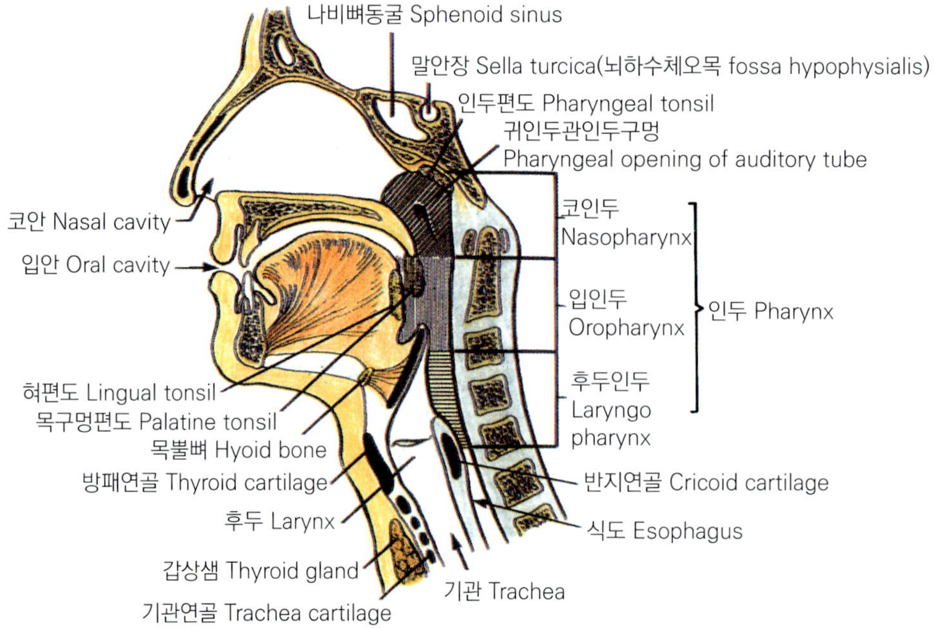

그림 15-6

인두의 구분(머리·목부위의 정중단면)

3. 식도 esophagus

식도는 인두 pharynx와 위 stomach를 연결하는 근육성관으로 길이는 약 25cm 정도이다. 앞쪽에 기관 trachea이 있으며 뒤에는 척주가 있고 아래로 내려가면서 가로막을 관통하여 열한번째 등뼈 높이에서 위의 들문에 이어진다.

식도벽의 구조는 중층편평상피로 된 점막과 약간 두꺼운 점막밑조직, 근육층은 안쪽의 반지근육층과 가쪽의 세로근육층이 있으며 바깥막은 섬유막으로 되어 있다.

식도의 근육층은 위쪽 1/3은 뼈대근(수의근), 중간 1/3은 뼈대근과 민무늬근의 혼합근, 아래쪽 1/3은 민무늬근으로 구성되어 있다. 식도의 속공간은 납작한 원통형이고 3곳에 매우 좁은 협착부가 있다.

① 제1협착부

인두 아래쪽으로 여섯째목뼈 높이이며 앞니에서 13cm 되는 곳

② 제2협착부

기관갈림부로 넷째~다섯째 등뼈 높이이며 앞니에서 22cm 되는 곳

③ 제3협착부

가로막 관통부로 열한번째 등뼈 높이이며 앞니에서 38cm되는 곳에 있다.

식도와 위가 만나는 부위 바로 위벽은 고리근육섬유가 있어 수축되어 있으며 위 stomach의 입구를 닫는다. 그런 관계로 위의 내용물이 식도로 역류하는 것을 막아준다.

한편 연동파가 위에 도착했을때 그 입구를 막고 있던 섬유가 이완되므로 음식물이 위로 들어가게 된다.

4. 위 stomach

위는 식도에 이어지는 주머니 모양의 근육성 기관으로 가로막 아래 배안의 왼쪽에 있다. 위는 그림 15-7에서 보는 바와 같이 식도와 연결되는 부분을 들문(분문) cardia, 샘창자와 연결되는 부분을 날문(유문) pylorus, 오른쪽의 경계를 이루는 짧은 만곡을 작은굽이(소만곡) lesser curvature, 왼쪽경계인 깊고 팽출된 부분을 큰굽이(대만곡) greater curvature이라 한다.

들문에서 왼윗쪽으로 팽대되어 공기를 채우는 위바닥(위저) fundus, 그리고 들문부위와 날문부위 사이에 위몸통(위체) body이 있다. 특히 위몸통에서 날문부위로 이어지는 곳에 깊이 패인 각패임 angular notch이 있는데 이 부근에서 위궤양 gastric ulcer이 잘 발생한다.

위 내부안쪽에는 두꺼운 주름이 있으며 식도에서 음식물을 받아 저장하고 위액과 혼합하여 미즙 chyme으로 만들어 작은창자로 보내는 한편 단백질의 소화가 시작되면서 소량의 염분, 포도당, 수분 및 알콜 등을 흡수하기도 한다.

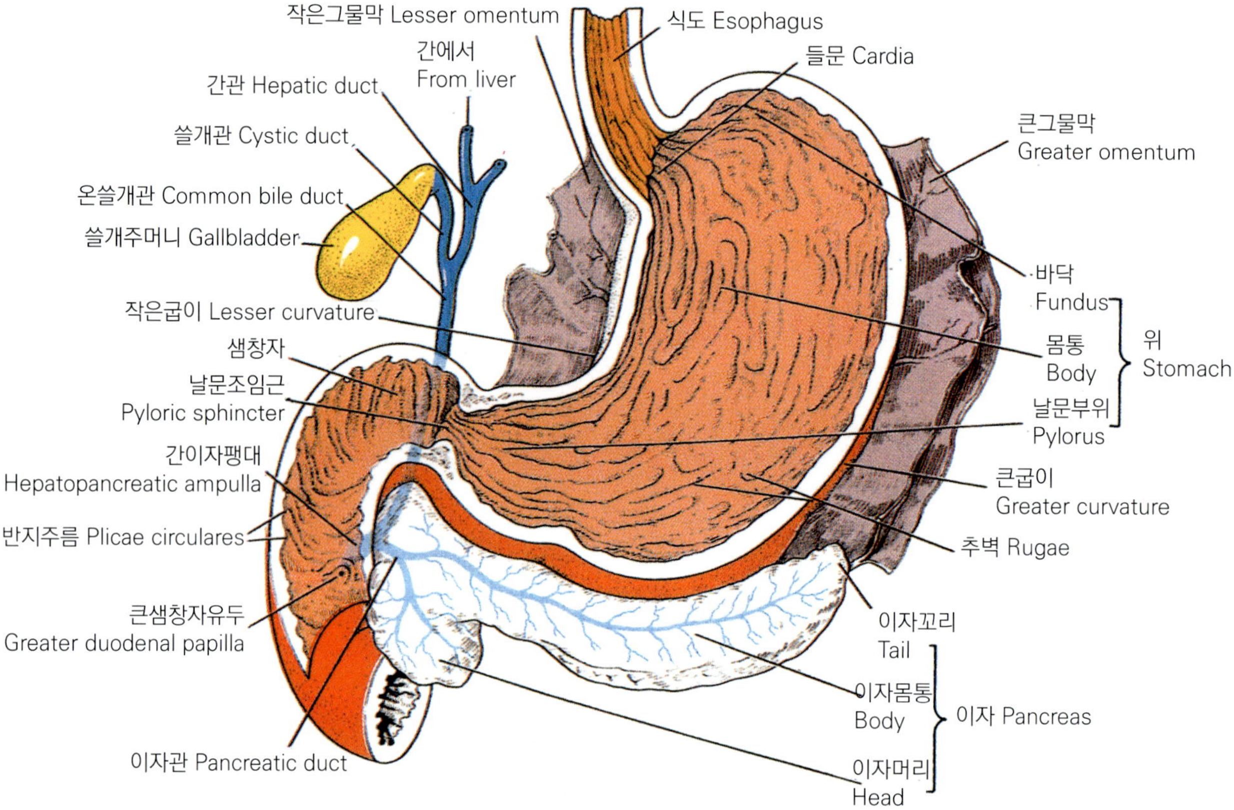

그림 15-7

위와 샘창자의 관상단면

1) 위액분비 gastric secretions

위벽은 붉고 두꺼우며 수많은 작은 구멍들이 산재해 있다. 이들 구멍들은 관 모양의 위샘 gastric gland 끝에 있으면서 이곳으로부터 하루에 약 1500~2500ml의 위액을 분비하고 있다. 부위별로 위샘을 구분하면 3종이 있다.

(1) 들문샘(분문선) cardiac gland

부위는 들문부위이며 소수의 벽세포 parietal cell와 점액세포 mucous cell가 많은 곳이다.

(2) 위바닥샘(위저선) fundic gland

부위는 바닥부위와 몸통부위로 흔히 고유위샘 proper gastric gland라고도 한다. 이곳에서는 으뜸세포 chief cell와 벽세포 parietal cell 그리고 목점액세포 mucous neck cell로 구성되어 있다.

(3) 날문샘(유문선) pyloric gland

부위는 날문부위이며 들문샘과 같이 점액세포가 많은 편이며 gastrin을 분비하는 G-cell은 이곳에만 있다. 특히 날문부위는 벽근육이 대단히 발달해 있다.

위샘을 이루고 있는 세포들, 즉 점액세포 mucous cell나 목세포 mucous neck cell에서는 점액을 분비하여 위점막을 보호하며 으뜸세포 chief cell에서는 pepsinogen, rennin, lipase를 분비하며 벽세포 parietal cell에서는 HCl을 분비한다.

2) 위액분비의 조절

위액은 끊임없이 생산도 되지만 수시변화하는데 위액분비는 부교감신경 및 호르몬의 충동과 조절에 의해 위샘으로부터 더 많은 위액을 분비하게 된다. 부교감신경이나 gastrin과 같은 호르몬은 위샘을 자극하여 염산이나 펩신 등의 위액을 대량 분비하게 하지만 교감신경의 충동은 오히려 위샘의 활동을 감소시킨다. 위액의 분비는 식사 후 4~5시간 동안에 약 500~700ml가 분비되고 하루에 평균 2000ml나 분비된다. 위액은 무색투명하며 pH는 1.8~2.2로 강산에 속한다.

3) 위액분비 촉진

위액분비 촉진에는 뇌상 cephalic phase, 위상 gastric phase, 장상 intestinal phase의 세가지 상 phase에 의하여 일어난다.

(1) 뇌상 cephalic phase

음식물이 위장내로 들어오기 전 음식물을 보거나 냄새를 맡거나 생각만 하여도 신경지배에 의하여 위액이 분비되는데 주로 미주신경 vagus nerve이 개입하며 이 현상을 뇌상 cephalic phase이라 한다. 조건반사에 의하며 이때 분비되는 위액은 산도가 높고 pepsin과 점액소가 많으며 분비량은 1시간에 약 500ml로 식욕액 appetite juice이라고 한다.

(2) 위상 gastric phase

위내에 음식물이 들어온 후에도 계속적으로 위액이 분비되는 상태를 위상 gastric phase이라고 한다. 이는 이미 뇌상에 의해 분비된 위액의 자용으로 음시물의 일부가 분해되어 생긴 성분, 즉 단백질로부터 분해되어 생긴 peptone, 전분에서 생긴 dextrin 등이 위점막에 접촉되면 gastrin이라는 호르몬에 의하여 위액 분비가 촉진된다.

(3) 장상 intestinal phase

위 stomach의 내용물이 위액과 위의 운동에 의하여 샘창자 위부위에 닿으면 샘창자벽에 있는 장세포를 자극하여 위샘의 분비를 높이는 gastrin의 분비를 더욱 촉진하여 위액의 분비가 촉진되는데 이것을 장상 intestinal phase이라 한다.

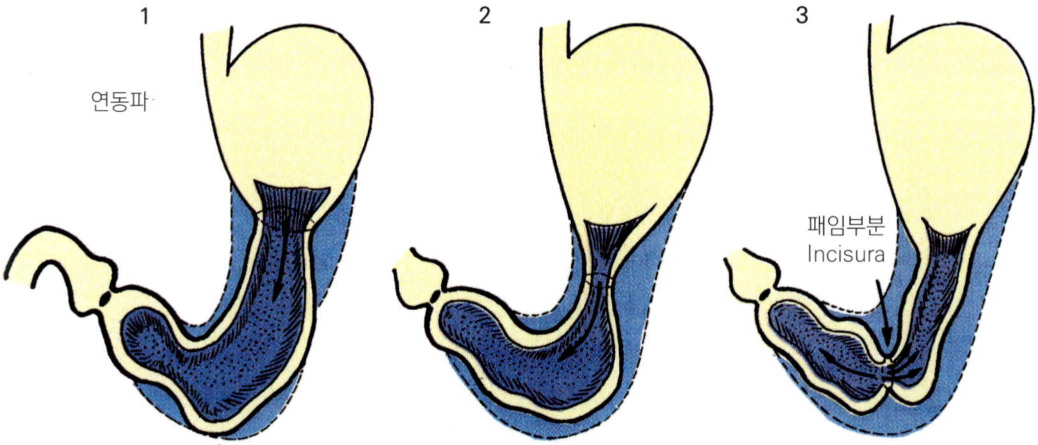

그림 15-8

위의 연동운동

4) 위장의 운동

위는 공복시 앞뒤벽이 맞붙어 있으나 음식물이 위안에 들어오면 위벽이 떨어지면서 위운동이 일어난다. 위의 운동은 위벽의 긴장과 연동을 들 수 있다.

(1) 위벽의 긴장

음식물이 위안으로 들어오면 위벽이 늘어나 J자 모양이 된다. 이때 위벽이 자극을 받으면 긴장성을 띠면서 음식물을 압박하게 되는데 이를 위벽의 긴장 eristole이라 한다. 긴장이 높아지면 쇠뿔 모양이 되고 긴장이 낮아지면 낚시 바늘처럼 밑으로 처진다(그림 15-8).

(2) 위의 연동운동

음식물이 위안에 들어오면 위는 패임(절흔) incisura을 경계로 나누어져 수축을 시작한다. 패임부분에서 수축고리가 발생하고 그것이 날문방(유문동) pyloric antrum에서 날문을 향하여 이동하는데 이를 연동 peristalsis이라 한다. 위액과 음식물의 교반은 연동파에 의해서 이루어진다. 교반운동을 일으키는 연동파는 20여초 간격으로 보통 대만 부근에서 생겨나고 10~40cm/sec의 전파속도로 날문을 향하여 진행된다.

위에서는 연동운동에 의하여 음식물을 들문부분에서 날문부분으로, 날문부분에서 샘창자쪽으로 이동시키려는 운동이 일어나고 있다. 그러나 날문부분에서 조임근육이 수축하고 있기 때문에 음식물이 샘창자로 밀려나가지 못하고 역류하게 되며 이런 현상이 되풀이 되면서 음식물과 위액이 혼합되어 그 내용물이 액상의 미즙 chyme 상태로 된다.

5) 위내용물의 배출

위의 교반운동으로 위의 내용물(미즙)이 어느 정도 소화되면 강력한 날문방 연동파와 날문방 조임근 그리고 샘창자 위부위의 수용성 이완으로 미즙 상태의 물질이 날문조임근을 거쳐 샘창자로

서서히 밀려나가는 현상을 위내용물의 배출이라고 한다.

일반적으로 식후 10분후부터 미즙의 상태에 따라 2~3시간에 걸쳐 약 80%가 위로부터 배출되지만 위 내용물이 모두 샘창자로 옮겨지는데는 보통 3~4시간이 소요되는 경우도 있다.

위 내용물의 배출률은 여러 가지 인자에 의존하게 되는데 다음과 같다.

① 위장속에 있는 음식물의 미즙상태에 따라 배출이 이루어진다.

② 미즙을 받아들이는 샘창자의 상태에 따라 배출이 달라진다. 샘창자속의 미즙량의 과다과소, 위의 원만한 운동유지와 위액의 정상분비에 따른 산성도 유지, 샘창자의 내용물 중 알카리성 물질의 분비가 날문의 개폐에 따른 위내용의 배출에 크게 작용한다.

③ 개체의 정신상태에 따라 위내용물의 배출이 달라진다. 음식물을 섭취할 때 그 사람의 기분상태가 위내용물의 배출과 관계가 깊다.

5. 작은창자(소장) small intestine

작은창자는 위의 날문의 연결부로부터 큰창자에 연결될 때까지의 전체길이 6~7m에 이르는 장관으로서 소화와 흡수가 본격적으로 이루어지는 곳일 뿐만 아니라 소화와 흡수가 마무리되는 중요한 부분이다. 작은창자를 구분하여 보면 첫째~셋째 허리뼈의 오른쪽에서 C자형으로 구부러진 길이 25cm(손가락 12개의 폭)의 샘창자(십이지장) duodenum으로부터 시작되며 배안의 왼쪽위부위에 있는 작은창자의 약 2/5(2.5m)를 차지하는 빈창자(공장) jejunum와 빈창자에 이어 오른쪽 밑끝 배부분에 3/5(3.5m)를 차지하는 돌창자(회장) ileum로 나누어진다(그림 15-9). 특히 샘창자

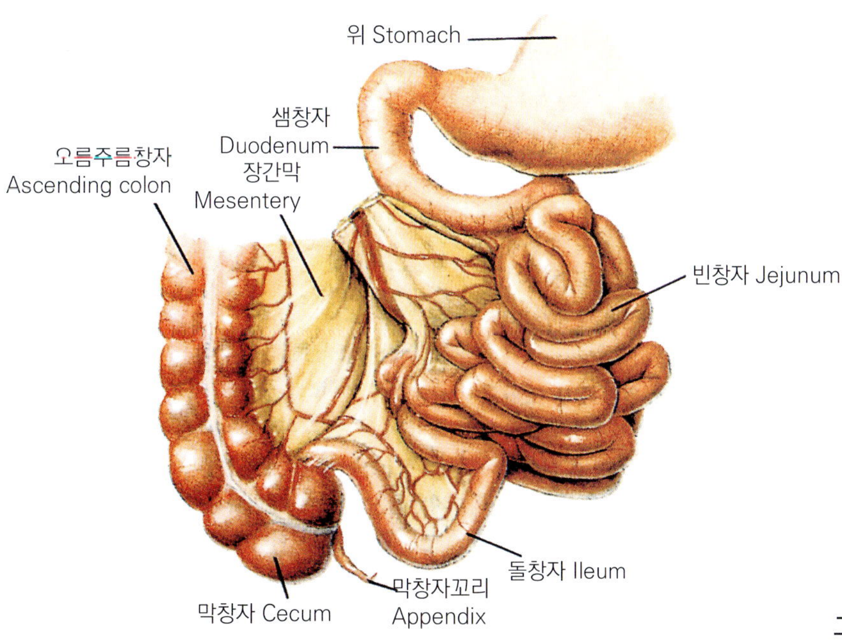

그림 15-9
작은창자

내림부위에는 이자의 이자관과 쓸개주머니로부터 오는 온쓸개관이 열리는 큰샘창자유두(대십이지장 유두) greater duodenal papilla가 있어 이곳으로 이자액과 슬개즙이 나오며 작은창자 점막으로부터 분비되는 장액이 첨가되어 작은창자에서 소화가 시작된다.

1) 작은창자(소장)벽의 구조

작은창자벽의 안층에 있는 점막 mucosa은 여러 가지 물질을 흡수하기 위하여 표면적을 넓혀주는 특수한 구조를 하고 있는데 반지주름 circular fold과 창자융모 intestinal villi라고 하는 수많은 작은 점막의 돌기로 되어 있다. 이와같은 구조는 샘창자에 가장 많이 있으며 빈창자 jejunum의 위부위에도 거의 같은 비율로 이루어져 있다. 융모는 창자속면의 겉면적을 넓히고 소화물질의 흡수능력을 증진시키는데 중요한 역할을 한다. 융모는 단층원주상피로 중심부에 모세혈관과 중심림프관(유미관) central lacteal이 있으며 융모기시부 사이에는 창자샘 intestinal gland들이 있고 융모와 창자샘을 이루는 상피에는 점액을 분비하는 술잔세포 goblet cell와 소화 분해효소를 분비하는 파네트세포 paneth's cell가 있다(그림 15-10).

(1) 샘창자(십이지장) duodenum

샘창자는 창자간막 mesentery이 없는 기관이며 뒤배벽 posterior abdominal wall 속에 묻혀 있고 내림부위 descending part 아래쪽에 큰샘창자유두 greater duodenal papilla가 있으며 여기에 온쓸개관 common bile duct과 이자관 pancreatic duct이 개구한다. 또한 온쓸개관의 개구부에는 온쓸개이자관팽대조임근육 ampullae hepatopancreaticae(오디괄약근 Oddi's sphincter)이 있다.

(2) 빈창자와 돌창자(공장과 회장) jejunum and ileum

창자간막을 가진 부위로 매우 꾸불꾸불하다. 빈창자와 돌창자 사이에 뚜렷한 경계는 없으나 대략 전체 길이의 2/5가 빈창자이고 3/5이 돌창자이다. 빈창자 jejunum는 돌창자 ileum보다 약간 굵으며 혈관분포가 많고 점막의 반지주름이 샘창자보다는 많지 않으나 규칙적으로 촘촘히 배열되어 있고 돌창자의 주름은 낮고 불규칙적인 배열상이다. 돌창자부위에는 조직학적으로 점막의 집합림프소절 peyer's patches이 있어서 명확히 구별된다. peyer판은 장티푸스·장결핵때에 병변을 일으키므로 임상적으로 중요하다.

2) 작은창자의 운동

작은창자의 운동은 위장으로부터 배출된 산성 미즙(위내용물)을 이자, 간장, 창자샘에서 분비되는 알카리성 용액과 혼합하여 큰창자 large intestine쪽으로 내보내는 운동을 말한다. 작은창자운동 과정에서 이자액 중의 효소와 상피세포의 효소들이 쓸개즙 bile과 더불어 대부분 소화과정에 참여한다. 소화가 진행됨에 따라 소화산물의 체내흡수가 시작되는데 이 흡수과정은 거의 작은창자에만 국한되어지는 특징이라 할 수 있다. 작은창자운동은 다음 세가지 운동에 의하여 이루어지고 있다.

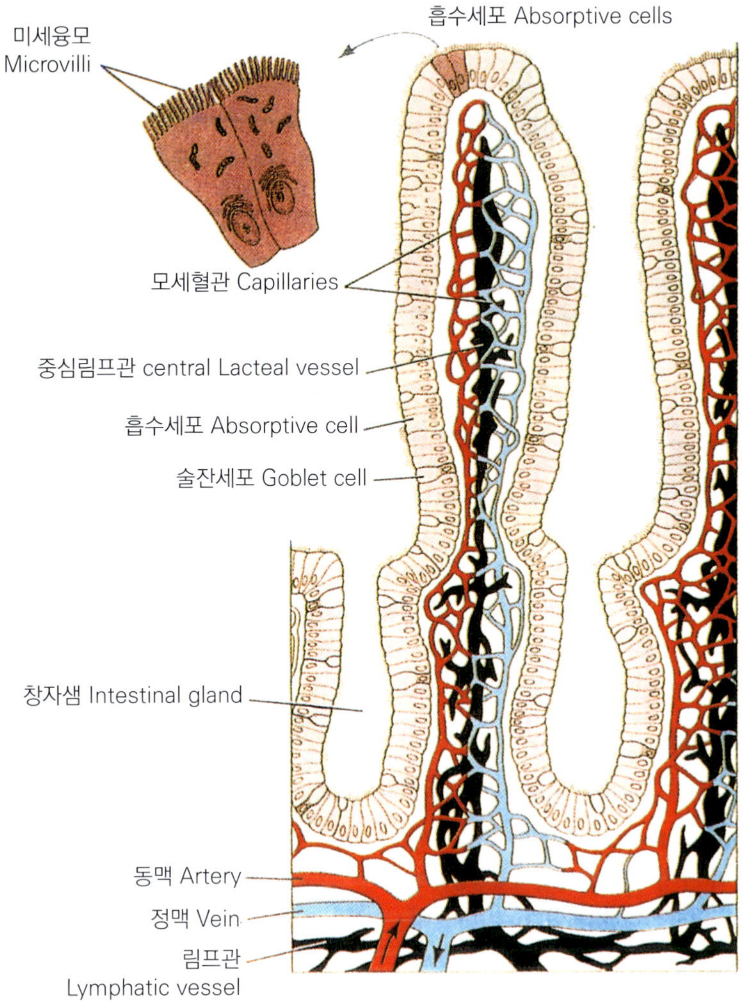

그림 15-10

작은창자의 융모형태

(1) 연동운동 peristalsis movement

작은창자벽 안쪽의 반지근육 circular muscle과 바깥쪽 세로근육 longitudinal muscle의 참여로 수축이 이루어지면 수축고리가 입안쪽에서 항문쪽을 향하여 전해진다.

연동을 일으키는 주된 자극은 창자의 확장이며 기계적 자극에 의해서도 일어난다. 작은창자의 연동시 연동파는 2가지형이다. 비교적 짧은 구역에서 매분 1~2cm의 느린 속도로 4~5cm 가량 항문쪽으로 진행하다가 다시 계속되는 I 형과 먼거리를 쉬지 않고 창자의 순서를 따라 매분 25cm까지도 진행되는 II형의 급속연동 peristaltic rushes이 일어나며 속도가 빠를수록 멀리 나아간다. 이들 연동에 의하여 작은창자속에 있는 음식물은 짧게 그리고 길게 큰창자쪽을 향해 이동된다. 또한 샘창자와 돌막창자부위 ileocecal region에서는 반대로 항문쪽에서 입안쪽으로 연동파가 진행되는데 이를 역연동 antiperistalsis이라 한다. 이 역연동은 미즙을 오르내리게 하면서 섞어주는 역할을 한다.

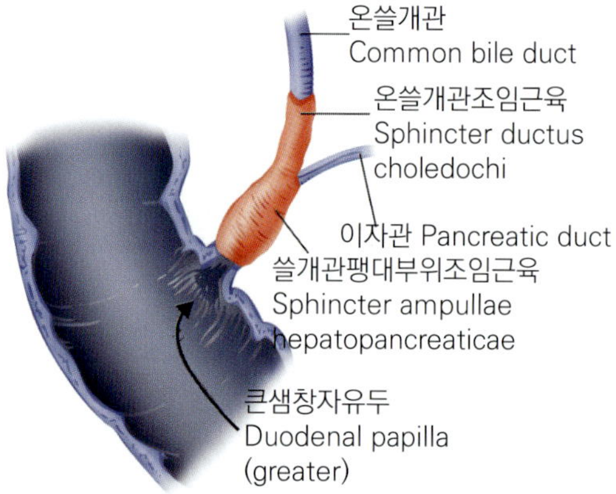

그림 15-11

온쓸개관과 이자관

(2) 분절운동 segmenting movement

작은창자에서 일어나는 교반운동으로서 15~20cm 정도의 간격을 두고 1~2cm폭의 반지근육이 수축하여 수축고리를 이루면서 내용물을 여러개의 덩어리로 나누고 5~6초가 지나면 덩어리의 중앙부에 새로운 수축고리가 생기면서 이쪽 저쪽으로 합쳐지고 나뉘어지는 운동이다. 이때 작은창자속 내용물이 소화액과 잘 혼합되고 골고루 작은창자벽의 흡수면과 접촉할 기회를 만들어 준다. 이 운동은 작은창자위부위에서 빈번하며 매분 20~30회 정도이고 아래쪽에서는 10여회 정도이다. 동일한 장소에서 이 운동이 반복 지속되는 시간은 수분 혹은 30여분이 되는 경우도 있다.

(3) 진자운동 pendular movement, 융모의 운동 movement of villi

작은창자의 세로근육이 수축·이완되면서 창자의 길이가 길어지거나 짧아지기도 하며 좌우로 흔들려서 미즙과 소화액을 골고루 혼합해서 소화작용을 돕고 아울러 소화된 영양물질이 작은창자점막에 있는 융모와의 접촉을 촉진하여 영양물질의 흡수를 돕게 된다.

작은창자의 운동은 자율신경계의 지배를 받는데 부교감신경을 자극하게 되면 작은창자운동이 촉진되어 소화가 활발해지고 교감신경을 자극하면 작은창자의 운동이 억제를 당하여 소화의 진행이 잘 이루어지지 않는다.

3) 장액 intestinal juice

(1) 장액의 분비

작은창자점막밑 조직에는 브른너샘 Brunner`s gland, 리베르쿤샘 Lieberku hn gland이라 불리우는 장샘 intestinal gland이 있다.

브른너샘은 복합 점액샘으로서 샘창자의 윗부위에 있으면서 위 소화물질에 의하여 기계적 자극이 되면 점액의 분비율이 더욱 높아진다. 리베르쿤샘은 긴 관상샘으로서 자극에 의하여 창자점막이 팽창되어 곧바로 대량의 소화효소와 창자액을 분비하게 된다. 분비량은 하루에 약 1500~3000ml 정도가 되며 특히 브른너샘에서 분비되는 점액은 대단히 끈끈하고 많은 양의 HCO_3^-으로 인하여 pH가 8.3~9.3 정도인 알카리성 물질이다. 이 점액은 위로부터 샘창자에 들어온 음식물의 산도를 조절하며 샘창자 점막의 파손을 막아 괴양성 질환을 방지하기도 한다.

(2) 장액의 생리작용

작은창자에 들어온 음식물의 소화는 장액속에 있는 각종 효소작용으로 최종적인 마무리를 짓게 된다.

① 탄수화물의 분해효소

탄수화물의 분해효소로서 말타아제 maltase는 맥아당 maltose을 포도당 glucose으로, 삭카라아제 sucrase는 설탕 sucrose을 과당 fructose과 포도당으로, 락타아제 lactase는 젖당 lactose을 갈락토우스 galactose와 포도당으로 각각 분해한다.

② 단백질 분해효소

단백질 분해효소에는 에렙신 erepsin이 있어 폴리펩티드 polypeptide를 단백질의 최종 분해산물인 아미노산 amino acid으로 분해한다. 한편 장액에는 엔테로키나아제 enterokinase가 분비되어 불활성물질인 trypsinogen을 trypsin으로 바꾸어 단백질인 pepton을 polypeptide로 분해시키도록 한다.

그외 세크레틴 secretin과 콜레시스토키닌 cholecystokinin(CCK)이란 호르몬을 분비하여 간 liver과 이자 pancrease에 보내어 간으로부터 쓸개즙의 생산을 돕고 이자에서 이자액의 분비를 촉진시켜 소화에 기여하고 있다.

4) 작은창자에서의 소화흡수

작은창자에서의 소화흡수는 작은창자의 운동과 창자액에 의해 혼합, 흡수, 이동이 이루어진다. 융모에 의해 흡수된 영양물질 중 탄수화물 소화는 침샘의 프티알린 ptyalin과 장점막에서 분비되는 장액과 이자에서 분비되는 이자액에 의해 작은창자에서 완성된다. 최종산물인 포도당 glucose은 융모의 모세혈관에서 흡수되어 간 liver으로 옮겨진다. 단백질 소화는 펩신 pepsin과 장점막과 이자에서 분비되는 효소에 의해 작은창자에서 완성된다. 최종산물인 아미노산 amino acid은 융모의 모세혈관에서 흡수되어 간으로 옮겨진다.

지방소화는 쓸개주머니에서 분비되는 쓸개즙산염 bile salt의 도움으로 이자에서 분비되는 리파제 lipase의 활성에 의해 지방이 지방산 fatty acid과 글리세롤 glycerol로 바뀌어 융모의 중심림프관을 통해 흡수되며 에너지원으로 쓰이거나 저장되기 위해 근육세포나 지방세포로 들어간다. 장융모는 탄수화물, 단백질, 지방, 소화물을 흡수하는 것 외에도 다양한 전해질과 물을 흡수한다. 그러나 나트륨, 칼륨, 염소, 질산, 중탄산과 같은 이온들은 쉽게 흡수되지만, 칼슘, 마그네슘, 황산과 같은 것들은 잘 흡수되지 않는다.

6. 큰창자(대장) large intestine

큰창자는 작은창자의 연속된 소화관으로 전체길이가 1.5m이며 배안의 상하좌우 주위를 에워싸는 상태로 위치하고 소화관의 연속된 부분으로 막창자 cecum, 주름창자 colon 및 곧창자 rectum로 구성되어 있다(그림 15-12).

큰창자의 점막에서는 장샘이 있어 강한 알카리성(pH 8.4) 큰창자액을 분비하지만 소화효소는 생산하지 않는다. 장액에는 점액소가 있어 분변안의 세균이나 자극성물질로부터 큰창자벽을 보호하고 아울러 분변이 장벽을 지날 때 이동을 원활하게 하고 있다.

1) 막창자(맹장) cecum

막창자는 큰창자 중에서 가장 굵고 짧으며(약 5~7cm) 돌창자와 이어지는 부위에는 점막주름인 돌막창자판막(회맹판) ileocecal valve이 있어 큰창자내용물의 역류를 막고 있다. 막창자의 뒤왼쪽벽에는 길이가 6.5cm, 굵기가 0.5~1cm 정도의 막창자꼬리(충수) vermiform appendix가 붙어 있다. 점막 아래에는 많은 림프성 조직이 있어 이들을 배편도 abdominal tonsil라 한다. 일반적으로 막창자와 막창자꼬리연결부를 배벽위에서 진단할 때는 맥버니점 McBurney`s point이 이용된다. 이점은 배꼽과 오른위엉덩뼈가시를 연결하는 선상에서 왼쪽으로부터 1/3 부분을 가르킨다.

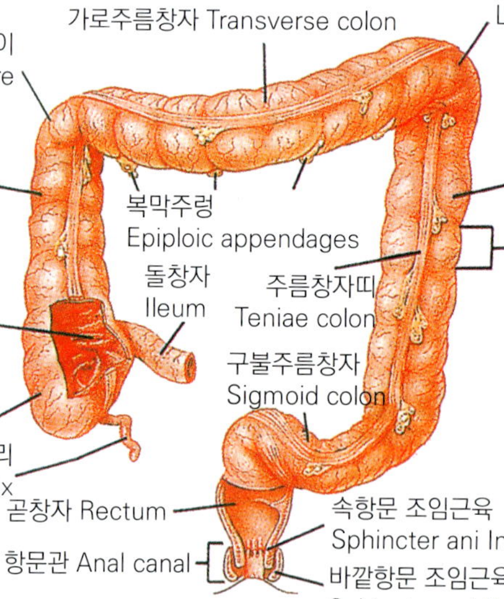

그림 15-12

큰창자의 구분

2) 주름창자(결장) colon

주름창자는 막창자에서 계속되어 작은창자의 주위를 휘돌아 골반 속에 있는 곧창자에 이어지는 부분이며 길이는 약 1.4m나 된다. 주름창자는 오름주름창자(상행결장) ascending colon, 가로주름창자(횡행결장) transverse colon, 내림주름창자(하행결장) descending colon, 구불주름창자(S상결장) sigmoid colon 등 네부분으로 나누어진다(그림 15-12).

주름창자(큰창자)와 작은창자의 구별은 주름창자에서만 볼 수 있는 ① 주름창자띠(결장뉴) taenia coli, ② 주름창자팽대(결장팽기) haustra coli, ③ 복막주렁(복막수) epiploic appendages이 있다.

3) 곧창자(직장)와 항문

곧창자는 둘째 엉치뼈 높이에서 시작하여 엉치뼈 앞면의 정중선을 따라 내려가 꼬리뼈 끝에서 급히 뒤로 굽어 항문 anus으로 이어지는 부분이다. 길이는 약 20cm로 복막이 덮고 있어 운동이 제한되며 끝부분 3~4cm되는 항문 바로위쪽을 항문관 anal canal이라고 한다.

항문관의 속면에는 동·정맥얼기를 함유하고 있는 항문기둥(항문주) anal column이 있으며 그 아래 치대 hemorrhoidal zone가 있고 여기에 곧창자정맥얼기 rectal venous plexus가 발달되어 있으므로 감염, 팽창된 경우를 치루 hemorrhoid or pile라 한다. 항문관 끝부분을 항문 anus이라 하며 항문에는 민무늬근성의 속항문조임근육 sphincter ani internus과 바깥항문조임근육 sphincter ani externus이 발달되어 있어 배변때나 사망시를 제외하고는 항상 오무라져서 폐쇄되어 있다(그림 15-13).

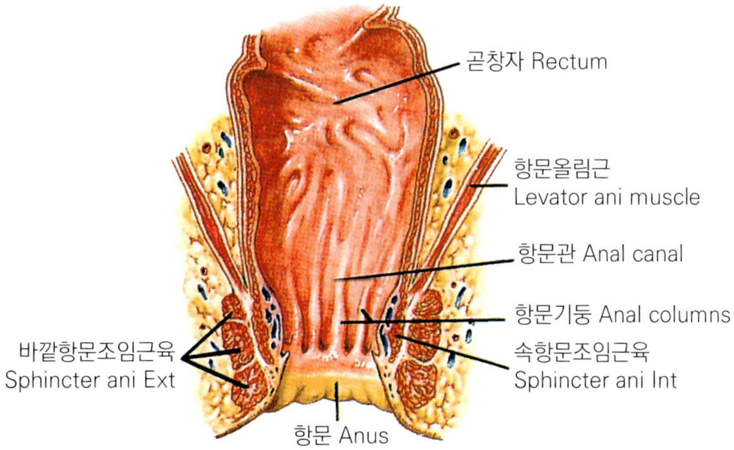

그림 15-13

항문관

4) 큰창자의 소화흡수

작은창자속 내용물이 큰창자로 이동될 무렵이면 영양물질의 소화와 흡수는 거의 끝나고 약간의 전해질, 수용성 비타민이 흡수되나 작은창자에 비교하면 극히 적은 양이다. 큰창자로 넘어온 수분의 양은 약 500ml 정도인데 그 중 400ml가 흡수되고 나머지는 분변시 불소화물질과 함께 체외배설이 된다.

한편 창자속세균의 활동은 대단하다. 건강한 사람의 샘창자는 거의 무균상태로 있는 반면 빈창자에는 약간의 세균이 있고 돌창자에는 상당히 많은 편이며 큰창자에는 영구적으로 창자속세균이 있다.

창자속세균은 대장균, 장구균, 포도상구균, 웰스균 등 여러 가지이며 이들은 작은창자에서 소화되지 않은 당질이 큰창자로 넘어오게 되면 발효시켜 젖산, 초산, 낙산, 프로피온산, CO_2, H_2, 메탄 등의 가스를 생산한다. 신생아의 경우 창자속은 무균상태이나 몇달이 지나면 창자속세균이 군집을 이룬다.

5) 큰창자의 운동

큰창자의 소화운동은 아주 느린 편이며 돌창자큰창자반사 iliocecal reflex에 의하여 돌창자로부터 내용물이 큰창자로 들어오면 몸쪽주름창자부위에서는 작은창자에서와 마찬가지로 운동성은 미약하지만 연동운동, 분절운동, 진자운동, 역연동, 팽기수축에 의하여 내용물이 유동 혼합된다. 한편 먼쪽주름창자에서는 주로 물이 흡수되고 내용물이 고형화되면서 구불(주름)창자쪽으로 이송되며 변의에 의하여 곧창자를 통해 배출하게 된다.

(1) 역연동 antiperistalsis

몸쪽주름창자내에서의 주된 운동은 연동이다.

특히 역연동은 돌창자의 내용물이 막창자로 들어와 막창자가 팽창되면 오름주름창자와 가로주름창 사이에서 수축파가 발생하여 막창자쪽으로 천천히 파급되면서 완전혼합과 흡수를 촉진하게 되는데 이를 역운동이라 한다. 역연동은 1회에 6~7개의 수축파가 생기고 지속시간은 2~8분 정도가 된다.

(2) 팽기수축 haustral contraction

팽기수축은 막창자와 오름주름창자에서 주로 볼 수 있는 운동으로 작은창자에서 분절운동이 일어나는 것과 같이 큰창자에서도 약 2.5cm 간격으로 마디를 이루면서 수축이 일어난다. 이 수축이 계속되면서 마디가 생기고 수축이 일어나지 않는 부분은 불룩하게 팽기되어 마치 염주알 모양이 되는데 이를 큰창자의 팽기수축 haustral contraction이라고 한다. 이 수축 주기는 약 20~30초로 내용물이 앞뒤로 왔다 갔다하면서 섞이고 그 동안에 물이 흡수되어 내용물은 점점 굳어진다.

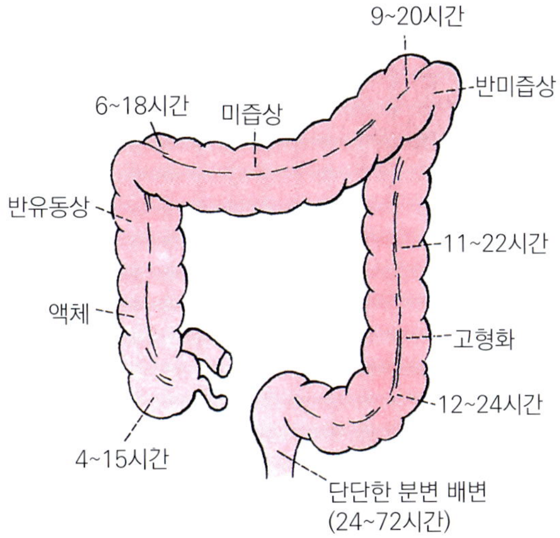

그림 15-14

대장내용물의 상태와 통과시간

(3) 집단수축 mass contraction

큰창자의 집단수축은 하루에 2~3회 정도 일어나는데 특히 음식물이 위 stomach에 들어오면 10여분을 전후하여 가로주름창자로부터 구불창자에 걸쳐 급격히 강한 연동운동을 일으켜 위주름창자큰창자반사 gastrocolic reflex에 의해 큰창자내용물이 곧창자로 옮겨지면서 변의를 느끼게 된다.

이 집단수축은 주름창자자체를 기계적으로 확장시키거나 화학물질 등으로 자극을 해도 일어날 수 있다. 큰창자속의 내용물이 이동하는 시간은 음식 내용물의 성질, 큰창자의 운동, 흡수능력, 그리고 개체의 육체적, 정신적 상태 여하에 따라 차이가 있다. 큰창자 내용물의 상태와 통과시간은 그림 15-14와 같다.

(4) 배변현상 defecation

소화물질 중 불소화 물질(분변 feces)이 보통 내림주름창자로부터 구불창자와 곧창자 위끝에 있다가 구불창자와 곧창자 사이에 있는 돌림근육의 수축과 분변량의 증가로 자체중력이 증가하면 집단 수축에 의하여 곧창자쪽으로 이동하게 된다. 이때 곧창자속압력이 형성되고 곧창자벽이 늘어나게 되며 곧창자속압력이 30~40mmHg 이상이 되면 엉치에 있는 배변반사 중추가 흥분하게 되어 변의 현상이 나타난다.

동시에 반사적으로 주름창자와 곧창자에 연동현상이 나타나면서 주름창자띠의 수축으로 주름창자가 단축되고 속·바깥 항문의 조임근육이 이완되면서 분변이 체외로 배설되게 된다. 이때 골반신경을 구성하는 부교감신경이 흥분하면서 곧창자운동이 촉진되고 속항문조임근육이 이완되면서 배변이 촉진되나 반대로 아래배부위에 분포하고 있는 교감신경이 흥분하게 되면 곧창자운동이 억제되는 한편 속항문조임근이 수축하면서 배변이 억제된다. 변의 현상이 일어나면 사람은 숨을 크게 들이마신 다음 성문 glottis을 닫고 가로막을 아래쪽으로 내리는 동시에 배압력을 상승시켜 힘차게 수축하여 곧창자속압력을 100~200mmHg 정도로 상승시키면 배변이 촉진된다.

배변시 곧창자속압력이 상승하고 혈압도 상승하게 되므로 혈압이 높았던 사람의 경우 뇌졸증이나 심근경색증으로 급사할 수 있으므로 변비가 생기지 않도록 주의해야 한다.

7. 쓸개즙(담즙) bile

1) 쓸개즙분비와 배출

쓸개즙은 간세포 hepatic cell에서 만들어져 간소엽에 있는 쓸개즙모세관으로 배출된다. 이들 쓸개즙모세관이 모여서 간관 hepatic duct이 된후 간에서 나와 왼·오른간관이 서로 합친 다음 일시 쓸개주머니에 저장되었다가 쓸개주머니의 수축에 의하여 온쓸개관 common bile duct과 이자관이 합쳐지는 큰샘창자유두로 배출된다(그림 15-15).

쓸개즙의 하루 분비량은 500~800ml로 주간에는 약 23ml/hr, 야간에는 약 15ml/hr가 끊임없이 분비되지만 작은창자속에서 소화가 진행되고 있는 때만 배출되고 위장 및 작은창자속 음식물이 없을 때는 온쓸개관속 오디 oddi 조임근육의 긴장성 수축으로 쓸개관 bile duct이 막혀 슬개즙이 더 이상 샘창자속으로 배출되지 못하고 쓸개주머니에 저장된다. 저장된 쓸개즙은 슬개속 수분이 흡수되어 6~10배로 농축된 알카리성의 쓸개즙이 된다.

쓸개즙의 성분에는 소화효소는 아니지만 지방성분의 소화에 없어서는 안될 쓸개즙산염 bile salt과 그외 쓸개즙색소 bile pigment, 콜레스테롤 cholesterol이 함유되어 있다.

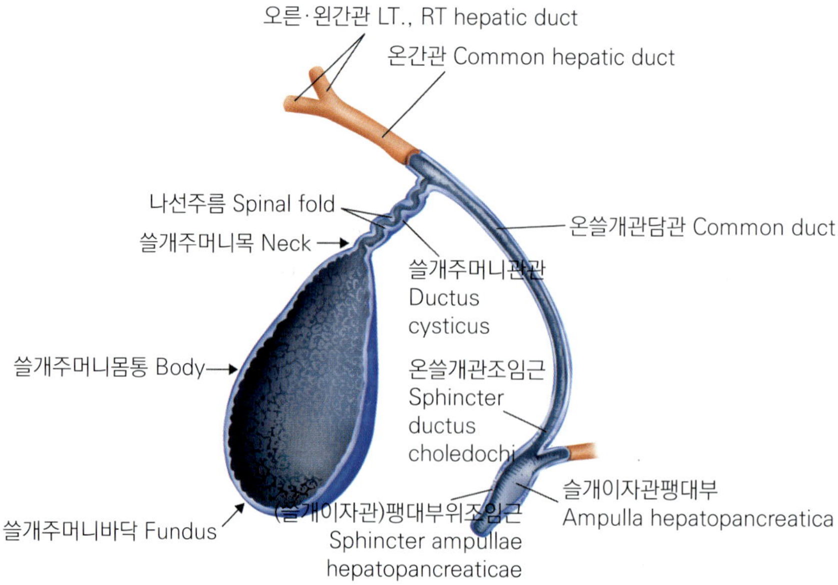

그림 15-15

슬개즙경로

2) 쓸개즙의 생리작용

① 지방의 소화촉진 : 쓸개즙성분 중 소화작용에 관여하는 것은 쓸개즙산염 bile salts으로 지방의 표면장력을 낮추어 유화 emulsification 상태를 만들어서 지방의 표면에 이자액이나 장액속에 들어있는 지방분해 효소인 리파제 lypase의 작용을 쉽게 받게 하여 지방산 fatty acid과 글리세롤 glycerol로 전환시켜 물에 쉽게 녹아 소장벽에서 흡수하도록 한다.

② 지용성 비타민의 흡수를 촉진한다.

③ Fe, Ca의 흡수를 촉진한다.

④ 경도의 설사작용도 있다.

⑤ 창자관속 부패를 방지한다.

8. 이자액(췌액) pancreatic juice

1) 이자액의 분비

이자에는 소화액을 분비하는 바깥분비샘과 호르몬을 분비하는 내분비샘이 있다. 내분비샘은 섬모양의 Langerhans섬에서 세포집단을 이루어 인슐린 insulin과 글루카곤 glucagon과 같은 호르몬을 분비하고 그외 대부분은 체액을 분비한다.

위 stomach에서 분비된 염산이나 염산이 섞인 내용물이 샘창자로 들어오면 샘창자벽의 점막이 자극을 받아 세크레틴 secretin이란 호르몬을 분비하는데, 이 호르몬이 혈관내로 방출된후 이자에 도달하면 pH가 7~8 가량의 알카리성 물질인 이자액을 분비하게 된다.

샘창자점막에서는 세크레틴 이외에도 이자액의 분비를 촉진하는 판크레오지민 pancreozymin(CCK-PZ)이라는 호르몬이 분비된다. 세크레틴과 비슷한 성질로 이자액량을 늘리는 것 보다는 이자액의 소화효소를 증가시키며 펩톤 peptone, 아미노산 amino acid, 지방산 fatty acid 등에 의하여 생산이 촉진되고 있다.

이자액의 하루 분비량은 700~1000ml이며 섭취하는 음식내용물에 따라 변화할 수 있다.

2) 이자액의 생리작용

이자액에는 3대영양소를 분해하는 효소를 모두 가지고 있다.

(1) 단백질 분해효소

trypsin과 chymotrypsin은 단백질 분해효소이다. 이자에서 분비될 때는 trypsinogen의 형태이나 작은창자속으로 나오면 작은창자벽세포에서 분비되는 조효소(coenzyme)인 enterokinase에 의하여 활성화되어 trypsin이 되고 chymotrypsinogen은 trypsin에 의하여 활성화되어 chymotrypsin이 된다.

trypsin은 pepsin에 의해 단백질이 proteous 또는 peptone으로 분해된 중간단계의 단백질에 작용하여 polypeptide까지 분해하고, 그 다음에 chymotrypsin이 이에 작용하여 dipeptide 단계까지 만든다. 또한 chymotrypsin은 유즙 milk의 단백질을 응고 및 소화시키는 작용도 갖는다. pH는 8 정도가 된다.

(2) 탄수화물 분해효소

이자액 속에 함유되어 있는 amylase(amylopsin)는 녹말을 덱스트린 dextrin과 말토오스 maltose까지 분해하는 효소로 침 속에 들어있는 프티알린 ptyalin보다 더욱 강력한 탄수화물 분해 효소이다. pH는 6.7~7.0 정도이다.

(3) 지방분해 효소

이자 리파아제 lipase는 지방을 지방산 fatty acid과 글리세롤 glycerol까지 분해하며 pH가 8.0 정도이다. 리파아제 단독의 경우 지방의 분해가 약하지만 쓸개즙속의 쓸개즙산염의 유화작용에 의하여 지방의 소화가 촉진되어 작은창자에서의 흡수를 쉽게 한다.

9. 간장 liver

1) 간장의 구조

간장은 생체내 최대의 장기로 뇌와 같이 대단히 복잡한 기능을 담당하고 있다. 무게는 성인의 경우 1200g~1600g에 이르며 풍부한 혈액을 가지고 있으므로 부드러우며 암적갈색을 띤다. 위치는 배안의 오른쪽위부위, 가로막 바로 아래쪽에 있다. 윗면은 전체적으로 가로막 원개에 맞추어 둥글게 융기되어 있고 아래면은 거의 평면이다.

간낫인대(겸상간막) falciform ligament에 의하여 왼엽과 오른엽으로 구분한다. 한편 인대는 간을 배벽의 앞쪽으로 고정시켜 놓는 내장복막의 주름이다. 그외에 쓸개주머니에 가까운 내모엽 quadrate lobe과 큰정맥에 가까운 꼬리엽 caudate lobe으로 왼엽과 오른엽에 비교하면 매우 작은 편이다. 쓸개주머니 gall bladder는 오른엽과 네모엽 사이의 오목한부위에 부착되어 오른엽에 속한다(그림 15-16).

중앙부에 간문 hilum of liver이 개구하고 여기에는 왼·오른간관, 고유간동맥, 문정맥, 림프관이 함께 출입한다. 간에 유입되는 혈관은 고유간동맥 properhepatic artery과 문정맥 portal vein이며 혈류량은 정상 성인의 경우 매분 1000~1800ml(평균 1400ml)나 된다. 그 중 고유 간동맥의 혈류량은 1/5~1/4로 소량이지만 간세포의 기능에 필요한 산소를 공급하는 중요한 역할을 하고 있다.

문정맥은 4/5~3/4의 혈류량을 유입케 하는 혈관으로 이곳은 소화관으로부터 영양소를 받아 간으로 운반하는 중요한 역할을 하는 혈관이다.

간장의 혈관에는 영양혈관과 기능혈관의 2종류가 있다.

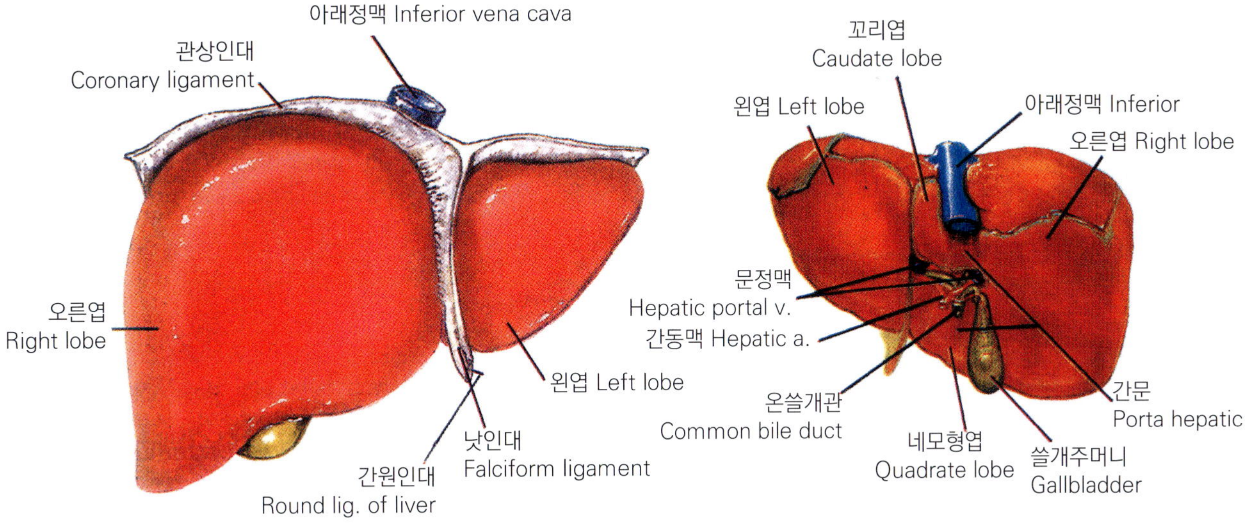

그림 15-16
간장의 구조

① 영양혈관 nutritional vessels : 산소를 공급하는 고유간동맥 proper hepatic artery이며, 간문에서 왼·오른간동맥 left and right hepatic artery으로 나뉘어 간 속으로 들어가 점차 분지하여 엽사이동맥 interlobar arteries과 소엽사이동맥 interlobular arteries으로 되고, 다시 간소엽 속에서 동굴모세혈관(동양혈관) sinusoid으로 나뉜다. 즉 소엽에서 기능혈관인 소엽사이정맥과 합류하여 동굴모세혈관을 형성한다.

② 기능혈관 functional vessels : 위장관에서 오는 영양물질을 많이 함유한 정맥혈을 운반하는 매우 큰 문정맥 portal vein으로서 앞서 말한 고유간동맥과 같이 주행하며 같은 양상으로 분지한다. 즉 문정맥→엽사이정맥 interlobar veins→소엽사이정맥 interlobular veins으로 나뉘고, 소엽내에서 소엽사이동맥과 합류하여 동굴모세혈관을 형성한다.
한편 간장에서 나오는 정맥혈은 중심정맥 central veins에서 출발하여 결국 2~3개의 짧은 간정맥 hepatic veins을 이루어 간 뒤쪽으로 나와 바로 아래대정맥에 주입된다.

2) 간장의 기능

① 당대사

음식물 중의 포도당을 비롯한 당류로부터 글리코겐 glycogen을 합성하여 간세포에 저장하고 필요에 따라 글리코겐을 분해하여 포도당으로 전환시켜 혈액을 통해 조직에 보내어 에너지에 이용된다.

② 단백질 대사

아미노산 amino acid으로부터 각종 단백질의 합성, 저장, 방출을 한다. 특히 혈장 중의 albu-

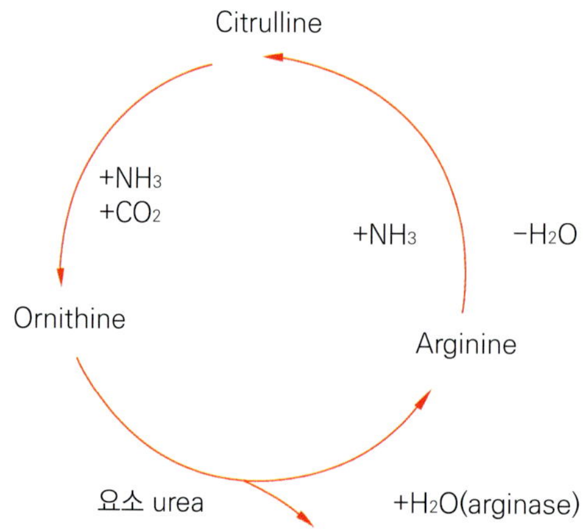

그림 15-17
Ornithine 회로

min과 fibrinogen의 생산이 이루어지고 있으며 또한 단백질에서 당으로, 혹은 지방으로의 전환도 간장에서 이루어지고 있다. 아미노산의 최종 분해산물인 암모니아가 오르니틴회로 ornitine cycle에 의하여 요소로 생산되기도 한다(그림 15-17).

③ 지질대사

각종지방, 인지질, cholesterol 등의 합성이나 지방이 연소되어 energy가 생산되는 일들이 간장에서 이루어진다.

④ 쓸개즙 bile 생산

간세포로부터 쓸개즙산을 생산하고 쓸개즙의 합성이 이루어져 왼·오른간관을 통해 쓸개주머니에 농축저장하게 된다.

⑤ 혈액응고기전에 관여하는 물질생산

섬유소원 fibrinogen, prothrombin, haparin을 생산하여 혈액 응고 기전에 관여케 한다.

⑥ 방어 및 해독작용

음식물을 통하여 장내에 들어온 각종 독물질을 간으로 이송하여 무독화한후 쓸개즙산으로, 암모니아 등의 해독물질을 중화·배설케 한다. 또한 간장의 동굴모세혈관 hepatic sinusoid에는 식작용이 왕성한 별모양큰포식세포(쿠퍼) Kupffer's cell라는 특수한 내피세포가 있어서 간으로 유입되는 유독성 물질, 자체내 노후세포, 파괴된 적혈구, 기타 이물질에 대해 세포내에서 식작용 및 무독화를 하고 있다.

⑦ 혈액량 조절

간장에 혈액을 저장했다가 필요시 방출하여 보충해 주기도 하며 태생기, 즉 임신 4~5개월내에서는 조혈기능이 있어 적혈구를 생산하고 항빈혈 인자인 Fe을 저장하기도 한다.

제 16 장

영양과 물질대사

Nutrition and metabolism

사람을 비롯한 모든 생물은 건강하게 생명을 유지하고 성장과 재생 그리고 생식을 위하여 외부로부터 여러 가지 물질을 섭취하여 이용하고 있다. 이와같이 생체가 외부로부터 여러가지 물질을 섭취하고 동화하며 또 이용하여 생명을 유지하고 건강한 생활현상을 영위하는 것을 영양 nutrition 이라고 한다.

한편 그 목적을 위하여 섭취하는 물질을 영양소 nutrient라고 한다. 사람은 이들 영양소를 식품을 통해 섭취하고 있다. 체세포가 사용하는 영양소에는 탄수화물, 지방질, 단백질, 무기염류, 비타민 등이 있다.

생체가 소화관에서 영양소를 흡수·운반한 후 일정장소에서 화학반응을 일으켜 에너지나 여러 가지 합성물을 생산하고 노폐물을 제거하는 과정을 물질대사 metabolism라고 한다.

식품을 통해 섭취되는 대사물을 유기물과 무기물로 나누고 유기물은 다시 세분하여 당질, 단백질, 지질 및 비타민으로 나눈다. 당질과 단백질 및 지질을 열량소라 하고 무기질과 비타민을 보전소라고 하며 뼈대형성, 체액의 삼투압 조정, 생체내 대사기능 조절 등에 큰 역할을 한다.

우리 몸의 구성성분은 단백질이 약 16%, 지질이 약 13%, 당질이 약 1%, 무기질이 약 4%나 된다. 그리고 체액은 60~66%로 세포내액이 약 40%, 세포외액이 약 20%이며 그 중 조식사이질액이 약 15%, 혈장이 약 5%로 구성되어 있다(그림 16-1).

한편 섭취된 영양소는 다음과 같이 이용된다.

① 에너지 생성 : 체온유지, 생활에너지로 활동에 관여하는 영양소는 탄수화물(당질), 지방질, 단백질 등이 이용된다.

② 몸구성 : 신체의 조직, 뼈대구성, 혈액, 신체의 소모 물질을 보충하면서 체력유지에 관여하는 영양소는 단백질, 무기질, 지방질, 탄수화물 등이 이용된다.

③ 생리기능 조절 : 삼투압 및 pH 조절, 체온조절, 대사산물의 운반과 배설, 체내 각종 기능 조절 등에 관여하는 영양소는 지방질, 단백질(호르몬과 효소), 무기질과 물이 이용된다.

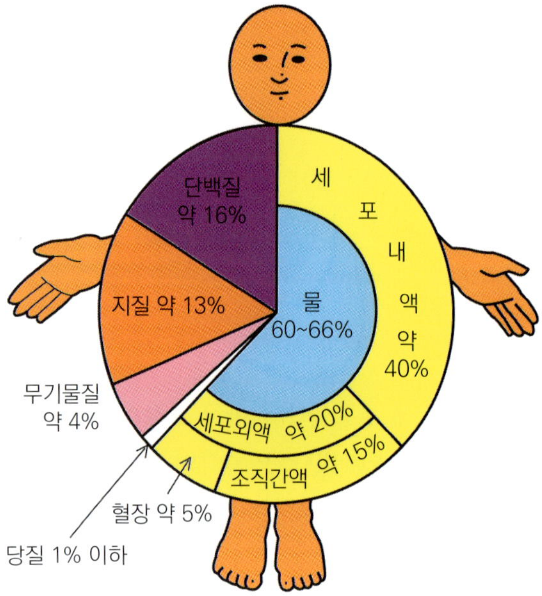

그림 16-1

인체의 구성성분

1. 탄수화물 carbohydrate

탄수화물은 단백질, 지방질과 같이 생체를 구성하는데 원형질 구성에 극소량(1% 이하)이 참가하지만 주로 저장물질로 저장되었다가 제1차적으로 에너지의 공급원이 되고 세포구성물질로 생명에 기본적인 역할을 한다. 한편 분해되어 단백질, 지방 등의 합성재료도 되며 그외 당지질, 당단백, 헤파린, 핵산 등 생체내에서 중요한 일을 담당하고 있다. 탄수화물은 생체내에서 흡수할 때는 주로 포도당 glucose 상태며 간장에 저장될 때에는 glycogen 상태로 저장되고 일부는 혈액에 의하여 근육 이외의 조직에도 운반된다. 연소시 g당 4.1kcal의 열량을 낸다. 또 그중 일부는 근육 속에 glycogen 상태로 저장되기도 하고 일부는 피부밑지방과 아미노산의 합성에 쓰이며 혈중에는 유리 포도당 상태로 존재한다.

정상인의 혈액 중에는 혈액 100ml당 80~100mg% 있으며 식사 후 2~4시간 사이에는 160mg% 전후가 되었다가 다시 원상태로 되돌아간다.

1) 탄수화물의 분류

가수분해에 의하여 더이상 간단히 분해되지 않는 화합물을 단당류 monosaccharide라 하고 단당류 2분자가 결합하여 이루어진 이당류 disaccharide, 그리고 단당류의 여러 분자가 결합해서 생긴 다당류 polysaccharide로 분류된다.

(1) 단당류 monosaccharide

단당류에 속하는 것 중 가장 간단한 화합물은 글리코알데히드 glycoaldehyde로 가수분해를 하여도 더 간단한 당류로 분해되지 않는다. 탄소의 수에 따라 이탄당, 삼탄당, 사탄당… 십탄당으로 나누어진다.

그중에서 중요한 단당류는 오탄당 pentose과 육탄당 hexoses으로서 식품 속에서 많이 발견된다. 오탄당에는 RNA의 성분인 ribose($C_5H_{10}O_5$)와 DNA의 성분인 deoxyribose($C_5H_{10}O_4$)가 있으며 육탄당은 탄수화물의 대부분을 차지한다. 포도당 glucose, 과당 fructose, 갈락토오스 galactose 등이 이에 속한다.

① 포도당 glucose

영양과 생리면에서 가장 중요시되는 당으로서 전분 starch과 glycogen 등의 가수분해에 의하여 얻어지며 사람의 혈액 속에 약 0.1%를 항상 보유하고 있다. 그리고 남는 것은 간 liver에 glycogen 상태로 저장되어 있다가 필요에 따라 다시 포도당으로 전환하여 혈액내로 이동하게 된다.

② 과당 fructose

과당은 ketone기를 가진 대표적인 단당류로서 포도당과 함께 과일, 꽃에 많이 있고 특히 꿀에 많이 들어 있다. glucose와 결합하여 자당 sucrose이 된다.

③ 갈락토오스 galactose

포도당과 결합하여 젖당 lactose을 만들며 젖의 중요한 성분이 되고 단백질과 결합하여 glucoprotein으로 생리상 중요한 역할을 한다.

(2) 이당류 disaccharide

단당류 두 분자가 결합하고 물 한 분자를 잃은 것으로 육난당 누 분자로 되어 있고 가용성으로 단맛을 나타내며 일반식은 $C_{12}H_{22}O_{11}$로 나타난다.

육탄당의 종류와 결합상태에 따라 여러종류가 있는데 그중 중요한 것은 맥아당 maltose, 자당 sucrose, 젖당 lactose 등이 있다.

① 맥아당 maltose

맥아당은 천연에 존재하며 포도당 두 분자로 구성된다. 전분을 맥아 중에 함유된 효소(amylase)로 분해했을 때 생기기 때문에 맥아당이라고 하였으며 산이나 효소의 작용으로 분해된다. 음식물에 의하여 섭취된 전분이 침 속의 ptyalin, 이자액 중의 amylopsin에 의하여 dextrin과 maltose로 되며 장액 속의 maltase에 의하여 포도당으로 분해되어 흡수된다. 물에 잘 녹고 단맛은 자당의 1/2 정도가 된다. 또한 전분을 산으로 가수분해하여 물엿을 만들 때 생긴다.

① 지방류(유지) fat, oils

유지는 결합된 지방산의 수와 종류에 따라서 성상이 다르다. 상온에서 액체인 경우 유(기름) oil 라고 하고 고체인 경우를 지방 fat이라 하며 이것을 합쳐서 유지(중성지방)라고 한다. 유지는 동물성 유지와 식물성 유지로 구분되고 동물성 유지에는 소기름, 돼지기름, 유지방, 간유, 어유가 속하며 식물성 유지에는 참기름, 콩기름, 옥수수기름, 야자유, 면실유, 올리브유 등이 속한다.

② 밀납 wax

밀납은 지방산과 고급 알코올의 에스텔이다. 밀납은 공기 중에서 변질되지 않고 세균에 침범되지 않으며 동식물의 표면에 분포되어 있으면서 개체의 습윤 또는 건조를 방지하고 체온유지에 관여한다.

(3) 복합지질 compound lipids

① 인지질 phospholipids

glycerol 1분자와 지방산 2분자 그리고 인산이 결합하여 이루어져 있고 특히 신경계통(뇌세포, 신경조직), 간장, 골수, 체액 등에 많이 들어 있다.

② 당지질 glycolipids

일반적으로 galactose가 주로 들어있고 인산과 glycerol은 함유되어 있지 않다. 주로 뇌신경에 많이 있으며 세포구성에 관여하고 있다.

③ 단백지질 lipoprotein

주로 지방산과 단백질의 복합체이다.

(3) 유도지질 derived lipids

유도지질은 지질이 가수분해되어 얻어진 것들을 말하며 물에 용해되지 않으나 유기용매에 녹는 것은 모두 여기에 속한다.

① 지방산 fatty acid

지질을 구성하는 유기산을 지방산 fatty acid이라고 한다. 보편적인 천연 유지 중의 지방산은 탄소원자수가 짝수로 일반식은 CnH2nO2인데 탄소 n에 대하여 수소의 n가 2배가 된 것은 포화지방산 saturated fatty acid이라고 하며 탄소의 증가에 따라 융점이 상승하고 용해성과 휘발성이 감소한다.

불포화지방산은 같은 탄소수에 해당되는 포화지방산보다 융점이 낮은 것을 볼 수 있다. 불포화 지방산 중 linoleic acid, linolenic acid 및 arachidonic acid의 3종을 영양상 필수지방산 essential fatty acid이라고 하며 동물의 생존에 불가결한 것이다. 지방산의 결핍으로 쥐에서는 생식과 성장정지, 피부병, 임신 및 수유부전 등의 현상이 나타나고 사람의 경우 유아에 필요하다고 한다.

a. 포화지방산의 예

butyric acid(명칭) $C_4H_8O_2$(분자식) 소재(butter)

caproic acid(명칭) $C_6H_{12}O_2$(분자식) 소재(butter, 야자유)

b. 불포화지방산의 예

Oleic acid(명칭) $C_{18}H_{34}O_2$(분자식) 소재(동식물유)

linoleic acid(명칭) $C_{18}H_{32}O_2$(분자식) 소재(반건성유)

② glycerol

수용성의 물질로 중성지방의 구성성분이며 탄수화물과 상호전환이 가능한 물질이다.

③ sterols

대부분 에스텔로서 sterolester를 형성하고 세포 속의 구성성분이 되며 일부는 유리된 상태로 체액 속에도 있다. 화학구조상 쓸개즙산, 성호르몬, 비타민 D 및 부신 호르몬 등을 구성하는 모체로서 중요하다.

④ cholesterol

쓸개즙의 주성분이며 또한 동물의 각 조직, 즉 뇌신경, 콩팥, 간장, 지라 등과 계란의 난황 속에 많이 들어 있다. 콜레스테롤은 에너지원으로 사용되지 않으나 세포막을 포함한 여러 가지 세포부분을 위한 구조물질로 이용된다.

또한 여러 가지 성호르몬과 부신겉질에 의해 생성되는 호르몬 합성에 필요한 분자 성분이며 간 liver에서 쓸개즙산염을 만들어내는데 사용된다.

⑤ 비타민류(지용성 비타민)

vitamin A. D. E. K류가 있다.

2) 지질의 영양학적 의의

(1) 열량원

지질 1g이 9.3kcal의 열량을 낸다. 이것은 단백질이나 탄수화물 4.1kcal에 대해 2.2배가 되는 셈이다. 그러므로 열량의 체내 저장에는 지질이 유용하며, 많은 양의 열량을 필요로 하는 노동자의 열량원으로 적합하다.

(2) 구성소

인지질과 cholesterol은 세포의 구성성분으로서 특히 신경계통, 뇌, 간장 등의 주요기관에 많이 함유된 채 중요한 기능을 수행하며 일반적인 기아시에도 유지방 lipoid은 감소되지 않는다.

(3) 필수지방산

linolenin과 같은 지방산은 동물몸의 성장을 촉진하며 일반적으로 동물성 지방보다 식물성 지방에 많이 함유되어 있다.

(4) 피부밑지3방

피부밑지방은 신체를 둘러싸서 내부장기를 보호하는 동시에 열의 불량도체로서 체열의 발산을 방지하여 체온을 정상으로 유지하도록 하고 배안의 중요한 장기를 보호하도록 한다.

(5) 지용성 vitamin의 용해

유지는 지용성 vitamin(vitamin A.D.E.K)을 녹인다. 또 유지를 조리에 첨가하여 사용하면 식품 중의 지용성 vitamin의 흡수율을 높여준다. 특히 동양인은 vitamin A를 대부분 채소류에서 섭취하기 때문에 지질을 적당히 섭취하는 것이 좋다.

3. 단백질 protein

단백질은 원형질의 주성분이다. 수많은 아미노산의 결합체로 colloid 양의 함질소 화합물이며 고분자 화합물이다. 생명유지와 발육 그리고 생체의 구성 성분으로 대단히 중요시 되는 물질이다.

인체의 구성을 보면 65%가 물이고 나머지 고형성분 중의 54%를 차지하는 단백질은 세포의 생활현상을 영위하는데 필수불가결한 물질이다.

1839년 G. J. Mulder가 생체 중 "제1의 것"이라는 뜻을 가지는 희랍어의 proteios에서 protein이라고 명명했다. 단백질은 대다수의 효소 및 호르몬의 주성분으로서 생체내 반응을 촉진하고 조절하며 생체의 생성과 재생에 반드시 존재해야 한다. 또 단백질은 유전자, 혈색소 Hb 등 중요물질을 이루는 재료가 되고 분해되면 에너지를 방출한다.

소화과정동안 단백질은 아미노산 amino acid으로 분해되어 장 조직에 의해 흡수되고 혈액에 의해 체세포로 이용된다. 인체는 많은 아미노산을 합성할 수 있다(비필수아미노산). 그러나 성인에 필수아미노산은 합성되지 않기 때문에 매일 필요량을 섭취하지 않으면 안된다. 모든 필수 아미노산은 성장이나 조직에 필요하다.

필수아미노산은 저장되지 않기 때문에 사용되지 않고 남아 있는 것은 에너지원으로 산화되거나 탄수화물 또는 지질로 변환된다.

1) 단백질 조성

단백질의 원소적 조성은 다음표와 같다(표 16-1).

기타에는 Cu, Fe와 같은 금속 원소가 포함되어 있다. 단백질의 원소 조성 중 탄수화물이나 지질에 비해서 다른 점은 질소(N) 성분이 15~18%, 평균 16% 포함되어 있다는 것이다.

표 16-1. 단백질의 원소적 조성

원소명	기호	함류량 범위	평균치
carbon	C	50.6~54.5(%)	52(%)
oxygen	O	21.5~23.5	23
nitrogen	N	15.0~17.6	16
hydrogen	H	6.5~7.3	7
sulfur	S	0.2~2.2	1
phosphorus	P	0.4~0.8	0.5
기 타			0.5

2) 단백질 합성

흡수된 아미노산은 핵산의 작용에 의하여 새로운 단백질 생성에 이용되어진다. 한편 효소 혹은 생체를 구성하고 있는 단백질은 모두 체내에서 합성된 단백질이다.

3) 단백질의 분해

단백질이 체내에서 분해되면 요소·요산이 생기고 그 이상은 분해되지 않는다. 따라서 단백질은 생체내에서는 완전히 산화되는 것이 아니기 때문에 energy원으로서 당질, 지질에 비하여 우수하다고는 할 수 없다.

실제로 생체내에서 생기는 energy는 주로 당질이나 지질의 분해에 의한 것이며 단백질의 분해에 의한 것은 극히 적다. 그러나 단백질 1g이 연소되면 4.1kcal의 열량을 낸다.

4) 단백질의 분류

단백질은 그 구성성분인 아미노산 함량, 용해도, 응고성, 분해생성물에 따라 다음과 같이 분류한다.

(1) 단순단백질 simple proteins

가수분해하면 아미노산만이 생성되는 것을 말하며 용해성에 따라 아래 몇종만 소개하였다.

① albumins

동·식물세포와 체액에 들어 있고 유황의 함량이 많은 편이며 물이나 묽은 염류 용액에 녹고 가열하면 응고한다. 알의 흰자 위에 ovalbumin, 혈청에 serum albumin, 근육에 myogen 등이 있다.

② globulins

동·식물의 세포와 체액에 들어 있으며 물에 녹지 않고 약한 알칼리성이나 중성 염류용액에 녹으며 대부분 가열하면 응고한다. 알의 흰자 위에 ovaglobulin, 혈청에 serum globulin, 이자에 insulin 등이 있다.

③ histones

동물몸에만 있고 적혈구와 백혈구의 세포핵의 주성분으로 보통 핵산과 결합하여 존재한다.

(2) 복합단백질 conjugated proteins

단순단백질과 비단백질과의 결합체로서 천연으로 존재하며 비단백질에 비하여 분자량이 적으므로 이것을 접합분자 prosthetic group라 부른다. 이 단백질은 생리적으로 매우 중요한 의의를 갖는다. 복합단백질의 종류는 비단백성 물질(접합분자)의 종류에 의하여 분류된다.

① 핵단백질 nucleoprotein

단순단백인 protamin 혹은 histone과 핵산이 결합된 것으로 세포핵의 가장 중요한 성분이며 그 생리작용도 대단히 중요하다. 물에 녹지 않으나 알칼리에 녹으므로 이것에 의하여 가슴샘이나 간장과 같은 핵이 많은 조직에서 추출이 가능하다.

핵단백질은 핵산부의 당 pentosis의 성질에 따라 둘로 나눈다.

a. deoxyribonucleic acid(DNA)

세포의 핵내에 있으며 유전자의 본체로 유전 또는 발생학적으로 중요한 역할을 하며 당으로는 deoxyribose며 염기는 adenine(A), guanine(G), cytosine (C) 및 thymine(T)으로 되어 있다.

b. ribonucleic acid(RNA)

당은 ribose이며 염기는 thymine(T) 대신 uracil(U)로 되어 있고 그외는 DNA와 동일하다.

② 당단백질 glycoproteins

단순단백질과 당 그리고 유도체가 결합하여 이루어졌으며 점액 mucin, 혈액, 연골, 계란흰자에 들어 있는 유점소 mucoid 등을 말한다. 특히 동·식물의 세포와 조직의 보호, 보강작용을 한다.

③ 인단백질 phosphoprotein

아미노산내의 -OH기에 인산기가 결합된 것으로 유즙중의 casein내에 들어 있다.

(3) 유도단백질 derived protein

천연단백질을 물리적 또는 화학적으로 처리해서 얻어진 단백질의 변성물 또는 분해물을 말한다.

① 변성단백질 degenerated protein

단백질의 변성에 의해서 물과 염류용액에 녹지 않으며 일단 불용성으로 되면 다시 원상으로 회복되지 않는다. 변성의 원인으로는 강산, 알카리, 뜨거운 알코올 등의 작용이다. 그 종류는 metaproteins, proteans, coagulated protein 등이다.

② 분해단백질 peptised protein

단백질이 효소 enzyme나 산 acid에 의해서 가수분해되어 amino산이 되기까지의 중간생성물을 말한다. 그 종류는 peptones, peptides, proteus 등이다.

5) 단백질의 영양학적 의의

(1) 구성소

인체를 구성하는 고형성분의 54%가 단백질로, 양적으로 가장 많을 뿐만 아니라 원형질의 주성분이며 인체의 모든 세포조직을 구성하고 기능을 영위한다.

(2) 단백질은 질소화합물

단백질은 C.H.O 이외 N을 포함하고 있는 것이 특징이다. 인체를 구성하는 단백질의 소모는 당질이나 지방으로부터 전환이 될 수 없기 때문에 반드시 외부로부터 섭취하지 않으면 안된다.

(3) 효소

생명현상의 유지는 생체내에서 일어나는 각종 화학반응의 연쇄에 의하여 이루어지는데 생체내 화학반응을 촉매하는 물질이 효소이므로 효소가 생명현상의 주요인이 되며 이 효소의 주성분이 단백질이다.

(4) 호르몬

호르몬은 내분비샘에서 분비되어 혈관내로 이송된 다음 표적기관에 들어가 생체의 기능을 조절하는 물질이다. 이 호르몬의 주성분이 효소와 같이 단백질이라는 사실이다.

즉 이자에서 분비되는 insulin은 아연을 함유하는 단백질이며 갑상샘에서 분비되는 thyroxin은 요드를 함유하는 단백질이고 뇌하수체 뒤엽에서 분비되는 호르몬은 유황을 함유하는 polypeptide이다. 그외 뇌하수체 앞엽에서 분비되는 각종 호르몬의 주성분도 모두 단백질이다.

(5) 가스운반

허파와 조직세포 사이에서 각종 가스 gas를 운반하는 것이 적혈구 내의 혈색소 hemoglobin인데 혈색소는 산소를 운반하는 heme과 이산화탄소를 운반하는 globin으로 구성된다. 혈색소는 heme이라는 배합군과 globin이라는 단순단백이 합성된 복합단백질이다.

조직으로부터 운반되어 온 H_2CO_3이 허파에서 이산화탄소를 방산하는데 이 반응은 다음과 같다.

$$H_2CO_3 \quad H_2O + CO_2$$

(6) 열량소

단백질의 본래 사명은 생체의 구성소이지만 열량소가 부족하거나 또는 다량의 단백질을 섭취했을 때에는 그 일부가 탈 amino가 된다. amino기는 요소로서 오줌으로 배설되며 잔기는 당질과 같이 생체내에서 연소되어 1g에 대해서 4.1kcal의 열량을 내는 열량소로서 작용한다.

(7) 항체

인체가 세균에 감염된 후 재감염에 대한 저항력이 생기는 것은 혈청중에 세균 또는 세균독소에 대한 항체가 생기는 까닭이다. 항체의 화학적 본태는 γ-globulin이다.

6) 아미노산의 이용

아미노산은 체세포에 의해 여러 경로로 사용된다. 예를들면 몇몇 아미노산은 근육섬유의 actin과 myosin, 결합조직의 collagen 및 피부의 keratin과 같이 세포구조를 이루는 단백질 분자를 이룬다. 다른 아미노산은 신체에 작용하는 단백질을 합성하는데 사용되며 이러한 단백질로는 산소를 운반하는 헤모글로빈(Hb), 물의 균형과 pH를 조절하는 혈장단백질 plasma protein, 화학반응을 촉진하는 효소, 대사조절을 하는 호르몬 등이 있다.

아미노산은 에너지원으로도 이용되는데 과량 존재하거나 탄수화물이나 지질 등이 생체가 필요로 하는 만큼 충분하지 못할 때 여러 대사 경로를 통해 산화된다.

4. 무기질 minerals

무기염류 혹은 광물질이라고도 하며 인체를 구성하는 유기물의 구성 원소인 C. H. O. N를 제외한 다른 원소를 총칭하여 말한다. 무기질은 화학적으로 에너지를 갖지 않으나 효소를 활성화시키며 혈색소, 호르몬, 조효소 및 비타민 등의 물질을 구성하는 성분으로서 생체의 발육과 생리적 기능을 조정하는데 필요한 영양소이다.

1) 무기질의 분포

무기질은 체중의 약 4% 가량을 차지한다. 그중 칼슘(Ca)과 인(P)이 체내 무기질 함량의 3/4을 차지하며 나머지 1/4은 다음의 5가지 무기질, 즉 칼륨(K), 황(S), 나트륨(Na), 염소(Cl), 마그네슘(Mg)이 차지한다. 그외 미량으로 철(Fe), 구리(Cu), 요오드(I), 아연(Zn) 등의 혈액과 각 기관에 들어 있다(표 16-2).

2) 중요한 무기질

(1) 칼슘 calcium(Ca)

칼슘은 무기질 중 체내에 가장 많이 들어 있으며 체중의 1.5~2.0%에 해당된다. 이 칼슘의 99%

표 16-2. 인체를 구성하는 요소

원소명	기호	양적비(%)	원소명	기호	양적비(%)
oxygen	O	65.0	iodine	I	0.00001
carbon	C	18.0	cobalt	Co	미량
hydrogen	H	10.0	zinc	Zn	〃
nitrogen	N	3.0	silicon	Si	〃
calcium	Ca	1.5~2.2	arsine	As	〃
phosphorus	P	0.8~1.2	fluorine	F	〃
potassium	K	0.35	bromine	Br	〃
sulfur	S	0.25	aluminum	Al	〃
sodium	Na	0.15	selenium	Se	〃
chlorine	Cl	0.15	boron	B	〃
magnesium	Mg	0.15	strontium	Sr	〃
iron	Fe	0.004	vauadium	V	〃
manganese	Mn	0.0003	molybdeium	Mo	〃
copper	Cu	0.00015	cadmium	Cd	〃

혈액 : Fe, K, Na, Cl, Ca, P, Mg 등
뼈대와 치아 : Ca, Mg, P, Na, F 등
근육 : K, P, S, Na, Cl, Mg, Fe 등
피부 : S, Na, Mg, Ca, K, P 등
신경 : Ca, Mg, Na, Cl, K, P 등

가 뼈나 치아 같은 경조직에 있으며 그 중 인산칼슘이 85%, 탄산칼슘이 10%로 대부분을 차지하고 1% 정도는 혈액과 세포외액, 신경, 연조직에서 대사조절에 관여하고 있다.

뼈대에서의 Ca과 P의 비율은 2 : 1이다.

Ca과 P이 뼈대화하려면 vitamin D가 필요하므로 함께 섭취해야 한다. Ca은 뼈대 및 치아와 혈칭내(혈액 100㎖당 10㎎ 포함)에 있으면서 다음과 같은 중요한 기능을 수행하고 있다.

① 뼈대와 치아의 구성

뼈대와 치아의 견고함과 강도를 높여준다. 특히 성장기에 뼈의 구성시 Ca량이 증가되며 성장기가 끝난 후에도 새로운 뼈의 형성과 오래된 뼈의 파괴가 동시에 일어나기 때문에 계속 필요하다.

뼈에는 $CaPO_4$, $CaCO_3$가 결합하여 만들어진 hydroxy apatite라는 염의 형태로 있으면서 연한 단백질 주위에 결정구조를 만들어 딱딱하고 견고하게 해준다. 그리고 Ca은 주로 긴뼈에 있는 trabeculae에 저장이 되어 성장기, 임신, 수유기 때와 같이 Ca의 요구량이 많을 때 이용된다.

② 혈액응고작용

혈액응고 과정에서 thromboplastin과 Ca^{++}은 불활성인 prothrombin을 활성인 thrombin으로 전환시킨다. 그리고 thrombin은 혈장내의 fibrinogen을 fibrin으로 전환시켜 혈액을 응고시킨다.

③ 근육의 수축·이완작용

심장근육의 수축과 이완은 Na^+, K^+, Mg^{++} 이온에 대한 Ca^{++}의 적절한 비율에 의해 좌우된다. Ca이 부족하면 심장근육의 수축력이 약해지며 너무 많으면 심장근육의 이완력이 약해진다. 그러나 Na^+ 만 있을 때에는 근육이 이완된다. 위의 3가지 물질이 적당한 비율을 이루어야만 심장의 박동이 정상으로 유지된다. Ca이 결핍된 어린이는 성장이 부진하며 뼈가 이상한 모양으로 휘거나 굽게 되는 구루병이 생긴다. 어른의 경우 뼈연화증 osteomalacia에 걸린다. 구루병 rickets과 뼈연화증은 vitamin D의 결핍과 Ca, P의 섭취가 고르지 않았을 때 생긴다.

(2) 인 phosphorus(P)

칼슘 다음으로 체내에 다량 존재한다. 인은 체중의 약 1%를 차지하며 그 중 80%는 Ca와 불용성 결정을 이루어 뼈와 치아를 딱딱하게 만든다. 나머지는 뇌, 신경, 근육, 간장 등에 들어 있다. 또한 혈액, 체액 속에 들어 있어 체액의 중성유지, 신경자극의 전도, 효소작용의 증감, 삼투압조절, 흡수작용, 분비작용 등 여러 가지 생리작용에 관여한다.

인의 주기능은 Ca과 같이 뼈대와 치아를 견고하게 하며 P의 일부는 근육수축시 에너지를 신속하게 방출시키는데 주역할을 담당하고 있다.

3) 무기질의 체내 기능

우리 몸에 필요한 무기질은 반드시 식품으로 섭취해야 하는데 보통 균형잡힌 식사를 하고 칼슘, 요오드 및 철 등을 충분히 섭취하면 나머지에 대해서는 신경을 쓸 필요가 없겠다(표 16-3).

(1) 신체조직 구성성분

칼슘이나 인은 뼈나 치아와 같은 경조직 구성에 필요하며 칼슘 99%, 인 90%가 이들에 함유되어 있다.

(2) pH 및 삼투압 조절

혈액이나 체액 중의 무기질이 완충작용을 가지고 있어서 항상 일정한 pH를 유지하고 있다.

(3) 효소반응의 활성화, 신경의 흥분,전달 및 근육의 수축에 관여

생리작용의 반응에 관여하는 여러 효소를 활성화시키고 세포막을 통해 일어나는 Na^+와 K^+ 이온의 교환으로 신경의 자극, 흥분, 전달을 이루게 한다. 근육의 수축과 이완은 체액에 존재하는 무기질간의 평형에 의해 이루어진다.

(4) 심장의 규칙적 박동 유지에 관여

칼슘과 마찬가지로 인(P)도 심장근육의 수축과 이완에 관여한다.

(5) 호르몬, 효소 그리고 체내에서 합성되는 중요물질의 구성요소

혈색소의 구성요소는 Fe이고 당대사에 관여하는 insulin의 생산과 저장에 관여하는 것은 Zn, 위액의 산도유지에 Cl, 호르몬과 조효소의 합성재료에 Ca, Mg, Cu, Fe 등이 이용되고 혈액응고에 Ca이 이용되고 있다.

신체에 필요한 무기질의 하루 소요량은 Na^{+}=0.8g, K^{+}=2mg, Ca^{++}=0.7g, Cl^{-}=1.29mg, PO_4^{--}=0.79mg, Fe^{++}=0.015g, Mn^{++}=0.0003g, I_2^{-}=0.0002g 등이다.

표 16-3. 중요 무기염의 기능

염	들어 있는 식품	기 능
칼슘 Ca	음식물에 소량씩 들어 있음 : 치즈, 우유, 달걀, 빵, 녹색채소, 경수(硬水), 뼈는 Ca의 저장소로 작용.	뼈와 치아의 구성성분-주로 calcium phosphate 근 수축에 필수적임. 어린이와 임신중에 많은 양이 필요함. 결핍시 구루병 야기함.
인 P	우유와 우유산물을 제외한 모든 일반식품에 존재하며 Ca보다 많은 양이 있음.	뼈와 치아의 구성성분 ATP의 구성성분. 에너지 대사의 중요역할, 핵산, 세포막의 구성요소, 성장중인 어린이와 임신중에 많은 양이 필요함.
철 Fe	빵, 밀가루, 고기, 감자, 달걀, 녹색채소, 음료수 등에 주로 들어 있음.	hemoglobin의 구성요소. 결핍시 빈혈을 야기함. 마그네슘과 에너지 대사의 역할.
나트륨 Na	sodium chloride로 섭취하며 대부분의 식품에 존재.	체액의 삼투압 조절. 신경과 근육의 전해질의 차이를 유지.
칼륨 K	대부분의 식품에 존재.	체액의 삼투압 조절. 신경과 근육의 전해질의 차이를 유지.
마그네슘 Mg	대부분의 식품에 존재.	뼈와 치아의 구성성분.
황 S	대부분의 식품에 존재. 특히 단백질에 많이 존재.	많은 단백질의 구성성분.
요오드 I	물고기, 채소에 존재.	호르몬 thyroxin의 구성성분 : 결핍시 Goiter (갑상샘부종) 야기
불소 F	물고기, 홍차, 음료소(특수지역).	뼈와 치아에 존재. 결핍시 치아우식증 야기.
구리 Cu	대부분 식품에 존재.	Hemoglobin의 합성에 필요.
기타 Zinc, selenium, molybdenum	대부분 식품에 존재.	조효소의 구성성분.

5. 물 water

물도 넓은 의미에서 중요한 영양소로서 체중의 62~70%를 차지하며 체내에서 여러 가지 중요한 역할을 한다. 물의 함유량은 유아는 75%, 성인은 65% 정도이며 연령이 증가함에 따라 감소한다. 이 중 세포내액에 40%, 조직간질액에 15%, 혈장에 5%가 있으며 근육의 70~75%, 뼈대의 20~25%가 물로 되어 있다. 사람이 물만 마시고 다른 영양소를 전혀 섭취하지 않아도 1개월 정도 살 수 있으나 물을 전혀 마시지 못하면 약 1주일이면 대부분 사망한다. 사람은 체내의 물을 10% 잃으면 병이 나고 20%를 잃으면 사망한다. 장기내 함수량은 표 16-4와 같다. 물의 섭취는 음료수로서 섭취하는 외에 음식물 중에 많이 포함되어 있다. 이 두가지를 합쳐서 하루에 2200ml 정도를 섭취하며 대사과정에서의 300ml을 더한다면 2500ml가 된다. 배설 또한 2500ml 정도로 오줌으로써 1500ml, 불감수분손실로 900ml, 대변으로 100ml로 추정한다.

물이 체내에서 수행하는 중요한 역할 몇가지를 살펴보면 다음과 같다.

① 용매

섭취된 음식물을 용해하고 희석함과 동시에 액화시켜 소화되기 쉬운 상태로 만들어 소화관내에 쉽게 흡수되고 이동하기에 알맞는 상태가 되도록 한다.

② 각종 영양소의 운반과 노폐물의 운반

음식물을 통해 섭취된 영양소를 혈액을 통해 조직과 세포내로 운반하고 대사과정에서 만들어진 노폐물을 체외로 방출하도록 한다.

③ 체온조절

대사 과정에서 과량 생산된 열이나 체내에서 발생되는 열을 신속하게 체표면으로 보내어 정상체온을 유지하게끔 수분이 발산될 때 기화열로 사용되어지도록 조절한다.

④ 세포의 형태 유지

단백질이나 당질을 colloid 상태로 유지케 하며 원형질의 활동을 원활하게 하고 세포체의 형태를 자연스럽게 유지할 수 있도록 해준다.

표 16-4. 인체내 각 장기의 함수량

장기	함수량(%)	체중비(%)	장기	함수량(%)	체중비(%)
피부	72.03	18.00	허파	78.96	0.69
근육	75.67	41.70	콩팥	82.68	0.34
뼈대	22.04	15.90	지라	75.77	0.18
뇌수	74.84	2.01	혈액	83.00	4.90
간장	68.25	2.26	장관	74.54	1.81
심장	79.21	0.47	전신	63.00	63.00

6. 비타민 vitamins

동물의 영양을 지배하고 생체의 정상적인 대사 기능과 생리기능을 지배하는 미량의 유기화합물을 비타민 vitamin이라고 한다. 비타민은 영양소이지만 에너지원이나 몸의 구성에 직접 관여하지 않고 대사작용을 조절하며 에너지 변형에 매우 중요한 역할을 담당하고 있다. 그래서 비타민을 보조인자 accessory food factor라고 부른다. 비타민은 일반적으로 우리 몸에서 합성되지 않으므로 반드시 체외로부터 섭취해야 한다.

1) 비타민의 종류

(1) 지용성 비타민 fat soluble vitamin

기름과 유지용매에 용해되어 섭취량이 포화상태를 능가하게 되면 체내에 저장되는 비타민이다. 결핍시 결핍증세가 서서히 나타나며 구성원은 수소, 산소, 탄소이다.

종류에는

① vitamin A, α, β, γ-carotene(provitamin A)

② vitamin D(D_2, D_3)와 ergosterol 등(provitamin D)

③ vitamin E(tocopherol)

④ vitamin K_1, K_2 등이 있다.

지방의 섭취가 부족하면 지용성 vitamin과 기타 광물성 기름의 흡수도 방해를 받으며, 항생물질 등의 생성도 방해를 받아 제 기능을 발휘할 수 없게 된다.

① vitamin A

a. 생리작용

- 침샘, 코와 목, 호흡기, 식도, 전립샘의 점액 분비에 관여한다.
- 망막의 정상유지를 위한 시홍체 rhodopsin 형성에 관여한다.
- 성장에 관여한다.

b. 결핍증

- 야맹증, 건조성 안염, 각막 연화증이 일어난다.
- 피지샘의 위축, 피부의 상피세포가 각화되어 거칠고 건조해진다.
- 호흡기, 비뇨기, 생식기 등의 점막이 건조, 각화되고 세균에 대한 저항성이 약화된다.
- 뼈의 성장에 장애가 온다.

c. 과량복용시

- 비타민 A 과다증 hypervitaminosis A이 되면 피부가 벗겨지고, 머리카락이 빠지며, 메스꺼움 및 빈혈증세가 나타난다. 만성적 상태에 놓이게 되면 성장억제, 뼈와 관절은 퇴행성 변화가 일어난다.

② vitamin D

a. 생리작용

- vitamin D와 provitamin D는 작은창자에서 쓸개즙산의 존재아래에서 흡수되어지며 지방이 있으면 더욱 흡수율이 증진된다. 흡수된 vitamin D는 간장에 저장되고 일부는 뇌, 피부, 뼈 등에 저장된다.
- provitamin D는 자외선에 의해 vitamin D로 전환되어 Ca와 P의 대사에 관여한다.
- vitamin D는 콩팥의 세뇨관에서 amino산의 재흡수율에 영향을 준다.

b. 결핍증

- vitamin D의 결핍으로 Ca과 P의 대사가 장애를 받으면 뼈대와 치아의 발육이 저해된다.
- 소아에서는 구루병 rickets, 성인에서는 뼈연화증 osteomalasis이 발생한다. 성인에서 뼈연화증의 특징은 골다공증, 뼈의 기형, 골절 등을 들 수 있다.

c. 과량복용시

- 과량의 vitamin D가 존재할 때 vitamin D 과다증 hypervitaminosis D이 되고 그것은 설사, 메스꺼움, 체중감소를 일으킨다. 오랫동안 과량복용시 부드러운 조직이 석회화되고 콩팥에 치명적 영향을 미친다.

③ vitamin E(tocopherol)

a. 생리작용

- 동·식물의 신체조직내에서 항산화작용 : vitamin E가 부족할 때 형성된 물질이 지방조직이나 자궁내에 축적되어 동물의 태아가 사망하든지 기형이 된다.
- 세포의 호흡작용에 관여한다.
- 세포막의 안정성과 강직성을 유지해 준다.

b. 결핍증

- 수컷의 쥐에서 실험한 결과 정자가 퇴화하여 생식 능력이 영원히 상실되었으며 암컷의 쥐에서는 임신은 정상적으로 되나 임신 중 태반과 태아조직이 퇴화하여 재흡수 혹은 유산이 일어난다.
- 습관성 유산이 있는 부인에게 vitamin E를 투여함으로써 정상분만을 하였다고 한다.

④ vitamin K

a. 생리작용

- vitamin K는 쓸개즙산이 존재할 때 장에서 흡수가 가능하며 쓸개즙의 분비가 원활하지 못하면 vitamin K 결핍증상이 나타난다.
- 체내에 저장되지 않으며 비타민 K1은 음식물에서 발견되며 비타민 K2는 인체의 소화관에서 서식하는 박테리아인 대장균에 의하여 합성되어 창자에서 흡수되며 나머지는 오줌 등으로 배설된다.
- 혈장내의 prothrombin의 농도를 정상으로 유지시켜 혈액응고에 기여하고 있다.

b. 결핍증

- vitamin K가 부족하게 되면 지혈이 되지 않아 장기 조직에 출혈을 일으킨다.

(2) 수용성 비타민 water soluble vitamin

물에 용해되고 필요량 이상을 섭취하게 되면 적량을 필요에 따라 이용하고 나머지 부분은 저장되지 않고 모두 배출된다. 한편 체내 필요량을 매일 공급하지 못하면 결핍증상이 나타나며 구성원소로서는 수소, 산소, 탄소 외에 질소, 황, 코발트 등을 함유하는 것도 있다.

종류로는

- vitamin C(ascorbic acid)
- vitamin B_1(thiamine)
- vitamin B_2(riboflavin)
- vitamin산(nicotinic acid)과 nicotinamide
- vitamin B_6(pyridoxine)
- vitamin B_{12}(cobalamin)
- vitamin B_{13}, vitamin BT, lipoic acid
- folic acid(엽산)
- biotin(vitamin H)
- para-aminobenzoic acid(PABA)
- choline, inositol, vitamin L, vitamin P 등이 있다.

① vitamin C(ascorbic acid)

a. 생리작용

- vitamin C가 함유된 음식물을 섭취하면 윗부위 작은창자벽을 통하여 쉽게 흡수되며 주로 부신겉질에 저장되고 모든 조직에 운반되어 생화학 반응을 나타낸다.
- 주 기능은 모든 세포의 정상화 유지에 관여한다.
- 산화, 환원을 통하여 탄수화물의 분해에 있어 수소의 운반자로서 역할을 한다.

b. 결핍증

- 아교질 형성이 잘되지 않아 상처의 회복 치유가 지연되고, 해독작용, 세균감염에 대한 저항력 감소
- 모세혈관의 파열, 점막 출혈, 체중감소, 빈혈, 관절염, 피부색소 침착증이 있다.
- 혈청에 ascorbic acid의 양이 혈액 100ml당 0.2mg 이하시 괴혈병 scorbutus이 발생한다.

② vitamin B_1(thiamin)

a. 생리작용

- 작은창자벽에서 흡수되며 간에서 pyrophosphate로 되어 심장, 간, 근육에 운반되어진다.
- 체내의 전세포에서 탄수화물 대사에 관여하는데 특히 탄수화물 대사 중 에너지를 방출하는 데 조효소 역할을 한다.

b. 결핍증

- 가벼운 증상 : 피로감, 두통, 빈혈, 불면증, 식욕감퇴, 근육통, 저혈압, 맥박증가, 변비, 위장장애가 온다.
- 깊은 증상 : 근육의 위축, 심장순환계의 변화, 수종을 동반하는 다발성 신경염을 일으키고 결국에는 각기병을 유발하게 된다.

③ vitamin B_2(riboflavin)

a. 생리작용

- 세포의 호흡작용에 관여하며 여러개의 조효소 및 효소의 구성요소가 된다.
- 부신겉질에서 당질 corticoid 형성에 관여한다.
- 골수에서 적혈구 조성에 관여한다.
- glycogen 합성을 원활하게 진행시킨다.

b. 결핍증

- 동물의 성장 정지, 눈병(각막염, 출혈, 결막의 발적, 건조 등), 구각염, 구순염, 피부병(탈모), 질병에 대한 저항력 감소, 심하면 생명을 단축하기도 한다.

④ nicotin산(nicotinic acid)

a. 생리작용

- 단백질과 결합하여 20여종의 pyridine enzyme을 형성하고 체내에서 당질, 지방질, 단백질의 대사과정과 DNA 합성에 필요한 pentose 합성에 관여한다.
- 니코틴산과 니코틴산 아미드는 장에서 그대로 흡수되며 배설될 때에는 대부분 N-methyl nicotin amide 형태로 오줌으로 배설된다.

b. 결핍증

- pellagra라고 하는 독특한 결핍증세를 보이며 피부, 소화기, 중추신경 등에 장애를 일으켜 백치, 설사, 피부병, 사망의 4가지 증상을 보인다.

⑤ vitamin B_{12}(cobalamin)

a. 생리작용

- vitamin B_{12}의 흡수는 돌창자에서 일어나는데 흡수시에는 특히 염산과 위액의 한 성분인 Castle씨의 내부인자를 필요로 하게 된다. 그러므로 위장병 환자가 빈혈을 유발하게 되는 것은 vitamin B_{12}의 흡수가 잘 되지 않기 때문이다.
- vitamin B_{12}는 항빈혈 효과가 있다.

b. 결핍증

- vitamin B_{12}의 결핍현상은 흡수능력 부족으로 인한 경우가 대부분이고 섭취 부족으로 인해서 발생되는 일은 거의 없다.

- 악성빈혈증상은 대체로 창백한 피부, 기력부족, 배부위의 통증, 체중감소, 신경장애, 우울증 등이며 경우에 따라 설염 등 각종 구강증상을 보이는 수가 있다.

⑥ 엽산(folic acid)

a. 생리작용

- 영양장애에 의한 빈혈의 예방과 치유에 효과가 있으며 미생물의 증식을 촉진하기도 한다.
- 대부분 흡수는 소장 상부에서 일어나며 여러 형태로 체내에서 이용된다.

b. 결핍증

- 핵단백질의 합성이 감소되어 조혈제가 예민하게 반응한다고 한다. 즉 발육억제, 빈혈, 백혈구감소증이 나타나는 경우가 있다.

표 16-5. 중요 비타민의 종류와 소재 및 결핍증

비타민	들어 있는 식품	결핍증상
A	황색채소, 간유, 계란 노른자, 버터, 치즈, 크림	감염, 특히 눈, 발육지원, 야맹증, 피부건조
B_1 티아민	돼지고기, 모든 곡류, 계란노른자, 효모	각기, 신경마비, 근육실조, 소화장애, 발육장애
B_2 리보플라빈	간, 우유, 육류	세포 산화대사 장애, 발육부진, 신경변성, 백내장
B 니코틴산	돼지고기, 간, 효모, 계란, 우유, 신선한 야채	펠라그라, 신경 및 정신실조, 피부 색소침착, 비후
B_6 피리독신	사과, 아스파라거스, 바나나, 보리, 쇠고기	안근염, 구각염, 결막염
비오신	바나나, 콩	대사이상, 피부질환
엽산	쇠고기, 육류	성장이상, 혈구이상
C	포도즙, 녹색야채, 토마토, 오렌지 라임즙	괴혈병, 출혈, 치은출혈, 관절통, 골절
D	일광욕, 계란노른자, 생선류(특히 간유), 연어	구루병, 골, 치아 발육이상, 골연화 골절, 치아탈락
E	채소, 사라다, 온밀	남성불임증, 여성 사산
K	간, 양배추, 야채즙, 시금치, 토마토즙	프로트롬빈 결핍, 혈액 응고 시간 지연

제 17 장 호흡계통
Respiratory system

생체는 생명을 유지해가기 위해서 외부로부터 영양물질을 섭취한 뒤 섭취된 영양물질의 대사과정에서 유리되는 에너지를 이용한다. 이때 대사과정에서 에너지 유리반응을 위해서는 산소(O_2)가 필요하며 그 결과 발생되는 이산화탄소(CO_2)를 체외로 배출해야만 한다. 호흡에는 크게 2단계의 기능으로 나눌 수 있다.

호흡의 첫단계를 외호흡 external respiration이라 하며 2가지 과정을 거치게 된다.

① 외기와 허파꽈리사이 가스교환

② 허파꽈리와 혈액사이 가스교환

이러한 과정아래에서 산소가 혈액내로 들어오는 한편 체내에서 생산된 이산화탄소를 배출하게 되는데 이 과정을 허파호흡 pulmonary respiration이라고도 한다.

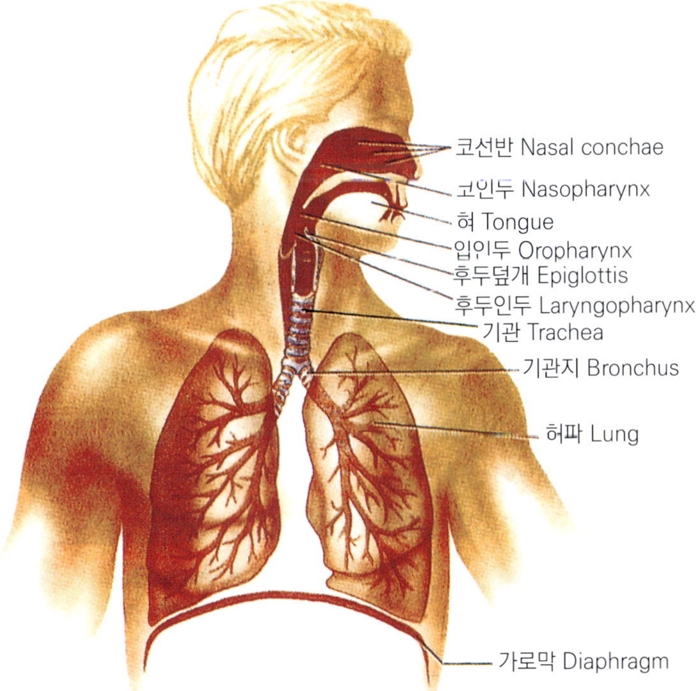

그림 17-1
호흡기계통

호흡의 두번째 단계인 내호흡 internal respiration은 허파로부터 신선한 산소를 얻은 혈액이 세포내에서 산소를 소비하며 CO_2와 H_2O를 생성시켜 다시 혈액내로 들어오게 하는 과정으로 일명 조직호흡 tissue respiration이라고 한다.

이와 같이 호흡은 허파에서 섭취한 산소를 조직에 보내어 대사에 이용하고 그 결과 에너지를 생산하는데 목적이 있기 때문에 호흡의 주체는 내호흡이고 외호흡은 호흡진행의 수단이라고 할 수 있다.

호흡계통의 기관에는 코안 nasal cavity, 인두 pharynx, 후두 larynx를 윗부분호흡기도 upper respiratory tract라 하며 기관 trachea, 기관지 bronchus를 아래부분호흡기도 lower respiratory tract라고 한다. 이들은 공기의 출입과 발성에 관여한다.

한편 허파 lung는 세기관지 bronchioles와 (종말 세기관지 terminal bronchiole→호흡 세기관지 respiratory bronchiole), 허파꽈리관(폐포관) alveolar ducts, 허파꽈리(폐포) alveoli로 구성되며 가스교환에 관여한다.

사람의 호흡기는 가스교환이 이루어지는 왼·오른허파 left and right lung와 몸밖에서 허파꽈리까지 외부공기를 받아들이는 통로가 되는 호흡기도 respiratory tract로 구분된다.

1. 코안(비강) nasal cavity

코안은 코중격에 의해 왼·오른코안으로 나누어지고 앞아래쪽은 앞콧구멍(외비공) external nares으로 시작하며 뒤쪽은 뒤콧구멍(후비공) choana으로써 인두에 개구한다.

코안은 바깥쪽벽으로부터 위·중간·아래 코선반이 나와 있고 그 아래쪽에서 위·중간·아래콧길로 구분된다. 위·중간콧길에는 코곁동굴(부비동) paranasal sinuses이 개구하며 아래콧길에는 코눈물관(비루관) nasal acrimal canal이 개구하고 있다.

코안은 호흡계통에서 공기가 처음으로 접촉하는 곳이며 공기의 가온·가습, 공기 중의 먼지를 제거하는 일도 한다. 즉 점막표면에서 분비되는 점액에 의하여 작은 입자가 걸러지고 코선반 부위를 공기가 통과할 때 기류에 소용돌이가 일어나 먼지가 원심력에 의해 코점막에 붙게 된다. 또한 앞콧구멍의 입구에는 콧털이 있어서 큰먼지는 여기서 거르게 된다. 호흡기를 통과하는 10μ 크기 이상의 먼지는 코안에서, 10μ 이하인 것은 기관과 기관지에서, $0.3\sim2\mu$은 허파꽈리에서, 0.3μ 이하의 먼지는 혈관을 그대로 통과하게 된다. 코안의 위끝 점막에는 후각 olfactory sense의 감수체의 구실을 하는 신경말단이 분포되어 있어서 냄새의 자극을 감지하게 된다. 상피세포의 섬모는 운동성이 있는 얇은 점액층과 포획된 작은 입자들을 인두쪽으로 밀어낸다.

1) 코곁동굴(부비동) paranasal sinus(그림 17-2, 3)

코 주변에 있는 공기뼈(함기골) pneumatic bone는 4종, 즉 위턱뼈, 이마뼈, 벌집뼈 및 나비뼈이며, 이들 뼈가 가진 공기안을 코곁동굴 paranasal sinus이라고 한다. 모두 일정한 위치에서 코안과 교통하고, 그 속공간은 코안의 점막에 연속된 점막으로 덮여 있다. 따라서 코안과 코곁동굴

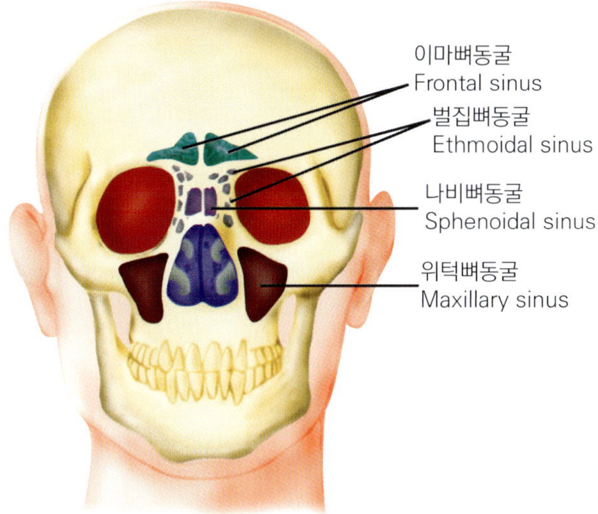

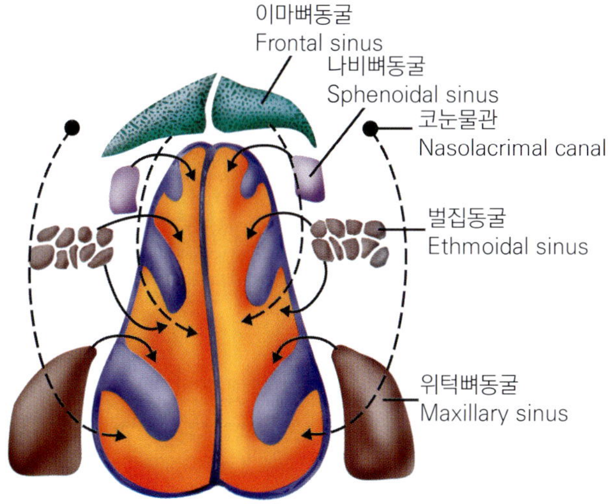

I : 아래콧길 inferior nasal meatus
M : 중간콧길 middle nasal meatus
S : 위콧길 superior nasal meatus
R : 나비벌집오목 sphenoethmoidal recess

그림 17-2
코곁동굴의 위치

그림 17-3
코길과 코곁동굴 개구부

사이에는 염증이 파급되기 쉽다. 흔히 민간에서 축농증 empyema이라고 하는 질환은 만성화된 코곁동굴염 sinusitis이다.

① 위턱뼈동굴(상악동) maxillary sinus : 위턱뼈몸통속에 있는 최대의 코곁동굴이며, 중간콧길로 개구한다. 위턱뼈동굴의 밑변이 개구부보다 상당히 아래에 있기 때문에, 염증이 있을 때 자연 배출이 되지 않아서 만성화의 원인이 된다.

② 이마뼈동굴(전두동) frontal sinus : 이마뼈 중간부에 있는 한쌍의 빈굴이며, 그 범위가 다양하며 코뿌리부위에서 눈확위벽속까지 차지하고 있는 경우도 있다. 중간콧길의 위턱뼈동굴구멍 앞쪽에 개구되어 있다.

③ 벌집뼈동굴(사골동) ethmoidal sinus : 벌집뼈 속에 있는 3~18개의 벌집 같은 작은 빈굴이며, 벌집(사골봉소) ethmoilal air cells이라고 한다. 코안 바깥위벽부터 눈확 위쪽까지 퍼져 있다. 그 앞쪽반은 중간콧길에, 뒤쪽반은 위콧길에 개구한다.

④ 나비뼈동굴(접형골동) sphenoidal sinus : 나비뼈몸통의 터어키안아래쪽(나비뼈몸통안)에 한쌍이 있다. 위벽은 얇은 뼈판을 사이에 두고, 바로 뇌하수체오목과 접하고 있으므로, 뇌하수체 또는 그 바로 앞의 시신경교차와의 관계가 임상적으로 중요시된다. 개구부는 위코선반 위쪽의 코안 천장 최후두(위비도)에 있다.

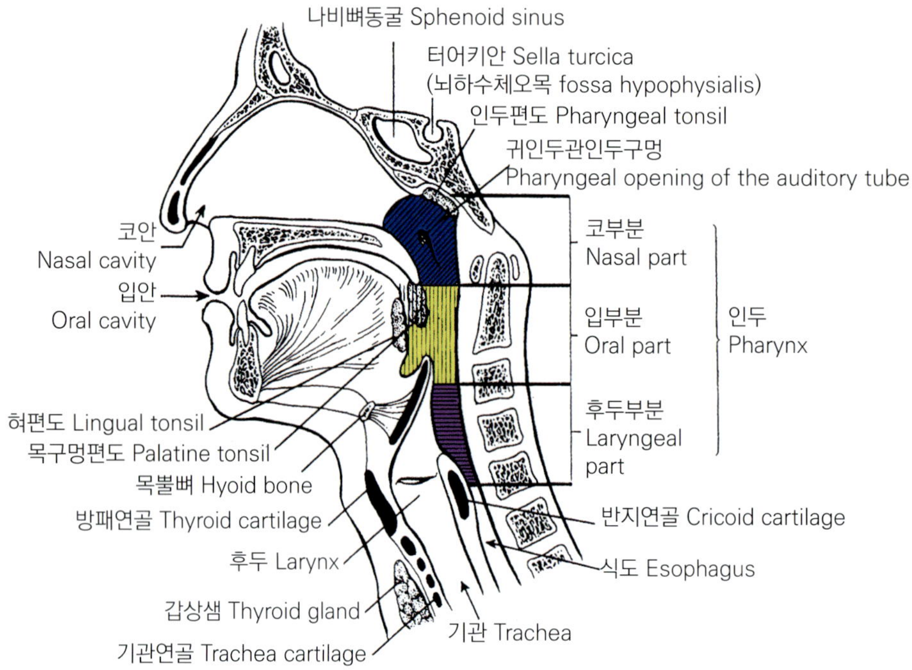

그림 17-4

인두의 구분(머리목부위의 정중단면)

2. 인두 pharynx

코안에서 계속되는 기도로서 입안에도 연결되어 음식물의 연하운동에도 이용되고 있다. 전체 길이는 12cm 정도며 ① 코인두 nasopharynx, ② 입인두 oropharynx, ③ 후두인두 laryngopharynx로 구분된다(그림 17-4). 인두 밑에는 후두덮개 epiglottis가 있어 음식물이 이곳을 지날 때 뒤로 움직여서 후두의 입구를 막아 음식물이 후두로 들어가는 것을 막아주며 또한 목소리를 내는데 도움을 준다. 뒤쪽에는 림프가 모여 있는 인두편도 pharyngeal tonsil가 있고 이 편도의 염증비대가 이른바 인두편도증 adenoiditis이며 측면에는 귀인두관(중이관) auditory tube이 열려 있는데 이 관이 막히면 난청을 일으킨다.

3. 후두 larynx

위쪽은 인두의 후두부분에서 시작되고 아래쪽은 기관 이행부까지 길이가 약 4cm이며 기도의 일부인 동시에 발성기 organ of voice로서 작용한다.

후두 larynx는 근육과 연골로 구성되어 있고 탄력섬유로 연결되어 있다. 후두의 연골은 짝이 없는 방패연골 thyroid cartilage, 반지연골 cricoide cartilage, 후두덮개 epiglottis연골과 쌍으로

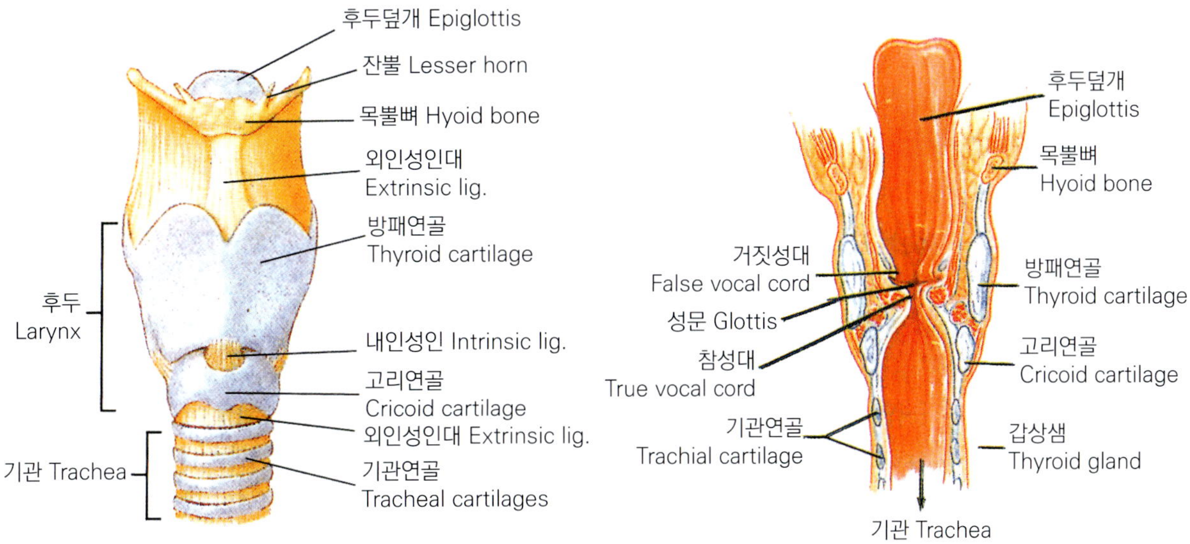

그림 17-5

후두의 구조

된 모뿔연골(피열연골) arytenoid cartilage, 잔뿔연골(소각연골) corniculate cartilage, 쐐기연골(설상연골) cuneiform cartilage로 되어 있다.

체표에서는 후두부분 중앙부가 앞목부위 약간 위쪽에 돌출한 방패연골에 후두융기 laryngeal prominence(Adam`s apple)가 있다.

후두융기의 돌출부는 여성(약 120도)보다 남성(약 90도)이 더 두드러져 있다. 왜냐하면 후두의 발달은 남성호르몬의 효과이기 때문이다.

후두벽은 후두연골로 되어 있고 이들 연골사이에는 관절이 있으며 이 관절을 움직이는 후두근의 작용으로 방패연골과 모뿔연골 사이 앞뒤에 걸쳐 있는 한쌍의 성대주름(성대인대+성대근)이 넓어졌다 좁아졌다 하면서 발성을 하게 된다.

후두의 기능은 ① 숨을 쉴 때 공기가 지나는 길이 되고, ② 음식물이 호흡기도로 들어가지 못하도록 막는 역할, ③ 소리를 내는 작용이 있다.

4. 기관과 기관지 trachea and bronchus

기관 trachea은 지름이 약 2.5cm이고 길이는 약 10cm 정도로 여섯째목뼈 높이에서 계속하여 식도 앞에서 아래로 뻗어 다섯째등뼈의 높이에까지 이어지면서 왼·오른기관지로 갈라지는데 이곳을 기관갈림(기관분기부) tracheal bifurcation이라고 한다. 기관의 기초는 기관연골 tracheal cartilage로 말발굽형이며 16~20개의 연골과 그 사이에 고리인대 annular ligament가 결합하고 있다(그림 17-6).

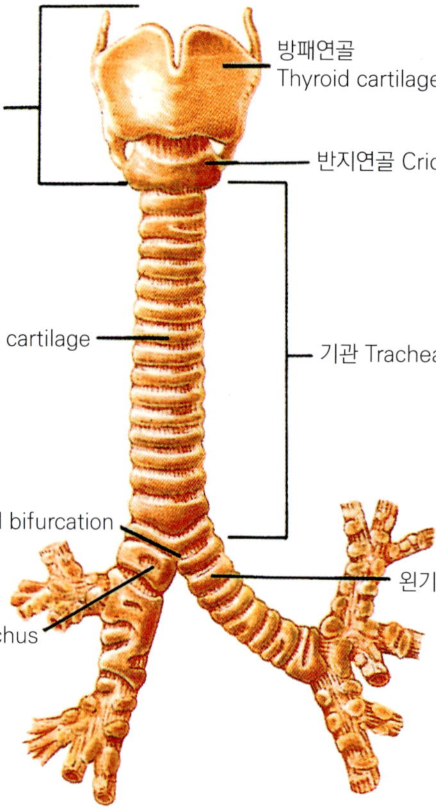

그림 17-6

기관과 기관지

기관갈림에서 갈라진 오른기관지 right bronchus는 왼기관지 left bronchus보다 굵고 경사가 급하기 때문에 이물질이 들어가 급성폐렴도 일으킬 수 있다. 허파문에 이른 기관지는 나무가지 모양의 기관지 가지로 분지한다.

기관지의 형성과 경과를 살펴보면 주기관지 main bronchus→엽기관지 lobar bronchus→구(역)기관지 segmental branchus→세기관지 bronchiole가 되며 세기관지의 지름은 0.8~1.0mm 정도이다.

다시 소엽사이세기관지 bronchus interlobura→종말세기관지 terminal bronchiole→호흡세기관지 respiratory bronchiole로 점점 가늘어지고 또 허파꽈리관(폐포관) alveolar ducts→꽈리주머니(폐포낭) alveolar sac→허파꽈리(폐포) pulmonary alveoli가 되는데 허파꽈리의 크기는 100~300μ의 반원상의 주머니를 이루고 있다.

기도의 속공간면을 덮고 있는 점막은 후두에서 이어지는 섬모상피이지만 호흡세기관지에서는 섬모가 없는 입방상피로 되어 있다. 먼지가 섞여 있는 객담은 기관이나 기관지에 걸리는 먼지가 점액과 함께 섞여 생기며 섬모운동과 반사운동에 의하여 배출된다.

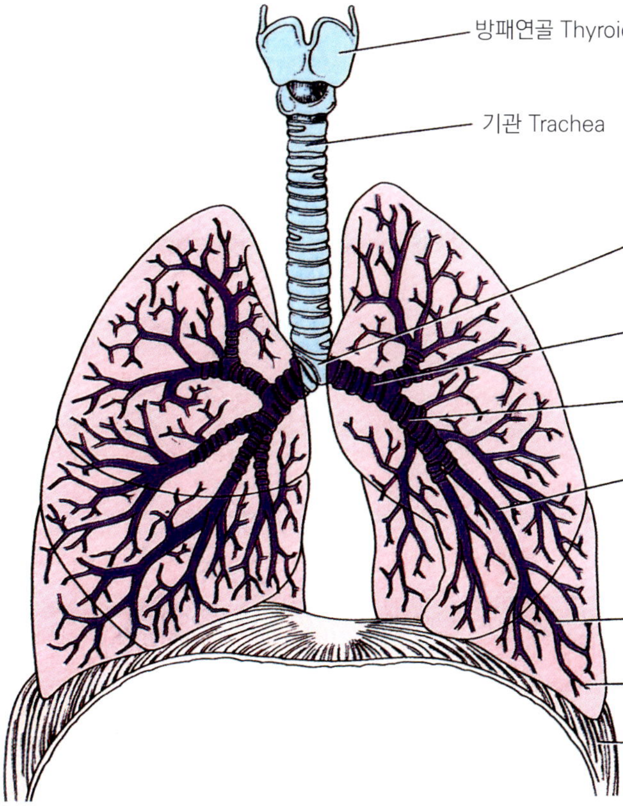

그림 17-7

허파의 구조

5. 허파 lung

허파는 허파엽으로 되어 있고 허파엽은 가슴막(흉막) pleura으로 싸여 있다. 가슴막은 허파에 부착된 허파쪽가슴막(폐흉막) pulmonary pleura과 가슴벽내막에 부착된 체벽 가슴막 parietal pleura으로 되어 있다. 그 사이에는 소량의 가슴막액 pleural fluid이 들어 있어 윤활제의 역할을 하며 호흡운동시 허파의 팽창과 수축에 따르는 두 가슴막사이의 마찰을 방지하게 된다.

사람의 허파에는 2.5~3.5억개의 허파꽈리로 이루어져 있으며 허파꽈리의 총표면적은 70~90m^{2}로 체표면적의 40~50배나 된다.

허파꽈리는 가스교환이 일어날 수 있는 얇은 상피세포로 넓은 표면적을 만들어준다. 가스교환중에 산소는 허파꽈리벽을 통해 확산되어 모세혈관에 있는 혈액으로 들어가고 이산화탄소는 허파꽈리벽을 통해 혈액으로부터 확산되어 허파꽈리로 들어간 뒤 땀으로 배출된다(그림 17-8).

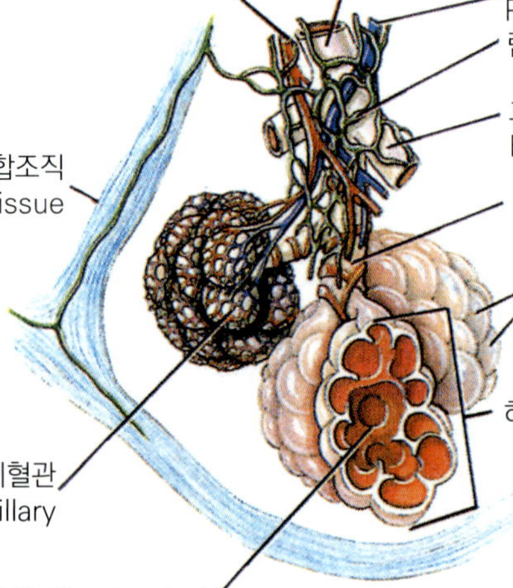

그림 17-8

허파꽈리의 미세구조

6. 호흡운동 respiratory movement

허파는 탄력성이 있는 조직으로 가슴우리의 확대와 축소에 따라 확장과 축소가 일어난다. 안정호흡에 있어서 가슴우리의 운동은 확장 때에는 능동적 운동이지만 축소 때에는 수동적으로 이루어진다.

호흡은 공기를 허파속으로 흡입하는 흡식 inspiration과 허파속의 공기를 외부로 배출하는 호식 expiration의 두 운동에 의해서 이루어지고 있다.

1) 흡식운동 inspiratory movement

흡식운동은 능동적으로 일어나며 이에 관여하는 근육들이 수축을 하게 되므로 에너지를 소비하게 되는데 운동의 과정은 다음과 같다.

첫째, 가로막 diaphragm에 수축이 일어난다.

가로막신경 phrenic nerve C_3~C_5이 흥분하게 되면 가로막이 수축하게 되는데 평상시 가로막은 둥근 지붕 dome 형상으로 위로 불룩 튀어나와 있다. 수축을 하면 가로막이 배안쪽으로 내려가면서 가슴안을 넓히므로 가슴안내압이 -2.5mmHg에서 -6mmHg으로 되어 허파꽈리가 확장된다. 이때 가슴우리는 위·아래로 길이가 증가되면서 가슴우리의 용적이 약 250~300ml 증가하게 된다. 가로막의 수축에 의한 호흡을 복식호흡 abdominal respiration이라 하는데 주로 남성에서 볼 수 있다.

둘째, 바깥갈비사이근 external intercostal muscles의 수축이 일어난다.

바깥갈비사이근육이 수축하게 되면 활 모양으로 구부러져 있던 갈비뼈가 윗쪽으로 올라가면서 가슴우리가 올라가기 때문에 가슴안의 좌·우·상·하의 지름이 커지게 된다. 동시에 가슴안이 넓어지고 가슴안내압이 낮아져 허파꽈리가 확장된다. 가슴우리의 운동, 즉 바깥갈비사이근육과 갈비올림근육의 작용에 의하여 일어나는 호흡을 흉식호흡 thoracic respiration이라고 한다.

셋째, 배부위근육 abdominal muscles의 이완이 일어난다.

배부위근육들이 이완됨으로써 가로막 수축에 도움을 주어 가로막이 내려가게 된다. 배안에 고의적으로 힘을 주어 복압을 상승시킨다든지 복대를 이용하여 배안속 장기를 압박하게 되면 배안내압이 상승하여 흡식운동이 원활하게 일어날 수 없게 된다.

넷째, 허파꽈리의 표면장력 약화가 일어난다.

허파꽈리 내면에는 물분자와 공기분자의 계면(界面) interface에서 계면활성제 surfactant(호흡기도의 상피세포에서 분비되는 지질단백질 lipoprotein의 일종) 분자와 공기분자의 계면이 양립되어 있는데 허파꽈리 내면의 계면활성제와 공기의 계면형성으로 허파꽈리의 표면장력이 약화되어 허파꽈리가 쉽게 확장되므로 흡식운동을 돕게 된다.

2) 호식운동 expiratory movement

호식운동은 흡식운동의 반대작용으로 에너지를 필요로 하지 않는 수동적 운동이다. 호식운동을 주관하는 주 호식근육은 속갈비사이근육 internal intercostal muscle이다. 속갈비사이근육의 수축과 바깥갈비사이근육의 이완 그리고 가슴우리자체의 무게로 인하여 가슴우리가 내려가게 되고 배부위근육의 긴장과 가로막의 원상복귀, 허파꽈리의 탄력에 의한 수축 등으로 허파꽈리내의 압력이 -6mmHg에서 -2.5mmHg으로 증가한다. 이때 허파꽈리와 대기압 사이의 압력차가 생겨 공기가 밖으로 배출하게 되는 운동을 호식운동이라고 한다.

7. 허파의 용적과 용량

허파의 용량은 연령, 성별, 개체에 따라 차이가 있다. 보통 안정시 어른은 1분에 16회의 호흡 운동이 일어나는데 한번에 허파에 들이가는 공기량을 일호흡용적 tidal volume이라 하며 용량은 400~500ml 정도이다.

이 공기의 일부분은 허파꽈리내에 들어가서 가스교환이 이루어지지만 일부분은 호흡기도에 머물러 있는데 기도에 머무르는 공기의 용적을 무효공간 dead space이라 하며 그 공기량은 약 150ml이다.

안정시 흡식운동으로 흡식한 후에 최대로 들어마실 수 있는 공기 용적을 흡식성 예비용적 inspiratory reserve volume이라 하며 공기용량은 약 3100ml이다. 또 안정호식 후에 최대로 내뿜을 수 있는 공기 용적을 호식성 예비용적 expiratory reserve volume이라 하며 공기용량은 약 1200ml이다.

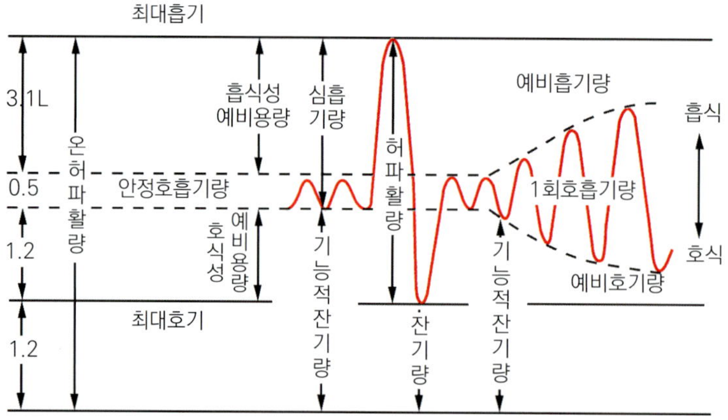

그림 17-9

호흡기량의 구분

최대로 노력하여 공기를 배출하였음에도 불구하고 허파꽈리속에 공기가 남아 있는 공기용적을 잔기용적 residual volume이라 하며 공기용량은 약 1200ml이다. 잔기용적은 태아에서는 없으나 출산 후 단 한번만의 흡식이 있는 후에는 잔기량이 허파꽈리에 남아 법의학에서는 사산이냐 타살이냐의 판정에 이용된다.

또한 공기를 최대로 들어 마셨다가 최대로 내뿜는 공기량을 허파활량 vital capacity이라 하는데 이것은 일호흡용적량과 흡식성 예비용적량 및 호식성 예비용적량을 모두 합친 것을 말하며 공기량은 약 4800ml 정도가 된다.

한국인의 평균 성인 남녀의 허파활량을 살펴보면 성인 남자의 경우 3500~4500ml 정도이고 여자의 경우 2500~3500ml 정도가 된다.

기능적 잔기용량 functional residual capacity은 호식성 예비용량과 잔기용량을 합친 것으로 약 2400ml 정도이다.

온허파활량 total lung capacity은 허파활량과 잔기량을 합한 것으로 약 6000ml 정도가 된다. 온허파활량은 누워 있을 때와 서 있을 때 약 300~400ml의 용적 차이가 있다. 즉 누워 있을 때 허파에 고여 있던 혈액이 일어서게 되면 중력에 의해 허파 밖으로 빠져 나오기 때문이다.

8. 가스교환 gas exchange

허파꽈리내에서 가스교환은 각종 가스 gas 분압에 의한 확산에 의해 일어난다.

혼합기체 또는 액체 속의 기체압 gas pressure을 가스분압 gas partial pressure이라 하는데 분압은 혼합기체속의 가스 농도에 따라 좌우된다. 대기 속의 산소의 함량은 20.9%이므로 산소분압(PO_2)은 대기압 760mmHg×20.94%=159mmHg이다(표 17-1).

표 17-1. 안정상태에서의 공기의 분압(mmHg)

표본	산소(O_2)	이산화탄소	질소	수증기	합계
흡식공기	158~159	0.3	596	5.7	760
호식공기	116	32	565	47	760
허파꽈리공기	100~110	38~40	573	47	760
동맥혈	100	40	573	47	760
정맥혈	40	46	573	47	706
조직	30	50	573	47	700

표 17-2. 안정상태에서의 공기의 조성(%)

표본	산소(O_2)	이산화탄소	질소
흡식공기	20.94	0.03	79.03
호식공기	16.44	3.84	79.03
허파꽈리공기	14.00	5.60	80.40

1) 허파꽈리에서의 가스교환과 분압

압력수용기에 혈액을 넣으면 기체가 나온다. 이것을 혈액가스라 하는데 O_2, CO_2, N_2 기타 소량의 argon이 함유되어 있다. 이 중 중요한 것은 O_2와 CO_2이다. 흡식공기 중에는 O_2가 20.94%, CO_2가 0.03%, N_2가 79.03%로 조성되어 있는데 허파꽈리내의 공기의 조성은 O_2가 14.00%, CO_2가 5.60%, N_2가 80.04%로 약간 다르다.

또한 흡기와 호기의 조성과 용적차에 의하여 교환되는 공기량을 보면 O_2가 20.94% 대 16.44%, CO_2가 0.03%대 3.84%로 그 차이가 O_2가 4.50% CO_2가 3.81%이다(표 17-2).

허파꽈리의 가스교환은 허파꽈리상피의 허파꽈리공기와 모세혈관벽의 혈액 사이에서 가스교환이 이루어지는데 허파꽈리속의 가스교환의 기전은 확산에 의하여 이루어지고 있다. 즉 허파꽈리상피와 모세혈관벽으로 이루어진 경계면 양쪽의 가스분압차에 의하여 가스가 확산하는 방향과 속도가 정해진다.

허파꽈리속에서 O_2 교환은 허파꽈리속의 O_2 분압(PO_2)이 100~110mmHg이고 그 주위에 있는 모세혈관 속의 정맥혈의 O_2 분압이 38~40mmHg이므로 약 60~70mmHg의 분압차가 생기는 셈이 된다. 이에 따라 허파꽈리속의 공기 중의 O_2가 이곳을 지나는 정맥 혈속으로 확산되어 들어가게 된다.

한편 허파꽈리속에서 CO_2 교환은 허파꽈리속의 CO_2 분압(PCO_2)이 38~40mmHg이고 이곳을 지나는 정맥혈속의 CO_2 분압이 46mmHg이므로 분압차가 6mmHg가 생겨 혈액에서 허파꽈리속으로 확산되어 이동되고 있다.

2) 조직에서의 산소(O_2) 및 이산화탄소(CO_2)의 수용과 운반

산소와 이산화탄소의 수용과 운반은 혈액에 의하여 수용되고 운반되는데 O_2의 운반은 주로 적혈구내의 혈색소 hemoglobin(heme)에 의하여 99%가 운반되고 1%만이 물리적으로 용해되어 운반된다.

산소와 결합하는 혈색소(산화 hemoglobin=HbO_2)는 허파꽈리에서와 같이 PO_2가 높고(100mmHg), PCO_2는 낮아(40mmHg)야 하며 조직 중으로 운반된 혈액에서 O_2가 혈색소로부터 유리되려면(환원 hemoglobin=Hb) 조직내에서와 같이 PO_2가 낮고(30mmHg) PCO_2가 높아야(50mmHg) 된다.

그와 같은 조건아래에서 산화된 혈액이 조직내의 모세혈관으로 운반된다. 조직내 모세혈관을 지나는 동맥혈의 산소분압은 100mmHg이며 이때 조직내 산소분압은 30mmHg이다. 따라서 혈액과 조직사이 산소분압의 차이가 70mmHg나 되기 때문에 혈색소에 결합되어있던 산소는 확산의 원리에 따라 조직쪽으로 이동되고 이동된 산화 hemoglobin는 조직내에서 환원 hemoglobin의 조건아래에서 유리하게 된다.

CO_2의 운반과정은 CO_2가 혈색소 hemoglobin(globin)와 결합하여 $HbCO_2$로 25%가 운반되며 물리적으로 용해되어 운반되는 것도 약 5%가 된다.

한편 조직에서 이산화탄소의 혈액내 이동도 분압차에 의하여 이루어지는데 조직내 이산화탄소의 분압이 50mmHg이고 이곳을 통과하는 모세혈관의 동맥단의 혈액내 이산화탄소 분압이 40mmHg이므로 약 10mmHg의 분압차가 생겨 조직에 이산화탄소가 혈액내로 이동하게 된다.

혈액속으로 들어온 이산화탄소는 물과 결합하여 탄산(bicarbonate) H_2CO_3이 된다.

$CO_2 + H_2O \rightleftharpoons H_2CO_3$

이와같이 형성된 탄산은 곧바로 이온화하여 수소이온(H^+)과 중탄산이온(HCO_3^-)을 방출한다.

$H_2CO_3 \rightleftharpoons H^+ + HCO_3^-$

중탄산이온 상태로 총이산화탄소의 70%가 운반되는 편이다.

이와같이 허파꽈리와 조직 사이의 가스운반과정을 살펴볼 때 허파꽈리에서는 산소를 허파꽈리의 모세혈관내 혈액으로 주고, 한편 혈액으로부터 이산화탄소를 수용하며 조직에서는 조직내에 분포된 모세혈관내를 흐르는 혈액 중에서 산소를 조직으로 주고 혈액은 조직에서 이산화탄소를 수용하게 된다.

9. 호흡조절 control of breathing

호흡조절은 이에 관여하는 호흡근육과 순환계통 및 호흡계통이 밀접한 관계 아래에서 서로가 협조하여 생체가 처해있는 환경에 따라 적절하게 대처해 나가는 것을 말한다.

즉 운동할 때와 쉬고 있을 때, 평지에 살 때와 고산에 살 때 호흡운동의 빈도나 호흡의 깊이가 같을 수 없다. 산소의 요구량이 많은 때에는 호흡의 빈도와 호흡의 깊이가 증가하여 허파환기량이 많아질 것이며 반대로 산소의 요구량이 적을 때에는 허파의 환기량이 감소하게 된다. 이와 같은 현상을 호흡조절이라고 한다.

호흡조절의 기전은 신경조절과 화학적 조절의 두가지로 설명된다.

1) 신경성 조절 neural control

호흡은 별개의 두가지 신경성조절에 의해 조절되어지고 있다. 그중 하나는 수의적 조절이며 다른 하나는 자율적 조절이다.

수의 조절계는 대뇌겉질에 있으며 자율 조절계는 다리뇌 pons와 숨뇌 medulla oblongata에 있다. 이들은 각 영역에 있는 호흡중추를 통하여 호흡근육의 운동뉴론에 전도하게 된다. 뇌에 호흡중추가 있다는 것은 많은 학자 등에 의해 알려졌다.

1812년 Legallois(프랑스)가 처음으로 호흡중추의 존재를 밝혔는데 호흡중추는 숨뇌에 있으며 숨뇌의 앞쪽 부분이 흥분하면 흡식 inspiration을 일으키기 때문에 이곳을 흡식중추 inspiratory center라 하고 숨뇌의 뒷쪽 부분이 흥분되면 호식 expiration이 일어나기 때문에 이곳을 호식중추 expiratory center라고 하며 이들 모두를 호흡중추 respiratory center라고 하였다.

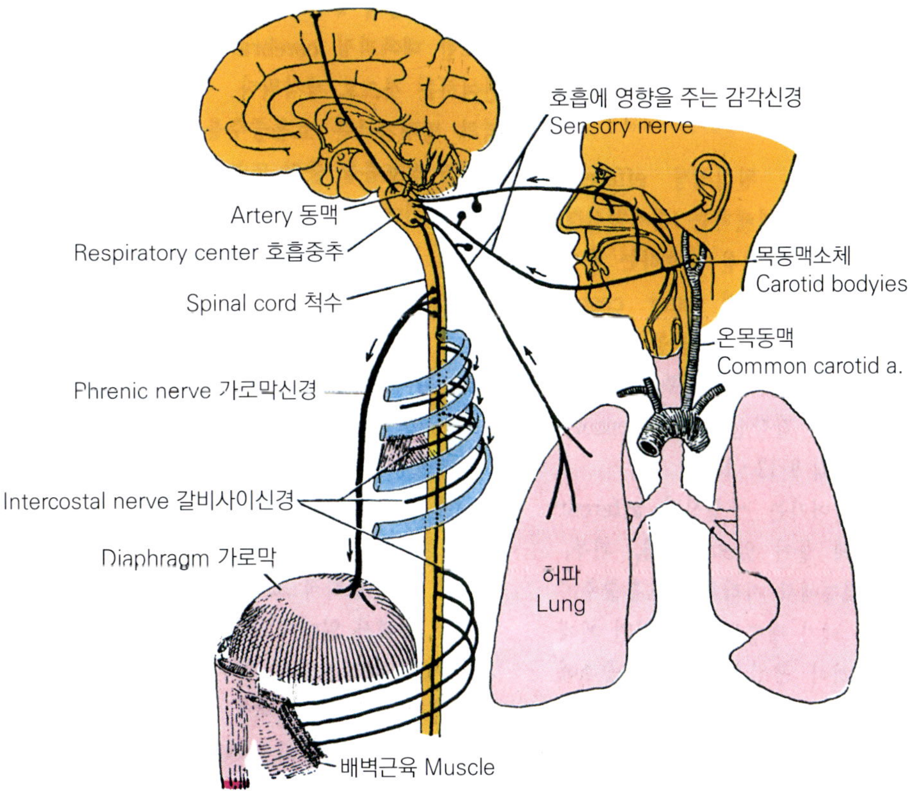

그림 17-10

호흡의 신경성 조절계

호흡중추로부터 나오는 날신경 efferent nerve은 가로막의 운동을 지배하는 가로막신경 phrenic nerve과 갈비뼈사이의 운동을 지배하는 갈비뼈사이신경 intercostal nerve들이다.

이 두신경은 주로 운동신경섬유 motor nerve fiber로 되어 있지만 일부는 호흡중추에 정보를 전달하는 감각신경섬유 sensory nerve fiber로 되어 있다. 또한 호흡중추로 들어가는 들신경 afferent nerve은 미주신경내에 들어 있으며, 허파, 피부, 코안, 후두 및 배부위내장에서 시작하여 호흡중추에 이른다.

흡식의 경우 허파가 팽창을 하게 되면 허파에 있는 감수체가 흥분하여 구심성으로 호흡중추에 신경성 흥분이 전달된다. 그러면 바깥갈비사이근육과 가로막에 보내고 있던 수축성 신경흥분이 멈추거나 또는 흥분의 빈도가 감소하게 된다.

따라서 흡식에 의하여 수축되었던 바깥갈비사이근육과 가로막이 이완되고 호식이 일어나게 된다. 즉 압감수체에서의 자극이 흡식중추의 흥분성을 억제하면 흡식에 관여하는 근육들이 이완하므로 계속적으로 호식운동이 일어나는데 이를 Hering-Breuer 호식반사(Hering-Breuer expiratory reflex)라 한다. 허파의 공기가 배출되고 난 후 호흡중추는 가로막과 바깥갈비사이근육에 수축성 흥분을 보내어 흡식운동이 일어나는데 이를 Hering-Breuer 흡식반사(Hering-Breuer inspiratory reflex)라고 한다.

다리뇌 pons에도 두개의 호흡조절 중추가 있다. 그 하나는 다리뇌의 앞쪽 2/3 위치에서 지속적인 흡기운동을 일으키는 지속성흡식중추 apneustic center와 다른 하나는 다리뇌의 윗쪽 1/3 위치에서 호기운동을 조절하는 호식조절 중추 pneumotaxic center가 있다. 호흡조절은 다리뇌에 있는 호흡조절 중추와 Hering-Breuer 호흡반사에 의하여 정상적인 율동이 유지된다고 한다.

2) 화학조절 chemical control

호흡운동은 화학적 기전으로도 조절된다. 즉 혈액내에 있는 산소와 이산화탄소의 분압, H^+ 및 체온 등의 변동에 의하여 호흡의 주기성이 조절되는데 이를 화학적 조절 chemical control이라고 한다.

우리 몸에서 일어나고 있는 여러 기능은 혈액내의 화학적 환경변화에 따라 영향을 받게 되는데 이 화학적 환경의 변화상태를 알아낼 수 있는 장치를 화학수용기 chemical receptors라고 한다. 호흡조절에 관여하는 화학수용기에는 말초화학수용기 peripheral chemoreceptor와 중추화학수용기 central chemoreceptor가 있다.

말초화학 수용기는 온목동맥의 분기점에 있는 목동맥토리(경동맥소체) carotid body와 대동맥활에 있는 대동맥토리(대동맥소체) aortic body로 혈액내에 이산화탄소의 농도가 높아지면 화학감수체가 자극을 받아 이로부터 시작하는 구심흥분이 호흡중추의 흥분성을 높혀줌으로써 호흡이 촉진된다(그림 17-11).

중추화학 수용기는 숨뇌(medulla oblongata)의 배쪽바깥부위의 표면에 있으며 이곳은 화학적 성분에 매우 예민하게 반응하는 곳이다. 혈액내 이산화탄소의 농도가 높아지면 탄산(H_2O+CO_2

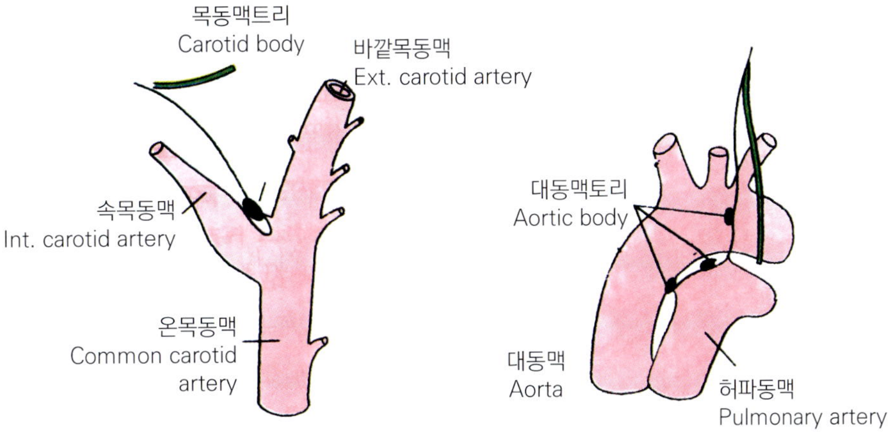

그림 17-11

말초화학 수용기

H_2CO_3)이 많아지고 그 중 CO_2는 빠른 속도로 혈액을 통해 뇌 및 뇌척수액에 들어가 수화되어 H^+과 HCO_3^-로 해리된다. 이때 H^+가 많아져서 혈액의 액상은 산증 acidosis을 나타내고 이 산증이 중추화학 수용기에 영향을 일으켜 호흡중추가 흥분하면서 호흡이 촉진된다. 호흡이 촉진되면 이산화탄소의 배출이 많아 이산화탄소의 농도가 낮아지고 동시에 H^+ 농도가 낮아지면 촉진되던 호흡이 억압을 받아 감소하게 된다.

호흡촉진의 정도는 H^+ 농도 상승에 비례한다. 따라서 호흡에 대한 CO_2의 영향은 주로 CO_2가 뇌척수에 들어가 H^+ 농도를 상승시켜 숨뇌의 중추 화학감수기를 자극하기 때문이다.

제 18 장

비뇨계통

Endocrine system

비뇨계통은 오줌을 생산하여 몸밖으로 배설하는 기관들로서 여과를 담당하는 2개의 왼·오른 콩팥 kidney, 오줌을 방광으로 내려보내는 2개의 뇨관 ureter, 오줌을 저장하는 1개의 방광 urinary bladder 그리고 저장된 오줌을 체외로 배출시키는 통로인 1개의 요도 urethra로 구성되어 있다(그림 18-1).

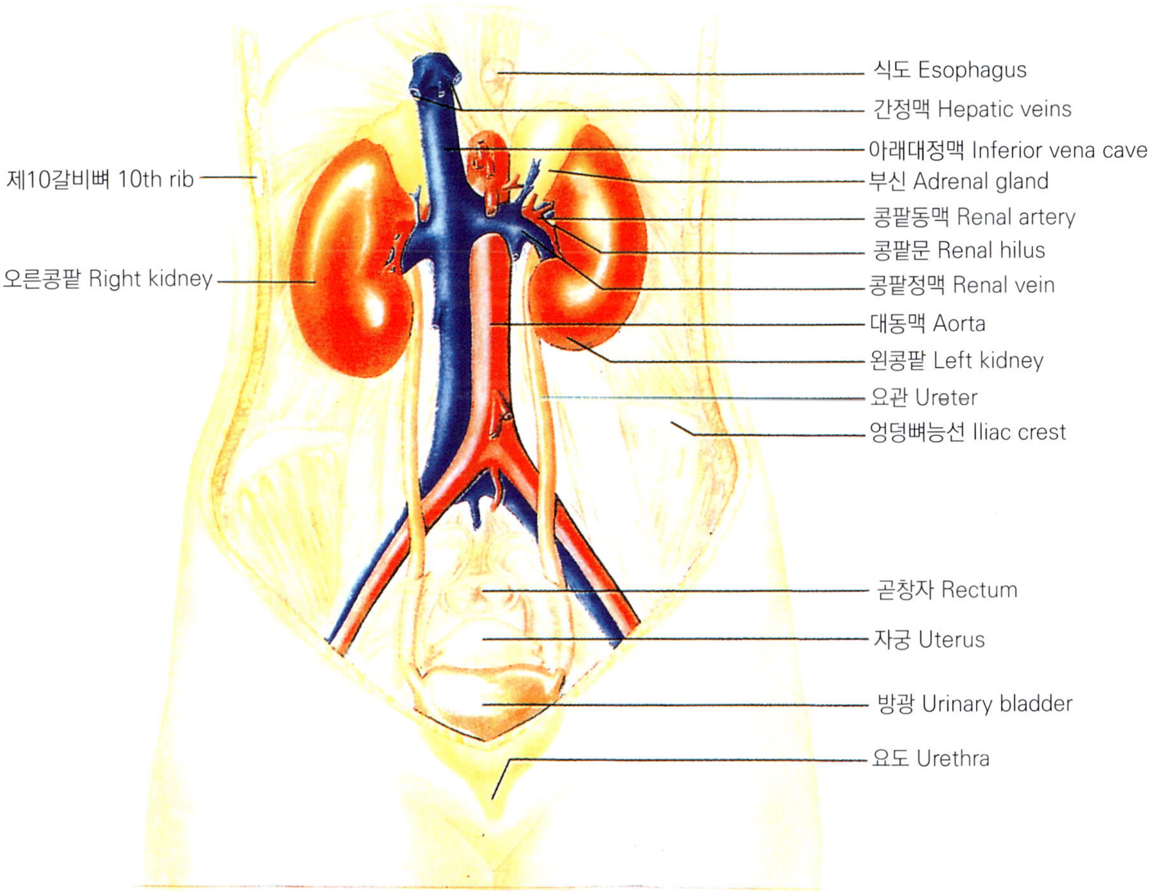

그림 18-1
비뇨계

콩팥의 주된 역할은 생체의 내부환경을 항상 일정하게 유지하는데 기여하고 있다. 즉 혈장내에 어떤 물질이 정상치 이상일 때 그것을 오줌을 통하여 몸밖으로 배설하고 반대로 어떤물질이 정상치 이하일 경우는 몸밖으로 배설되는 것을 억제하는 동시에 흡수하는 작용도 한다. 또한 대사산물인 노폐물과 독소를 배설하며 체내의 체액량을 정상으로 유지하도록 전해질균형 electrolyte balance, 수분균형 water balance, 그리고 산-염기균형 acid-base balance 등의 조절기능에 기여함으로서 정상적인 생명현상을 유지하게 한다.

균형 balance이란 말은 생체가 섭취하는 양 input과 배설하는 양 output이 같을 때를 말한다. balance에는 두종류가 있는데 그 중 positive balance는 섭취하는 양이 배설하는 양보다 많을 때 나타나는 축적현상을 말하고 negative balance는 배설하는 양이 섭취하는 양보다 많을 때 나타나는 결핍현상을 뜻하게 된다. 노폐물 중 이산화탄소는 허파를 통하여 공기중으로, 적혈구의 파괴로 생성된 혈색소의 일부는 간에서 쓸개즙 bile으로 되어 샘창자로, 소량의 물과 요소, 요산 등은 땀 sweat으로 배설되기도 한다.

1. 콩팥(신장)의 구조

콩팥 kidney은 복막뒤기관(복막후기관) retroperitoneal organ으로서 척추를 사이에 두고 좌·우 한쌍을 이룬다. 위치상으로는 열한번째 등뼈로부터 셋째 허리뼈 사이에 있으나 오른콩팥 right kidney은 간장의 오른엽에 눌리기 때문에 왼콩팥 left kidney보다 1.5~2cm 정도 낮게 위치하고 있다. 콩팥은 한 개의 크기가 약 10cm, 폭이 5cm, 두께가 4cm이며 무게는 약 150g 정도이다.

콩팥의 내부구조는 얕은층의 겉질 cortex과 깊은층의 속질 medulla로 구성되어 있다. 겉질은 오줌 생산의 주체가 되는 콩팥소체(신소체) renal corpuscles (Malpighian bodies)가 밀집해 있는 부분이다. 속질은 주로 세뇨관의 집합체로 그 전체적 모양 때문에 콩팥피라밋(신추체) renal pyramids이라고도 하며 몇 개의 콩팥피라밋이 콩팥깔때기(신우) renal pelvis라고 부르는 내장을 형성한다(그림 18-2).

네프론 nephron은 콩팥의 구조적 그리고 기능적 최소단위로서 콩팥소체 Malpighian body와 세뇨관 renal tubule으로 되어 있다. 콩팥소체는 토리(사구체) glomerulus와 보우만씨공간 Bowman's capsule으로 구성되어 있다. 토리는 직경이 약 200μm인 보우만씨공간 속에서 약 20~40개의 모세혈관으로 분지되어 형성된 모세혈관 뭉치 capillary tufi를 말하는데 이곳에서 혈장성분이 여과되어 세뇨관공간 tubular lumen내로 들어가게 된다. 보우만씨 공간은 토리를 둘러싸고 있는 주머니로서 토리에서 여과된 액체를 모아 토리쪽곱슬세관으로 내려보낸다.

네프론 nephron은 1개의 콩팥에 약 100만개씩 양쪽 200만개의 네프론이 있다. 한개의 네프론의 총길이는 집합관을 포함하여 45~65mm(토리쪽꼽슬세관 15mm, Henle 고리 2~14mm, 먼쪽곱슬세관 5mm, 집합관 20mm)나 되며 굵기는 10~20μm 정도이다. 콩팥피라밋의 선단은 콩팥유두 renal papilla가 되어 컵모양을 하는 작은콩팥술잔(소신배) minor calyx에 싸여 있고 작

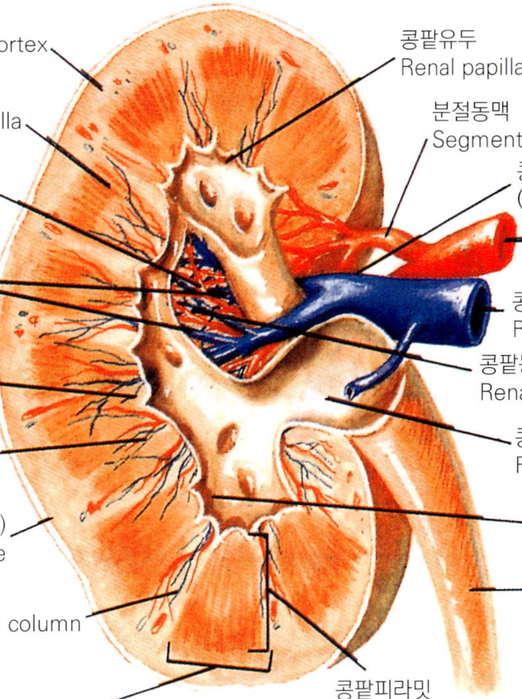

그림 18-2

신장의 내부구조

은콩팥술잔은 큰콩팥술잔이 되어 콩팥깔때기로 들어간다. 큰콩팥술잔 major calyx은 한쪽콩팥에 2~3개가 있고 작은콩팥술잔은 사람에 따라 차이가 있으나 대개 7~10개 정도가 된다.

세뇨관 renal tubule은 토리쪽곱슬세관(근위곡세뇨관) proximal convoluted tubule, 콩팥세관고리(Henle 고리), 먼쪽곱슬세관(원위곡세뇨관) distal convoluted tubule 그리고 집합관 collecting duct으로 구분한다. 세뇨관의 마지막 단계인 집합관은 먼쪽곱슬세관과 연결되어 속질내로 내려가며 이 집합관이 모여서 콩팥깔때기(신우) renal pelvis를 만든다. 그러므로 겉질에는 토리, 토리쪽 및 먼쪽곱슬세관, 겉질집합관, 콩팥세관 고리의 일부가 있으며 속질에는 긴 콩팥세관 고리와 집합관이 나란히 달리고 있다. 오줌은 토리 여과액이 토리, 세뇨관, 집합관을 지나는 사이에 여과액 성분의 일부가 세뇨관에서 필요한 것은 재흡수되고 불필요한 것은 분비되면서 생성된다.

2. 콩팥의 기능

콩팥은 오줌을 몸밖으로 배설하여 생명 보존에 관여하는 항상성을 유지하고 몸속에 들어온 물질과 몸속에서 생성된 물질의 양을 평등하게 하여 체액과 전해질, 산, 염기의 평형을 유지시킨다. 한편 erythropoietin이란 호르몬을 분비하여 적혈구의 형성속도를 조절하는데 도움도 주며 비타민 D를 활성화시켜 칼슘의 흡수를 조절하는데 도움을 주기도 한다. 특히 Na^+, K^+, Cl^-, 뇨소와 같은 물질의 여과, 흡수, 분비의 중요한 기능을 맡고 있다.

토리 여과율 glomerular filtration rate(GFR)은 직접 측정할 수 없고 inulin의 청소율 clearance을 이용하여 간접적으로 측정한다. 토리 여과율의 측정에 쓰이는 물질은 inulin 이외에 mannitol, endogenus creatine, creatine도 쓰인다. inulin의 성질을 살펴보면 inulin은 토리에서 자유롭게 오줌으로 여과되지만 세뇨관에서 재흡수 현상이 일어나지 않고 고스란히 오줌으로 나오는 성질이 있다. inulin의 청소율을 이용할 때에는 일정량의 inulin을 혈관에 주사하고 혈장내의 inulin농도, 배설되는 오줌속의 inulin 농도 및 1분 동안에 배설되는 오줌의 양을 측정하여 다음 공식에 의하여 값을 구한다.

$$GFR= \frac{Uin \cdot V}{Pin} = \frac{\text{오줌의 inulin농도} \times \text{1분간의 오줌량}}{\text{혈장내의 inulin농도}}$$

예를들면 혈관에 inulin을 주사한후 혈장 inulin 농도가 0.25mg/ml이고, 오줌속의 inulin 농도가 29mg/ml, 그리고 1분동안에 배설된 오줌의 양이 1.1ml/min였다면

$$GFR= \frac{29mg/ml \times 1.1ml/min}{0.25mg/ml} = 128ml/min\text{가 나온다.}$$

매분당 토리에서 여과되는 액체의 총량을 토리 여과율 glomerular filtration rate이라고 하는데 그 값은 성인남자(체표면적 1.6~1.8m^2)에서는 약 128ml/min이고 성인여자(체표면적 1.6~1.8m2)의 경우는 118ml/min으로 평균 약 125ml/min 정도이다.

토리 여과율이 분당 125ml로 할 때 24시간 동안의 여과율은 무려 180ℓ이나 되는 셈이다. 그러나 하루의 여과량 180ℓ가 모두 배설되는 것이 아니고 세뇨관과 집합관을 통과하는 사이 178~179ℓ이 재흡수되어 혈장으로 되돌아가고 나머지 흡수되지 않은 1~2ℓ(평균 1.5ℓ) 정도가 오줌이 되어 배설된다.

2) 세뇨관 재흡수 tubular reabsorption

세뇨관에서는 막대한 양의 재흡수가 일어난다. 토리에 들어온 혈장성분 중 분자량이 작은 물질은 어느 것이나 무분별하게 여과되므로 여과되는 물질은 노폐물 뿐만 아니라 포도당, 아미노산 등의 영양물질과 Na^+, K^+, Cl^-, HCO_3^- 등 전해질 및 수분이 그대로 세뇨관내로 들어온다. 세뇨관에서의 재흡수 기전은 능동적 재흡수 active reabsorption와 수동적 재흡수 passive reabsorption에 의해 이루어진다.

(1) 능동적 재흡수 active reabsorption

능동적 재흡수 방법으로 흡수되는 물질은 포도당, 아미노산, 그리고 대부분의 전해질이 이에 속하는데 포도당과 아미노산은 토리쪽곱슬세관에서 완전흡수되고 전해질은 세뇨관의 어느 곳에서나 흡수되지만 특히 Na^+(sodium)은 토리쪽곱슬세관에서 전체량의 7/8이 재흡수되고 나머지 1/8은

먼쪽곱슬세관에서 재흡수된다. 그러므로 정상적인 사람은 오줌속에서 포도당, 아미노산이 발견되지 않는다.

한편 K^+(potassium)은 거의 전량이 토리쪽곱슬세관에서 재흡수가 일어난다.

(2) 수동적 재흡수 passive reabsorption

수동적 재흡수 방법으로는 확산과 삼투작용이 있는데 확산의 경우 세포막에 있는 작은 구멍을 통해 직경이 작은 물질이 통과하며, 물질분자의 농도가 높은 곳에서 낮은 곳으로 이동하게 된다. 삼투는 반투막을 경계로 하여 선택적으로 투과시키며 물과 같은 용매는 이동이 가능하기 때문에 물의 재흡수가 일어난다. 대부분의 수분흡수는 토리쪽곱슬세관에서 삼투에 의해 수동적으로 일어나며 Na_+은 능동적 재흡수와 밀접한 관계가 있다. 수분과 나트륨관계는 나트륨 재흡수가 증가하면 수분재흡수가 증가하고 나트륨 재흡수가 감소하면 수분 재흡수도 감소한다.

이상에서 보아온 바와 같이 능동적 또는 수동적 재흡수 되는 물질은 모두가 인체에 유용한 물질이며 불필요한 물질은 재흡수가 일어나지 않는다. 그 예로 creatine, urate, urea가 있는데 이것들은 인체에 불필요한 물질로 세뇨관에서 흡수되는 일이 없고 세포막의 작은 구멍에서도 통과하는 것을 허용치 않는다. 그러므로 세뇨관은 인체에 유용한 포도당, 수분 및 전해질을 구분하는 특성을 지니고 있다.

3) 세뇨관의 분비 tubular secretion

세뇨관 분비는 1923년 Marshall과 Vikers에 의하여 처음 실험으로 증명되었다. 세뇨관 분비는 극히 선택적 과정으로서 혈액속에 있는 불필요한 물질만을 세뇨관의 세포를 통하여 배설시키는 기전이 있는데 이를 세뇨관분비 tubular secretion라고 한다.

세뇨관의 상피세포는 여과액을 재흡수도 일어나지만 분비도 일어나는데 이것은 세뇨관공간과 세뇨관 주위혈관의 혈액사이에서 능동적 분비 active secretion와 수동적 분비 passive secretion에 의한다.

능동적 분비과정에서 H^+, NH_3, penicilline, creatine 등이 토리쪽곱슬세관에서 분비되고 먼쪽곱슬세관에서는 K^+, H^+, NH_3 등이 분비된다.

수동적 분비과정에는 quinine, procaine, ammonia 등의 약염기 weak base와 salicylic acid, pentobarbital 등의 약산 weak acid이 분비된다.

4. 요관 ureters

콩팥깔때기에서 시작하여 콩팥문을 나와 복막뒤공간을 따라 방광까지 이어지는 길이 25~30cm의 민무늬근육성 관이며 지름은 3~6mm이다. 요관은 배안부분 abdominal part과 골반부분 pelvic part으로 나뉘어진다. 배안부분은 엉덩허리근육의 앞면에서 복막에 덮여서 아래쪽으로 달리고 골반부분은 뒤벽을 따라서 방광바닥을 향하고 있다.

방광에서는 좌·우쪽에 각각 요관구멍 ureteral openings으로서 방광바닥에서 비스듬히 관통하여 개구한다. 요관의 점막은 이행상피 transitional epithelium로 덮여 있고 근육층은 2~3층의 민무늬근육으로 구성되어 있으며 1분간에 1~4회 정도의 연동운동을 하여 오줌이 잘 내려가도록 돕는다. 요관에는 3곳에 협착부가 있는데 ① 콩팥깔때기 이행부 ② 작은골반 입구 ③ 방광벽 진입부에 있다.

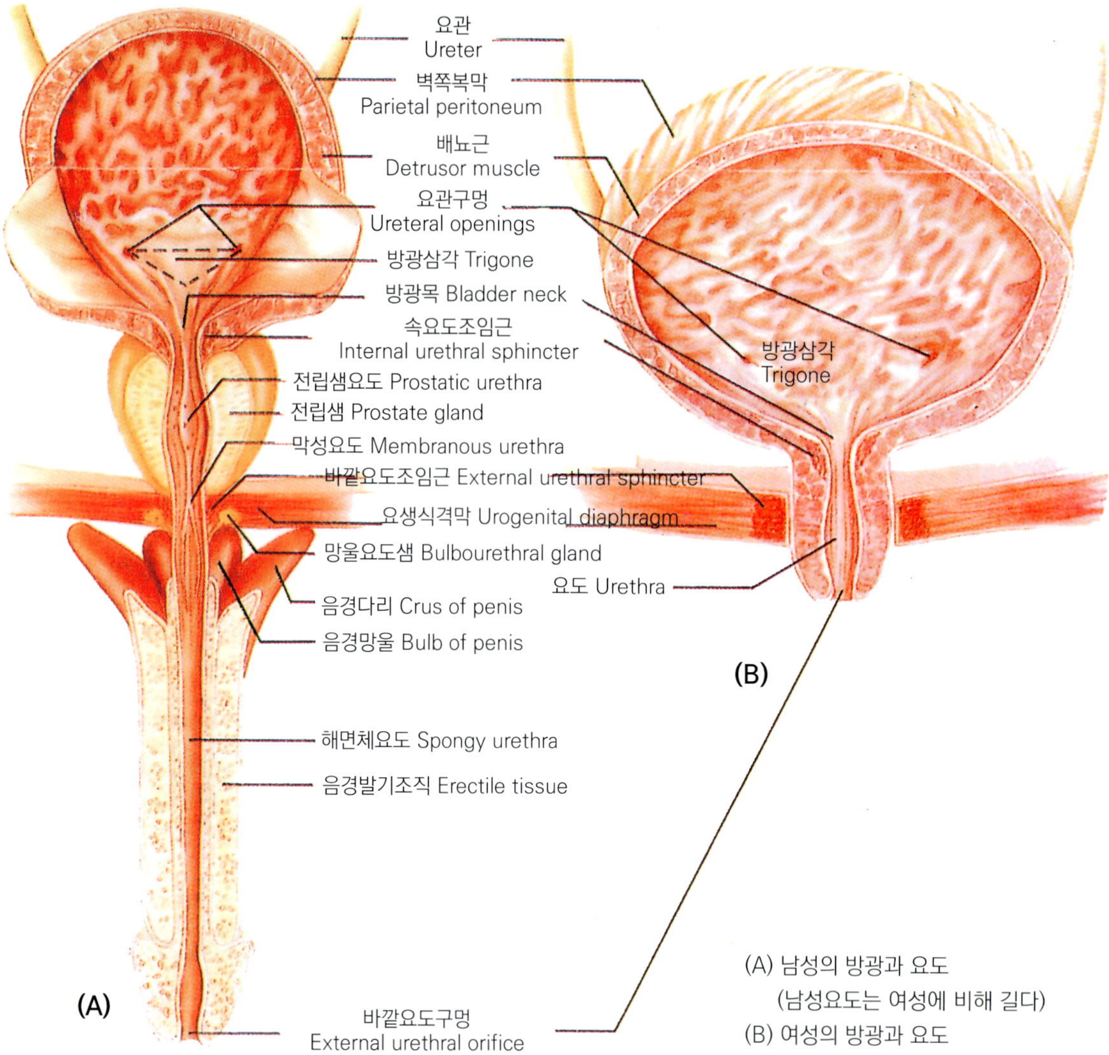

그림 18-4

방광과 요도의 구조 요관

5. 방광 urinary bladder

방광은 텅빈 상태의 민무늬근육으로 구성되어 신전성이 풍부한 주머니 모양의 기관이다. 요관에서 흘러들어온 오줌을 한동안 저장하였다가 요도 urethra로 배출하는 장기이다. 남성은 두덩결합과 직장 사이, 여성은 두덩결합과 자궁 사이에 위치한다.

남성은 뒷쪽에 있는 곧창자에, 여성은 자궁과 질이 접해 있다. 방광의 용량은 개인차가 있지만 평균 500ml 정도며 최대용량은 800ml인데, 여성은 남성의 약 5/6 정도의 크기이다. 방광벽의 두께는 약 3~5mm이다. 방광은 방광꼭대기(방광첨) apex, 방광몸통 body, 방광바닥 fundus 및 방광목 neck의 4부분으로 이루어진다. 방광바닥의 일부에는 점막 주름이 잡히지 않는 삼각형의 부분이 있는데 이를 방광삼각 vesical trigone이라 한다. 방광삼각의 점막은 항상 평활하며 이것은 오줌이 잘 배설되도록 하기 위한 구조이다.

6. 요도 urethra

남성의 요도는 음경속으로 달리기 때문에 길어서 15~20cm에 이르지만 여성은 방광에서 직접 질어귀로 개구하기 때문에 3~4cm로 짧다. 여성요도는 짧고 오줌의 배출로에 지나지 않으나 남성요도는 전립샘 속의 사정관 ejuculatory duct과 합쳐져서 정액 semen의 통로로도 이용된다.

7. 배뇨 micturition

토리 및 세뇨관에서 만들어진 오줌은 집합관을 거쳐서 콩팥깔때기에 모인다. 이 오줌은 수뇨관의 연동에 의하여 방광에 보내지며 방광에 모여진 오줌을 몸 밖으로 배출하는 것을 배뇨라고 말한다. 콩팥에서 형성된 오줌은 매초 20~30mm의 속도로 방광쪽으로 이동되며 이 속도는 수뇨관벽에 있는 민무늬근육의 수축파에서 기인된다.

방광은 민무늬근육에 둘러싸여 있는 주머니로 오줌을 일시 축적하는 곳이다. 축적된 오줌량이 일정량에 도달하면 방광벽이 민무늬근육 수축에 의하여 배출되는데 자율신경계의 지배를 받는다. 민무늬근육의 수축은 부교감신경(골반신경)의 지배를 받으며 교감신경은 배뇨작용에 별로 역할을 못하고 주로 방광의 혈관을 지배한다. 다만 남성의 경우 사정 ejaculation시 정액이 방광쪽으로 유입되는 것을 막기 위하여 속요도조임근을 수축시킨다. 바깥요도조임근은 음부신경의 지배를 받는다.

방광속 오줌량이 증가하여 처음으로 요의를 느끼는 방광속 용적은 약 150ml이며 300~400ml에 도달하면 심한 방광의 충만감을 느끼게 된다.

방광용적에 대한 압력곡선을 방광용적곡선 cystometrogram이라고 하는데(그림 18-5) 이 곡선을 보면 처음 용적이 불어나기 시작할 때에는 압력이 약간 상승하지만 그후 주입 용적은 증가시켜도 방광내압은 거의 상승하지 않고 곡선은 수평을 유지한다. 그 후 배뇨반사를 일으킬 수 있는 용

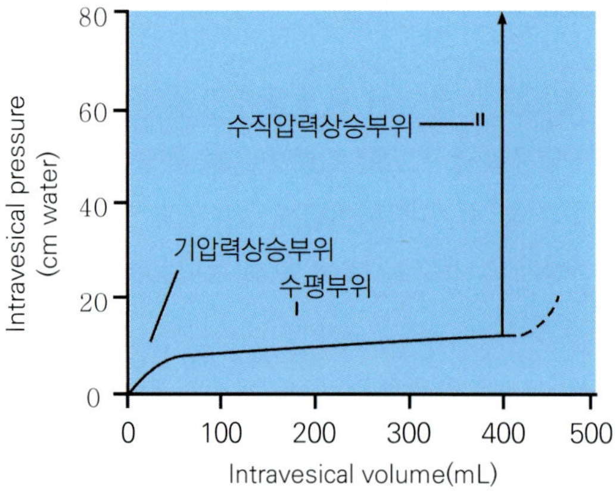

그림 18-5

정상인의 방광 용적 곡선

적에 도달하게 되면 내압이 수직으로 상승하게 된다. 이때 방광벽에 있는 신장감수체가 흥분하여 척수에 있는 배뇨반사 중추를 흥분시킨다.

배뇨반사 중추는 척수의 엉치부위에 있다. 성인에서 반사성 수축을 일으키는 방광내 용적은 300~400ml이다. 흥분된 배뇨반사중추는 대뇌에 흥분을 보내 요의를 일으킴과 동시에 배뇨반사가 일어나고 배뇨반사와 함께 방광의 율동적 수축이 일어나서 방광 내압이 높아지면 의식적으로 배뇨태세를 갖추는데 이때 샅부위 근육과 바깥요도조임근은 이완되고 배뇨근육이 수축하여 오줌을 요도를 통하여 배출하게 된다.

제 19 장 생식계통 Reproductive system

생식 reproduction이란 모든 생물체가 자기와 꼭 닮은 생명체를 만들어 종족을 유지하려고 하는 생물의 특성이며 기본적인 본능의 하나이다. 생식에 있어서 가장 중추적 역할을 하는 것은 성샘 sexual gland이다. 성샘은 성 호르몬 sexual hormone을 분비하는 곳으로 여성의 경우 난소 ovary, 남성의 경우 고환 testis을 성샘이라고 한다. 난소에서는 여성호르몬을 분비하는 동시에 생식세포인 난자 ovum를 생산하고, 고환에서는 남성호르몬을 분비하는 동시에 생식세포인 정자 sperm를 생산한다.

각기 만들어진 난자와 정자는 자궁관팽대부에서 수정 fertilization하여 수정란 fertilized ovum이 된다. 수정란은 여성의 자궁 내막에 착상되어 임신기간을 거친 후 분만을 통하여 한 생명체로 탄생된다. 이로써 생식과정이 끝난다. 생식계통에는 속생식기 internal genitalia, 즉 성샘 sexual gland, 성관 sexual duct, 부속생식샘 accessory gland과 바갈생식기 external genitalia로는 남성은 음낭, 음경으로 여성은 대·소음순, 음핵, 질어귀, 질로 이루어진다.

1. 남성생식기 male reproductive organ

남성생식기는 생식세포인 정자를 생산하고 남성호르몬을 분비시키는 고환 testis과 정관 deferent duct, 정액 semen을 저상 분비하는 성낭 seminal vesicles과 전립샘 prostate, 징자를 몸 밖으로 유도하는 사정관 ejaculatory duct과 요도 urethra, 사정을 시도할 수 있도록 성적 흥분을 유발하는 귀두 glans, 정자를 여성의 질 vagina 내로 유도하는 바깥생식기인 음경 penis으로 구성되어 있다(그림 19-1).

1) 고환과 부고환 testis and epididymis

고환 testis은 음낭 scrotum의 주머니안에 들어 있는 한쌍의 타원형의 실질성 기관으로서 정자 sperm를 생산하는 곳이다. 크기는 길이 4~5cm, 폭은 2.5cm 무게는 약 12g 정도이며 정삭막 spermatic cord에 매달려 있다(그림 19-2).

고환의 실질은 다수의 정세관 seminiferous tubules이 집합한 것이다. 각 정세관은 지름이 평균 0.2mm 정도이며 전체 길이는 70~80cm에 이른다.

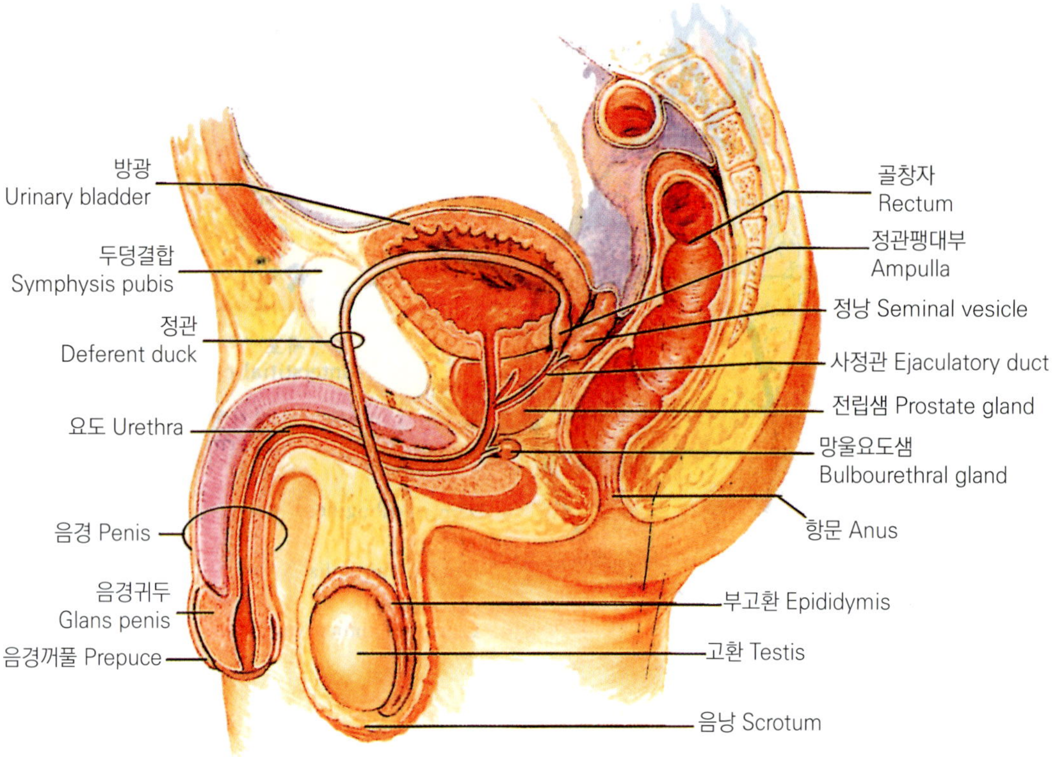

그림 19-1

남성생식기(시상단면)

정세관은 정자발생세포와 그 사이에 비교적 일정한 간격으로 끼어 있는 원주상의 지주세포인 Sertoli cell로 이루어져 있다.

고환 testis은 고환소엽 lobules of testis을 구성한 정세관 seminiferous tubules이 고환 세로칸안에서 복잡하게 얽혀서 고환망 retes of testis을 구성한다. 고환망에서는 12~14개의 굴곡된 수출소관 efferent ductuble이 나와 부고환관에 연결된다.

정자발생세포 spermatogenic cells는 사춘기 이후가 되면 4~8층으로 배열되는데 바깥층에 있는 정조세포 spermatogonia가 분열, 성장하여 정모세포 spermatocytes로 된 후 다시 분열(감수분열 1차~2차)하여 정자세포 spermatids로 되면서 안쪽으로 밀린다. 정자세포는 더 분열하지 않고 변태하여 올챙이 모양의 정자 sperm가 된다. 이상의 과정을 정자형성 spermatogenesis이라고 한다.

정자의 생성과 이동과정에 지지세포인 정세관의 Sertoli 세포가 중요한 역할을 한다. 생식세포 형성과정에서 정조세포 이후 세포들은 Sertoli 세포를 지나 속공간쪽으로 이동하여 Sertoli 세포장벽에 의해서 특수하게 유지되고 있는 환경속에 있게 되는데 이들 세포들의 물질대사는 Sertoli 세포의 보호아래 유지된다. Sertoli 세포는 이와 같이 정자형성 환경을 조성하고 한편으로는 남성호

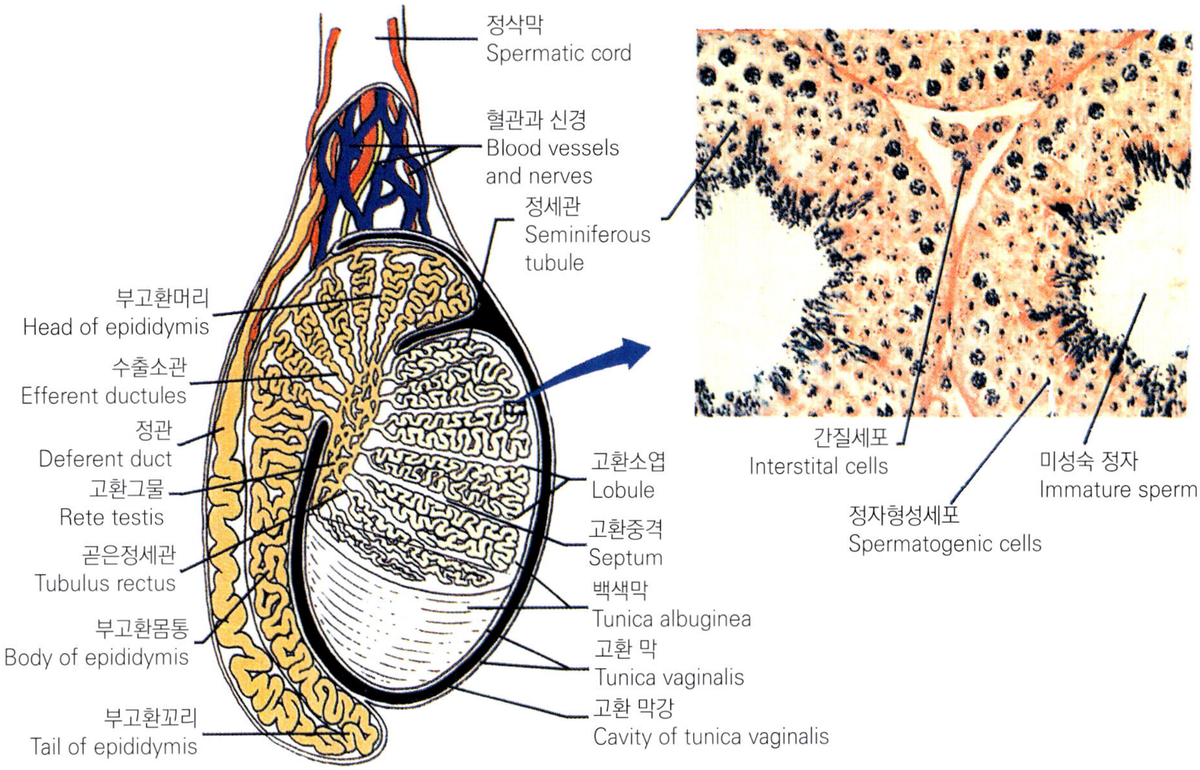

그림 19-2
고환과 부고환의 구조

르몬 결합단백 androgenbinding globulin을 생성하여 정세관 밖에서 생성된 남성 호르몬을 부고환으로 운반시키는 역할도 한다.

정자 sperm는 성숙하면 길이 50~60μm가 되는 올챙이 모양의 세포로서 핵이 변형된 표주박 모양의 머리 head, 중심소체와 미토콘드리아로 된 가늘고 짧은 중간부분 middle piece, 섬모 cilia와 같은 구조를 한 가늘고 긴 꼬리 tail로 구성된다. 정자에는 성염색체 X와 Y가 있는데 난자의 성염색체 X가 정자의 X와 수정할 경우 XX로 여자가 되고, 뒤의 것의 Y와 수정할 경우 XY로 남자로 성이 결정된다.

부고환 epididymis은 고환의 위끝과 뒤모서리에 붙어 있는 피라밋모형의 장기로 윗부분은 부고환머리 head를 이루어 고환수출소관과 부고환관 duct of epididymis을 수용한다. 부고환관이 부고환몸통 body를 지나 부고환꼬리 tail에 이르면 굽이가 없어지고 정관에 이른다. 부고환관의 직경은 0.5mm 정도이나 전체 길이는 약 5~6cm나 된다. 부고환은 정자를 저장하는 곳이며 여기에 전립샘 분비물이 가해져서 정액 semen이 된다.

② 요도해면체 corpus spongiosum penis

음경해면체 밑면에 마련된 도랑속에 있는 1개의 해면체로서 그 안에 요도가 들어 있다. 이 해면체는 골반바닥의 비뇨생식격막 아래면에서 음경망울(요도구) bulbus penis이라는 팽대부를 가지며 앞끝은 음경귀두 glans penis이다. 음경 피부의 앞끝은 두 겹의 주름이 되어 음경귀두를 덮고 있으며 음경꺼플 prepuce or foreskin이라고 한다.

(2) 음낭 scrotum

음낭 scrotum은 고환, 부고환 및 정관의 일부를 싸는 피부와 피부밑조직으로 된 주머니이다. 음낭의 피부는 음경의 피부와 마찬가지로 피부밑지방이 없고 피부밑에 음낭근육 dartos muscle이라고 하는 얇은 민무늬근육 섬유질층을 갖고 있다. 이런 섬유질근육층이 수축하면 피부는 쭈글쭈글해진다.

5) 성행동 sexual action

(1) 발기현상 erection

남성의 생식기능은 고환으로부터 정자의 형성이라고 할 수 있으며 남성의 성행동은 정자와 정액을 여성의 생식기내에 사정함으로써 자기와 꼭 닮은 생명체를 탄생하도록 하는데 있다.

이와 같은 조건을 만족시키기 위해서는 남성의 성행동은 제1단계인 남성생식기, 즉 음경 penis의 발기현상이 일어나야 한다.

발기의 과정에서 먼저 음경의 해부학적 구조와 상태변화를 알아야 한다. 음경은 해면체 조직이 주체가 되며 각 해면체는 백색막 tunica albuginea으로 싸여 있고 표면은 신축성이 풍부한 피부이다.

발기진행과정은 음경 바깥피부나 귀두가 자극을 받거나 성적욕구에 의하여 중추성 영향을 받으면 척수의 엉치부위 sacral portion에 있는 발기중추가 흥분하게 되고, 이 흥분은 부교감신경 섬유를 거쳐 음경에 있는 발기조직내의 혈관에 도달하게 된다. 그 결과 발기조직에 있는 동맥이 확장되고, 정맥관이 수축하게 되면 조직내에 다량의 혈액이 높은 압력으로 충만되면서 용적이 증대된다. 발기시에는 음경내로 평소의 5~6배가 되는 많은 동맥혈이 유입된다. 따라서 동맥혈량이 증가되면서 음경동맥이 확장되고 해면체의 민무늬근육이 이완된다. 그 결과 음경정맥 주위의 해면체가 유입된 혈액으로 채워지면서 해면체 사이의 정맥이 압박을 받게 된다. 그리하여 음경내압이 80mmHg를 상회하면 해면체는 더욱 팽창하게 되고 백색막을 관통하는 정맥마저 압박을 받으므로 정맥유출이 거의 차단되는 셈이다.

따라서 음경은 부피가 커지고 길이도 연장하게 된다. 이런 현상을 발기라고 한다. 음경이 발기되면 망울요도샘 bulbourethral gland과 요도벽에 있는 요도샘으로부터 점액이 분비된다. 이 점액은 요도내면을 점질성으로 인도하여 사정시 정액의 유출을 원활하게 하는 동시에 성교시 질벽에 대한 윤활제 역할도 한다.

음경은 안정시 그 형태가 유연하고 수축되어 있으나 발기하게 되면 음경의 길이는 인종에 따라 차이가 있으나 대략 8~15cm까지 신장된다.

발기는 음경뿐만이 아니고 음경을 포함하여 음낭, 곧창자, 방광들로부터의 구심성 자극에 의해 일어난다. 반사중추는 엉치신경(sacral cord $S_1 \sim S_3$)이나 대뇌겉질의 변연계로부터 오는 정신적 흥분에 의해서도 일어나고 허리신경(lumbar cord $L_1 \sim L_2$)도 관여하게 된다. 특히 발기현상은 발기의 중추가 되는 엉치신경을 파괴하더라도 일어나지만 허리신경을 파괴하면 발기현상이 일어나지 않는다.

(2) 사정 ejaculation

성적흥분에 의하여 발기된 음경이 성교를 통하여 질벽과 마찰을 하게 되면 성적자극의 절정인 성의쾌감 orgasm에 이르게 되는데 이것은 생리적으로 즐거운 기분과 정신적인 안정이 함께 한다. 남성의 orgasm은 정액의 방출과 사정을 수반한다. 사정 단계는 음경귀두의 자극이나 성적욕망이 구심적으로 음부신경을 거쳐 척수에 들어가 전달되면 부고환, 정관, 정낭 및 전립샘의 민무늬근육이 수축하여 그곳에 저장되었던 정액이 요도 안으로 한꺼번에 밀려 나가고 이어서 해면체의 율동적 수축에 의하여 정액이 요도로부터 몸밖으로 사출된다. 이때 정액이 방광쪽으로 역류하지 못하도록 방광조임근이 수축하게 된다.

사정과정은 망울요도샘의 분비액이 제일 먼저 분비되고 이어서 전립샘액의 분비, 정자의 이동, 마지막으로 정낭에서 정액의 사정이 이루어진다.

사정 후 즉시 교감신경 충동은 발기조직으로 가는 동맥을 수축시켜 혈류를 감소시키는 한편 혈관동에 있는 민무늬근육이 다시 수축하여 음경의 정맥을 통하여 혈액이 빠져나가 성적자극 이전으로 돌아간다.

질안에 사출된 정자는 약 30여분에 걸쳐 자궁을 통과하며 이로부터 40~50분이면 자궁관팽대부의 수정장소에 도달하게 된다.

이들 정자들은 hyaluronidase라는 효소를 유리하여 난자주위막의 hyaluronic acid산을 용해함으로서 정자가 난자내로 들어가 수정하는데 도움을 준다.

2. 여성생식기 female reproductive organ

여성생식기의 주체는 난소 ovary, 난관 uterine tube, 자궁 uterus이며 부속으로 교접기 및 산도로서의 질 vagina과 성적흥분을 유도하는 음핵 clitoris이 있다(그림 19-5).

주체인 난소 ovary는 남성생식기의 고환 testis과 마찬가지로 생식세포인 난자 ovum를 생산하고 여성호르몬인 estrogen과 progesterone을 분비한다. 또 난소는 난관을 통하여 자궁과 연결된다. 자궁에서는 수정된 수정란이 착상되어 임신을 유지하며 그 속에서 태아가 발육하게 되고 일정 시기가 되면 태아가 자궁으로부터 밖으로 분만 deliver된다.

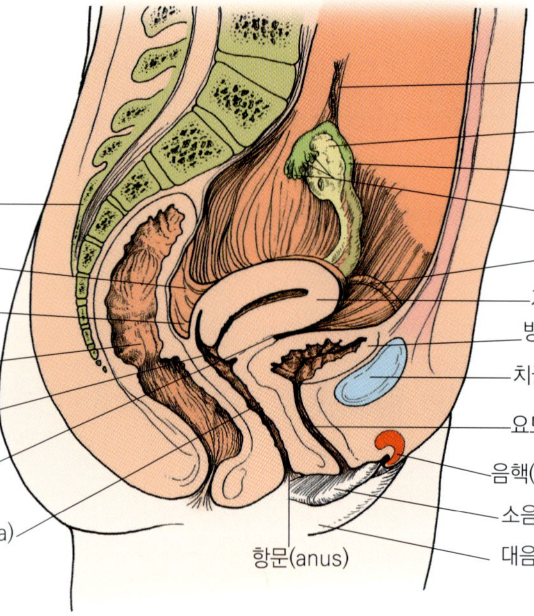

그림 19-5

여성생식기

1) 난소 ovary

골반 양쪽벽에 접촉하는 길이가 약 3.5cm, 넓이가 2cm, 두께가 1cm, 무게가 3g 정도의 편평한 실질성 기관이다. 표면에는 혈관, 신경의 출입구인 난소문 hilus of ovary 이외에 자궁넓은인대(자궁광간막) broad lig. of uterus에 연속되는 난소간막 mesovarium에 덮여있고 아래끝에서 나오는 난소인대 ovarian Lig.와 골반벽과 연결되어 있는 난소걸이인대 Suspensory Lig.에 의해 자궁바닥에 고정되어 있다. 난소는 난세포의 생산, 성숙과 호르몬을 분비한다.

2) 난자 ovum와 난자형성

난소표면은 종자상피 germinal epithelium가 단층으로 덮여 있다. 수정란이 자궁에 착상하여 약 6주째가 되면 난원세포 oogonium 약 2,000여개가 난황낭 Yolk sac이라는 특수부위에서 난소 속으로 이동하여 증식분열을 거듭하면서 자라게 된다.

이 종자세포 germinal cell는 신생아의 좌·우 난소속에 각각 20만~25만개, 모두 40만~50만개의 원시난포 primary follicles가 있으며 출생 후에는 더이상 형성되지 않는다. 원시난포는 난소내에 있는 과립세포 granulosa cell로 둘러 싸여 있다. 사춘기가 되면 뇌하수체 앞엽에 있는 난포

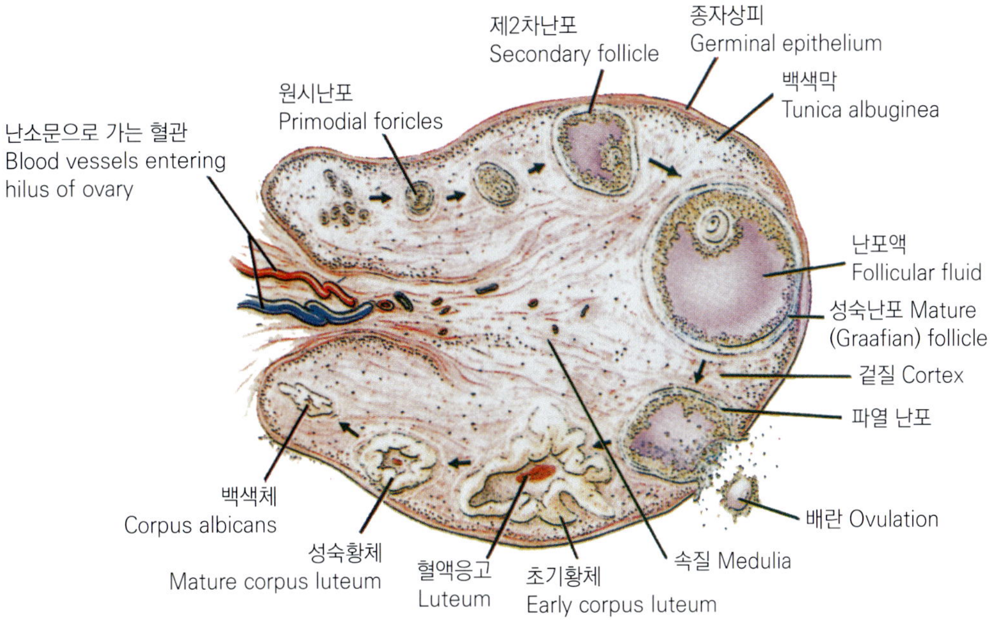

그림 19-6

난자의 생성과정과 배란

자극 호르몬 follicle-stimulating h.(F.S.H.)의 자극을 받아 원시난포가 분열과 증식을 하면서 제1차 난포 primary oocyte가 된다.

제1차 난포는 1차감수분열을 통하여 제2차 난포 secondary oocyte와 제1극체 first polar body가 되며 이어서 2차감수분열이 일어난다. 난포의 파열과 때를 같이 하여 2차난모세포에서 핵분열이 일어나 반은 난세포로서 난자 ovum가 되고 반은 제2극체가 된다. 제1극체도 감수분열 할 때 분열하므로 제1난모세포가 감수분열을 끝내고 나면 1개의 난자와 3개의 극체가 된다. 극체는 얼마 후 없어지고 난자내의 염색체 수는 반감된 상태에서 23개가 된다.

여성이 월경을 시작하면서부터 폐경기까지 매 성주기 동안 배란 ovulation된 난자의 수는 약 400개 정도가 된다. 성숙된 난자의 크기는 150μ~160μ로 정자의 크기 50μ~60μ에 비교할때 크기 때문에 대배우자라고 한다. 한편 난자는 정자와 같은 편모가 없기 때문에 운동성이 없으며 난자의 이동은 자궁관벽에 있는 섬모 cilia에 의한 섬모운동을 통하여 자궁쪽으로 이동하게 된다.

3) 자궁관(난관) uterine tube

자궁관은 배란된 난자를 자궁쪽으로 보내는 1쌍의 관으로 길이 약 10cm, 지름 0.7cm이며 안쪽으로 자궁벽을 뚫고 자궁안으로 열려 있다. 자궁관은 잘록부분(협부) isthmus, 팽대부 ampulla, 깔때기(누두부) infundibulum가 있다.

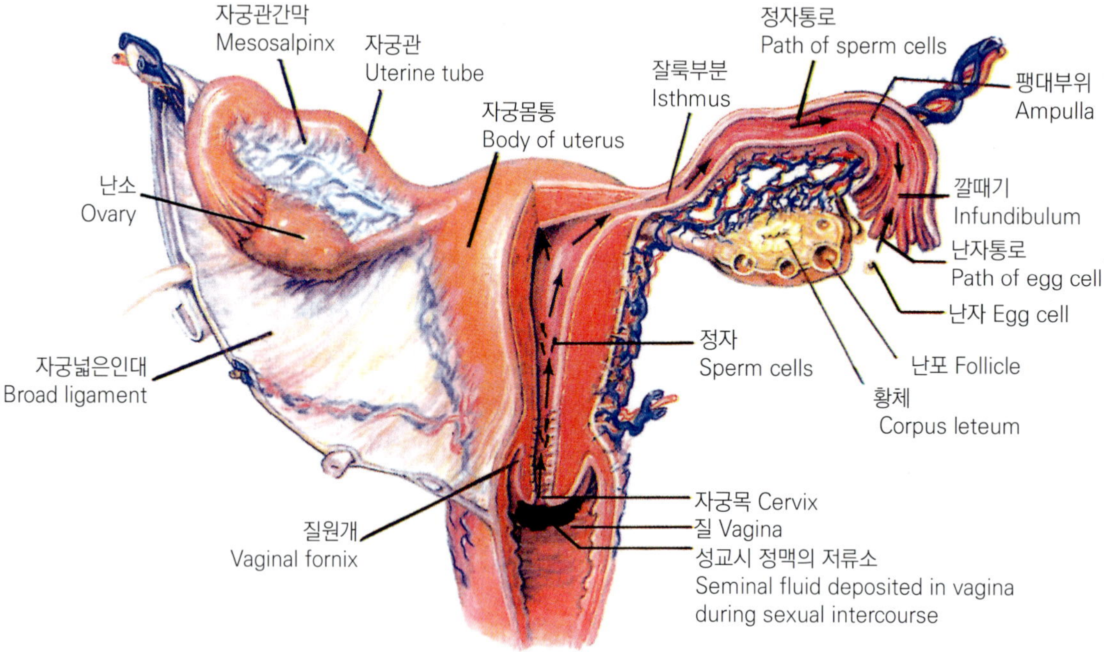

그림 19-7

자궁몸통, 난관, 난소

잘룩부분은 자궁에 가까운 약 1/3(직경 2~3mm) 지점으로 좁고 직선이다. 팽대부는 난소에 가까운 약 2/3(직경 6~8mm) 지점으로 넓고 구부러져 있다. 깔때기는 그 가장자리에 달려있는 다수의 자궁관술 fimbriae과 함께 난소의 바깥쪽에 있다. 자궁관벽은 민무늬근육층으로 연동운동을 하며 속공간의 점막은 섬모상피로 섬모의 운동은 자궁을 향하며 난자의 운반에 관여한다(그림 19-7).

4) 자궁 uterus

자궁은 속이 비고 벽이 두꺼운 근육성 장기로서 자궁관에서 수정된 수정란을 받아 발육하는 동안 생명을 유지시키는 기관이다. 자궁은 방광과 곧창자 사이에 있으며 위끝이 넓고 아래끝이 좁은 가지 모양으로 앞뒤가 약간 납작한 편이다. 자궁의 위바깥쪽은 자궁관, 아래끝은 질에 이어지고 크기는 성숙한 처녀에 있어서 길이 약 7cm, 폭 4.5cm, 두께 2.5cm, 무게 30~40g 정도이다. 자궁은 자궁바닥 fundus, 자궁몸통 body, 자궁목 cervix으로 구분한다.

5) 질 vagina

질은 앞뒤로 편평한 길이 7~8cm 정도의 민무늬근육성 관강성 기관으로서 섬유성 근육기관이다. 질은 자궁의 분비물을 운반하고 성교시 발기된 남성의 음경을 받아들이고 출산중 산도 birth canal로써 작용을 한다. 질은 자궁목의 앞끝(자궁질부)을 반지모양으로 둘러싸면서 시작되고 질구멍 vaginal orifice에 의해 질어귀에 개구한다. 처녀에서는 질입구에 반달형의 점막주름이 있는데 이것을 처녀막 hymen이라 한다. 처녀막이 발육장해로 인하여 완전히 질입구를 막고 있을 때를 처녀막폐쇄 hymenal atresia라 하며 초경때 복통, 기타 장해를 일으키나 외과적 절개로 간단히 정상화된다. 질액은 산성액이며 이것은 세균의 자궁내 침입을 막는 역할을 한다.

6) 여성 바깥음부 female pudendum

여성의 바깥음부분에는 질어귀를 에워싸는 대음순, 소음순, 음핵이 주체이며 여기에 큰질어귀샘(대전정선) greater vestibular gland이 부속된다(그림 19-8).

(1) 대음순 labium majus=majus

대음순은 바깥음부의 외곽을 형성하는 피부융기부로서 남자의 음낭에 해당되며 지방조직의 주름과 피부에 덮여있는 민무늬근육층이다. 이곳에는 수많은 음모와 땀샘 그리고 기름샘을 갖고 있다.

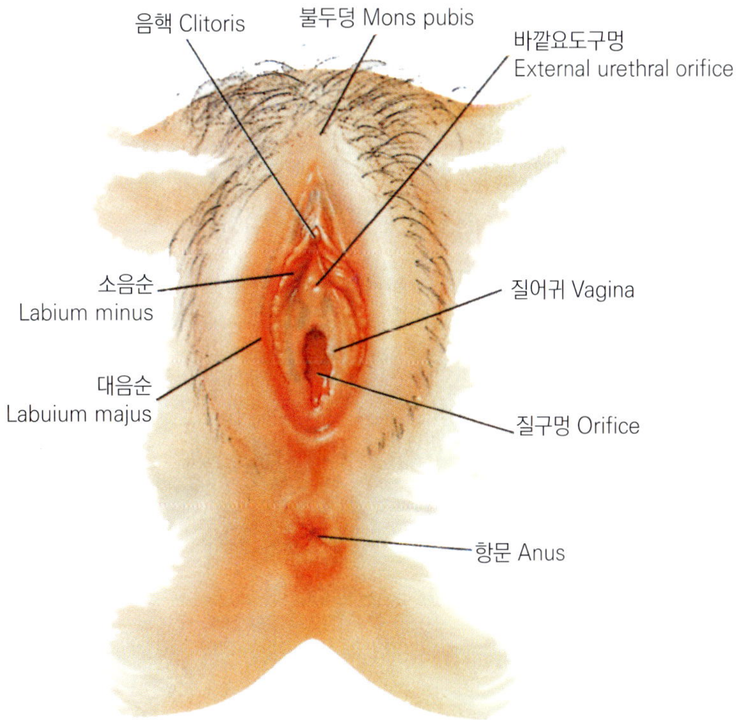

그림 19-8
여성의 바깥음부

(2) 소음순 labium minus

소음순은 대음순 안쪽에서 대음순과 평행하게 앞뒤로 달리는 피부주름으로서 음모와 피부밑지방이 없고 내면은 점막성으로 되어 질어귀를 둘러싸고 있다. 소음순은 분홍빛 겉모양을 나타내며 혈관으로 가득찬 결합조직으로 조직은 중층편평상피이다. 남성의 음경피부에 해당된다.

(3) 음핵 clitoris

왼·오른 소음순이 앞쪽에서 합쳐지는 곳에 작은 발기성 조직이 돌출해 있는 곳을 말하며 남성의 음경 penis에 해당된다. 음핵의 끝부분은 음핵꺼풀 prepuce of clitoris에 덮여 있고 아래쪽에 원뿔형의 돌기를 음핵귀두 glans of clitoris라 한다. 음핵은 음핵몸통 body of clitoris 및 음핵다리 crus of clitoris에 의해 깊은 부위를 향한다. 크기는 길이 2cm, 지름 0.5cm로 음핵몸통의 좌·우에는 1쌍의 음핵해면체 cavernous body of clitoris (right/left)가 있다.

(4) 질어귀(질전정) vestibule vagina

질어귀는 소음순에 의해 둘러싸인 공간으로서 질 vagina은 질어귀의 뒤쪽으로 열리고 요도는 질의 바로 앞과 음핵 사이 중앙에 열린다. 남성의 망울요도샘에 해당되는 큰질어귀샘 greater vestibular gland은 질입구 양쪽 사이에 있는 두개의 샘으로 흥분했을 때 분비액을 분비하여 질어귀를 적셔 준다(그림 19-9).

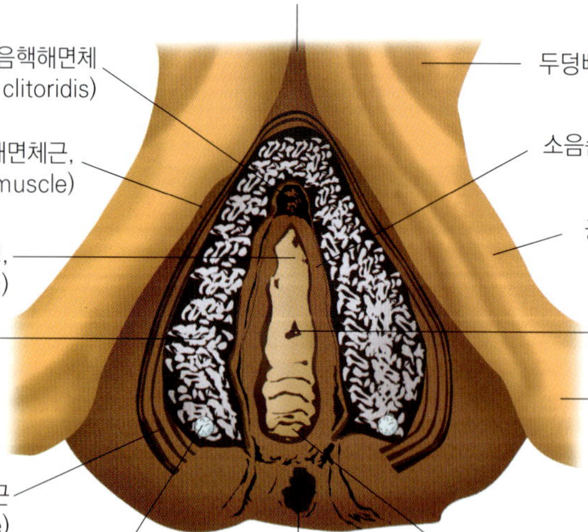

그림 19-9

여성의 질구멍 주위

7) 성행동 sexual act

(1) 발기와 윤활작용 female erection and sexual lubrication

질구멍 vaginal orifice 주위에는 남성의 음경에 해당하는 발기조직인 음핵 clitoris이 있다. 바깥생식기의 자극이나 성적흥분으로 척추의 천수 부위에 있는 신경중추가 흥분하며, 흥분상태가 부교감신경을 거쳐 질구멍 주변에 있는 발기조직에 도달하면 음핵이 커지면서 바깥음부가 부풀어 오르고 동시에 질구멍이 팽창하고 늘어났다가 수축하면서 좁아진다.

한편 부교감신경섬유의 흥분파로 인해 질구멍 양편 질어귀망울(전정구) vestibular bulb 아래쪽에 있는 큰질어귀샘 greater vestibular gland에서 많은 양의 점액이 분비된다. 이 점액은 질구멍을 축축하게 적셔 성활동의 윤활작용에 이바지한다.

성행위가 진행되는 동안 여성의 성적감각이 증대되어 어느 수준에 달하게 되면 자궁과 자궁관 그리고 주위조직의 율동적 근경련이 일어나면서 절정 orgasm에 도달하게 된다. 오르가즘이 발생하면서 엉덩뼈와 허리부분을 포함하여 일련의 반사작용이 일어난다. 반사작용의 반응은 샅근육이 리드미컬하게 수축하고 자궁과 근육이 활성화된다. 오르가즘이 일어나기 직전의 질의 바깥조직의 변화는 혈액으로 충만되고 부풀어 오르는데 이 작용은 성교시 음경에 대한 마찰을 증진시켜 사정을 유발하기 위함이다.

오르가즘이 지나면 발기성 조직안으로 혈액의 유입이 감소되고 샅근육과 생식기의 근육이 이완되면서 성적자극 이전으로 되돌아간다.

(2) 여성의 월경주기 female menstrual cycle(그림 19-10)

월경주기는 월경 menses이 되는 자궁 안쪽에서의 규칙적으로 반복되는 변화에 의해 이루어진다. 월경주기는 21일~35일 사이로 일정치는 않으나 평균하여 28일을 주기로 반복되는데 월경 시작일을 월경주기 첫날로 간주한다. 월경이란 성숙기의 여자가 21일~35일의 간격으로 3~5일 동안 자궁내막의 치밀층과 해면층의 상피가 괴사되어 탈락됨으로써 자궁내막이 출혈에 의한 탈락내막의 형태를 의미한다. 출혈량은 개인차이는 있겠지만 약 10~200ml로 동맥성 혈액이며 혈액외에 탈락된 점막상피, 경관점액, 피부지방샘으로부터 분비되는 분비물이 혼합되어 있다. 대체로 초경 menarche은 12세를 전후해서 시작되며 40대 후반의 갱년기에 월경이 끝난다. 초경시작 뒤 1~2년은 무배란성 월경을 하는 것이 보통이고, 그 뒤부터는 배란을 동반하는 월경주기를 갖게 된다.

이와 같은 현상은 사춘기 이전의 여성은 사춘기 이전의 남성과 같이 뇌하수체 앞엽에서 성샘자극호르몬이 분비되지 않으나 사춘기가 되면 난소에서 분비되는 여성호르몬과 뇌하수체 앞엽에서 성샘자극호르몬이 분비되기 때문이다. 처음에는 난포자극호르몬 follicle-stimulating h.(FSH), 그 후 황체형성호르몬 luteinizingh(LH)과 황체자극호르몬 luteotropic h.이 분비되면서 여성의 난소와 자궁내막(점막)의 주기적 변화를 일으켜 일정의 성주기를 되풀이하게 된다.

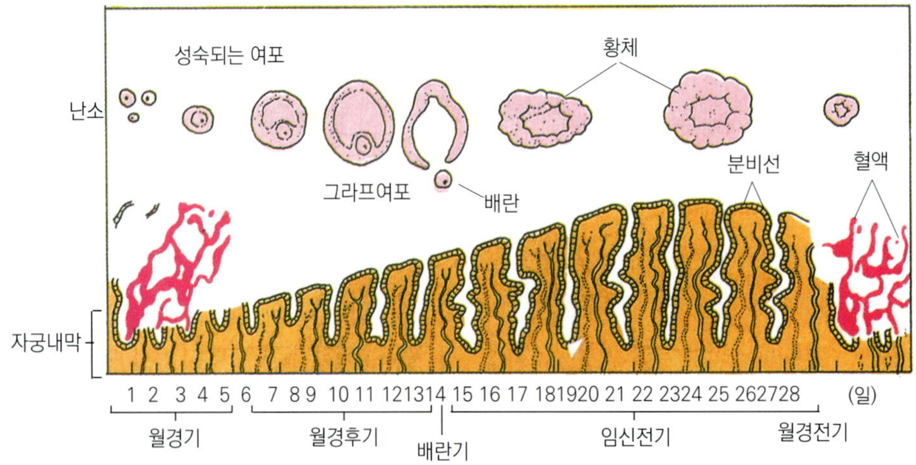

그림 19-10

사람의 성주기

① 월경기 menstrual period

개체에 따라 기간은 약간 차이가 있어 3~5일 동안이며 내부환경은 극도로 비후된 자궁내막의 표층이 탈락되어 밖으로 배출되는 시기이다. 이때 자궁내막의 출혈액, 죽은 조직, 장액성 삼출액 등 평균 약 10~200ml 정도가 체외로 유출되게 된다. 시기적으로는 배란 후 14일경이다.

정상여성은 초경이 있은지 1~2년이 지나면 여성의 체내에서 점차 일련의 내분비기능이 갖추어져 사춘기 puberty에 이르고 배란 ovulation을 동반한 월경이 시작된다. 한 사람의 성숙여인은 일생을 통하여 300~400회의 월경을 경험하게 된다.

② 월경후기 post. menstrual period

월경이 끝나는 날부터 배란기까지의 기간으로 월경주기가 28일형일 때 4~14일 사이가 되므로 기간은 10~11일간의 기간이 된다. 이때가 난포의 발육기에 해당되는데 난포가 발달증식함에 따라 혈중 estrogen량이 증가한다. 월경시 자궁점막에서 탈락되지 않은 바닥층(기저층) basal layer으로부터 세포분열이 왕성하게 일어나 2~3mm 두께로 다시 자궁내막이 재생 증식된다. 이 시기를 증식기 proliferative stage라 하며 이 때에 자궁샘도 증식한다. 바닥층은 미성숙세포로서 황체호르몬에 반응하지 않고 증식기에만 증식양상을 나타내는 미분화내막이다.

③ 배란기 ovulation period

난소에서 난자가 성숙분열을 완료하였을 때 또는 성숙분열 과정 일부를 마쳤다든가 그렇지 않으면 체강에서 떨어져 수란관을 통해 체외로 방출하게 되는데 난자가 난소를 떠나는 현상을 배란 ovulation이라고 한다.

월경주기가 28일일 때 배란기는 그 중간인 14~15일에 해당되며 배란은 28일 간격으로 양쪽 난소에서 교대로 일어난다. 이를 배란주기 ovulation cycle라고 한다.

배란의 과정은 뇌하수체 앞엽에서 난포자극호르몬(FSH)이 분비되고 따라서 난소속에서 난포가 발달하고 그 속에 난포가 성숙해간다. 이때 estrogen이 분비되고 이것이 뇌하수체로 하여금 황체형성호르몬(LH)을 분비시키게 되면 난포가 깨뜨려지면서 배란을 일으킨다.

배란기간 동안 기초체온의 변화가 일어나는데, 배란전까지 36.5℃를 유지하다가 배란이 되면서 기초체온이 0.3~0.5℃ 가량 상승하기 때문에 배란시기를 알기 위해서 여자가 아침 일어나기 전 안정된 상태에서 입안내나 곧창자내에 체온기를 삽입하여 측정하기도 한다.

④ 임신전기 progestational period

배란기에서 월경개시 2~3일전까지의 기간이 되며 증식기 이후 12일에서 13일간이 된다. 이때 황체가 형성되면서 progesterone을 분비하게 되며 이로 인하여 자궁샘에서 영양물질이 풍부한 분비물을 분비하게 되는데 이는 착상될 수정란에 영양을 공급하기 위함이다. 이때에는 지방질과 당원질이 증가하고 혈류량도 많아져서 자궁내막은 극도로 비후되어 두께가 4~5mm 정도로 자궁샘이 높게 증식하고 굴곡성도 많아진다. 이때가 수정란이 착상하기에 적기가 된다. 이때 자궁내막은 여러 층으로 활발하게 활동이 전개되면서 바닥층 basal layer, 치밀층 compact layer, 해면층 spongy layer으로 구분된다. 치밀층과 해면층을 기능층 functional layer이라고 하며 기능층은 임신유지를 위해 환경 조성에 임한다. 이때를 분비기 secretory period라고 하며 수정이 되지 않든지 혹은 수정란이 착상에 성공하지 못할 때 기능층인 해면층과 치밀층이 탈락되어 월경시 배출하게 된다.

⑤ 월경전기 premenstrual period

월경주기의 마지막 2~3일간을 말하며 월경주기 전기간을 통해 가장 짧다. 이때가 마지막 27일에서 28일경이 되며 자궁내막에 독특한 국소빈혈(소동맥수축)이 생겨 혈관이 파열되고 출혈이 생기며 괴사현상이 일어나나, 수정이 되면 분비기에 이어 수정란은 착상을 완료하고 임신 pregnancy이 유지된다.

3. 수정 fertilization

사정에 의하여 배출된 정자는 자궁목을 시발로 자궁속에서 편모운동을 하여 매분 1~4mm씩 난자가 기다리고 있는 자궁관 팽대부를 향하여 약 1시간에 걸쳐 이동한다. 수정과정에서 문제되는 것은 정자가 어떻게 난자가 있는 곳에 도달하게 되는가 하는 점인데 그것은 대부분의 동물은 난지로부터 분비되는 수정소 fertizin라는 물질에 의한 주화성 chemotaxis 때문에 이루어진다.

한편 배란된 난자가 배안으로 떨어져 나온 다음 난관술의 섬모운동과 복막액의 흐름에 따라 자궁관팽대부까지 이동하여 도달하게 된다. 이때 난자는 방사선관 corna radiata이라는 난포세포에서 유래하는 한 층의 세포로 둘러 싸여진 상태로 있다. 방사선관은 정자와 난자가 결합되기 전에 깨뜨러져야 하는데 포유동물의 정자에는 방사선관을 녹일 수 있는 hyaluroni-dase와 acrosomal protease라는 효소가 있어 난자를 둘러싼 많은 정자로부터 집중 공급되면서 방사선관을 분리시켜 정자가 침입하게 된다.

정자가 침입되면 곧바로 수정막 fertilization membrane이 생겨 또다른 정자의 침입을 막아준다. 난자 속에 들어간 정자는 180도 회전하여 난자의 중앙으로 이동한다. 이때 정자의 정핵과 난자의 난핵이 합쳐져 접합핵을 이루게 되는데 이 과정을 수정 fertilization이라고 한다. 이때 수정되지 못한 나머지 정자나 미수정란은 수란관이나 자궁속에서 죽고 백혈구에 의해 제거된다. 한편 수정된 수정란은 수정 직후 약 30여시간 휴식을 취한 다음 분할(난할) cleavage이 시작되며 2세포기로 나누어진 다음 10~15시간마다 분열을 거듭하여 오디배(상실배) morula와 주머니배(포배기) blastocyst로 진행하게 된다. 수정란이 포배기에 도달할 무렵 수정란이 자궁공간내로 들어오게 되며 이어서 착상의 단계가 시작된다.

4. 착상 implantation

수정후 6~7일이면 수정란은 세포분열을 하여 주머니 모양의 주머니배(포배) blastocyst가 되어 자궁내막에 묻히게 된다. 이것을 착상이라고 하며 이때의 자궁내막은 수정란이 착상하기에 알맞도록 비후되어 있고 분비물이 충만하여 혈관도 풍부해진다.

이 시기에 주머니배의 외면에 있는 영양세포 trophoblast가 분화를 개시하여 단백질 분해효소를 다량 분비하므로 자궁내막 조직을 소화 파괴한다. 동시에 파괴된 조직을 탐식하여 구멍을 내고 주머니가 그 속에 들어가며 영양세포는 더욱 증식하여 자궁내막을 넓혀 태반 placenta을형성한다. 태반은 모체와 태아 사이의 신진대사에 관여하는 물질을 교환하거나 흡수하여 태아가 생명력을 지니면서 성장하게 한다.

수정란이 자궁이외에 착상되는 경우가 있는데 이를 자궁외임신 ectopic pregnancy라고 한다. 자궁외임신 장소로는 자궁관임신, 난소임신, 자궁목관임신 등이 있다. 자궁외임신의 95%는 만성 자궁관염에 의한 자궁관공간의 협착으로 유발되는 난관임신 tubal pregnancy으로 대부분 팽대부에 착상한다.

5. 태반의 형성

태반 placenta은 주머니배의 외세포괴의 영양막으로부터 융모막 chorion과 태아와 자궁근층 사이에 모체측 바닥탈락막 그리고 융모막의 바닥탈락막에 대면하는 부분에 다수의 융모 villi로 구성된다. 착상후 태아는 모체의 자궁내에서 성장 발육하는데 허파와 소화기의 활동이 없으므로 산소나 영양물질을 모체의 혈액으로부터 받으며 이산화탄소나 노폐물을 혈액을 통하여 모체에 되돌려 보내고 있다. 그 혈액을 교환하는 장소가 자궁벽에서 만들어진 태반이다.

태반은 원반상을 이루며 임신 3주에는 자궁내막 전표면의 1/15에 불과하지만 임신 2개월 말경에는 무려 1/3을 차지할 정도이며 태반의 완성은 4개월 말이 된다. 분만시 태반은 자궁벽에서 박리되어 후산 afterbirth으로서 모체밖으로 나오며 후산으로 배출되는 태반의 크기는 지름이 15~20cm 두께 3~4cm 무게는 약 500g가 된다.

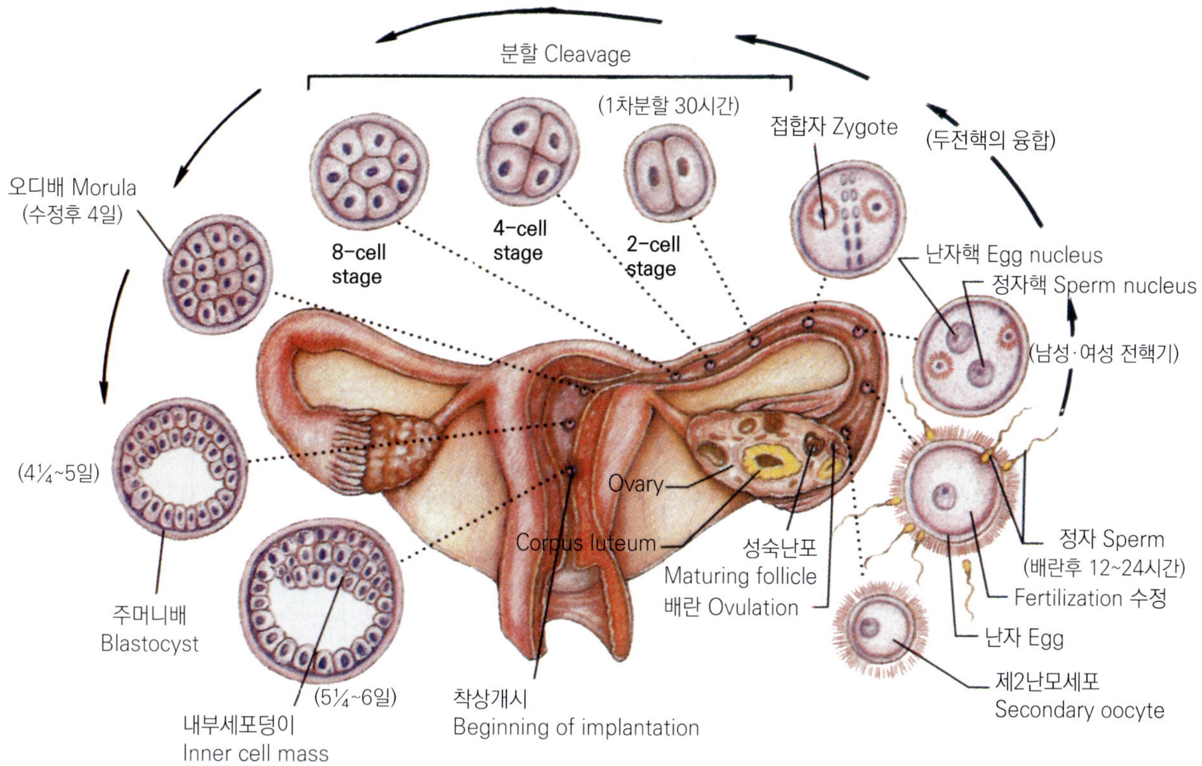

그림 19-11
배란에서 착상까지의 과정

태반은 모체쪽 성분과 태아쪽 성분이 합쳐 이룬 기관으로 모체쪽 태반은 자궁동맥에서 혈액을 받아 융모사이공간쪽으로 확산한다. 태아쪽 태반은 모체쪽 혈액동(융모간강 intervillous space)속에 잠겨 있는 상태에서 모체로부터 확산되는 영양분과 산소 등의 기타 물질을 융모를 통하여 태아쪽 혈관으로 이동시킨다. 태아와 태반사이에는 탯줄(제대) umbilical cord로 연결된다.

탯줄은 태아의 태반에서 시작되는 한가닥의 혈관으로 탯줄을 지나서 태아에 산소와 영양물질을 운반하는 배꼽정맥 umbilical vein과 태아의 왼오른 속엉덩동맥에서 나오는 두 가닥의 배꼽동맥 umbilical arteries이 태아의 정맥혈(엄밀한 의미에서는 혼합성 혈액)을 탯줄을 통하여 모체 혈액으로 배설하게 된다.

융모사이공간에서는 물질의 교환은 확산에 의하여 이루어진다. 즉 분압차에 의한 물리적 이동방식인 확산으로 혈액동내의 산소분압이 60~80mmHg인데 반해 융모의 모세혈관, 즉 태아 혈액의 산소분압은 20~30mmHg이다. 이때 40~50mmHg의 분압차에 의하여 모체쪽으로부터 태아쪽으로 이동이 일어나며 나머지 포도당, 아미노산, 지질, 비타민, 무기염류 등도 같은 원리로 모체혈액에서 태아쪽 혈액으로 확산되어간다.

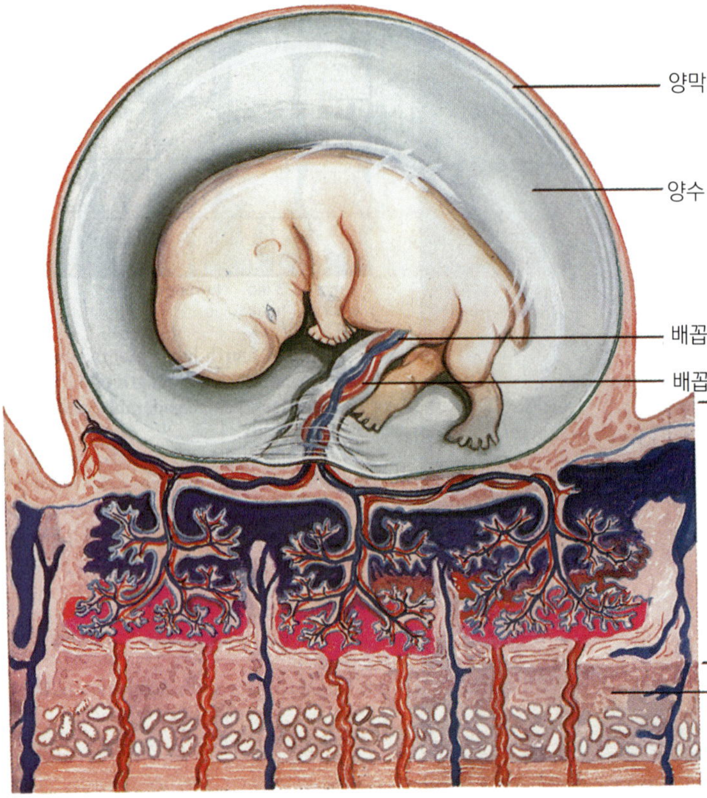

그림 19-12

발생 7주에 나타난 태아와 태반

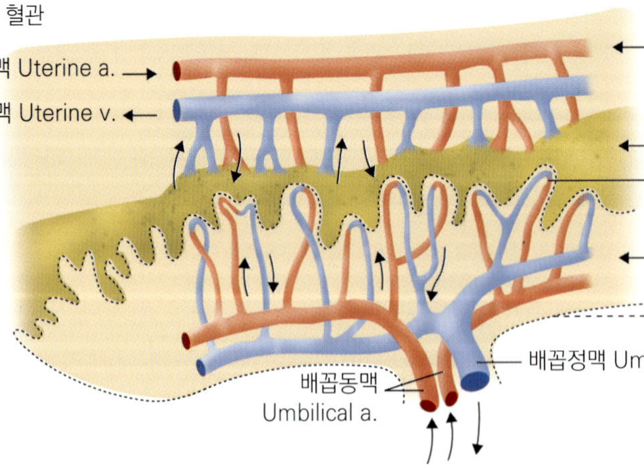

그림 19-13

태반의 혈행로

한편 태아의 배설물질은 혈액내 농도차에 의하는데 이때 태아쪽 혈액속 농도가 높고 모체쪽 혈액내 농도가 낮기 때문에 반대방향으로 이동이 일어난다. 태반에서의 물질이동에 대한 투과성은 임신월수가 지남에 따라 증가하는데 최고도의 투과성을 이루는 때가 32~36주경이 되며 그 이후에는 태반 세포의 노후에 따라 점점 투과성이 감소하게 되나 40주를 전후하여 분만을 하게 되므로 태아에 대한 물질교환은 별문제가 되지 않는다.

6. 태아의 발육

태아발생은 난자와 정자의 결합으로 수정란의 접합자 zygote가 자궁속에서 발육성장한 후 체외로 분만될 때까지를 말하며 그 기간을 임신지속기간이라고 한다. 임신지속 기간은 260~270일 사이가 된다.

실제의 착상 일시는 정확히 알 수 없으나 착상전의 월경개시일부터 착상개시까지를 2주간으로 볼 때 10일에서 14일을 가산하면 280일이 된다.그래서 임신기간을 280일로 산정하며 4주를 1개월로 하여 편의상 10개월로 부르고 있다.

표 19-1. 태생월수와 태아의 성장

태아나이	좌고(cm)	직립고(cm)(Haase법)	체중(g)
1		$1^2 = 1.0$	$1^3 \times 2 = 2$
2	1.4	$2^2 = 4.0$	$2^3 \times 2 = 16$
3	5.0	$3^2 = 9.0$	$3^3 \times 2 = 54$
4	10.0	$4^2 = 16.0$	$4^3 \times 2 = 128$
5	15.0	$5^2 = 25.0$	$5^3 \times 2 = 250$
6	20.0	$6 \times 5 = 30$	$6^3 \times 2^3 = 648$
7	23.0	$7 \times 5 = 35$	$7^3 \times 2^3 = 1,027$
8	26.5	$8 \times 5 = 40$	$8^3 \times 2^3 = 1,536$
9	30.0	$9 \times 5 = 45$	$9^3 \times 2^3 = 2,187$
10	34.0	$10 \times 5 = 50$	$10^3 \times 2^3 = 3,000$

이 산정은 실제의 수정시기 보다 약간 긴 편이다. 이것은 임신전의 최종월경 첫날을 제1일째로 하여 280일이 되며 이것을 월경태령 menstrual age이라고 한다. 실제수정일은 280일에서 최종월경의 첫날에서 배란첫날까지 14일을 빼면 실제기간은 266일이 되는 셈인데 이 기간이 수정태령 fertilization age이 된다. 태아의 발생 경과 중 신장의 크기와 체중의 증가는 표 19-1과 같다. 표를 쉽게 이해하기 위해서는 임신기간을 전반과 후반으로 나누어 임신전반을 1개월~5개월까지 그리고 임신후반을 6개월~10개월로 나누어 기억하면 편리하다.

7. 분만 parturition

수정란이 착상된 후 정상임신부의 경우 39~40주가 되면 태아 및 태반의 발육이 한계점에 달하게 된다. 태아의 성장으로 인해 자궁벽에 대하여 점점 압력을 가하게 되면 자궁근육이 신장하게 된다. 따라서 자궁은 격심한 율동적 수축이 일어나면서 격심한 동통이 수반하게 되는데 이를 분만진통 labor pain이라고 한다. 한편 태아의 팔 다리의 굴신운동(태동)도 자궁벽에 대한 기계적 자극요인이 될 수 있으며 따라서 자궁수축증대의 요인이 된다.

이와같은 자극이 지속되는 동안 분만이 시작되기 2~3주전부터 태반으로부터 progesterone의 혈중농도가 감소된다. 이때부터 자궁근육의 수축을 증대시키는 estrogen의 분비가 서서히 증가하다가 분만 직전에는 평상시의 수배에 달할 정도로 증가된다. 그뿐만 아니라 progesterone의 감소가 계기가 되어 뇌하수체 뒤엽에서는 자궁수축제 역할을 하는 oxytocin의 분비가 증가되면서 분만을 촉진하게 된다. 분만 진행경과 중 자궁근육이 수축을 하게 되면 자궁목부위가 확장되고 자궁목부위의 확장이 자극이 되어 oxytocin의 분비도 더욱 왕성해지며 자궁수축이 더욱 강하게 일어난다.

분만이 개시되어 태아의 머리가 자궁목부위에 압박을 하게 되면 자궁목이 이완되면서 자궁목부위를 열리게 한다. 이때 자궁목의 이완수용기가 자극을 받아 자궁바닥에 강력한 수축을 일으키는 반사작용이 생겨 태아를 아래로 밀게 하며 자궁목부위를 더욱 넓혀준다. 이와 같은 결과가 연쇄적으로 연결되면서 강력한 주기적 자궁수축이 되풀이된다. 자궁의 수축은 점차 증가되어 배부위의 압력을 수반하게 한다.

자궁의 주기적 수축은 미진통에서 강진통으로 이어진다. 미진통은 일명 가성진통이라고도 하는데 분만 3주 전부터 불규칙적으로 나타난다. 강진통은 규칙적 수축을 동반하고 태아의 머리가 자궁목관을 압박하면서 양막이 파열되고 양수 amniotic fluid가 흘러나온다.

분만 진행은 3단계로 구분된다(그림 19-14).

1) 제1단계(개구기) dilation stage

개구기는 자궁수축이 미진통에서 강진통으로 이어지면서 아래배가 팽대해지고 혈성대하가 나오는 시기로 진통이 계속되는 동안 자궁구멍 uterime orifice이 10cm 정도까지 열리면서 양수가 터져 나온다. 시간은 초산부의 경우 12~16시간, 경산부의 경우 6~8시간이 걸린다.

2) 제2단계(만출기) stage of expusion

만출기는 태아의 머리가 질 밖으로 나오는 시기로 정상분만의 경우 머리, 어깨, 가슴, 다리 순서가 되며 진통이 최대로 강화되기 때문에 태아가 위험하게 된다. 이때 골반이 작다든지 열리지 않을 경우 자궁파열까지 오게 되며 진통은 1분 간격으로 단축되기 때문에 일명 발작기간이라고도 한다. 머리가 나올 때 진통에 따라 전진과 후퇴가 되풀이된다. 이때 산모의 살이 팽윤되고 열상을 입기 쉬우며 항문이 벌어지고 소량의 분변도 있을 수 있다.

시간은 초산부의 경우 2~3시간, 경산부의 경우 1~2시간이 걸린다.

3) 제3단계(후산기) placental stage

후산기는 질구멍으로부터 태반, 양막, 자궁내막이 유출되는 시기로 유출시 혈액을 수반하게 된다. 시간은 초산부의 경우 15~30분, 경산부의 경우 10~20분이 소요된다.

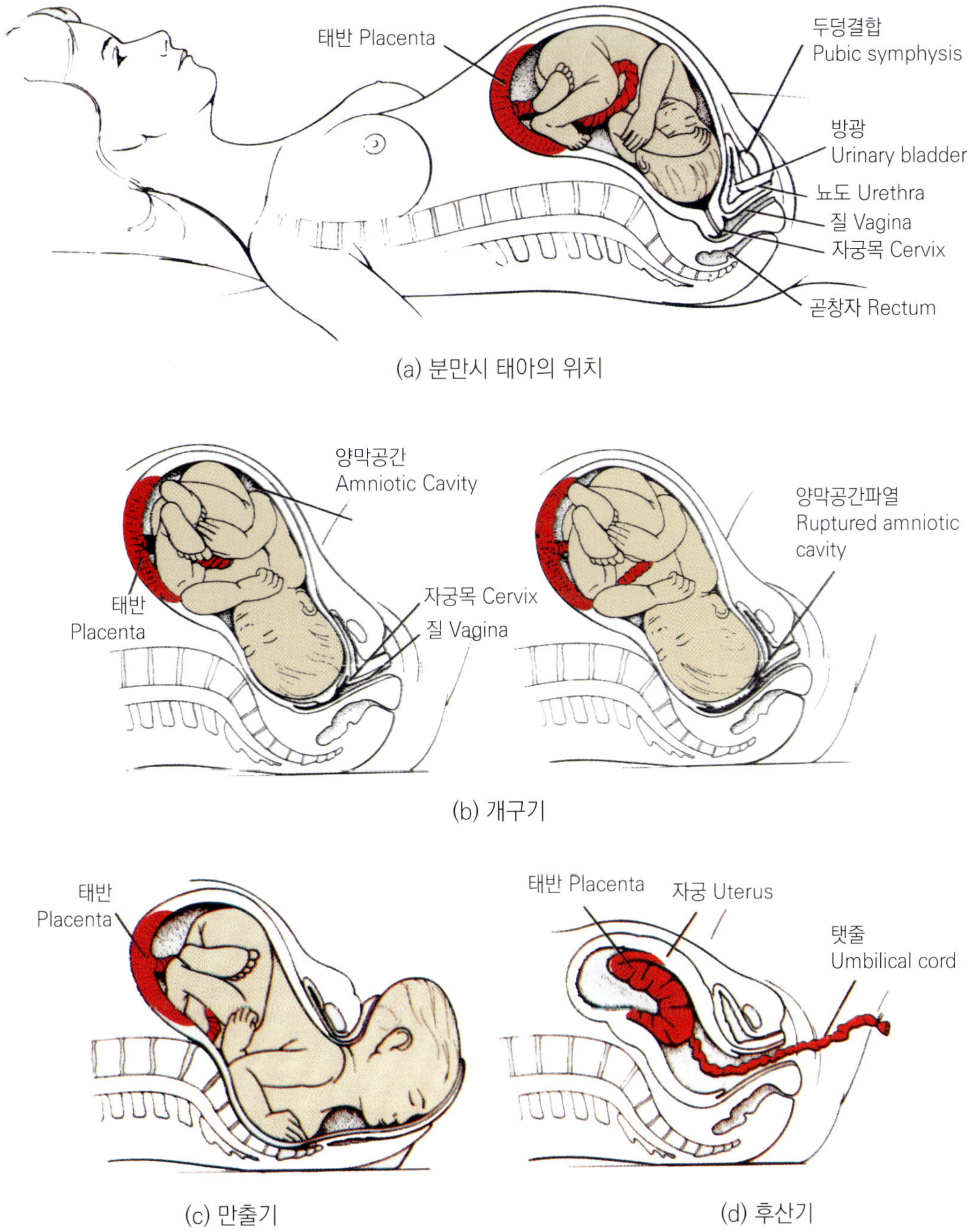

(a) 분만시 태아의 위치

(b) 개구기

(c) 만출기

(d) 후산기

그림 19-14

분만 경과

제 20 장 특수감각계통

Special senses system

살아있는 모든 생물은 내외환경 변화속에서 이에 맞서 적절한 반응과 기능을 통하여 항상성을 유지하면서 살아가고 있다.

그 과정은 신경계통이 신체의 기능을 수행할 수 있도록 조절하기 전에 신체내외에서 일어나는 어떤 변화를 감지해야 한다. 이런 정보는 주위 변화에 민감한 감각 수용기에서 맞게 된다. 수용기는 그들의 특성에 따라 다양하지만 일반감각기관에서 감지할 수 없는 시각, 청각, 후각, 미각, 평형감각을 특수감각 special sensation이라 한다. 시각, 청각 및 후각은 몸으로부터 멀리 떨어진 곳으로부터 오는 자극을 받아 느끼기 때문에 이들의 수용기를 원격수용기 teleceptor라 한다. 미각은 몸안의 장기로부터 오는 자극을 받아들이기 때문에 내수용기 interoceptor라 한다.

미각과 후각은 생리적으로는 밀접한 관계를 유지하지만 해부학적으로는 전혀 별개의 기관에 속한다. 한편 시각과 청각은 물리적 자극을 받아들이기 때문에 물리적 감각이라고 하며 후각과 미각은 화학적 자극을 받아 들이므로 화학적 감각이라고 할 수 있다.

1. 시각기관 organ of sight

우리는 시각기관을 통해 외부환경에 배치된 물체의 앙상을 정적으로 또는 동적으로 감지하기도 하고 물체의 명도, 크기, 형태, 색상 등을 구분하기도 한다. 이와같은 시각환경을 인식하게 됨은 광선으로부터 눈에 들어온 자극원이 각막 cornea, 안방수 aqueous humor, 수정체 lens 및 유리체 vitreous를 거치는 동안 각 부위의 굴절률에 의해서 일정한 비율로 굴절된다.

수정체 lens는 굴절장치의 주요부위이며, 섬모체근에 의해 자유롭게 곡률을 변화시켜서 광속을 망막상의 한 점에 모은다. 즉 원근조절작용에 의해 물체의 상을 망막 위에 그 초점을 모은다. 망막 위에 비쳐진 빛은 시각수용기인 망막 retina에 있는 원뿔세포와 막대세포의 시각물질에 화학적 변화를 일으켜 시신경의 흥분을 유발시킨다. 시신경 흥분은 전도로를 거쳐 대뇌겉질의 시각구역에 전달되며 대뇌로 하여금 양쪽 눈에 맺혀진 영상을 분석하게 함으로써 물체를 인식케 한다. 그러나 꿈을 꾸고 있는 동안에는 망막에 영상이 투사되지 않는 상태에서도 시각적 인식이 일어나고 있다.

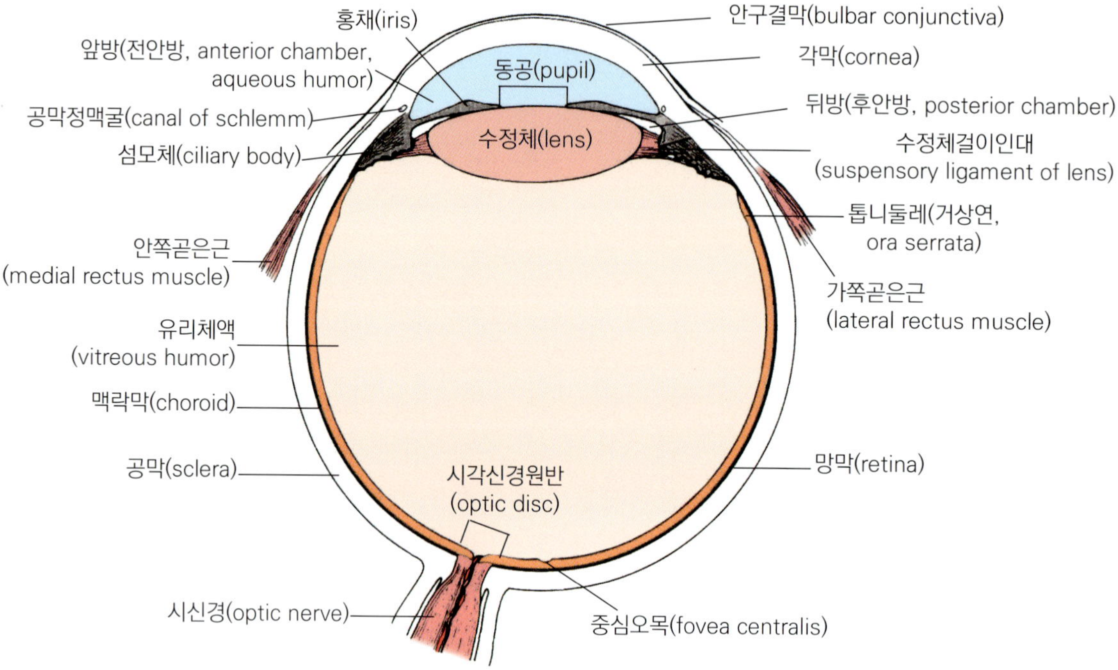

그림 20-1

안구의 구조

1) 눈의 구조 structure of the eye(그림 20-1)

눈은 속이 빈 구형의 구조물로 직경이 약 2.5cm이다. 안구의 본체는 3층의 안구벽과 안구의 내용물로 구성되어 있다.

(1) 안구벽

① 바깥막층(안구섬유층) the outer tunic(fibrous tunic)

a. 각막 cornea

바깥막층의 맨 앞쪽에 있으며 조직학적으로 5개의 층으로 눈에서의 창문 역할을 하며 들어오는 빛의 초점을 맞추는데 도움을 준다. 바갈막층의 1/6로 두께는 약 1mm이며, 혈관은 없지만 삼차신경 제1지인 눈신경이 분포하며 이물질이 접촉하면 심한 통증을 일으킨다.

b. 공막 sclera

공막은 이른바 흰자위인 부분이며 바깥막층의 5/6로 두께는 0.2~2mm이다. 희고 강인한 결합조직막으로 앞쪽에서 투명한 각막과 접하며 방어적 보호기능과 눈에 있는 외래근육의 부착점이 되기도 한다.

② 중간막층(안구혈관층) the middle tunic(vascular tunic)

a. 맥락막 choroid

안구의 뒤쪽 5/6 정도를 차지하며 공막과 헐렁하게 연결되어 있다. 풍부한 혈관이 있으며 0.2~0.5mm 두께의 얇은 암흑갈색의 막으로 색소세포가 있어 암실처럼 빛을 차단하면서 망막내면을 덮고 있다. 풍부한 혈관을 이용해 안구내 영양을 공급한다. 임상에서는 맥락막을 포도막이라고도 한다.

b. 섬모체 ciliary body

맥락막의 전단을 말하며 각막과 공막의 경계에서 6~7mm 뒤쪽에서 공막에 단단히 붙어 있는 민무늬근육이 포함된 섬모체근육 ciliary muscle이다. 섬모체의 안쪽 끝에서는 섬모체돌기 ciliary process가 나와 있고 수정체를 섬모체에 걸어주는 섬모체띠 ciliary zonule가 있어 수정체의 두께를 조절한다.

c. 홍채 iris

홍채는 수정체 앞면에 있는 가운데 구멍이 뚫린 원판상의 기관이며 뚫린 구멍을 동공 pupil이라고 한다. 홍채에는 민무늬근육이 있어 동공 pupil의 크기를 조절하여 각막에 들어오는 빛의 양을 조절하는 장치로 동공조임근 sphincter pupillae(부교감신경)과 동공산대근 dilatator pupillae(교감신경)이 있다. 동공 pupil은 홍채의 앞면에서 각막을 통하여 보이는데 그 색은 인종차가 있으며 동양인은 색소세포가 많아 다갈색으로 보인다.

③ 내막층(신경층) the inner tunic(nervous tunic)

a. 망막 retina

맨안쪽의 망막은 안구의 중요부로 안구 뒤쪽 2/3의 맥락막 안쪽을 덮고 있는 투명한 신경조직이다. 망막에는 시각수용기 세포(광수용기)가 있다. 두께는 약 3mm이고 앞쪽은 톱니둘레 ora serrata, 뒤쪽은 시각신경원판 optic disk에 밀착되어 있다. 망막의 세포층은 매우 질서있게 배열되어 있는 수용기세포 sisual cell, 두극세포 bipolar cell, 신경절세포 ganglion cell는 수용기에서 촉발된 자극을 시각신경과 뇌로 전달해주는 직접적인 통로 역할을 한다. 다음의 수평신경세포 horizontal cell와 무축삭신경세포 amacrine cell는 직접적 경로의 섬유로 전달되는 자극을 수정해준다(그림 20-2).

(2) 안구의 내용

① 수정체 lens

수정체는 홍채 바로 뒤에 있는 탄력성의 투명한 물체로 양면이 돌출된 볼록렌즈 모양의 구조물이다(그림 20-1). 앞면보다 뒤면이 더 만곡되어 있고 주변의 섬모체띠에 의하여 섬모체에 연결된다. 섬모체근육의 이완과 수축에 의해 수정체의 만곡도가 조절되어 촛점을 맞춘다.

수정체는 태생기에는 혈관이 있으나 출생후에는 혈관이 없으며 생체에서는 유연하나 죽은후에는 경화·백탁이 된다.

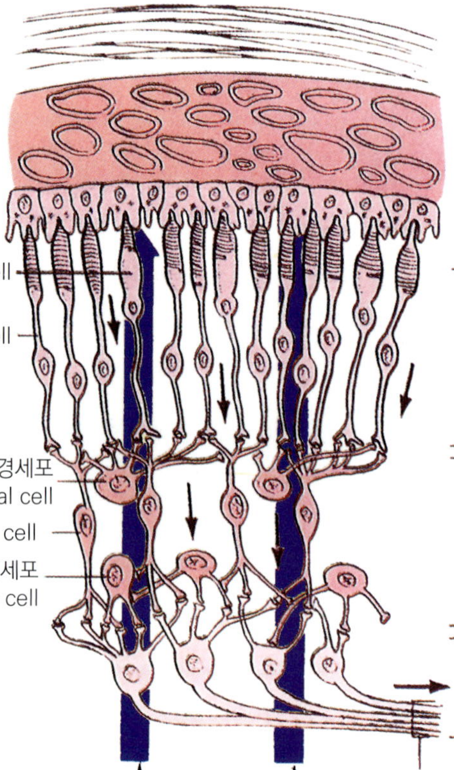

그림 20-2

망막의 기본적 구성

정상적인 수정체는 투명하여 광선을 굴절시키면서 잘 통과시키나 백탁이 되면 빛의 투과를 막아 시력장애가 일어나는데 이를 백내장 cataract이라 한다. 백내장은 50대 이상에서 흔히 나타나는 눈질환으로 수정체가 젊은 시절에는 맑고 투명하여 아무 지장이 없으나 나이가 들면서 노화현상으로 수정체가 백탁이 되면서 빛의 투과를 막아 시력이 떨어지는 노인성 백내장을 볼 수 있다.

초기증세는 안개가 낀듯 희미하게 보이고, 물체가 겹쳐 보이기도 한다. 돋보기 없이도 책을 읽을 수 있으나 점점 경과되면 시력이 감소되며 그후에는 아주 안보이게 된다.

② 유리체 vitreous body

수정체와 망막사이의 공간에 들어 있는 무색투명한 젤리 모양의 조직이며 안구용적 및 무게의 2/3를 차지한다. 안구의 형태를 둥근형으로 유지하고 안구의 내압을 유지토록 하며 수정체에서 망막에 이르는 광선의 통로가 된다.

③ 안구방수 aqueous humor

수정체 앞면의 공간을 안방 chamber이라 한다. 각막과 홍채앞면 사이를 안구앞방 anterior chamber이라고 하고 홍채 뒤면과 수정체 안방 사이의 좁은 부위를 안구뒤방 posterior chamber이라고 한다. 모두 안구방수로 채워져 있고 홍채와 수정체가 접촉하는 부분에 좁은 틈새가 있어 안구앞뒤방의 물질이 서로 교통한다.

안구방수는 투명한 액체로서 주위 혈관(섬모체, 홍채)에서 생성되며 순환 후 공막정맥동굴 scleral venous sinus 에서 흡수된다. 여러 가지 원인으로 안구방수가 눈 밖으로 빠져나가지 못하면 눈압력이 정상보다 높아지게 된다. 높아진 압력이 안구 뒷편으로 나가는 시신경을 압박하여 시신경의 신경섬유를 손상시킴으로써 시야가 좁아지고 심할 때는 시력을 잃기도 하는 녹내장 glaucoma이 된다. 치료방법은 안구방수의 배출로를 만들어 주는 절개술에 의존한다.

2) 안구의 부속기관

눈물을 분비하는 눈물샘(누선) lacrimal gland과 눈물을 코안(아래콧길)으로 유도하는 코눈물관(비루관) nasolacrimal duct으로 이루어진다. 눈물은 끊임없이 안구표면(결막, 각막)을 적시는 약한 알카리성의 액체로 약간의 효소도 함유하고 있어 안구를 깨끗이 청소할 뿐만 아니라 살균작용도 한다. 또한 위·아래 눈물소관 superior and inferior lacrimal canaliculus은 위·아래 눈물점에서 시작하여 눈물주머니(누낭) lacrimal sac로 모이고 코눈물관을 통하여 코안의 아래콧길로 눈물을 배출하게 된다(그림 20-3).

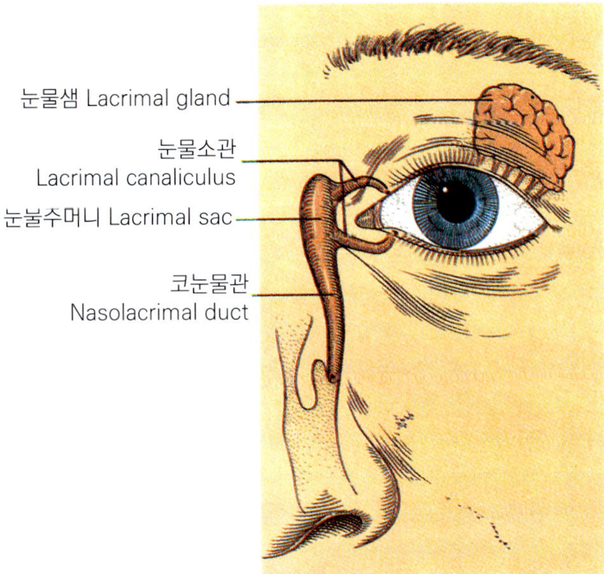

그림 20-3
안구의 부속기

(1) 안구근육(안근) ocular muscles

안구의 운동에 관여하는 근육은 가로무늬근육으로서 6개(위·아래 안쪽, 가쪽, 곧은근육과 위·아래빗근)와 눈꺼풀올림근을 합쳐서 안구근육이라고 총칭한다. 이들 중 아래빗근을 제외한 나머지는 모두 온힘줄고리(총건륜) common tendinous ring에서 기시하여 공막의 각막가장자리에 정지한다. 안구근육과 신경지배는 다음과 같다.

① 눈돌림신경지배

a. 위곧은근 rectus superior (상직근) : 안구를 위방향, 약간 안쪽방향으로 돌린다.

b. 아래곧은근 rectus inferior (하직근) : 안구를 아래방향, 약간 안쪽방향으로 돌린다.

c. 안쪽곧은근 rectus medialis (내측직근) : 안구를 안쪽방향으로 돌린다.

d. 아래빗근 oblique inferior (하사근) : 안구를 가쪽위방향으로 돌린다.

e. 위눈꺼풀올림근 levator muscle of upper eyelid (상안검거근) : 위눈꺼풀을 끌어올린다.

② 도르래신경지배

f. 위빗근 oblique superior (상사근) : 안구를 가쪽아래방향으로 돌린다.

③ 갓돌림신경지배

g. 가쪽곧은근 rectus lateralis (외측직근) : 안구를 가쪽방향으로 돌린다.

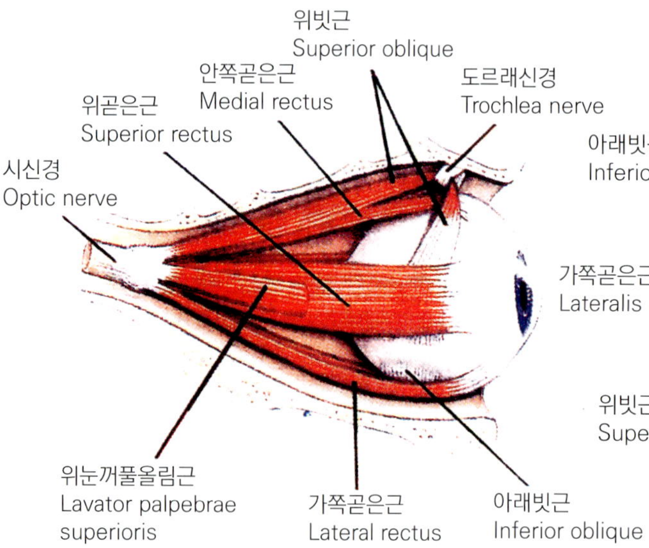

그림 20-4

안구의 근육

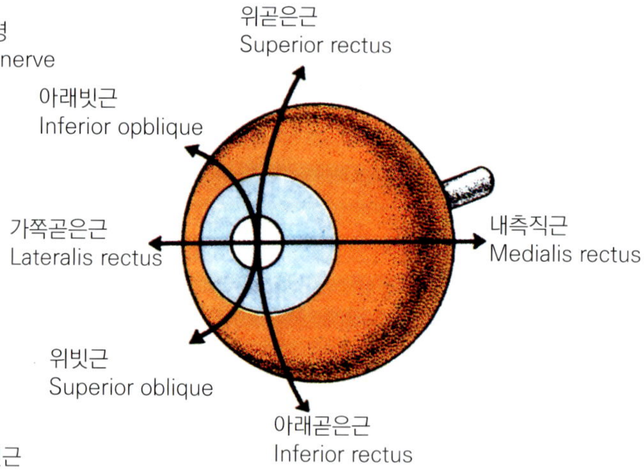

그림 20-5

안구의 운동방향(오른쪽 눈)

(2) 눈꺼풀(안검) eyelids

위·아래 눈꺼풀이 있으며 각 눈꺼풀의 바깥면은 피부로, 속면은 결막 conjunctiva인 점막으로 덮여있으며 중앙부에는 눈꺼풀판 tarsus이 있다.

눈꺼풀판과 결막 사이에는 기름샘 sebaceous gland에 속하는 눈꺼풀판샘 tarsal glands (Meibom's gland)이 배열되어 눈꺼풀모서리로 눈지방을 분비하고 있다. 눈꺼풀판과 피부 사이에는 눈꺼풀을 닫는 눈둘레근육 orbicularis oculi이 있다. 눈꺼풀판샘의 염증이 맥립종(눈다래끼) stye이며 조직이 염증 때문에 압박을 받아 심한 통증을 일으킨다.

(3) 결막 conjunctiva

눈꺼풀의 속면을 덮는 눈꺼풀결막 palpebral conjunctiva과 안구공막의 앞면을 덮는 안구결막 bulbar conjunctiva으로 나누며, 이들이 이행하는 부위를 결막구석(결막원개) conjunctival fornix이라 하는데 이곳에 먼지나 작은 이물질이 머무는 곳이다.

눈의 안쪽 구석에는 작고 붉은 융기인 눈물언덕(누구) lacrimal caruncle이 있는데 이곳에는 기름샘과 땀샘이 있다. 결막은 혈관이 많고 지각이 과민한 곳이다.

3) 시각생리

(1) 시신경 흥분 전도로

밖에서 눈으로 들어오는 광선은 각막, 안구방수, 수정체, 유리체를 통과하여 망막에 도달하는데 광선은 이와 같은 투명체의 굴절률에 따라 알맞게 굴곡된다. 그 중 수정체는 섬모체근육에 의하여 자유롭게 변화되어 광선을 망막의 한 점에 집합시키는 역할을 하고 있다.

이와 같은 경로를 밟아서 망막에 투사된 광선은 ① 망막의 첫째신경세포인 시세포층 visual cell layer(원뿔세포와 막대세포)를 자극하고, ② 둘째신경세포인 두극신경세포층 bipolar cell layer은 원뿔세포와 막대세포에서 오는 흥분을 받아 시신경절 세포로 보내며, ③ 셋째신경세포인 시신경세포층 ganglionic cell layer의 축삭이 망막내부를 지나, 시신경, 원반에 모여 안구 밖으로 나가면서 시신경 optic nerve이 되어 대뇌의 뒤통수엽겉질 중 구역 17에 도달된다.

이때 좌우 코쪽 nasal side 망막의 절반부에서 나온 시신경섬유는 시교차 optic chiasma를 교차하여 반내측의 시삭로 optic tract을 지나 가쪽무릎체 lateral geniculate body로 들어간다.

한편 관자쪽의 절반의 망막에서 나온 시신경섬유는 시각교차에서 교차하지 않고 같은 쪽의 시각에 들어가 반대쪽 망막의 코쪽절반에서 나와 시각교차에서 교차된 섬유와 함께 가쪽무릎체에 시각로부챗살 optic radiation을 지나 대뇌의 뒤통수엽에 있는 시각 중추의 시각겉질에 투영된다.

이곳에서는 망막에 맺어진 상 image이 시신경 전도로를 거쳐 전도된 양쪽 눈에 맺어진 상을 분석하여 물체를 인식하게 된다(그림 20-6).

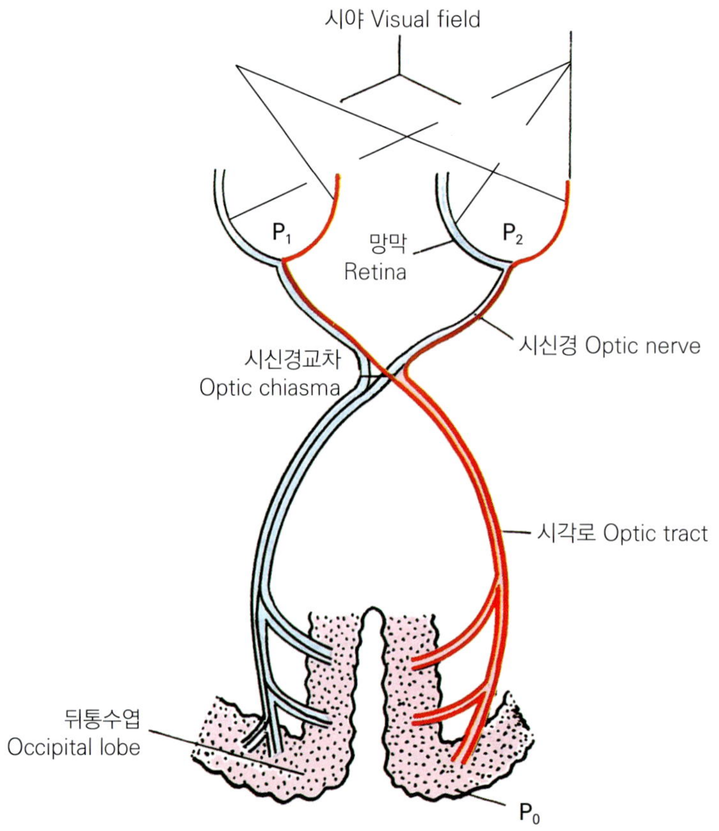

P_1 P_2는 서로 상응점인데 후두엽의 시각영역에서 모두 P_0에 연락

그림 20-6

시각 전달로

(2) 시야 visual field

안구를 고정하여 움직이지 않고 앞쪽의 한 물체를 쳐다보고 있을 때에, 보고 있는 물체뿐만 아니라 그 물체의 주변에 있는 다른 것들도 뚜렷하지는 않지만 보이는 것을 알 수 있다. 따라서 보고자 하는 물체는 아주 예민한 망막의 중심부를 통하여 보게 되므로 선명하게 보이고, 주변부에 있는 물체들은 예민하지 못한 망막의 주변부를 통하여 보게 되므로 희미하게 보인다. 이와 같이 한쪽 눈으로 앞쪽의 한 점을 주시하고 있을 때에 그 눈으로 볼 수 있는 외계의 전체범위, 즉 주시하고 있는 점을 포함하여 희미하게 보이는 모든 범위를 그 눈의 시야 visual field라고 한다(그림 20-4).

대체로 원형이지만 코와 눈확뼈에 가려진 부분이 있어 약간 변형되어 있다. 시야의 넓이는 시야계 perimeter로 측정한다. 즉 머리를 고정한 후 시선을 시야계의 중심에 있는 점을 계속 주시하도록 하고 시야계의 주변부로부터 색깔이 있는 점을 시야계 중심을 향하게 움직일 때 처음으로 보이기 시작하는 점을 지적하도록 하고 이러한 점들을 연결하면 시야가 측정된다.

(3) 시각과 시력 visual angle and acuity

시각은 시력 visual acuity 측정의 기초가 된다. 물체의 표면에서 초점을 거쳐 망막에 들어오는 직선을 방향선 drive line이라고 하는데 물체를 방향선 위에 올려 놓았을 때 물체의 양쪽 끝에서 시작되는 두 방향선이 초점에서 이루는 각을 시각 visual angle이라고 한다.

시력이란 우리가 눈을 통하여 외부에 있는 물체의 존재 및 형태를 얼마나 세밀하게 인식하고 구별할 수 있는가 하는 능력을 말한다.

시력을 나타내기 위해서는 두 개의 광점 또는 두 개의 직선이 가까이 있을 때 이것을 두 개라고 판단할 수 있는 능력, 즉 눈의 광학적 분해능 resolving power을 말하며 이것을 분간할 수 있는 것을 최소분리능 minimum separable이라고 부른다. 분간할 수 있는 최소로서 시력을 측정함에 있어서는 두 개로 분해할 수 있는 최소의 시각(분을 단위로 표시)을 측정하여 그 역수로 시력을 표시한다.

시력을 측정하는 것은 두 점을 두 점으로 구별할 수 있는 능력을 측정하는 것인데 두 점을 구별하려면 보통 두 점의 간격시각이 1분 이상이어야만 된다. 그러므로 두 점을 분해할 수 있는 최소의 시각이 1분일 경우 시력이 1이며 시각이 0.5분의 사람에서는 시력은 1/0.5=2이고, 0.33분의 사람에서는 1/0.33=3이다.

시력 1이 정상기준인데 이것은 시각이 1분이라는 것이다. 시력이 0.5라면 최소시각이 2분이라고 한다.

임상적으로 시력을 측정할 때는 Landolt 고리(C) 또는 Snellen의 E 문자를 이용한다. 즉 흰바탕에 검은 선으로 그린 고리나 글자의 트인 방향을 200lux의 조명아래 5m의 거리에서 정확도를 알아맞추도록 한다(그림 20-7).

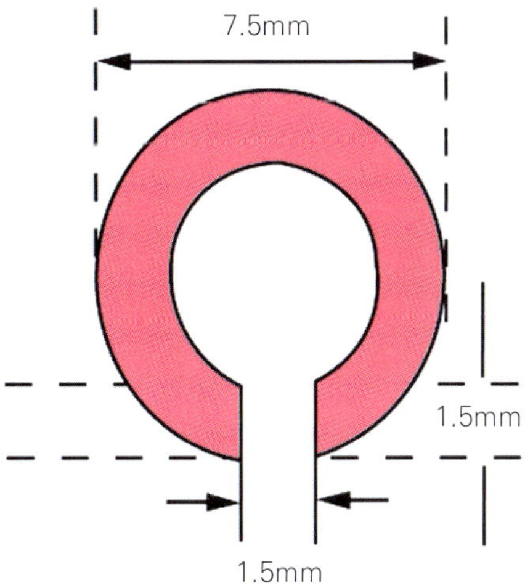

그림 20-7
Landolt 고리

(4) 망막의 순응 adaptation

① 암순응 dark adaptation

밝은 곳에 있던 사람이 갑자기 어두운 곳으로 들어가면 처음에는 잘 보이지 않다가 시간이 10~20분 지나면 보인다. 이것은 밝은 곳에서 어두운 곳으로 이동할 때 시각역치 visual threshold가 감소하는 현상으로 암순응 dark adaptation이라고 한다.

막대세포 속에는 시자홍 rhodopsin이란 광선을 흡수하는 물질이 들어 있는데 비타민 A의 aldehyde인 retinene과 단백질의 일종인 scotopsin이 결합된 것으로 광선을 받으면 retinene-scotopsin 결합이 깨지고 중간물질로 변화하는 과정을 거쳐 retinene과 scotopsin으로 분리되어 탈색된다. 이런 상태에서 어두운 곳에 들어가면 잘 보이지 않는 것은 막대세포의 작용이 불충분하기 때문이며 광량의 증가로 분해되었던 rhodopsin이 광량의 감소로 서서히 합성됨에 따라 막대세포의 기능이 촉진되면서 서서히 보이게 된다. 따라서 vitamin A가 부족하면 rhodopsin의 형성이 되지 않아 야맹증 nyctalopia에 걸리게 된다.

② 명순응 right adaptation

한편 암순응과는 반대로 어두운 곳에 있다가 갑자기 밝은 곳으로 나가면 눈이 부시고 잘 보이지 않다가 약 5분정도가 지나면 사물이 정확하게 나타나는 현상을 명순응 right adaptation이라 한다.

이는 밖에 나가면 광량의 증가로 다량의 rhodopsin이 분해되어 막대세포가 탈분극화하기 때문이다. 즉 광량의 증가로 막대세포가 과다하게 흥분하면 눈이 부시게 되고 막대세포는 rhodopsin의 급격한 감소로 기능이 상실되기 때문이다. 한편 원뿔세포는 광량의 증가로 기능이 촉진되어 색을 구별하게 된다.

(5) 결상 image formation과 원근 조절작용

대상물의 상이 망막 위에 맺어져야만 확실한 형태를 알 수 있다. 대상물을 거쳐 나온 광선이 렌즈계 lens system를 통과하면서 굴절 refraction하여 상을 맺게 한다. 이때 대상물의 상은 망막에서 거꾸로 된다.

눈에 들어온 광선의 굴절은 주로 각막면에서 일어나고 수정체는 조절을 한다. 정상적인 눈에서는 먼데 있는 광원으로부터 오는 평행광선은 굴절하여 바로 망막에 상을 맺게 한다. 그러나 광원이 눈앞 일정거리 이내에 들어오면 발산광이 되어 망막 뒤에 상을 맺게 한다. 이런 경우 광속이 망막에서 산광권 diffusion을 이루므로 상이 흐려진다. 이 때 눈시울을 좁히면 눈에 들어오는 광량이 감소되고 산광 자체가 적어지므로 상이 선명하게 나타난다.

한편 물체와 눈 사이의 거리가 달라지면 수정체의 만곡도를 변화시켜 확실한 결상을 맺게 한다. 만곡도의 변화는 광선에 대한 굴절력을 변동시키기 때문이다.

눈에서는 수정체의 두께를 바꿈으로서 원근조절이 이루어진다. 가까운 곳을 보려할 때는 수정체에 연계되어 있는 섬모체근육이 수축되고 섬모체띠는 이완되며 섬모체의 앞쪽은 안축의 방향으로 당겨진다. 따라서 수정체는 자체의 탄성 때문에 앞면과 뒷면의 만곡도가 증가하여 두꺼워진다.

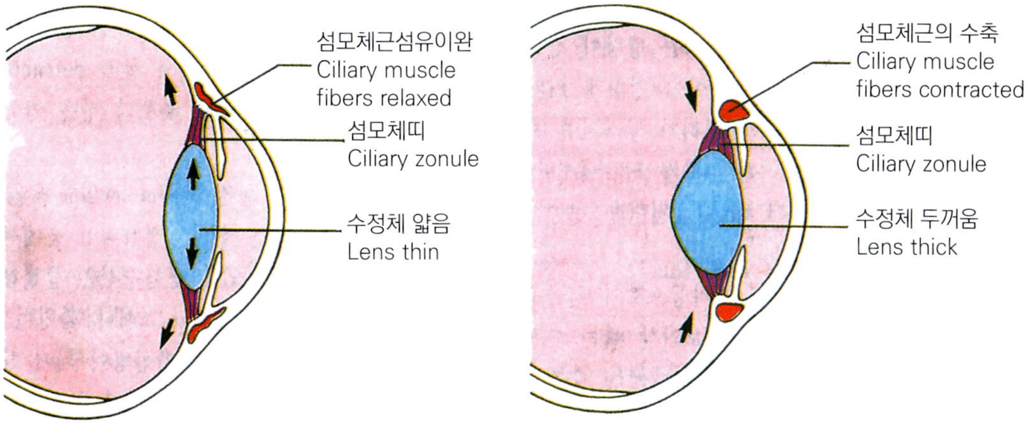

그림 20-8
눈의 조절작용

한편 먼곳을 보려할 때는 반대로 섬모체근육이 이완되고 섬모체띠가 긴장되면서 수정체를 잡아당기기 때문에 얇아진다. 원근에 따라 확실한 결상을 얻는 이러한 기전을 눈의 조절작용 accommodation이라고 한다(그림 20-8).

(6) 굴절이상

우리의 눈을 광원으로부터 받아들여지는 굴절에 따라 분류해 볼 때 5m 앞의 물체를 아무런 조절기구를 사용하지 않고 똑똑히 볼 수 있는 눈을 정시안 emmetropia이라고 하며 똑똑히 볼 수 없는 눈을 비정시 ametropia라고 한다.

정시안은 물체에서 나오는 평행광선이 눈에 들어올 때 망막에 선명한 상을 맺을 수 있도록 굴절력과 각막과 망막사이의 안구축 eye axis의 길이가 잘 조화를 이루고 있다. 그러나 위와 같은 조화가 이루어지지 않는 눈을 비정시 ametropia라하며 비정시에는 근시 myopia, 원시 hyperopia 그리고 난시 astigmatism 등이 있다.

① 근시 myopia

정시안에 비해서 안구축이 길거나 굴절률이 클 경우에 상이 망막 앞에 맺히게 된다. 근시는 가까이 있는 것은 잘보이나 먼 곳에 있는 것은 선명하게 보이지 않는데 이것은 수정체의 초점거리가 너무 짧거나 혹은 망막에 이르는 거리가 길기 때문에 먼 곳에 있는 물체의 상이 망막보다 앞에 맺히기 때문이다(그림 20-9).

근시에는 안구축이 너무 긴 경우인 축성근시와 각막과 수정체의 두께가 너무 큰 경우인 굴절성 근시가 있다. 근시는 유전인자에 의한 선천적일 경우도 있으나 영양실조에 의한 후천성일 경우도 있다.

근시는 오목렌즈로 교정하거나 콘택트렌즈 contact lens로 교정한다. 이러한 근시를 예방하기 위해서는 가까운 거리에서의 작업을 피하고 눈의 과로를 피한다. 책을 읽을 때는 30cm 정도의 거리를 두도록 하고 조명은 100~300Lux로 충분해야 하며 흔들리는 차 속에서 독서를 금해야 한다.

② 원시 hyperopia

정안시에 비해 안구축이 짧거나 굴곡률이 작을 경우 상과 망막사이에서 상이 망막 뒤에 맺힌다. 이는 먼데 것은 잘 보이나 가까운데 있는 것은 선명하게 잘 보이지 않으며 각막과 수정체의 굴절 이상으로 망막 뒤에 상이 맺히게 되는 것이다. 원시는 볼록렌즈를 사용하여 교정한다(그림 20-9).

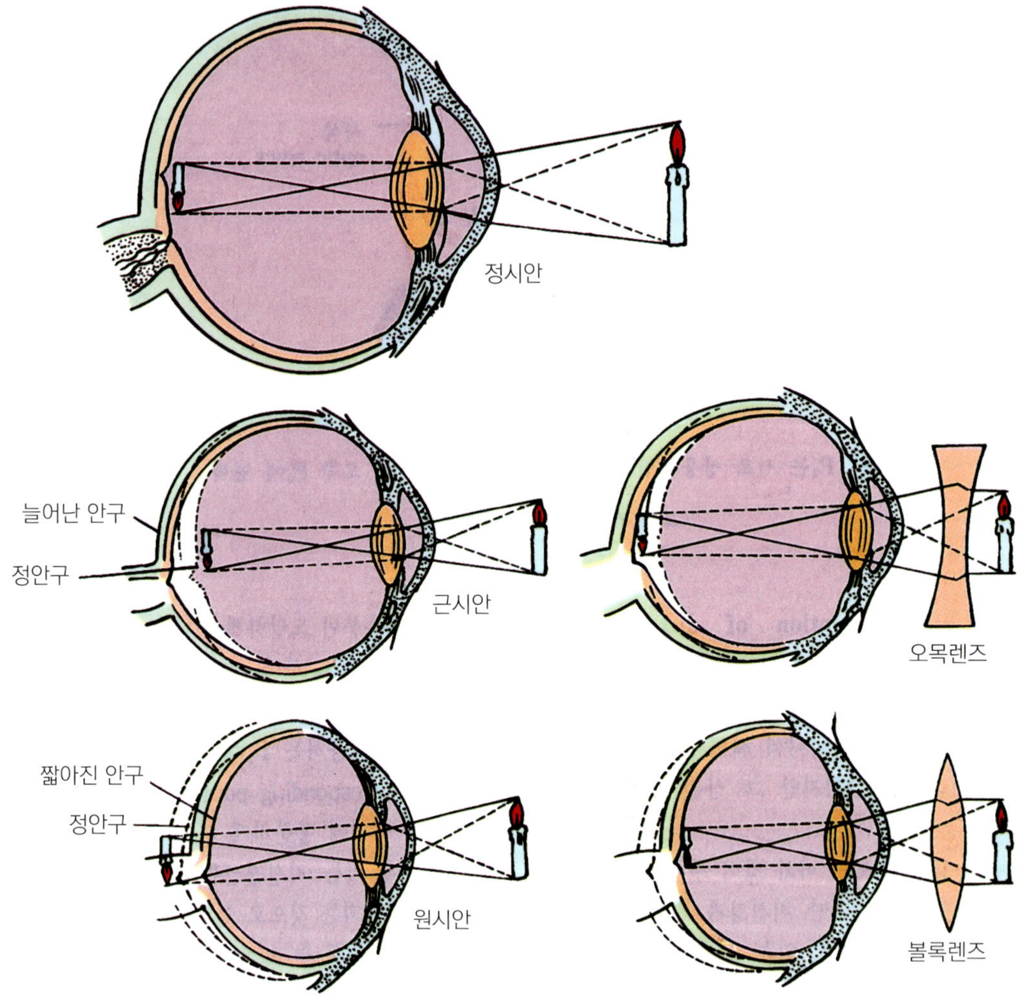

그림 20-9

굴절이상

갓난 아이의 눈은 원시이나 6살쯤에는 정시안이 되며 노년에서도 원시가 나타난다. 원시안은 근거리 작업을 하면 안정피로 eye strain(섬모체근의 긴장과 과로로 나타나는 일시적 피로감)와 함께 눈이 아프고, 두통, 눈의 충혈이 있으며 눈물이 나오기도 한다.

③ 난시 astigmatism

각막 또는 수정체의 두께가 고르지 못하거나 굴절률의 차이에서 온다. 굴절면이 울퉁불퉁하므로 평행광선이 들어왔을때 한 점으로 초점이 맺어지지 않고 두 개의 다른 초점으로 망막에 각기 맺어지기 때문이다.

그외 각막반흔, 백내장 초기에서도 난시 현상이 일어난다. 난시는 근거리 및 원거리 시력에 장애가 오며 조절성 안정피로가 온다. 치료는 원주렌즈 cylindrical lens와 구면렌즈 spherical lens를 함께 병용하거나 또는 콘택트렌즈도 효과가 있다.

2. 평형청각기관 organs of hearing and equilibrium

청각의 감각기관인 귀는 청각과 평형의 두 기능을 수행하며 부위에 따라 바깥귀 external ear, 가운데귀 middle ear, 속귀 inner ear로 구분된다. 우리의 귀는 정밀하고 민감하여 고막에 부딪치는 기체분자의 충격에서부터 몸을 진동시킬 만큼 큰소리까지도 들을 수 있고 또 견디어 낼 수 있다. 한편 신체의 위치감각과 회전감각을 알아내는 기관이기도 하다. 우리가 듣고 느끼고 행동할 수 있는 것은 공기 진동의 증파가 귓바퀴 auricle에 응집하여 순차적으로 고막 tympanic membrane과 귓속뼈 auditory ossicle에서 고체진동으로 바뀌어진 다음 이어서 속귀의 달팽이관 ochlea duct과 반고리관 semicircular canal에 이르러 액체의 진동으로 바뀌어진 다음 속귀신경을 흥분시켜 중추기구에 전달하면 각각 청각 sense of audition과 평형감각을 일으키게 되기 때문이다.

1) 귀의 구조

(1) 바깥귀(외이) external ear

바깥귀는 귓바퀴(이개) auricle와 바깥귀길(외이도) external acoustic meatus로 이루어진다. 귓바퀴 auricle는 불규칙한 모양의 탄력연골로 되어 있으며 음파를 모아 바깥귀길로 전달하는 기관이다. 동물에서는 잘 발날뇌어 있으나 사람은 퇴화되어 중앙부에 바깥귓구멍(외이공) external acoustic foramen이 열려있고 이곳으로부터 약 2.5cm의 바깥귀길이 이어지며 고막과 경계를 이룬다.

바깥귀길 external acoustic meatus은 소리를 고막으로 유도하는 S자 모양의 관으로 고막이 받는 공기진동의 압력을 강하게 하며 고유 진동수는 3000회/초 가량된다. 특히 바깥귀길에 있는 귀지샘은 귀지를 분비하여 피부의 건조를 막아줄 뿐만 아니라 외부로부터 들어오는 먼지를 흡수하여 귀밥을 만든다. 또한 바깥귀길에는 가느다란 털 lilia이 있어 외부로부터 들어오는 이물에 대한 방어기능으로 고막을 보호하고 있다.

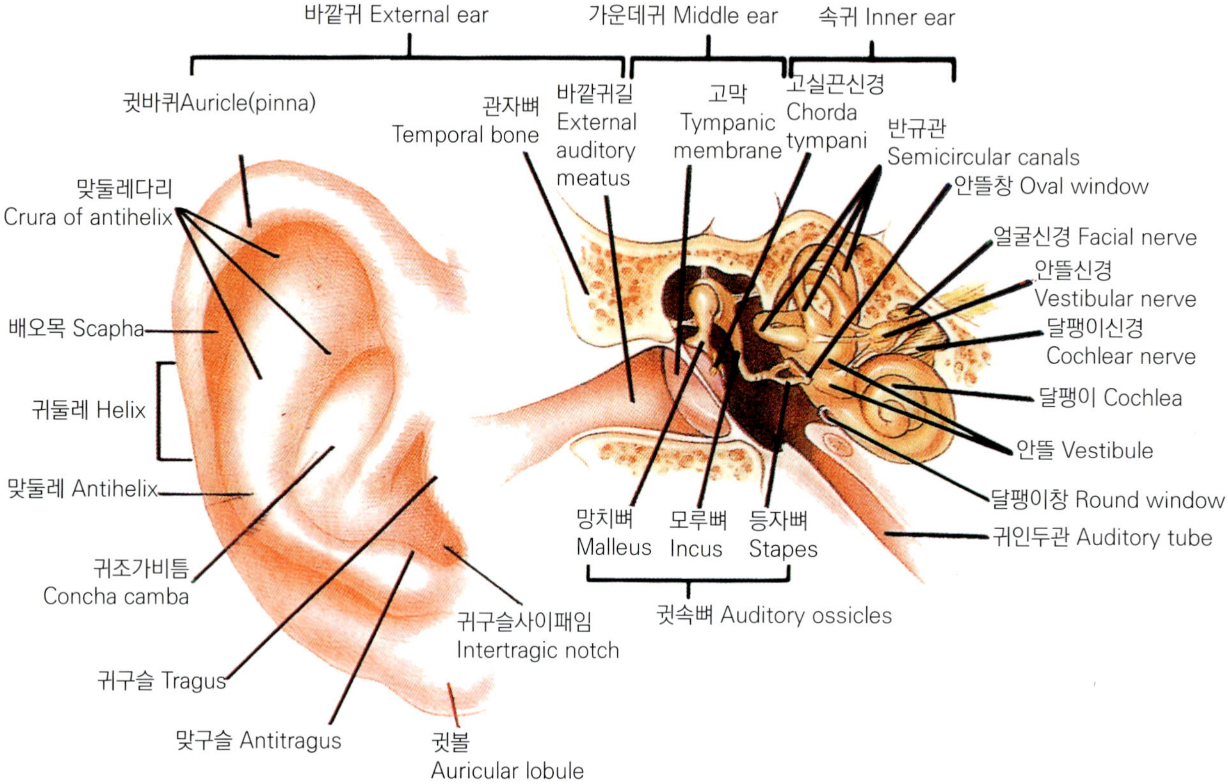

그림 20-10

평형·청각기(오른쪽, 전두단면)

(2) 가운데귀(중이) middle ear

가운데귀는 바깥귀길에서 오는 음파를 뼈진동으로 바꾸어 속귀에 전달하는 장치가 있다. 6면체로 된 공간을 고실 tympanic cavity(중이강 middle ear cavity)이라고 하며 내부에는 3개의 귓속뼈(이소골) auditory ossicles가 있다. 고실의 바깥쪽벽을 고막 tympanic membrane이라 하는데 고막은 바깥귀와 가운데귀의 경계막이 되며 가로가 9mm 세로가 8mm 두께는 0.1mm로 생체에서는 진주 모양의 광택을 나타내는 옆은 막이다.

고실속에는 고막에 부착하는 망치뼈(추골) malleus와 이어서 모루뼈(침골) incus 등자뼈(등골) stapes가 있으며 등자뼈바닥 base은 속귀의 안뜰창 oval window을 덮고 있다. 이들 뼈는 25mg, 27mg, 2.5mg의 크기이지만 관절에 의해 결합되며 음파에 의한 고막의 진동을 속귀의 림프 진동으로 바꾸는 역할을 한다. 그 밖에 가운데귀에는 귀인두관(중이관) auditory tube이 있으며 귀인두관은 가운데귀를 목구멍에 연결시켜 주는 관이다. 이 관은 공기가 몸밖에서 입과 목구멍을 통해 고실로 드나들 수 있게 하여 준다.

0.1mm 두께인 고막이 파열되지 않는 것은 고막의 양쪽면에서 공기압을 동일하게 유지하기 때문이며 이 역할을 귀인두관을 통해 이루어지고 있다. 한편 사람이 고도가 높은 곳에서 낮은 곳으로 이동할때 고막의 바깥쪽에 있는 공기압이 커지게 된다. 결과 고막은 내부로 밀리면서 정상 위치로

벗어나기 때문에 청각장애가 일어난다. 이때 공기압 차이를 없애기 위해 귀인두관을 통해 가운데 귀로 들어가면서 서서히 정상적인 청각기능이 회복하게 된다.

공기의 진동이 고막에 부딪치면 고막의 진동은 고실내의 귓속뼈에 의하여 증폭되어 안뜰창에 전달된다. 이에 따라 안뜰계단내에 있는 바깥림프의 진동을 일으키며 나아가 안뜰막을 통하여 속림프에 진동을 일으킨다. 고실내에서의 진동이 증폭되는 것은 고막의 넓이(64mm^2)에 비하여 등자뼈 밑바닥의 넓이(3.2mm^2)가 작으므로 넓은 면적이 받은 압력을 좁은 면적에 전달하는 결과가 되어 단위면적에 대한 압력이 증폭되기 때문이다.

귓속뼈와 결합된 고막의 고유진동수가 1,300~21,500회/초가 되기 때문에 이 진동범위에 속하는 진동수를 지닌 소리에는 예민하나 이 범위를 벗어난 소리에는 둔해진다.

(3) 속귀(내이) inner ear

속귀는 관자뼈몸통속에 묻혀 있는 기관으로서 복잡한 뼈미로 bony labyrinth와 막미로 membranous labyrinth로 되어 있으며 전달된 진동(공기진동)을 신경흥분으로 전환하는 수용기와 머리의 위치를 알아내는 수용기가 있는 가장 중요한 곳이다.

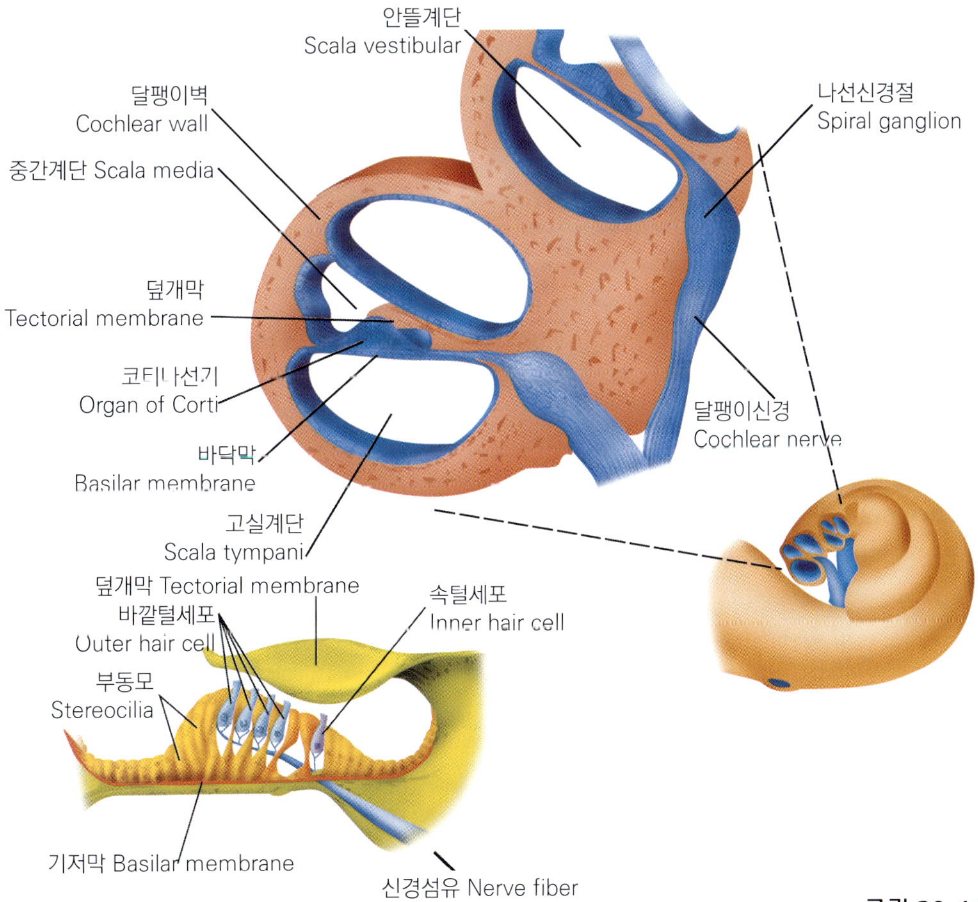

그림 20-11
달팽이의 미세구조

뼈미로는 안뜰 vestibule, 달팽이관 cochlea, 반고리관 semicircular canal으로 되어 있다. 안뜰속에 있는 타원주머니 utricle와 원형주머니 saccule, 달팽이 속에 있는 달팽이관 cochlea duct, 반고리관 속에 있는 막양반고리관 membranous semicircular duct으로 되어 있고 액체로 채워져 있다.

안뜰 vestibule에는 안뜰창이 있으며 가운데귀에 있는 등자뼈바닥과 접촉되어 있어 등자뼈가 진동하게 되면 그 진동이 안뜰의 바깥림프에 전파되고 여기에 청각수용기가 있는 달팽이와 평형 수용기가 있는 반고리관으로 전달된다. 달팽이에 전달된 바깥림프는 달팽이구멍 helicotrema을 통하여 고실계단으로 계속된다.

사람의 달팽이관 cochlea은 달팽이 껍질모양의 뼈공간이며 달팽이축 modiolus 주위를 2.5~2.7 바퀴 회전하는 나선관 spiral canal이다. 회전하는 길이는 35mm로 나선의 중심축에 청신경 auditory nerve의 가지가 분포한다. 나선관의 횡단면을 보면 바닥막 basilar membrane과 안뜰막 vestibular membrane(루이시너막 Reissner`s membrane)에 의하여 3부로 나누어져 속림프가 들어 있는 달팽이관 cochlear duct, 바깥림프가 들어있는 안뜰계단 scala vestibuli과 고실계단 scala tympani으로 구획된다(그림 20-10).

달팽이관은 막미로에 속하고 그 내부에는 듣기의 총 본부가 되는 나선관 spiral organ 일명 cortis 기관이 있다. corti 기관에 있는 감각세포는 세포자체가 축삭을 갖고 있지 아니하며 각세포의 바닥에 청신경 섬유 auditory nerve fiber의 종말이 와 있으므로 corti 기관에 배열된 털세포를 제2의 감각세포라 할 수 있다. 바닥막 위에 털 hair이 달린 털세포는 2열로 배치되어 있으며 속털세포 inner hair cells는 약 3,500개 그리고 바깥털세포 outer hair cells는 약 20,000개 정도로 1개의 털세포는 30~60분의 청각성털 auditory hair를 지닌채 딱딱한 망상판 reticular lamina에 의하여 고정되어 있다.

2) 청각의 경로

청각의 경로에서 일차구심성 청각신경 섬유는 분지하여 청각흥분을 숨뇌에 있는 등쪽 및 배쪽달팽이신경핵 dorsal and ventral cochlear nuclein에 전달한다(그림 20-12). 이곳에 전달된 정보는 시납스 뒤배쪽달팽이신경핵에서 출발한 배쪽길은 같은쪽 및 반대쪽 위올리브핵군 superior olivary complex(바깥쪽 또는 안쪽 위올리브핵 lateral and medial superior olivary nuclein)에 전달된다. 그러므로 올리브핵군 olivary complex에 있는 세포들은 두 귀에서 들어오는 정보를 모두 받게 된다. 위올리브핵군에서는 다음 단계인 가쪽섬유띠 청각흥분을 같은쪽의 가쪽섬유띠에 입사된 흥분을 보내게 된다.

한편 등쪽달팽이신경핵에서 출발한 등쪽길은 정중선을 건너 반대쪽으로 건너가서 반대쪽 가쪽섬유띠에 있는 신경세포와 시납스를 이루고 올리브핵군에서 위쪽으로 향하는 섬유 중 일부는 아래둔덕 inferior colliculus에서 또 일부는 안쪽무릎체 medial geniculate body에서 시납스를 교체하여 관자엽 윗부분 대뇌겉질에 있는 일차청각겉질 primary auditory cortex에 도달하게 된다. 일차청각구역은 Brodmann의 구역 41에 해당하며 대부분 실비어구 Sylvian fissure에 깊이 파묻히게 된다.

위와 같은 청각로를 거쳐서 전달되는 정보는 적어도 5~6번의 시납스를 거치게 된다.

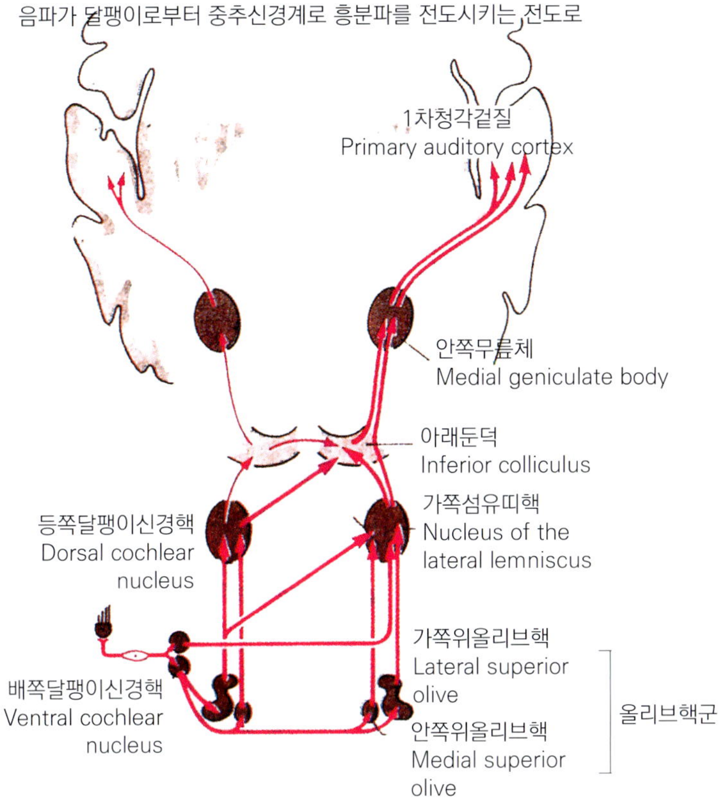

그림 20-12

청각 흥분 전도로

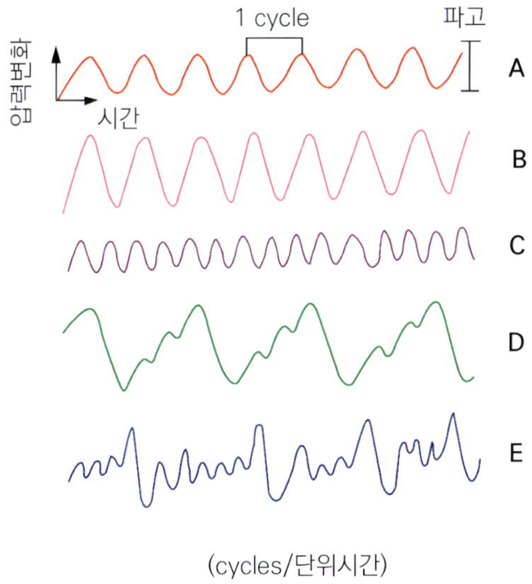

그림 20-13

음파의 여러 형태

3) 음파와 청각반응

어떤 물체가 진동할 경우 그 물체 주위의 물질분자가 소밀파를 일으키는데 이 파동을 소리라고 한다. 외부환경에서 종적으로 진동하는 공기분자의 운동파가 고막을 때렸을 때 생성되는 감각이 가운데귀, 속귀로 전해져서(공기전도) 청각을 유발하여 감각을 하게 되는 것이다.

공기중에서 형성되는 압력변화를 음파라고 하며 음파의 진폭 amplitude이 크면 소리가 크고 작으면 소리가 작다. 주파수 frequency(1초동안에 되풀이되는 수효)가 많으면 높은 소리 high tone가 되고 주파수가 적으면 낮은 소리 low tone가 된다(그림 20-13).

소리의 크기 단위는 벨 bel로 표시한다.

$$\text{벨(bel)} = \frac{\text{소리의 강도}}{\text{표준 소리의 강도}}$$

0.1벨이 1데시벨 decibel(dB)이며 표준소리 standard sound는 0 dB에 해당된다. 즉 사람이 들을 수 있는 한계를 기준으로 0 dB을 잡았기 때문에 0 dB이 소리의 강도가 없는 것이 아니고 표

준소리와 같은 강도의 소리수준을 뜻한다. 0 dB의 음파를 압력으로 표시하면 0.000204 dyne/cm^2가 된다.

소리의 강도는 0 dB에서 corti 기관이 손상되는 140 dB까지 그 범위가 넓다. 소리의 진동수를 cycles per second(CPS)로 표시하며 청각의 역치는 음파의 진동수에 따라 달라진다. 사람이 들을 수 있는 진동수는 16~24,000로 가청음역 hearing range이라고 한다. 최적진동수 best frequency는 1,000~3,000cps이다. 보통 회화음역 conversational range은 250~2,000cps 사이이다. 일상생활에서 남성의 대화음은 120cps 여자는 250cps이다. 청각은 20cps에서도 일어나지만 음악의 음 music sound으로는 들리지 않는다.

사람이 나이를 먹으면 주파수가 3,000~4,000cps 이상 높아져서 노인성 난청 presbyacusia이 발생된다. 청각역치를 들으면 다른 한 소리를 듣는 능력이 감소되는데 이런 경우를 메스킹 masking이라고 한다. 어떤 소리에 노출된 후 얼마동안 청각역치가 높아지는 경우를 청각피로 auditory fatigue라 한다. 청각역치는 연령과 함께 높아지나 30세경부터 쇠퇴하기 시작하여 50세 가량에서 12,000cps, 70세 가량에서는 6,000 cps보다 높은 음파는 듣기 어렵다. 공기 중에서 음파의 이동 속도는 20℃에서 약 344m/sec이며 온도나 기압이 상승하면 속도도 빨라진다. 음파는 공기가 아닌 다른 매체를 통해서 전도될 때에는 이동 속도가 달라지는데 물속에서의 속도는 1,428m/sec로서 공기중에서보다 빠르다.

소리에는 강·약(대·소) 고·저 외에 음색의 구별이 있다. 소리의 강약 혹은 강도는 소리의 energy에 의하여 정해지며 순음(공기의 진동이 정현파상으로 변한다)인 경우는 진동의 폭에 의한다(그림 20-13).

4) 평형감각

속귀에는 청각기관인 달팽이관 이외에 머리의 위치를 알아내는 안뜰기관(전정기관) vestibular organ과 운동 및 회전감각을 알아내는 반고리관(반규관) semicircular canal이 있다.

(1) 안뜰기관 vestibular organ

막미로로 2개의 주머니, 즉 원형주머니(구형낭) saccule와 타원주머니(난형낭) utricle가 들어 있고 그 속은 속 림프가 차 있으며 각각의 주머니 속에는 원형주머니평형반(구형낭반) macula sacculi과 타원주머니평형반(난형낭반) macula utriculi이라는 평형반 macula이 들어 있다(그림 20-14).

평형반은 특수한 감각세포 집단으로 이들 세포에는 주머니의 속공간을 향한 운동성이 없는 섬모가 있고 그 끝은 젤라틴 물질로 서로 합쳐져 있다. 이 젤라틴 덮개를 평형모래기관(이석기) otolith organ이라 부르며 그 속에는 탄산석회 $CaCO_3$의 결정으로 된 평형모래(이석) otoliths가 있다.

평형모래는 속림프보다 비중이 크므로 항상 평형반에 압력을 미치고 있는데 머리가 기울어지면 이 압력의 방향이 변한다. 압력의 방향변화에 의하여 털세포가 자극되어 흥분하여 안뜰신경에 구

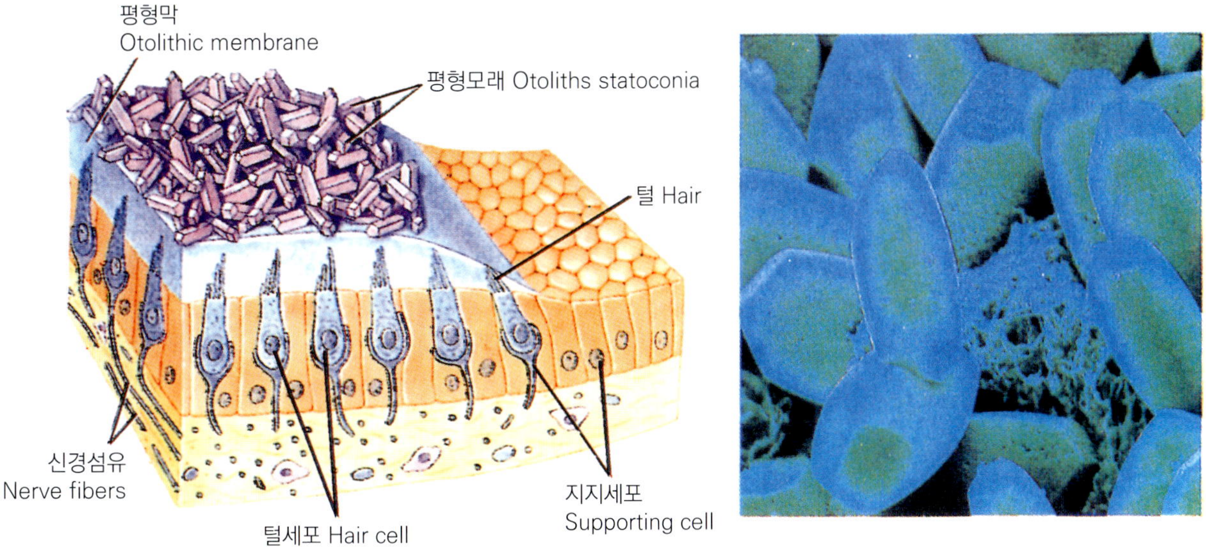

그림 20-14
평형반의 구조

심성 충격을 발생시켜 자신의 위치를 감지하게 된다. 머리가 위·아래로 직진운동을 시작할 때는 평형모래의 압력이 증가 또는 감소되며 옆방향운동에서도 압력의 방향이 변화한다.

그러나 직진운동을 시작한 다음 운동의 속도가 일정해지면 이 작용이 없어지므로 느껴지는 것은 가속도만 느껴진다.

(2) 반고리관 semicircular canals

안뜰의 뒤위부위에 있는 3개의 반원형상으로 서로 직각으로 만나며 3개의 반고리관은 모두 안뜰과 연결되어 막미로 속귀림프가 서로 연락되어 있다. 각 반고리관은 안뜰의 연결부 가까운 곳에 한 개씩의 팽대부 ampulla가 있고 여기에는 털세포와 이들 세포의 털이 젤라틴으로 뭉쳐서 만들어진 팽대꼭대기(소모) cupula가 관의 림프액속에 떠 있다.

머리가 회전하면 반고리관은 머리와 함께 회전하지만 그 속에 들어있는 림프액은 그 자체의 관성 때문에 회전방향과 반대방향으로 기울게 된다. 수평면 내에서의 머리의 운동 즉 전진, 후퇴 또는 수평회전 등은 가쪽반규관 내의 팽대꼭대기가 가장 크게 기울며 머리의 위아래운동에서는 다른 반고리관의 팽대꼭대기의 기울기가 커진다.

이때 팽대꼭대기가 기울면서 털세포를 자극하여 흥분이 일어나 안뜰신경을 거쳐 중추로 전달됨으로써 운동방향이나 회전방향의 감각이 일어난다. 가쪽반고리관의 털세포 중 운동섬모는 타원주머니쪽에 있으므로 팽대꼭대기가 타원주머니쪽으로 구부러지면 구심성 신경의 흥분발사 빈도가 증가한다.

즉 머리를 왼쪽으로 회전하면 왼쪽반고리관에서의 흥분은 증가하고 뒤반고리관에서 나온 구심성 섬유의 흥분은 감소하게 된다. 앞반고리관에서는 팽대꼭대기가 타원주머니에서 반대방향으로 구

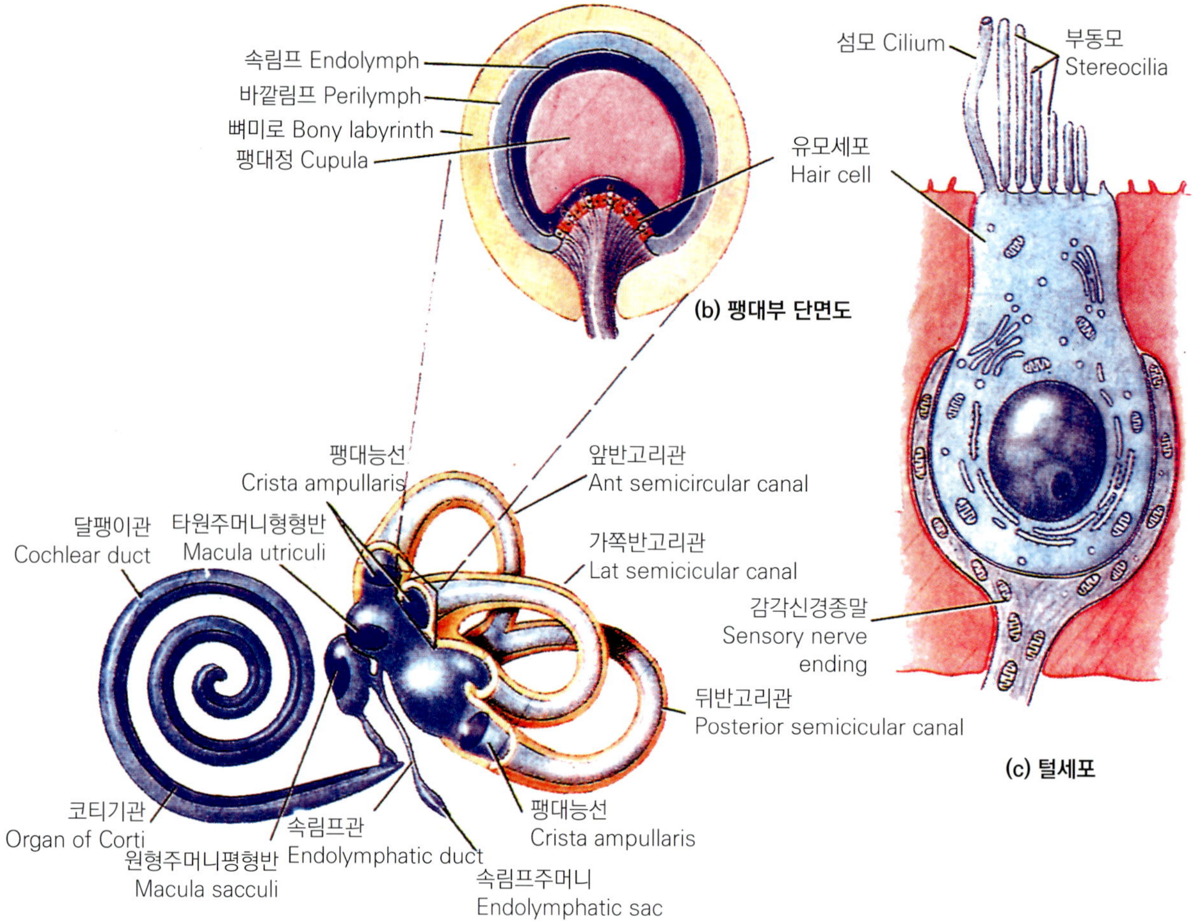

그림 20-15

평형감각기 구조

부러졌을 때 흥분이 증가한다. 두 속귀 안에서 각각 직각으로 면하고 있는 6개의 반고리관으로부터 출발한 각 들 신경섬유의 흥분들은 중추신경계에서 분석종합되어 머리의 앞뒤운동, 좌·우운동 그리고 회전운동 등이 머리에 가해진 각 가속에 대한 정보가 추출된다. 그러므로 반고리관의 기능은 타원주머니와 원형주머니에 있는 감수체 세포가 중력의 방향과 가속에 반응하여 머리의 위치정보를 전달한다.

한편 관의 양끝의 타원주머니와 연결하고 있는 3개의 반고리관 팽대부내에 있는 감각세포는 머리의 운동과 운동속도, 즉 속도에 대한 정보를 받아들이는 기구로 해석된다.

빠른 회전에 의하여 반고리관이 강하게 자극을 받으면 어지러움, 구토증, 안구의 동요가 생긴다. 차멀미나 배멀미도 반고리관에 대한 이상자극이 원인이 되나 운전사나 선원의 경우 같은 자극을 되풀이하여 받게 되면 평형감각 기관이 자극에 대해 익숙해져서 차멀미나 배멀미를 하지 않게 된다.

3. 후각기관 olfactory organc

사람은 수많은 냄새를 식별할 수 있지만 후각에 대한 실험이 없기에 주관적 또는 객관적으로 후각의 질에 대하여 선명하게 설명을 할 수 없지만 다양한 기능을 가지고 있어 여러 종류의 향미를 느낄 수 있고 식별할 수가 있다. 후각을 통해 많은 동물들은 상호간 의사소통에도 이용하고 불쾌한 냄새를 풍겨 적으로부터 자신을 보호할 수도 있고, 냄새를 통해 오염물질의 구분이나 음식의 신선도 그리고 부패물질을 분간할 수도 있다.

1) 후각기관의 구조

냄새를 감지하는 기관으로 냄새를 감지하는 곳은 코안 윗쪽에 있는 후각부위 olfactory region이다. 이 부분의 점막에는 후각세포 olfactory cells가 버팀세포 supporting cells와 더불어 후각상피 olfactory epithelium를 형성한다(그림 20-16). 후각세포는 버팀세포 사이에 비교적 고르게 분포되어 있다. 표면에는 후각섬모 olfactory hairs를 갖추고 바닥부위에는 가늘어져서 후각신경섬유로 된다. 이것들이 모여져서 후각신경 olfactory nerve을 형성하는데 벌집뼈의 벌집체판의 구멍을 지나 벌집체판위에 있는 후각망울(후구) olfactory bulb에 그친다. 후각망울 뒷쪽에서 후각로(후삭) olfactory tract가 복잡한 경로를 거쳐 관자엽에 있는 후각중추에 이른다.

2) 후각의 수용기와 흥분전도로

후각 smell과 미각 taste은 음식의 맛을 이루는데 서로 밀접한 관계를 갖는다. 사람이 감기에 걸리면 후각이 어느 정도 억제되기 때문에 음식의 맛을 제대로 느낄 수 없다. 따라서 후각과 미각은

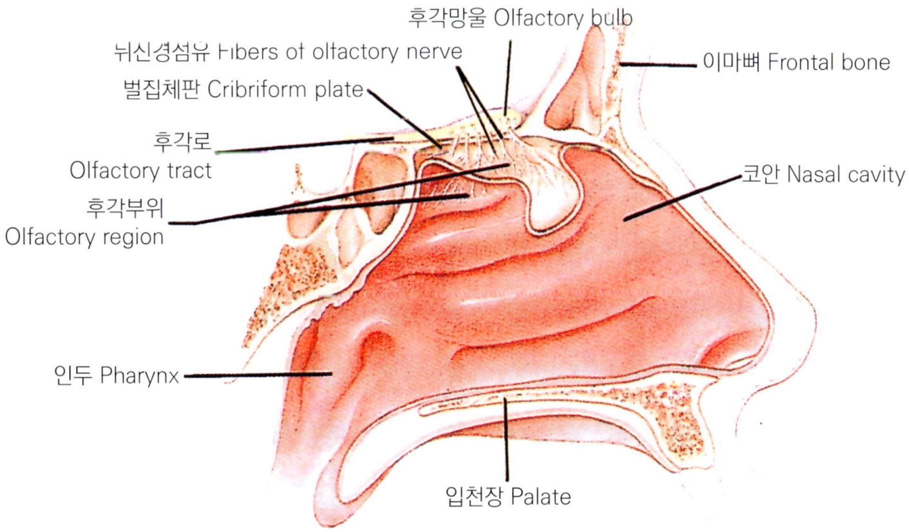

그림 20-16
코안의 가쪽벽

위장기능과도 매우 밀접한 관계가 있기 때문에 내장감각으로 분류된다. 이 두 감각의 수용기는 코안 또는 입안에 있는 액체의 화학 물질분자에 의하여 자극되는 화학수용기로 생리학적으로는 매우 밀접한 관계이지만 해부학적으로는 완전히 다른 기관이다. 후각은 원격수용기이며 미각은 내수용기다. 후각기는 구조상으로 봐서 미각기보다 원시적이다.

후각의 수용기는 후각상피이며 이는 코중격 위 1/3부분과 왼·오른위코선반 L. R. superior concha 사이에 있는 코안천장과 그 주변에 2.4~6.4cm2 가량의 후각점막에 흩어져 있는 버팀세포와 그 사이에 있는 1,000~2,000만개의 두극신경세포 bipolar nerve cells로서 점막 유리면에 털모양의 원형질 돌기를 갖고 있으며 반대편에서 축삭돌기가 나온다.

후각세포의 흥분은 후각세포의 선단에서 후각털이 점액 속으로 돌출되어 있어서 흡기 중에서 이곳에 용해되어 들어오는 물질에 의하여 이루어진다.

보통 호흡에서는 흡기가 코안의 위부위로 가지 않으므로 후각물질은 확산에 의하여 서서히 후각상피에 도달하지만 짧고 빠른 호흡을 반복하면, 즉 냄새를 맡는 호흡을 하면 바깥용기가 유효하게 후각상피에 도달한다.

포유동물이나 곤충은 후각이 대단히 발달되어 있다. 그들에 비교하면 사람의 후각은 그다지 민감하다고는 할 수 없으나 대단히 다양한 냄새 물질을 구별할 수 있다. 많은 연구가들은 최소한 7가지 근본적인 방향이 있다고 한다. 즉 장뇌향, 사향, 꽃향, 박하향, 에테르향, 매운냄새, 부패한 냄새로 분류하며 어떤 특수한 향이라도 근본적인 향기 1~2 또는 그 이상의 향기의 복합으로 설명하고 있다.

3) 후각의 역치와 순응(표 20-1)

미각에 비하여 현저히 낮지만 그래도 마늘냄새를 풍기는 물질인 methyl mercaptan은 1ℓ의 공기중에 1mg의 100만분지 1보다 낮은 농도에서도 냄새를 맡을 수 있다. 후각세포에 후각물질을 작용시키면 자극후 1초를 전후하여 후각감수체의 약 50%가 순응한다.

표 20-1. 후각의 역치

물질	공기 1ℓ 중의 함량(mg)
Ethyl ether	5.83
chloroform	3.30
pyridine	0.03
oil of peppermint	0.02
Iodoform	0.02
Butyric acid	0.009
propy lmercaptan	0.006
Artificial musk	0.00004
Methyl mercaptan	0.0000004

그러나 그 이후부터는 거의 순응하지 않거나 매우 느린 순응을 보인다. 그러나 실제로 사람의 후각은 매우 빠른 순응을 보여 강한 냄새가 있는 공기중에 들어가도 1분 정도 지나면 같은 냄새를 거의 느끼지 못할 정도로 순응된다.

이러한 냄새의 순응은 감수체가 반응을 하지 않아서가 아니라 중추신경에서 일어나는 억제성 반응이라 할 수 있다. 한편 어떤 냄새를 없애기 위하여 제2의 냄새를 혼합하였을 때 제3의 냄새를 느끼게 된다. 따라서 불쾌한 냄새에 다른 냄새를 가하면 불쾌감을 없앨 수가 있다.

사람은 2,000~4,000종의 다른 냄새를 식별할 수 있는 능력을 갖고 있다. 그러나 후각 식별에 대한 생리학적 기초는 잘 알려있지 않다.

사람에 있어서 후각의 느낌은 일반적으로 남자보다 여자가 더 예민하며 특히 배란 ovulation 시기의 여성은 더욱 정확하다고 한다. 사람들이 나이가 먹어감에 따라 후각이 점점 감소해가는 것은 후각 수용기 신경세포가 외부환경과 직접 접촉하기 때문에 노출된 상태에서 이들 신경세포가 손상을 받거나 손상된 신경세포가 복구되지 않기 때문이다.

4. 미각기관 taste organs

미각기관은 주 기능이 맛을 감지하는 기관으로서 맛의 감지는 혀등쪽으로부터 가쪽모서리에 걸친 점막에 있는 혀유두(설유두) lingual papilla에서 이루어진다. 혀유두의 가쪽벽에는 꽃봉오리와 비슷한 모양의 맛봉오리(미뢰) taste buds가 있다. 맛봉오리를 구성하는 세포는 신경상피세포인 미각세포 taste cell와 버팀세포 supporting cell로 형성한다. 미각세포의 표면은 미각털 taste hairs이 돌출하고 기저부는 신경섬유와 접촉한다.

1) 미각의 수용기와 흥분전도로

미각의 수용기는 혀 등쪽에 발생된 혀유두중 분계고랑(분계구) terminal sulcus 아래쪽에 분포한 성곽유두 vallate papillae, 옆면에 분포하는 잎새유두 foliatc papillac, 산재성으로 분포하는 버섯유두 fungiform papillae에는 맛감각을 수용하는 맛봉오리 taste bud가 있다(그림 20-17).

맛봉오리 안에 있는 미각세포는 선단에 미각털 taste hair이 있으며 표면을 향한 부분에서 미주세관이 나와 맛구멍 taste pore이 밖으로 나와 있기 때문에 침이나 물에 녹는 수용성 물질이 선단의 밋딜을 자극하게 된다.

이때 맛봉오리는 미각세포에서 발생한 감수체 전압이 미각세포와 시납스를 이루는 신경말단에 전달되면 구심성 흥분은 시상의 특정감각핵을 거쳐 대뇌겉질에 전달되며 다른 체성감각과는 달리 대부분의 미각신경로는 교차됨이 없이 같은쪽으로 중추신경계통에 전달된다. 맛봉오리에 내포하고 있는 부위별 미각세포를 지배하는 말초신경은 삼차신경 V, trigeminal n., 얼굴신경 Ⅶ, facial n., 혀인두신경 Ⅸ, glossopharyngeal n. 그리고 미주신경 X, vagus n.이다.

혀의 앞쪽 2/3에 분포하는 맛봉오리는 얼굴신경의 실끈신경 chorda tympanii n.을 따라 분포하는 신경의 지배를 받는데 이 신경의 세포체는 무릎신경절 geniculate ganglion에 있다. 그리고

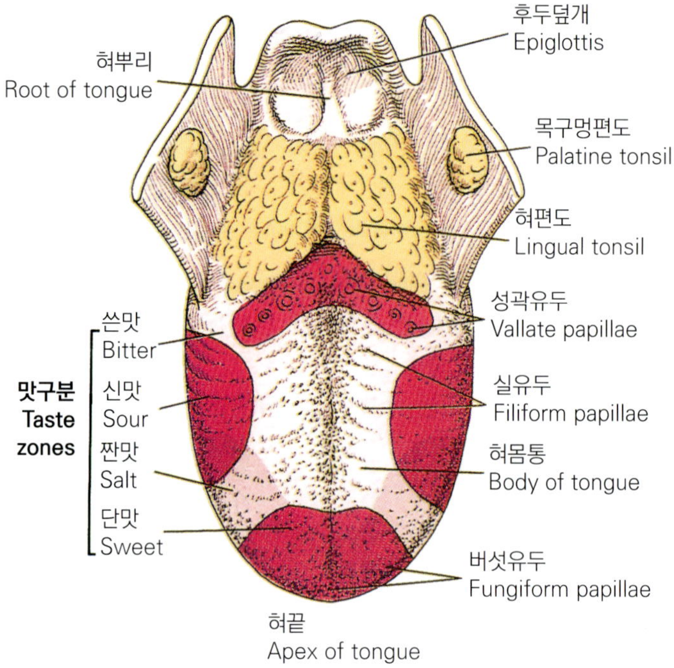

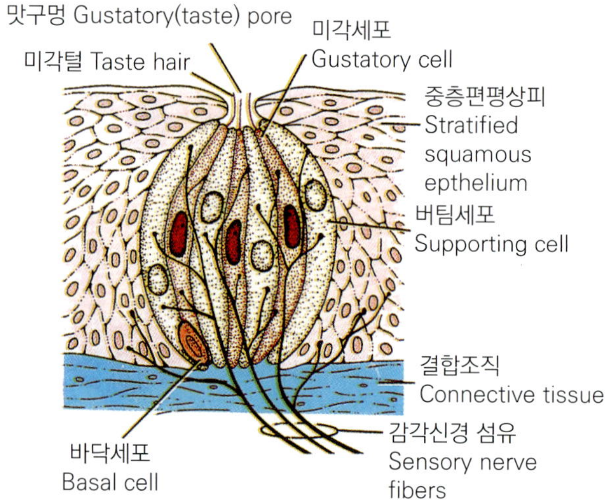

그림 20-17

혀의 구조와 맛봉오리

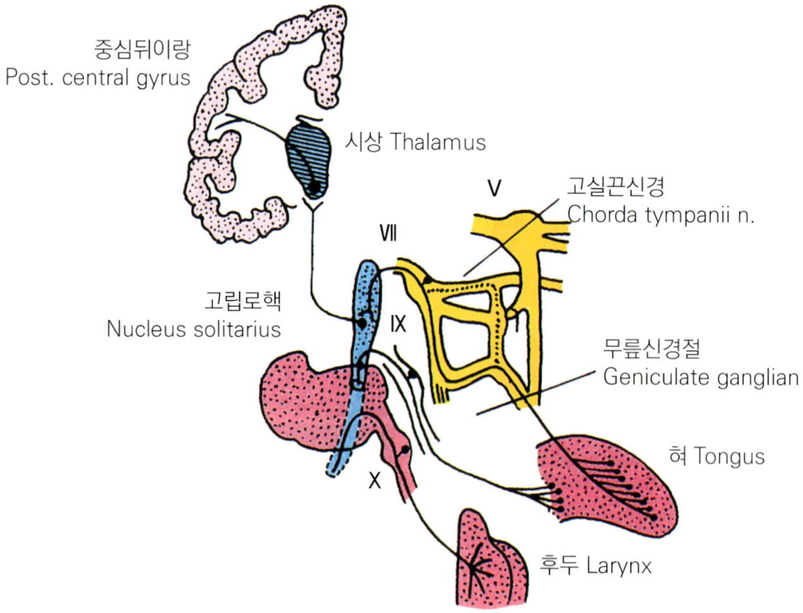

그림 20-18

미각의 경로

혀의 뒤쪽 1/3을 지배하는 혀인두신경은 세포체가 추체신경절 petrosal ganglion에 있으며 식도와 후두덮개의 맛봉오리는 미주신경의 지배를 받고, 입천장점막에 분포하는 맛봉오리는 얼굴신경의 지배를 받는다.

맛봉오리로부터 올라가는 신경들, 즉 고실끈신경, 혀신경, 혀인두신경, 미주신경의 섬유들은 고립로(고속) solitary tract을 지나 고립로핵 nucleus of tractus solitarius에 이른다. 여기에서 출발하는 이차 신경세포들은 반대쪽으로 이행하여 삼차신경의 이차 신경세포와 나란히 안쪽섬유띠 medial lemniscus의 등안쪽을 달려서 시상의 뒤안쪽 부분을 거쳐 관자엽 temporal lobe에 있는 미각중추에 이른다(그림 20-18).

미각에는 단맛, 짠맛, 신맛, 쓴맛 등의 4종류가 있으며 이들의 수용기는 혀의 부위에 따라 분포를 달리하고 있다.

미각은 후각과 함께 개인차가 크고 다른 조건에 의한 영향도 받는다. 특히 온도에 의한 영향이 심하다. 즉 짠맛에 대한 역치는 17~42℃ 사이에서 직선적으로 증가한다. 미각에는 대비현상이 있어서 신맛을 맛본 다음의 쓴맛은 강하게 느끼고 설탕에 소량의 소금을 섞으면 한층 달게 느껴진다. 미각의 식별을 느끼려면 먼저 느낀 미각 물질의 농도보다 30% 정도의 변동이 있어야 전자와 후자의 식별이 가능하게 된다.

찾아보기(신-구, 구-신용어 대조)

[ㄷ]

[ㄹ]

[ㅁ]

[ㅇ]

[ㅊ]

[ㅋ]

[ㅌ]

INDEX

– 집필진 –

정영태(편집위원장) 강근영(선린대학교) 권태신(전주기전대학교) 김미령(부산경상대학교)
김미옥(신안산대학교) 김선옥(구미대학교) 김선희(수원과학대학교) 김윤정(명지전문대학교)
김은주(협성대학교) 김한석(청암대학교) 김효정(수성대학교) 범서우(청암대학교)
심은경(동명대학교) 이귀영(신안산대학교) 이성내(경인여자대학교) 이정애(한림성심대학교)
이은숙(대구한의대학교) 정경아(동신대학교) 정숙희(경남정보대학교) 최선아(서영대학교)

신 · 구용어 동시수록

사람해부생리학

1996년 3월 10일 초판발행
1999년 3월 10일 제2판발행
2001년 3월 10일 제3판발행
2003년 3월 10일 제4판발행
2007년 3월 10일 제5판발행
2009년 3월 10일 제6판발행
2014년 8월 10일 제7판발행
2021년 3월 25일 제7판2쇄발행

지은이 : 정영태 · 강근영 · 권태신 · 김미령 · 김미옥 · 김선옥 · 김선희
김윤정 · 김은주 · 김한석 · 김효정 · 범서우 · 심은경 · 이귀영
이성내 · 이정애 · 이은숙 · 정경아 · 정숙희 · 최선아
펴낸이 : 이상태
펴낸곳 : 청구문화사
주 소 : (03706) 서울특별시 서대문구 성산로 11길 15(연희동 436-1)
전 화 : 02-332-0541(代) FAX : 02-337-9577
등 록 : 1990년 11월 2일 제9-247호

가격 35,000원

ISBN 978-89-5616-613-1 93510